KARIN MECOZZI

—

ARS HERBARIA

HEILPFLANZEN IM JAHRESLAUF

KARIN MECOZZI

Ars Herbaria

HEILPFLANZEN IM JAHRESLAUF

NATURA VERLAG

Jochen Bockemühl und Stefano Pederiva gewidmet

Hinweis und Haftungsausschluss
Rezepte, Anwendungsvorschläge und praktische Empfehlungen dieses Buches sind richtungsweisend und möchten dazu beitragen, Gesundungskräfte anzuregen. Sie ersetzen keine ärztliche Untersuchung und keine Heilmittelverschreibung.
Die Ratschläge in diesem Buch sind von der Autorin und dem Verlag sorgfältig erwogen und geprüft, dennoch kann keine Garantie übernommen werden. Eine Haftung der Autorin bzw. des Verlags und seiner Beauftragten für Personen-, Sach- und Vermögensschäden ist ausgeschlossen.

Natura Verlag im Verlag am Goetheanum, www.goetheanum-verlag.ch
Einbandgestaltung von Wolfram Schildt unter Verwendung von Fotos von
© PicturePartners/Getty Images/iStockphoto.com; © helovi/Getty Images/iStockphoto.com; © OlenaMykhaylova/Getty Images/iStockphoto.com; © monica-photo/Getty Images/iStockphoto.com; © Anna S. Fischer, Dornach; © marilyna/Getty Images/iStockphoto.com; © ulkan/Getty Images/iStockphoto.com; © rakijung/Getty Images/iStockphoto.com; © sabthai/Getty Images/iStockphoto.com
2. Auflage 2018

Satz und Gestaltung: Wolfram Schildt, Berlin, Anna S. Fischer, Dornach
Druck und Bindung: Gulde Druck, Tübingen
ISBN 978-3-7235-1521-1

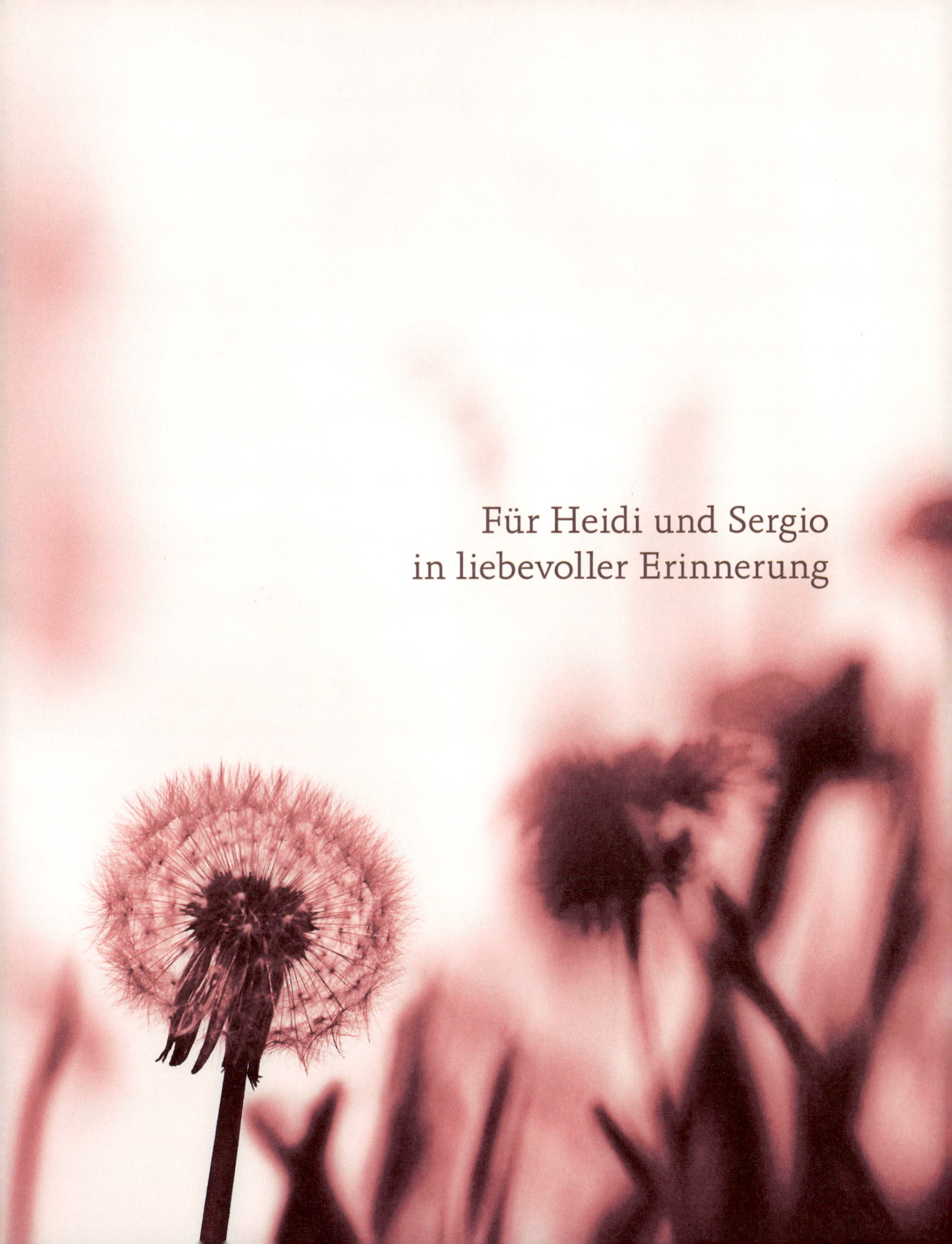

Für Heidi und Sergio
in liebevoller Erinnerung

INHALT

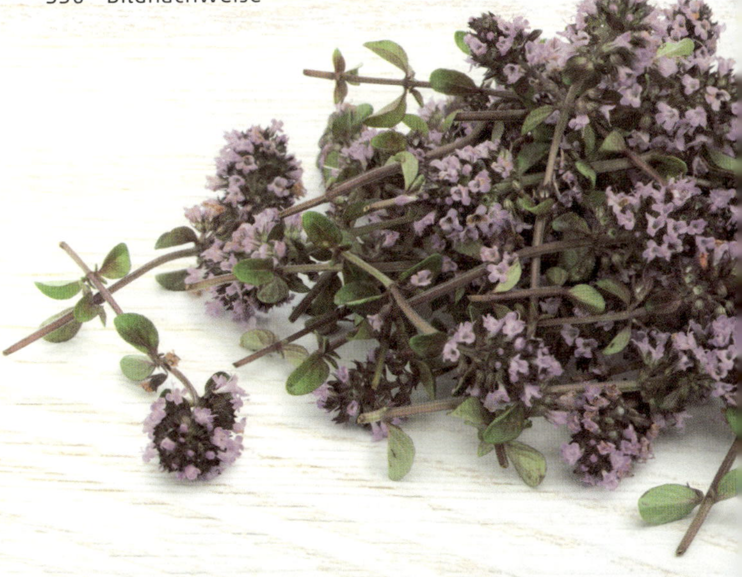

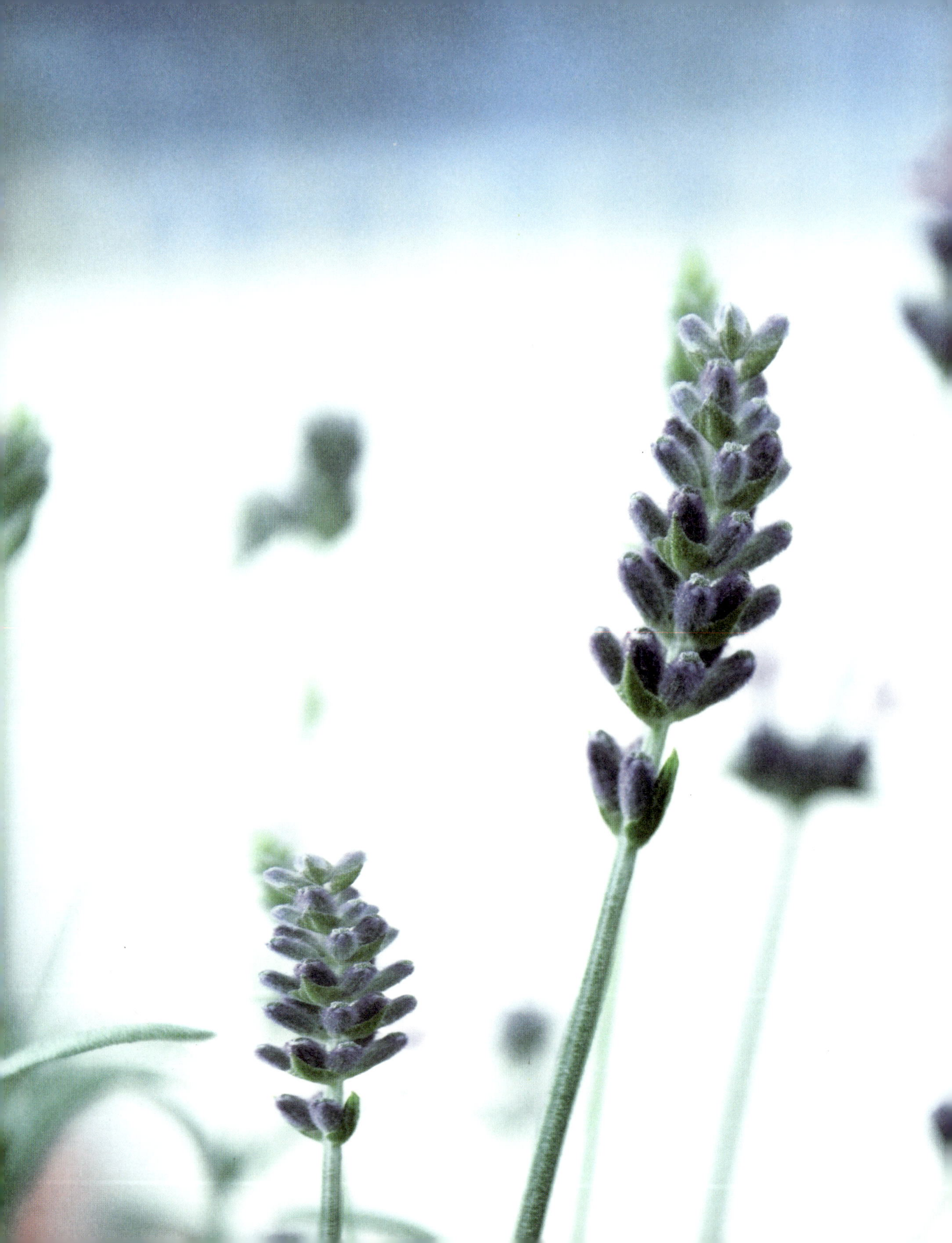

Vorwort

Der moderne Mensch hat sich von der Natur entfremdet, durch die Errungenschaften der Chemie hat er sich eine neue, künstliche Welt erschaffen, und durch technische Instrumente ist er heute größtenteils frei von körperlicher und intellektueller Arbeit. Im Bereich der Medizin stehen uns neue, synthetische Heilmittel von äußerster Wirksamkeit zur Verfügung, die Instrumente und Hilfsmittel in der Diagnose und Therapie sind immer ausgeklügelter. Diese Entwicklung geht mit dem Erlangen einer inneren Freiheit und Autonomie einher, welche den Menschen vergangener Epochen gänzlich unbekannt waren. Sie lebten noch in einem traumhaften, kollektiven Bewusstsein, angeführt von zivilen und religiösen Autoritäten.

Erleuchtend mag uns all das erscheinen, und doch tauchen auch Schatten auf, denken wir nur an die ökologische Tragödie, die sich in der Natur abspielt, sowie an den medizinischen Bereich und die Schäden, die von gewissen medikamentösen Behandlungen verursacht werden, an den Verlust einer menschlichen Dimension in der therapeutischen Beziehung. Wir sind imstande, Totes zu verwalten, die anorganische Welt, aber der Bereich des Lebendigen, der am meisten durch die Entwicklung der Technologie bedroht wird, ist dabei, uns zu entgleiten.

Daher machen sich auch stärker werdende Impulse bemerkbar, die nach Alternativen suchen, z.B. landwirtschaftliche Methoden, die das Leben der Erde fördern, oder, in der Medizin, eine neue Wertschätzung der traditionellen Pflanzenheilkunde. Es geht darum, sich für die Geheimnisse des Lebens und der Natur zu öffnen und erneut einen inneren Bezug zu den Mysterien der Natur herzustellen. Das Leben drückt sich im Rhythmus aus, und ein erster Schritt besteht darin, den Rhythmus, der Sonne und Erde verbindet, also den Rhythmus der Jahreszeiten, wiederzuentdecken. Die Pflanzen stellen sich auf sehr differenzierte Weise in diesen Atmungsprozess des Jahres hinein, und es eröffnet sich ein neues, weites Forschungsgebiet. Der innere Bezug zu den Jahreszeiten, der heute fast völlig verschwunden ist, drückte sich früher in Festen und Bräuchen aus, die die wichtigsten Momente im Jahreslauf krönten und auch in die religiöse Tradition aufgenommen wurden. Auch dies ist ein Bereich, der es verdient, erforscht zu werden.

Das Buch, das hier vorgestellt wird, kann als wertvoller Beitrag zur Forschung auf beiden Gebieten, von denen gerade gesprochen wurde, gesehen werden. Einerseits setzt es sich mit dem Leben der Pflanzen in ihrem Bezug zu den großen Rhythmen der Natur auseinander. Für jede Jahreszeit wurden spezielle Arten gewählt, die vom Botanischen und Heilpflanzenkundlichen her mit dem Atmungsprozess der Erde verbunden sind. Gleichzeitig stellt es eine Verbindung zu charakteristischen Festen und Bräuchen her, so wie sie über die verschiedenen Zeiten im Jahreslauf verteilt sind, und unterstützt somit die Suche nach einer inneren Verbindung zur Natur. Im Buch wird nach neuen Wegen gesucht, um jene Schatten zu überwinden, die mit der modernen wissenschaftlichen Forschung und Technik verbunden sind, ohne auf die positiven Errungenschaften, die mit dem Fortschritt einhergehen, zu verzichten.

Hintergrund dieses Versuchs ist die Forschungsrichtung, die sich auf Goethes naturwissenschaftliche Arbeiten stützt und ebenso auf deren Weiterentwicklung, wie sie von Rudolf Steiner zwischen dem 19. und dem 20. Jahrhundert vorgeschlagen wurde. Diese geisteswissenschaftliche Forschung wurde auf verschiedenen Ebenen fortgeführt, sowohl durch die Arbeit an erkenntnistheoretischen Ansätzen Rudolf Steiners als auch durch die Erforschung der vielfältigen Natur und ihrer Erscheinungen aus goetheanistisch-phänomenologischer Sicht. Gleichzeitig wurden auch praktische Aspekte, z.B. in der Ausübung der Pharmazie und Medizin, bekannt als „anthroposophische Medizin", weiterentwickelt. Diese Forschung beruht auf einem präzisen, inneren Schulungsweg, der zur Erweiterung des Bewusstseins führen kann und es uns ermöglicht, die geistige Dimension in uns selbst und in allem, was uns umgibt, zu erfassen.

Das Buch will also nicht in die Vergangenheit zurückkehren, auch wenn es die vielen Kenntnisse, die von der traditionellen Kräuterheilkunde zusammengefasst sind, neu aufgreift. Jene traditionellen Kenntnisse sind die letzten Überreste eines Urverhältnisses zur Natur, welche geistige Aspekte auch durch das Erscheinen von Elementarwesen ausdrückte, ebenso gehört aber auch die hippokratische Tradition dazu, die in der klösterlichen Kultur im Mittelalter fortgeführt wurde.

Der Leser wird also auf eine interessante und faszinierende Entdeckungsreise durch die Welt der Heilpflanzen eingeladen, auf einen exakten Weg, der dem weiten Atem der Erde im Auf und Ab der Jahreszeiten folgt, ausgehend von botanischen und therapeutischen Kenntnissen, bis hin zur Ernte und Aufbewahrung und den praktischen Anwendungen mit Heilpflanzen. Die Reise wird für jeden Naturfreund, der sich für Kräuter und ihre Heilwirkung interessiert, zum Erlebnis, kann jedoch auch für denjenigen eine besondere Stütze sein, der im medizinischen, pharmazeutischen und herboristischen Bereich tätig ist.

Stefano Pederiva
Mailand, 14. Februar 2014

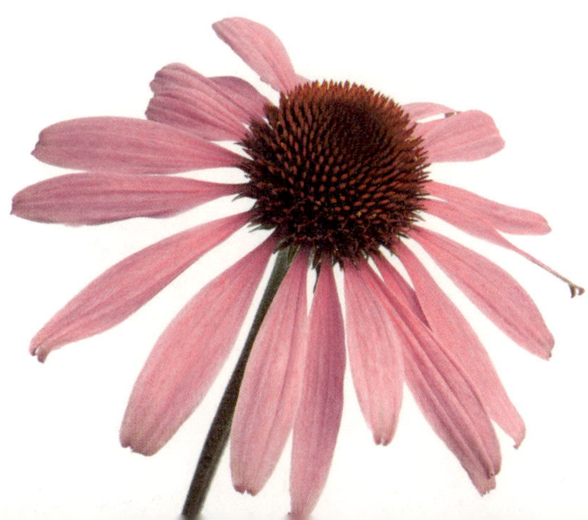

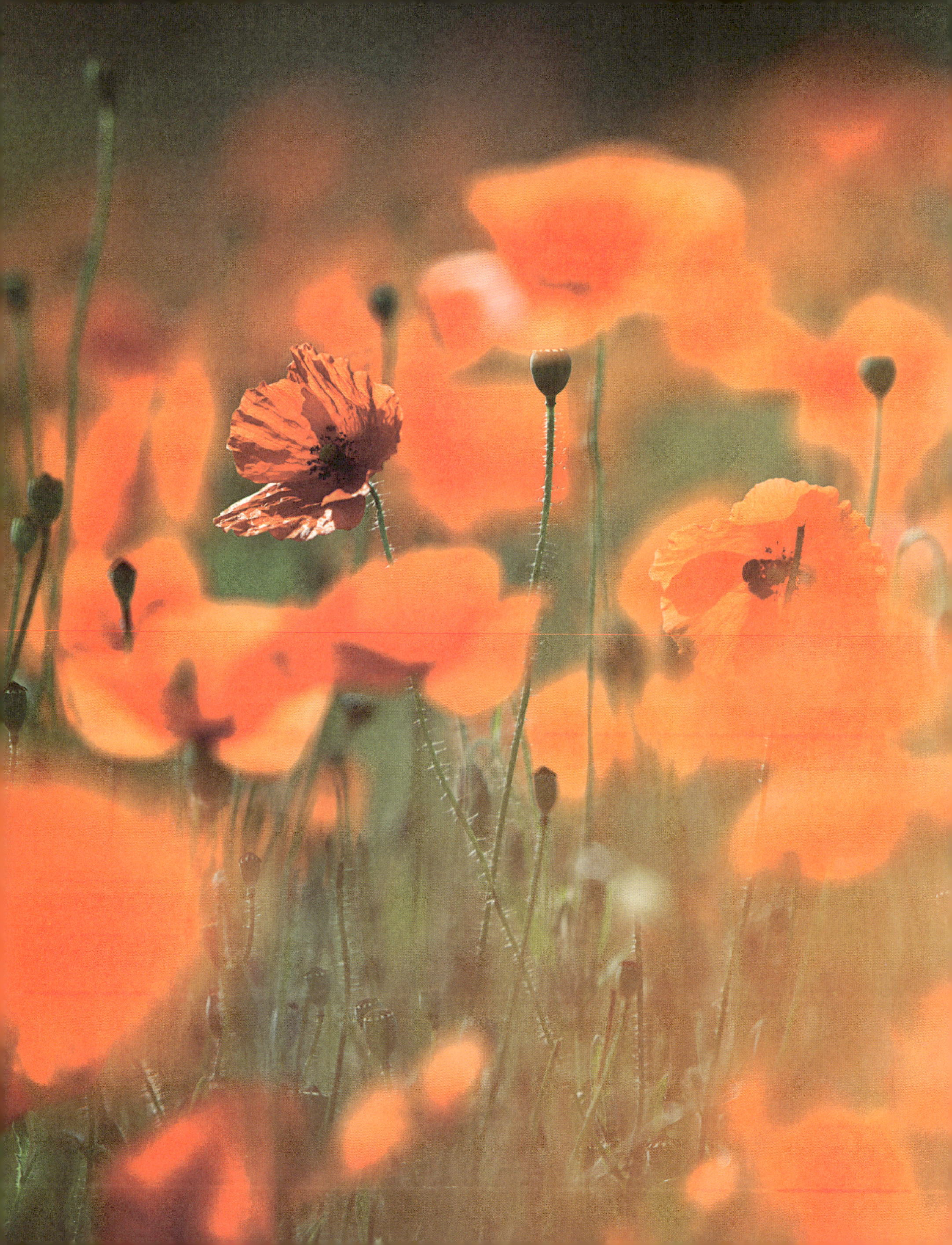

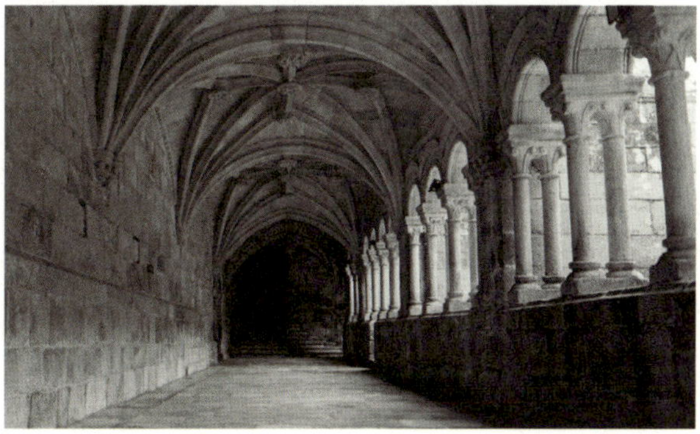

In den Fensterbögen der Basilica della Santa Croce, der spätromanischen Kirche im Kloster von Fonte Avellana, sind stilisierte Figuren abgebildet, die mich an einen schwebenden Engel, das Kreuz, jenes universelle Symbol, und an eine archetypische Pflanze erinnern. Kaum angedeutet ist ihre Gestalt, sie besteht aus zwei schwarzen Linien, die sich auf schneeweißem Hintergrund kreuzen, und einem goldenen Blütenkelch. Die Pflanze, die ich hier sehe, führt mich in mein Innerstes, wie ein Urbild aller Pflanzen, die ich in meinem Leben kennenlernen durfte: Bäume, Sträucher, Duft- und Heilpflanzen, Gewürze und Wildkräuter. Im Betrachten der Pflanzen im Rhythmus des Jahreslaufes verbinde ich mich mit meinem Fühlen, Wollen und Denken und einem angeborenen Gefühl der Dankbarkeit und Bewunderung für alles Leben auf dieser Erde.

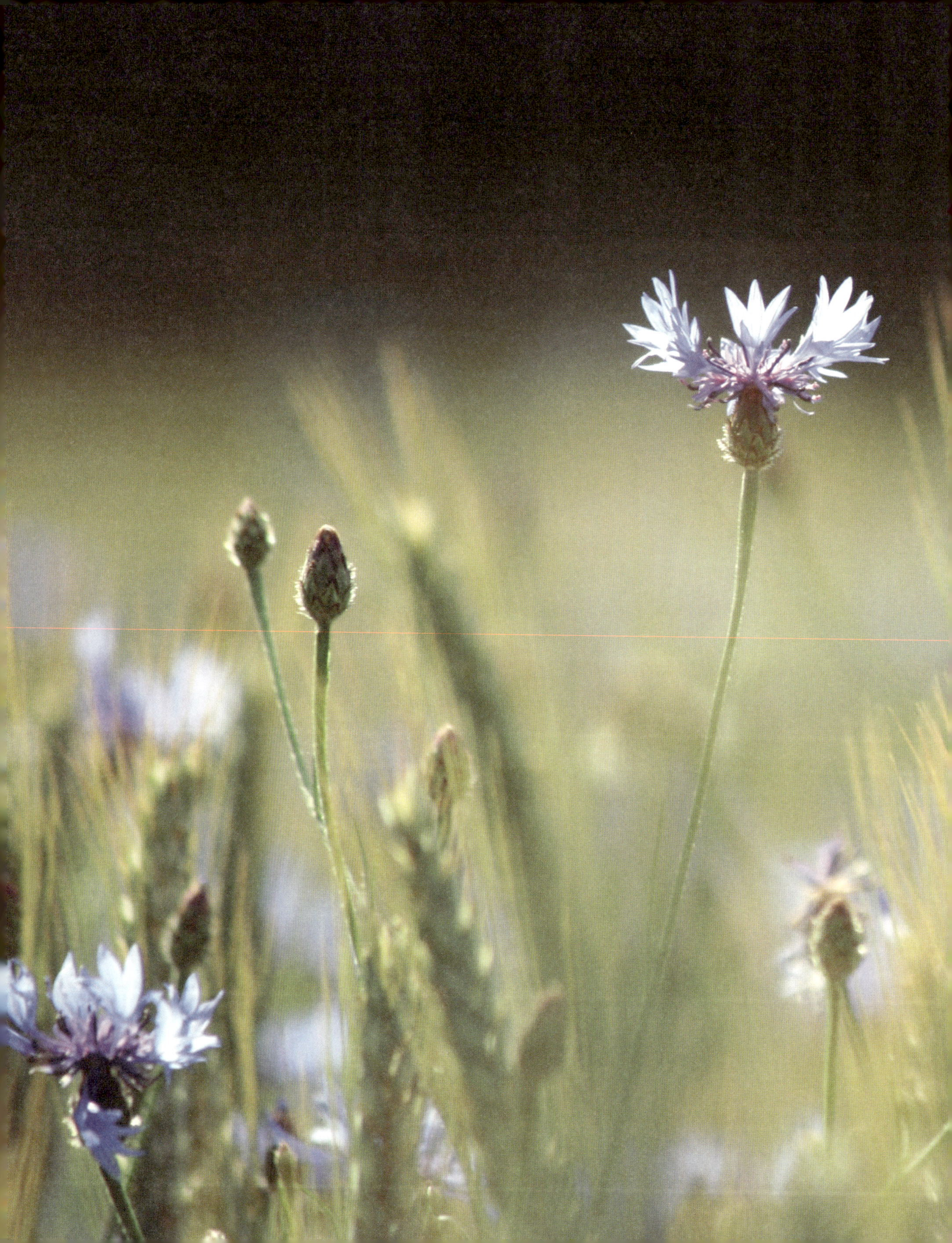

»Ars Herbaria« – eine ganzheitliche, praktische Heilkräuterkunde

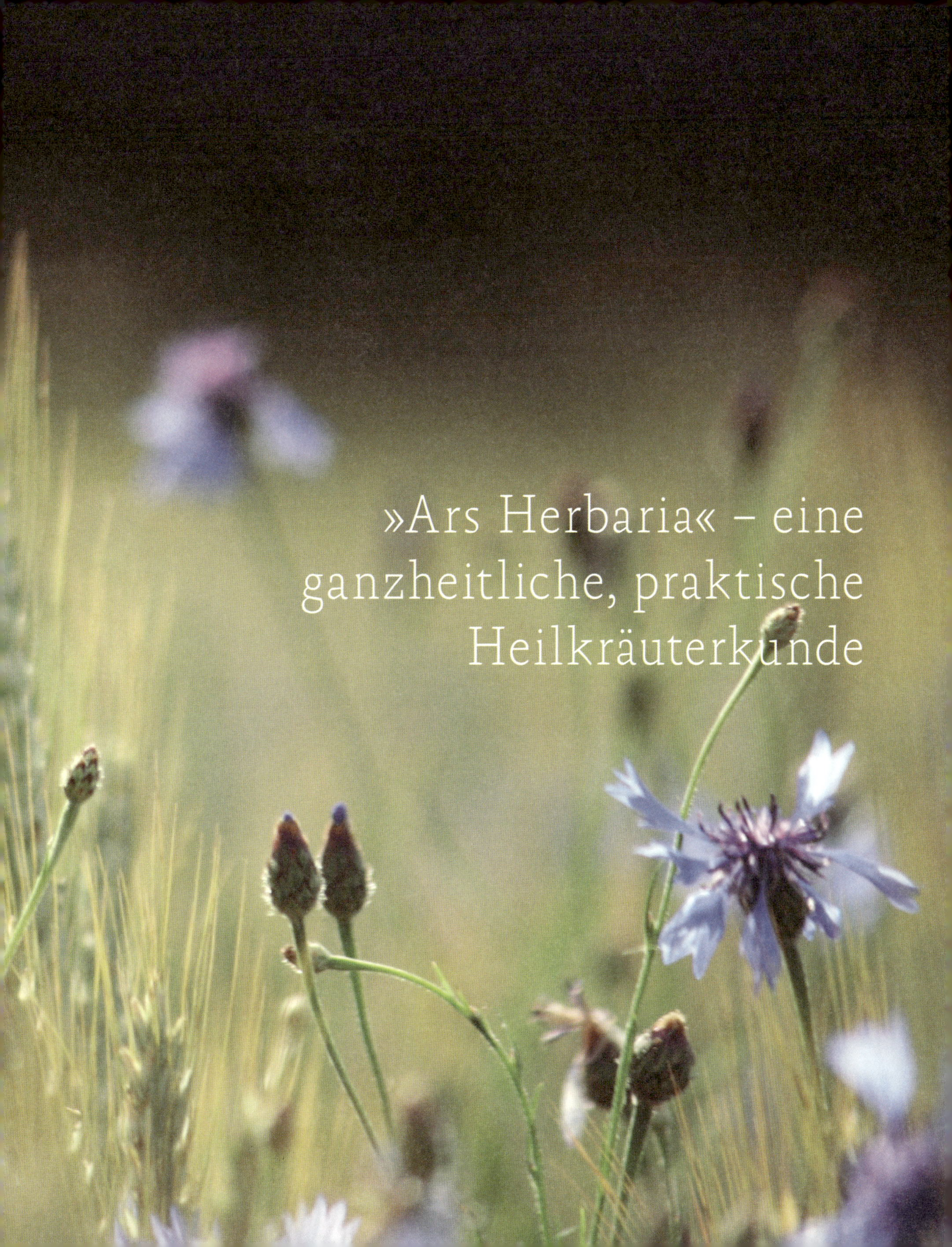

Heilpflanzen und Herboristen

Heute wie gestern ist die Arbeit eines Herboristen, einer Herboristin geprägt vom praktischen Umgang mit Heilpflanzen, essbaren Kräutern, Gewürz- und Duftpflanzen. Er kennt ihre Standorte, Herkunft und Anwendung und weiß sie weiterzuvermitteln. Der Herborist kann sich um die Wildsammlung kümmern, um Anbau, Ernte, Verarbeitung und Aufbewahrung. Heute wird er oft dazu aufgefordert, etwas über Wild- und Heilkräuter zu unterrichten, z.B. in Naturparks, in landwirtschaftlichen Betrieben, aber auch in Städten und Dörfern.

Immer öfter richten sich Menschen an Herboristen, um Kräuter und Heilpflanzen im Rhythmus der Jahreszeiten in der freien Natur kennenzulernen.

Ein wichtiger Aspekt ist die Zusammenarbeit mit Phamazeuten und Ärzten, vor allem wenn es um den therapeutischen Aspekt von Heilpflanzen geht, um die Behandlung von Erkrankungen und die Wechselwirkung mit anderen Medikamenten. Auch zur Herstellung von Heilmitteln, Pflanzenextrakten und Kosmetikprodukten können Herboristen ihren Beitrag leisten.

In Bezug auf das Berufsbild des Herboristen – des Experten oder der Expertin im Bereich der Heilkräuterkunde – gelten in Europa je nach Staat sehr unterschiedliche Richtlinien. Nicht überall wird dieser Beruf offiziell anerkannt. In Italien z.B. wurde zu Beginn des 20. Jahrhunderts ein eigenes Gesetz erlassen: Nur ausgebildete Herboristen dürfen Heilpflanzen und Duftkräuter anbauen, sammeln und verkaufen. Noch heute absolviert man dafür ein gesondertes Universitätsstudium und besucht zusätzlich Ausbildungslehrgänge

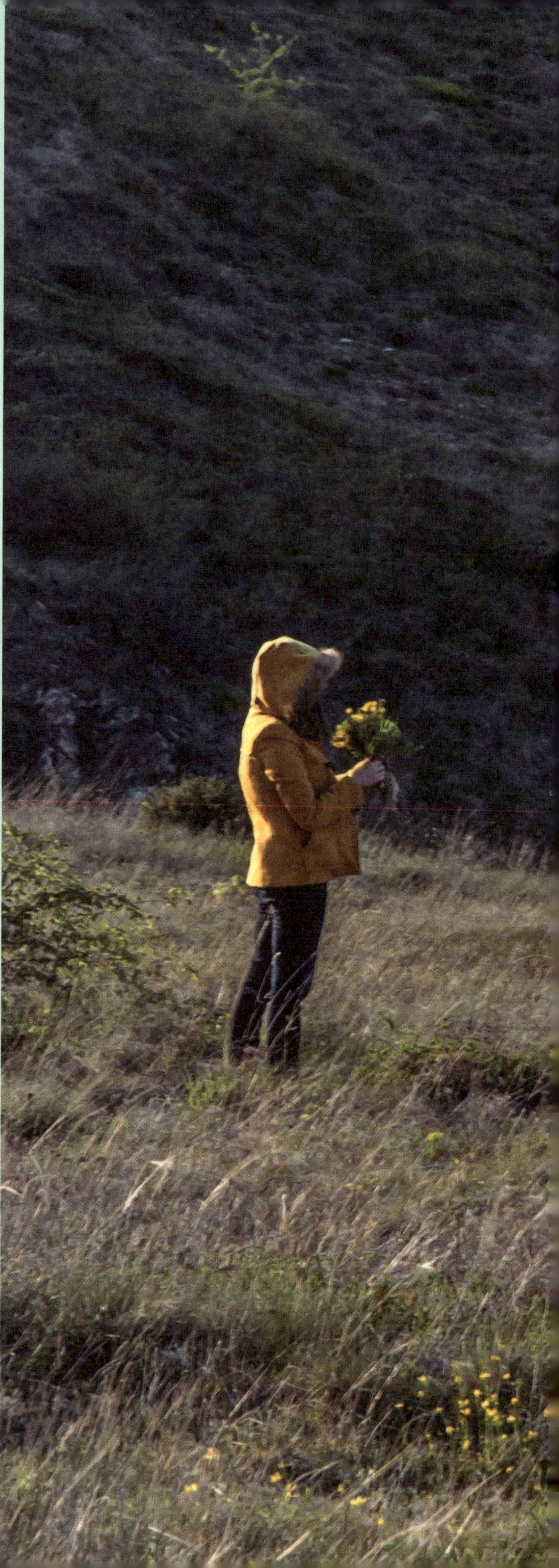

über die verschiedenen Bereiche der Heilpflanzenkunde an privaten und staatlichen Einrichtungen.

Mit der steigenden Nachfrage nach pflanzlichen Heil- und Pflegemitteln wächst sowohl bei Konsumenten als auch bei Therapeuten das Bedürfnis, richtig über Heilpflanzen informiert zu sein. Herboristen können fundiertes theoretisches und praktisches Wissen über Pflanzen, Drogen und Verarbeitungsmöglichkeiten vermitteln. Zu ihrer Arbeit gehört auch die Einführung in die Grundregeln einer gesunden Lebensweise mit Heilpflanzen, Wildkräutern und Duftpflanzen.

Diese vermittelnde Tätigkeit der Herboristen lässt die Menschen mit Heilpflanzen und den natürlichen Rhythmen und Prozessen in der Natur in Kontakt kommen.

Es entsteht eine Beziehung zu den Lebens- und Anwendungsbereichen von Pflanzen und Kräutern, zu ihren Standorten und zu den Landschaften, in denen sie z.B. typisch sind.

Auch die Welt der Mythen und Geschichten, die seit Urzeiten die verborgenen Zusammenhänge zwischen Pflanze, Mensch und Jahreslauf beschreiben, wie auch die Grundsätze der traditionellen Heilkräuterkunde, werden durch die Tätigkeit des Herboristen neu entdeckt und zugänglich gemacht.

Was ist eine Heilpflanze?

Nach der Weltgesundheitsorganisation (WHO) ist jede Pflanze, die in einem oder mehreren Organen Stoffe enthält, die zu therapeutischen Zwecken verwendet werden können, eine **Heilpflanze**. Kräuter, Gräser, Sträucher, Bäume, Blütenpflanzen, Moose, Farne, Algen und Pilze, aus denen durch entsprechende Verarbeitungsprozesse therapeutisch wirksame Substanzen gewonnen werden, gelten ebenso als Heilpflanzen, auch wenn sie selbst nicht aktiv sind.

Als „Ars Herbaria" wird die traditionelle und moderne Heilkräuterkunde zur „Kunst". Es entsteht ein Raum für den lebendigen Austausch zwischen Pflanzen und Mensch, zwischen Natur und Kultur.

Zu den **Gewürzpflanzen** zählen jene Arten, die man zum Speisenwürzen verwendet oder um Getränken einen besonderen Geschmack oder Duft zu verleihen. Es handelt sich um aromatische Pflanzen, aus denen man auch ätherische Öle, Balsame und Harze gewinnt. Sie werden getrocknet oder frisch verwendet.

Die **Duftkräuter** weisen auf einen weiteren Anwendungsbereich der Pflanzen hin: die Schönheitspflege. Es handelt sich immer um aromatische Arten, aus denen Extrakte, Parfüms und Öle hergestellt werden oder die als Ausgangsmittel oder Inhaltsstoff von Kosmetika oder Reinigungs- und Haushaltsmitteln verwendet werden. Viele Duft- und Kosmetikpflanzen stammen aus tropischen Ländern oder aus dem Mittelmeerraum.

Von den sogenannten **essbaren Wildkräutern**, die auf Äckern, Wiesen und Weiden wachsen, nimmt man die Grundrosetten, Blätter und Stängel, Blüten, Früchte und Samen ein- oder mehrjähriger Kräuter und Pflanzen. Bis vor wenigen Jahrzehnten kamen sie täglich auf den Tisch, mittlerweile laufen sie jedoch Gefahr, aus unseren Kulturlandschaften wegen des unkontrollierten Einsatzes von Herbiziden und Pestiziden sowie der übermäßigen, intensiven Bodennutzung zu verschwinden.

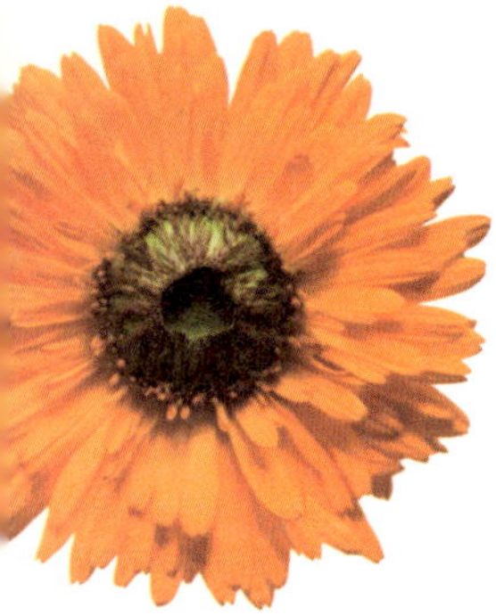

Droge und Phytokomplex

Als Droge bezeichnet man ganze, therapeutisch wirksame Heilpflanzen oder ihre Teile, im frischen Zustand oder getrocknet und zerkleinert. Zu den Drogen zählen auch Exsudate (Gummi, Harz), die noch nicht weiterverarbeitet wurden, ebenso Pilze, Flechten, Algen und Moose. In Kräuterpräparaten und Heilpflanzenextrakten, homöopatischen und spagyrischen Heilmitteln wird die Droge auf Latein angegeben, z.B. „Crataegus oxyacantha summitates" (Weißdorn, blühende Zweigspitzen) oder „Urtica dioica planta tota" (Brennnessel, alle Teile der Pflanze).

Seit einigen Jahrzehnten konzentriert sich die wissenschaftliche Forschung hauptsächlich auf die Untersuchung *aktiver Substanzen* in den Heilpflanzen. Aus der Sicht der Pharma- und der Kosmetikindustrie und der Lebensmittelhersteller zählen also auch die Stoffe, die aus Pflanzen gewonnen werden können. Wenn der Einfluss dieser Substanzen auf die Gesundheit des Menschen bzw. auf Krankheiten und Störungen wissenschaftlich nachweisbar ist, versucht man, sie zu extrahieren, zu isolieren und sogar zu patentieren. Diesen Ansatz nenne ich die „Phytotherapie der Substanzen".

Aus chemischer und biologischer Sicht ist es sicherlich wichtig, die Zusammensetzung und auch die einzelnen Stoffe der Drogen und ihre Wirkung auf die Gesundheit genauestens zu erforschen. In den letzten Jahren wurden z.B. Nebenwirkungen und Interaktionen mit synthetisch hergestellten Medikamenten und sogar Nahrungsmitteln untersucht, die sehr hilfreich sein können. Trotzdem sollte man nicht außer Acht lassen, dass dieser Weg immer mehr ins Detail, in die Analyse der Einzelteile einer Pflanze, führt.

Nichts ist drinnen, nichts ist draußen,
Denn was innen, das ist außen.
So ergreifet ohne Säumnis
Heilig öffentlich Geheimnis!

Freuet euch des wahren Scheins.
Euch des ernsten Spieles!
Kein Lebend'ges ist ein Eins,
Immer ist's ein Vieles.

JOHANN WOLFGANG VON GOETHE

Eine Heilpflanze besteht aber nicht aus der Summe ihrer Inhaltsstoffe, sie ist auch keine „Maschine", die Substanzen verstoffwechselt, sondern ein lebendiger Organismus, der sich in ständigem Austausch mit seiner Umwelt und mit anderen Organismen befindet.

Wenn man davon ausgeht, dass die Erforschung „toter" Stoffe zu wichtigen Erkenntnissen aus substanzieller Sicht führt, aber letztlich keinen Einblick mehr in lebendige Zusammenhänge gewährt, kann man verstehen, wie wichtig es ist, diese Forschungsergebnisse zu einem Ganzen zusammenzuführen, um eine ganzheitliche Sicht für die Heilpflanzenkunde zu entwickeln. Auf diese Weise kann auch der Erfahrungsschatz der traditionellen Heilkräuterkunde zugänglich gemacht und im Rahmen einer modernen Naturheilkunde praktisch angewendet werden.

Ein erster Schritt besteht darin, zu erforschen, wie sich eine Heilpflanze als lebendiger Organismus manifestiert. Nehmen wir zum Beispiel die Art der Beziehungen, die eine Pflanze zu ihrer Umwelt unterhält, und wie sie sich in den Jahreslauf eingliedert. Beides schlägt sich im sogenannten *Phytokomplex* nieder, jener Gesamtheit der Inhaltsstoffe – sowohl der therapeutisch wirksamen als auch der unterstützenden und aufbauenden Substanzen. Der *Phytokomplex* hängt von exogenen und endogenen Faktoren ab, z.B. von der Pflanzenart, von Klima und Standort, vom Anbau sowie von kosmischen Einflüssen, bzw. der besonderen „Antwort" einer Pflanze auf feinstoffliche Kräfte. Seit ungefähr dreißig Jahren bemüht sich die wissenschaftliche Forschung, einen Zusammenhang zwischen einzelnen Inhaltsstoffen und dem Phytokomplex einer Heilpflanze zu finden. Es wurde nachgewiesen, dass Heilmittel, die in ihrer Zusammensetzung die Vielfalt der verschiedenen Substanzen berücksichtigen bzw. in den Extrakten wiedergeben, therapeutisch wirksamer sind als Präparate, die nur die aktiven Substanzen ausziehen.

Auf natürliche Weise gesund bleiben

Zubereitungen und Extrakte aus Heilpflanzen begleiten uns, seitdem es uns Menschen gibt. In vielen Ländern der Welt wurde im Laufe der Jahrtausende eine traditionelle Heilkunst entwickelt, die großteils Pflanzen verwendet, um die Kräfte des Körpers, der Seele und des Geistes zu unterstützen und Ungleichgewichte und Störungen ins Lot zu bringen. Früher waren nur wenige Menschen in der Kunst des Heilens bewandert: Sie wurden von den Älteren darin unterrichtet und nahmen einen schwierigen, langen Initiationsprozess auf sich, um die Einheit von Körper, Seele und Geist und die Beziehung zum Universum genau zu kennen. Druiden, Schamanen, Heiler, weise Frauen – jede Kultur brachte eigene Figuren hervor, und jede verfügte über ein eigenes, inneres Wissen und ein praktisches Können, das heute nur selten anzutreffen ist.

Im Laufe der Zeit hat sich der Mensch seiner Entwicklung gemäß von der Natur und dem Göttlichen entfernt, auch um zu lernen, diese Beziehungen auf bewusste Art und Weise von sich aus zu suchen, und um die eigene Individualität frei erfahren zu können. Mit dem Beginn der positivistischen Weltanschauung verwandelte sich die Medizin in eine Wissenschaft, die den Menschen weitgehend mechanisch betrachtet. Heute arbeitet man z.B. in Krankenhäusern mit hochentwickelten technologischen Instrumenten und Medikamenten, die synthetisch hergestellt,

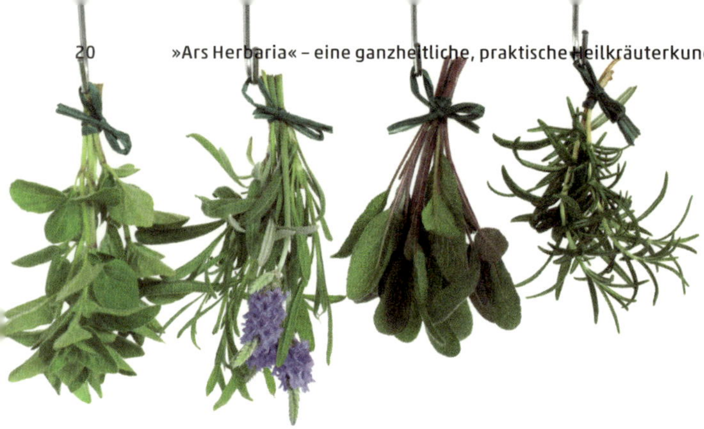

im Labor entwickelt werden. Die traditionellen Heilmittel und Methoden gerieten im 19. Jahrhundert immer weiter in Vergessenheit, kamen sogar in Verruf, und bereits im 20. Jahrhundert gab es nur noch wenige Wissenschaftler, die die Naturheilkunde erforschten und ausarbeiteten.

Mittlerweile wendet sich die Öffentlichkeit wieder natürlichen Heilmethoden und Medikamenten zu. Es gibt offiziell anerkannte Therapien und erprobte Heilmittel, die dem Menschen auf ganzheitliche Weise helfen sollen.

Man kann sagen, dass gerade die Pflanzenheilkunde sich heute im Nachteil befindet, da es an Langzeitstudien, wie es sie im konventionellen medizinischen Bereich gibt, mangelt. Vor allem aber mangelt es an Methoden, die es z.B. ermöglichen, natürliche Substanzen und Extrakte auf ihre *Qualität* hin zu prüfen. Wie kann man z.B. feststellen, dass eine biologisch-dynamisch angebaute Heilpflanze nicht nur wegen ihrer Inhaltsstoffe, sondern wegen ihrer „Reaktionsfreudigkeit", also der Vitalität des gesamten Phytokomplexes, besser wirken kann als dieselbe Art, die konventionell angebaut wurde? Und wie kann man in einem solchen Fall das Spektrum an heilenden Substanzen und Kräften erfassen? Es gibt erst wenige Methoden dafür, da die entsprechenden Parameter fehlen. Die anthroposophische Forschung bietet hochinteressante „bildschaffende" Analyen an wie z.B. die Kupferchlorid-Kristallisationsmethode.

Mit dem Leben in Verbindung bleiben

Wenn man sich zum ersten Mal an Ärzte und Heilpraktiker wendet, die nach naturheilkundlichen Methoden arbeiten, kann es vorkommen, dass man nicht versteht, wie man diese „neuen" Heilmittel einordnen soll. Sie sind ja nicht vorrangig auf die Heilung der Symptome ausgerichtet, sondern erfordern gleichzeitig eine gewisse Umstellung der Lebensgewohnheiten, z.B. der Ernährungsweise. Abgesehen von den Kenntnissen des philosophischen Hintergrundes, des jeweiligen „Systems", das hinter einer Heilmethode steht – z.B. der traditionellen chinesischen, indischen oder europäischen Naturheilkunde –, ist es für den Menschen heute nicht immer einfach, sich selbst als *lebendiges Wesen in einer lebendigen Umwelt* zu verstehen.

Leitmotive in der Arbeit mit Heilkräutern

Wer sich von den Rhythmen der Natur, dem Jahreslauf und den Jahreszeiten entfernt, auch wenig Kontakt zur Pflanzen- und Tierwelt hat, kann es oft schwierig finden, die eigenen „Gesundungskräfte" zu mobilisieren, besonders weil man meint, man sei einer Krankheit hilflos ausgesetzt, als ob sie „von außen" käme. Man kämpft gegen eine Erkrankung an und muss dabei viel Lebensenergie aufwenden.

Wenn man aber imstande ist, die Aufmerksamkeit von den Ursachen auf die Rückbindung zum Leben zu verschieben, erweitern sich die Genesungsmöglichkeiten um einiges, und es werden Selbstheilungskräfte mobilisiert.

Der Weg zu einer solchen Haltung scheint manchmal weit. Ein erster Schritt besteht darin, die Urbeziehung zur Natur wieder aufzunehmen, sich wieder eingebettet in ihr zu fühlen und einen engeren Kontakt zu Pflanzen, Tieren und den Rhythmen und Prozessen in der Natur herzustellen. Wer eine solche positive, vertrauensvolle Haltung pflegt, wird dem Geheimnis der Heilung und des Lebens ein Stück näher kommen, jeder auf seine ganz persönliche und freie Weise.

Nach fast dreißig Jahren Arbeit mit Heilpflanzen kann ich sagen, dass Genesung nie „nur" durch die Einnahme von Heilmitteln erfolgt, sondern mit der Beschäftigung mit Pflanzen und ihrer Landschaft, mit ihrem Werden und Vergehen eng verknüpft ist.

Im Erleben, wie ein Heilkraut wächst, wo es gedeiht, welchen Rhythmen beim Sammeln und Verarbeiten es folgt, erschaffe ich auf unmittelbare, lebendige Weise eine Verbindung zur Pflanze und erfahre, wie sie auf meine Lebenskräfte wirkt.

Meine Arbeit mit Heilpflanzen wird erfahrungsgemäß von drei Leitmotiven getragen:

- *Heilende Qualitäten erfahren durch eine „lebendige Wahrnehmung",*
- *Nährende Qualitäten erkennen,*
- *Verwandlung in der Verarbeitung erleben.*

Alle drei Aspekte bilden eine Einheit und sind der Hintergrund für einen lebendigen Umgang mit Pflanzen. Vor allem, wenn man die gesundheitsfördernden Qualitäten erkennen möchte, kann man auf keinen dieser Schritte verzichten.

Heilende Qualitäten durch eine „lebendige Wahrnehmung" erfahren

Betrachten wir z.B. eine Erzengelwurz in ihrer Umgebung, wie sie am Waldrand steht, hochgewachsen, mit breiten Blütenschirmen und seltsam anmutenden Blatthüllen. Wenn wir ihre Wurzel etwas freilegen, kommt uns ein feiner aromatischer Geruch entgegen. Licht und Wärme, Wasser und Erde begegnen einander in dieser uralten Heilpflanze auf besondere Weise, durchdringen sie bis in die feinsten Wurzelhärchen im dunklen, stets kühl-feuchten Waldboden. Wer erlebt, wie hell ihre Erscheinung dort wirkt, auch wie die Wurzeln Impulse aussenden, die sonst eher zur Blüte und zur Frucht einer Pflanze gehören (gemeint sind der aromatische Geschmack, Duft, die heilenden Substanzen), kann innerlich nachvollziehen, wie aus dieser nordischen Art für den Nerven-Sinnesbereich des Menschen und auch für die Verdauungstätigkeit eine wichtige Heilpflanze wurde. Wenn wir Rudolf Steiners Empfehlung folgen, eine Pflanze als heilend zu betrachten, sobald eines ihrer Organe „abnorm" erscheint, und nun die Wurzel der Angelica archangelica untersuchen, finden wir Hinweise auf ihre Heilwirkung, auf ihre heilende Qualität.

Die nährenden Qualitäten entdecken, sich von ihnen nähren lassen

In der Arbeit mit Heilpflanzen, Duftpflanzen und essbaren Wildpflanzen stellen wir bald fest, dass eine Qualität sie verbindet: sie wirken nährend auf uns! Sie nähren uns, von der ersten Begegnung an, durch ihre Farbe, Düfte und Formen, durch ihre Gestalt und Schönheit. Schon die Betrachtung einer Pflanze im Rhythmus der Jahreszeiten wirkt nährend, wenn wir sie mit allen Sinnen wahrnehmen und ihr Wachsen und Gedeihen erleben.

Besonders nährend sind Pflanzen natürlich, wenn wir sie für unsere Speisen zum Kochen und zum Würzen verwenden. Kosmetische Pflanzen nähren unser Wohlbefinden durch die Haut, in Bädern und Umschlägen, und zugleich nähren sie auch unsere emotionale Welt. Alle Heil- und Duftpflanzen, alle

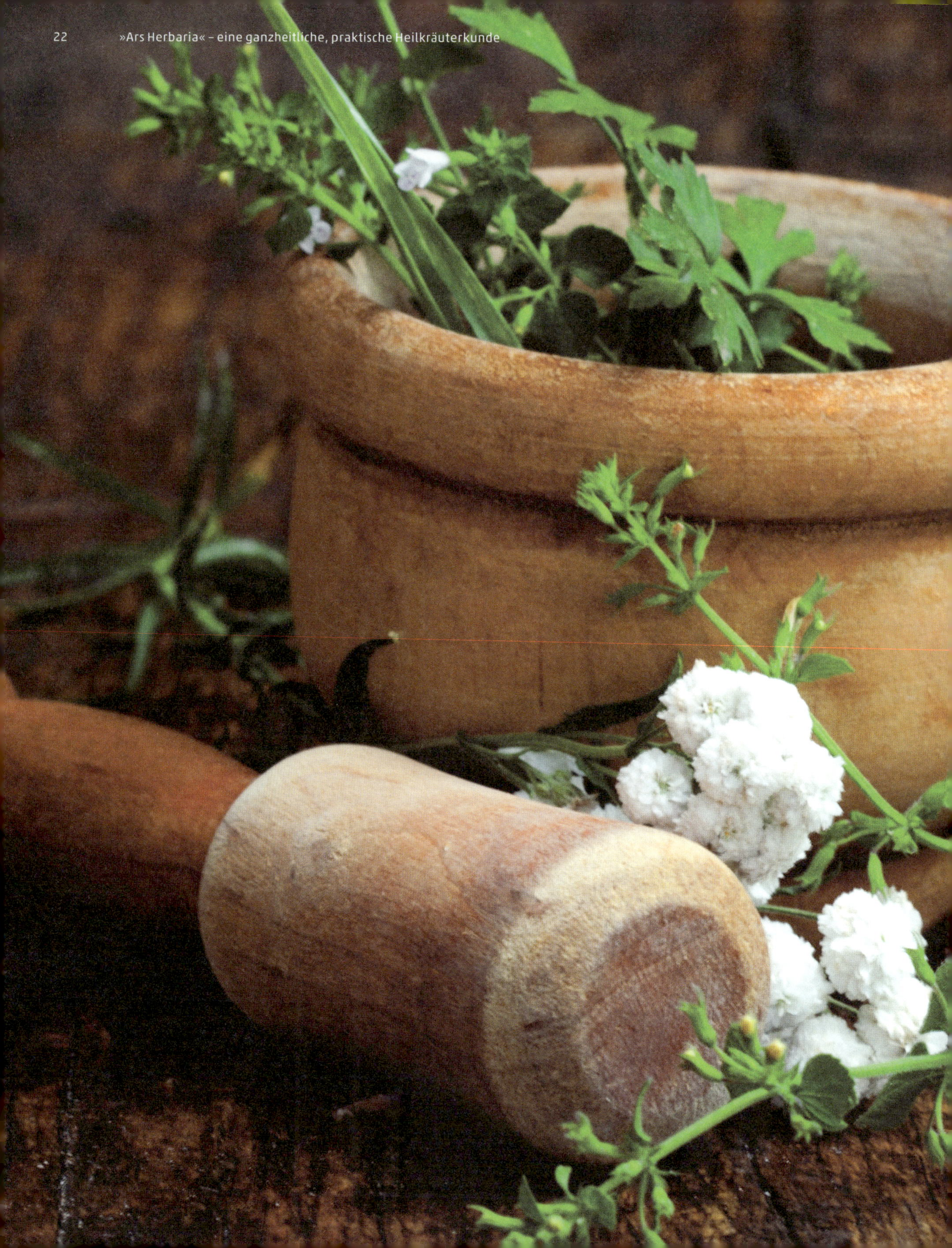

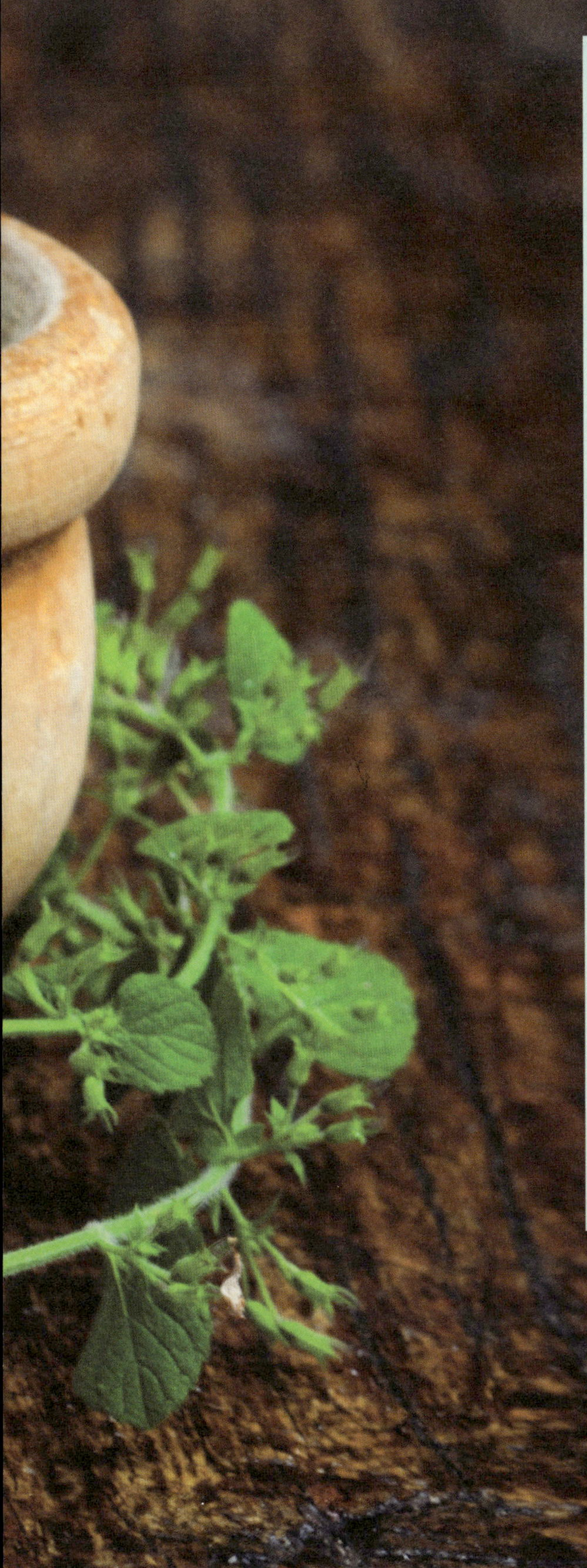

Kräuter nähren also unseren Organismus auf körperlicher, seelischer und geistiger Ebene und unterstützen uns auf dem Weg zu den inneren Selbstheilungskräften.

Verwandlung erleben in der Verarbeitung

Seit Urzeiten übt sich der Mensch darin, heilende und pflegende Substanzen aus Pflanzen zu gewinnen. Ausgehend von den Anwendungen vergangener Jahrhunderte über die traditionellen Rezepturen und Instrumente der Volksheilkunde, sind wir heute bei Präparaten angelangt, die auf hochtechnologischem, standardisiertem Wege zubereitet werden und bei denen kaum noch Handarbeit notwendig ist. Dabei bleibt die Handarbeit mit Heilpflanzen und Kräutern eine der faszinierendsten Tätigkeiten überhaupt, insbesondere, wenn man sie selbst erkennen und sammeln kann. Es ist eine Kunst, eine Heilpflanze zum balsamischen Zeitpunkt zu ernten, sie zu trocknen oder einen Auszug zuzubereiten, damit Speisen zu würzen oder eine duftende Essenz daraus zu gewinnen. Und diese Kunst verbindet uns mit einem unserer ältesten und geheimnisvollsten Talente: Wir können anderen und uns selbst durch die verwandelte Natur und durch unsere Handarbeit Pflege, Wohlbefinden und Heilung schenken.

Das Sammeln von Heilpflanzen, sie anzufassen, zu verarbeiten und in etwas Neues zu verwandeln, ermöglicht einen einzigartigen Kontakt zur Natur, zu uns selbst und unseren Mitmenschen.

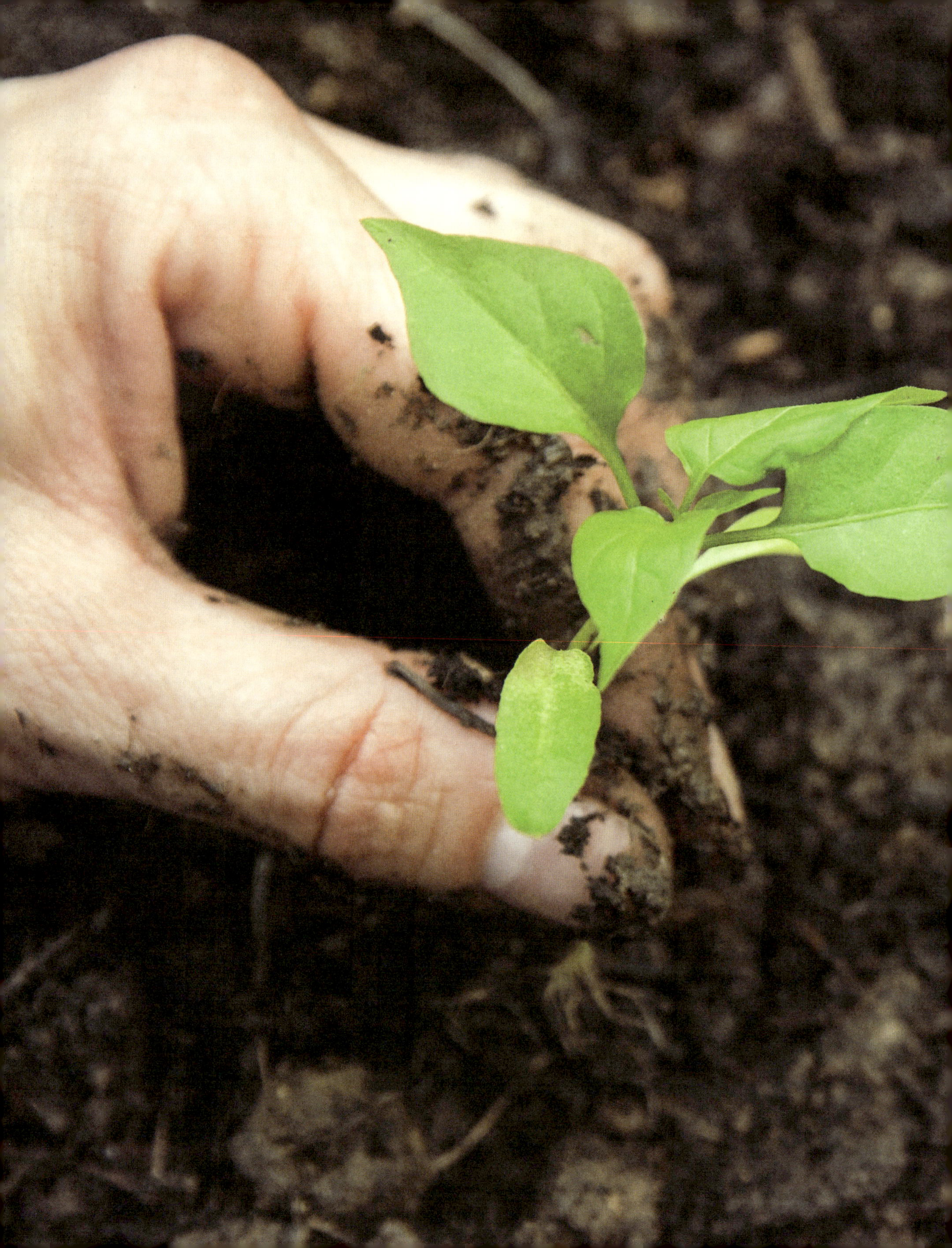

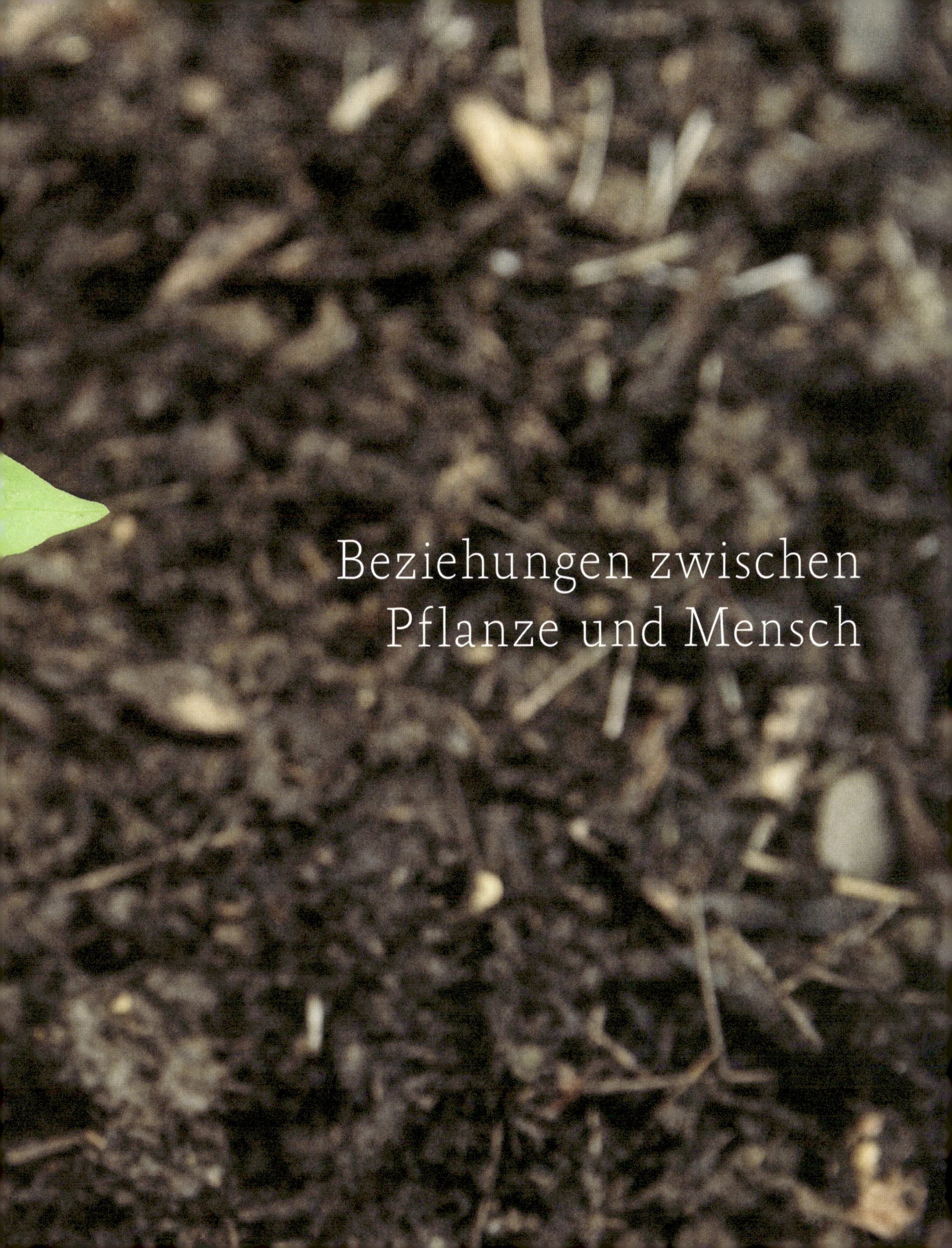

Beziehungen zwischen Pflanze und Mensch

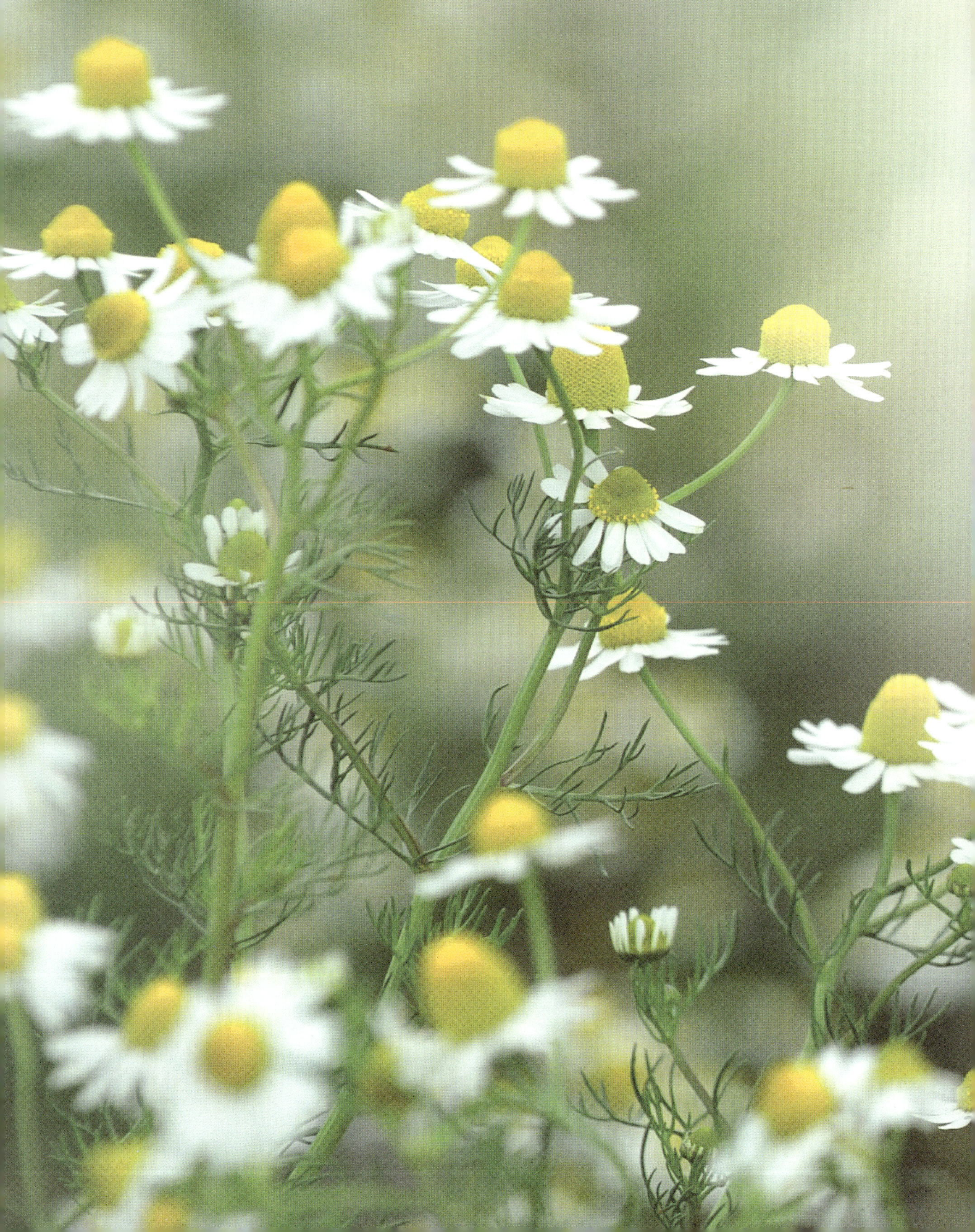

„Der Mensch ist darauf angewiesen, seinen Leib und seine Organe durch das aufzubauen, was er aus der Umgebung aufnimmt. Das ist der normale Prozess der Ernährung im weitesten Sinne, der im Folgenden weiter differenziert werden soll. Er bildet eine Art von Herausforderung oder Unterstützung für den menschlichen Organismus, wodurch seine Lebensvorgänge in Gang gehalten werden. Heilen durch eine bestimmte Substanz ist im Grunde ein Spezialfall der Ernährung. Durch eine spezielle Herausforderung soll ein in Unregelmäßigkeit geratener menschlicher Organismus auf die Spur gebracht werden, sich selbst zu helfen. Die Pflanzenwelt spielt in diesen Vorgängen eine zentrale Rolle.“ [1]

JOCHEN BOCKEMÜHL

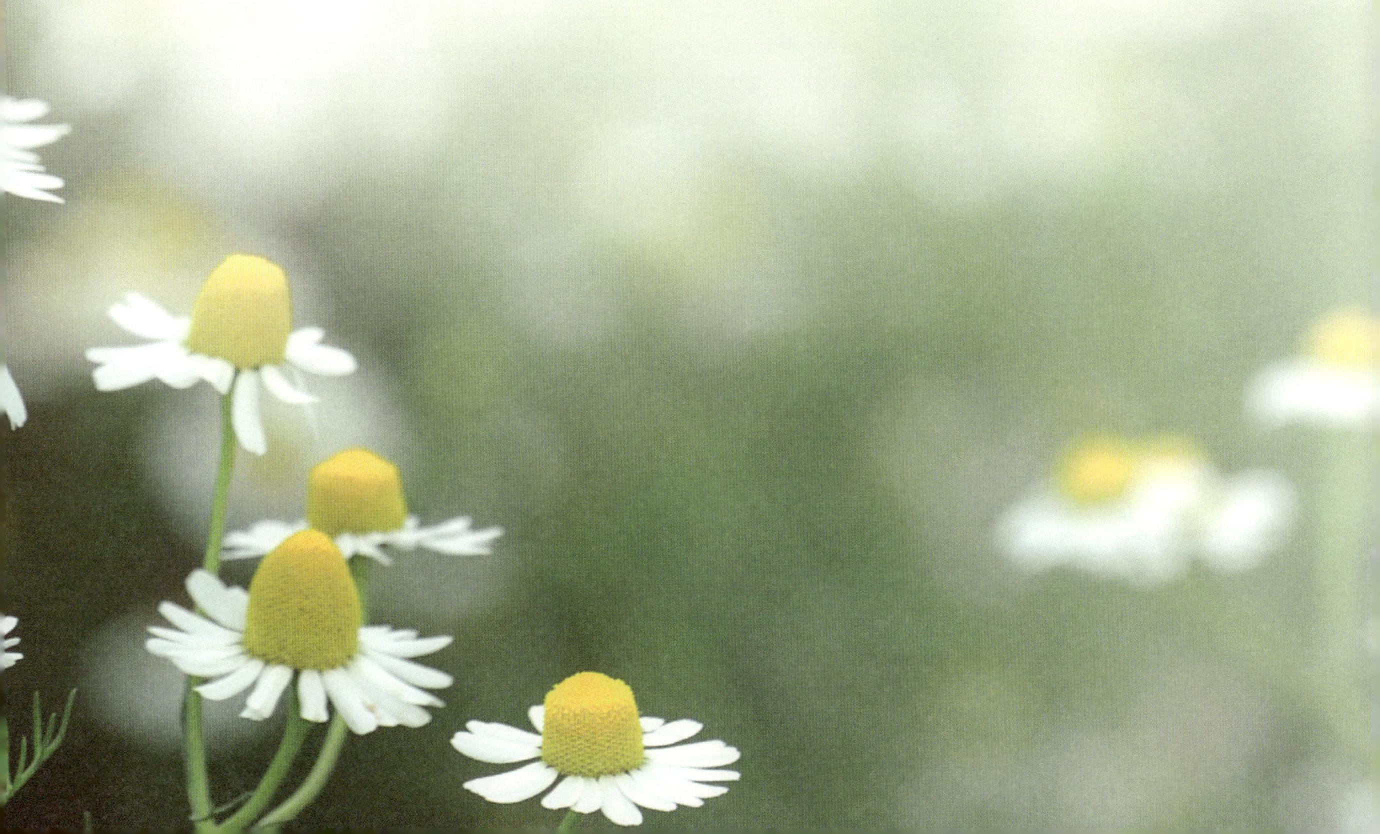

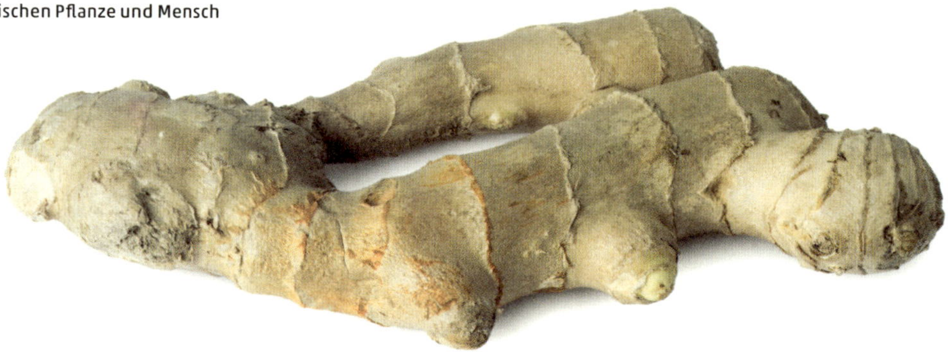

Als dreigegliedertes Wesen stehen Pflanze und Mensch in ihren Organen und Funktionsbereichen in einem umgekehrten Verhältnis zueinander. Die Pflanze hat einen aufbauenden Stoffwechsel und ernährt und ergänzt den Menschen mit Hilfe von Substanzen und Kräften gerade durch dieses umgekehrte Verhältnis. Sie unterstützt ihn in seinem Gleichgewicht.

Wir können uns das so vorstellen, dass Pflanze und Mensch sich auf verschiedene Art und Weise, je nach Situation im stetigen Austausch befinden. Der Mensch hingegen hat einen abbauenden Stoffwechsel. Dies macht die Entwicklung unseres Bewusstseins möglich. Wenn Krankheiten auftreten, wenn das Gleichgewicht im Organismus ins Wanken gerät, können wir versuchen, eine Beziehung mit den Heilkräften aus der Natur herzustellen, mit Kräften, die auch in uns selbst gegenwärtig sind: Gesundungs- und Lebenskräfte. Dadurch erlangen wir unser „Ganz-Sein“ zurück und finden Wege zur Heilung. Heilpflanzen, Kräuter und Duftpflanzen spielen dabei eine wesentliche Rolle, aber auch die Unterstützung eines Therapeuten und die Arbeit an der eigenen Biographie.

Der „dreigegliederte Mensch"

Wie die Pflanze ist auch der Mensch ein dreigegliedertes Wesen. Der obere Bereich, der Kopfbereich, ist gekennzeichnet von einer gewissen Kälte und von verhärtenden Kräften, die zum mineralischen Element gehören und zur Sklerotisierung führen können. Das Gehirn ist von den Schädelknochen umschlossen, die auch die Sinnesorgane im Kopf schützen. Die Zähne, die ja auch im Kopfbereich liegen, gehören zu den härtesten Substanzen im menschlichen Körper.

Im Bauch finden hingegen Stoffwechselprozesse statt. Sie sind „chaotisch“, in ständiger Verwandlung begriffen und spielen sich unablässig so ab, dass Stoffe aufgenommen und abgebaut werden. Im Bauch, besonders im Magen und Darm, liegt die Körpertemperatur höher als in allen anderen Bereichen. Außer den Verdauungsorganen enthält der Bauch auch die Ausscheidungs- und Geschlechtsorgane. Vom Rumpf gehen die Gliedmaßen aus: die Arme und Beine, die für die Bewegung zuständig sind.

Zwischen den beiden Bereichen, dem Kopf- und dem Bauchbereich, liegt der mittlere Bereich, der die gegensätzlichen Funktionen im Körper durch rhythmische Abläufe regelt. Rhythmisch ist die Atmung, die in den Kopfbereich übergreift. Die Herztätigkeit und der Blutkreislauf sind zum Stoffwechselbereich im Rumpf hin gewendet. Unsere Gesundheit

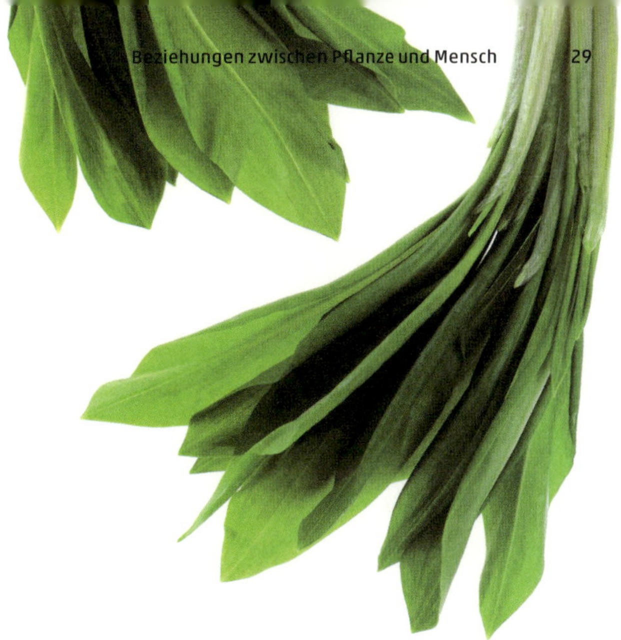

beruht auf einem ausgewogenen Verhältnis zwischen Atmung und Herzrhythmus (1:4).

Die drei funktionellen Bereiche im Menschen

Wenn man den Organismus des Menschen aus ganzheitlicher Sicht betrachtet, ist es wichtig, zu verstehen, *wie* sich das Leben in ihm manifestiert. Schauen wir uns die drei funktionellen Systeme im dreigegliederten Menschen an. Jeder Bereich umfasst als eigenständiger „Aktivitätsbereich" jene Prozesse und Funktionen, die hinter der organischen Tätigkeit liegen. Die drei Systeme – der Nerven-Sinnesbereich, der rhythmische Bereich und der Stoffwechsel-Gliedmaßenbereich – sollten aber nicht schematisch aufgefasst werden. Die Abläufe der drei Systeme können *als Prozess* im ganzen Organismus auftreten, denn ihre Aktivitäten überlappen sich häufig.

Die spezifische Beziehung zwischen Körper und Seele zeigt sich in der Differenzierung der drei Funktionsbereiche: das Denken ist mit dem Kopfbereich, also dem Nerven-Sinnesbereich, verbunden, das Fühlen mit dem rhythmischen Bereich und der Wille mit dem Stoffwechsel-Gliedmaßenbereich.

Interessant ist, dass die Theorie der Dreigliederung im Organismus von Rudolf Steiner in einer Zeit entwickelt wurde, als die positivistische Naturwissenschaft die Existenz von „Lebenskräften" und auch die Verbindung zwischen Körper und Seele ablehnte. Zu Rudolf Steiners Zeiten versuchte man die Funktionen des menschlichen Organismus fest im Körperlich-Materiellen, in der Substanz zu verankern, während er dessen lebendige Zusammenhänge aufzeigte, die heute noch eine Grundlage der modernen anthroposophischen Heilkunde sind.

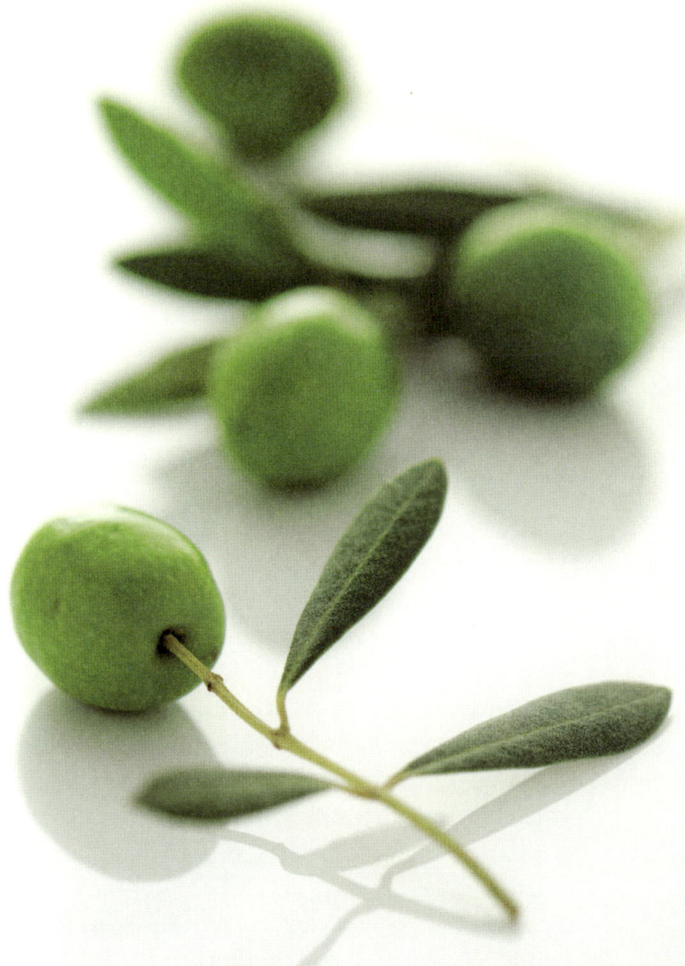

3 Funktionsbereiche:

„Stoffwechsel-Gliedmaßensystem"
Prinzip der Bewegung, der ständigen Verwandlung
Bereich des Aufbaus, der Synthese von Substanzen
Wärme, „Entzündung", Assimilation und Ausscheidung, Fortpflanzung
Im Stoffwechsel und in der Bewegung ist der Mensch „schlafend"

Die drei Bereiche der Pflanze

Die Wurzel

Wenn wir die Pflanze und den Menschen in ihrem umgekehrten Verhältnis anschauen, finden wir eine Entsprechung zwischen der Wurzel der Pflanze und dem Nerven-Sinnessystem des Menschen. So wie der Mensch durch seine Gedanken- und Nerventätigkeit in der Welt des Geistes und des Intellektes verankert ist und dabei Nährstoffe und Energie verbraucht, wurzelt die Pflanze in der Erde und ist unablässig mit der Verwandlung von Mineralstoffen in organische Substanzen beschäftigt. In der geistigen Tätigkeit verbraucht der Mensch Nährstoffe und verwandelt sie in das wenig lebendige Nervengewebe. Aus dem Gesichtspunkt der Vermehrung und Erneuerung tritt das Leben im Nerven-Sinnespol des Menschen zurück.

Etwas Ähnliches, wenn auch im unterirdischen Bereich, vollzieht sich in der Pflanze: Durch die Wurzel verbindet sie sich fest mit dem Erdreich. Durch die feinen Wurzelhärchen saugt sie Wasser, Mineralstoffe und nährende Substanzen auf und speichert sie – eine wichtige Funktion der Wurzel ist das Speichern von Nährstoffen, um das Überleben der Pflanze im Winter zu sichern. In der Wurzel, unter der Erde, beginnt also die Entwicklung einer Pflanze, dort liegt auch ihre Gesundheit und Widerstandskraft verborgen.

Der Wurzelapparat einer Pflanze ist aus der Gesamtheit der Wurzeln (Haupt- und Seitenwurzeln) und der Wurzelhaube zusammengesetzt. Manche Arten bilden Pfahlwurzeln (Löwenzahn, Wegwarte, Ringelblume), andere Büschelwurzeln (Gräser, Getreide) oder Faserwurzeln (Brennnessel, Minze, Melisse). Zwiebeln (Tulpen, Knoblauch, Küchenzwiebel), Knollen (Dahlien), Rüben (Möhre, Zuckerrübe, Meerrettich) sind Wurzelmetamorphosen. Kletterpflanzen, z.B. Efeu, halten sich mit Hilfe von Haftwurzeln am Stamm fest. Parasiten wie die Mistel bohren Saugwurzeln direkt in die Äste der Wirtspflanzen und entnehmen aus ihnen die Nährstoffe, die sie zum Wachsen brauchen. Kräuter wie der Augentrost leben in Symbiose mit gewissen Gräserarten und bilden winzige Pilze an den Wurzelspitzen, um besser an Nährstoffe heranzukommen. Die Pflanzen aus der Familie der Hülsenfrüchtler (Fabaceae) sind dank spezieller Knöllchenbakterien an den Wurzeln sogar imstande, Stickstoff im Boden zu binden.

Im System der dreigegliederten Pflanze steht die Wurzel in Beziehung zum mineralischen Element, lebt sie doch in der Erde und vermittelt zwischen Gestein, Erdreich und Pflanze.

Sie übt ihre Funktionen im Dunkeln bei Temperaturen aus, die im Gegensatz zur Erdoberfläche tendenziell konstant

„Rhythmisches System"
Rhythmus, Prinzip der stetigen Abwechslung
Herzschlag und Pulsfrequenz,
Atemrhythmus, Wachen und Schlafen
Im rhythmischen Bereich ist der Mensch „träumend"

„Nerven-Sinnessystem"
Prinzip der Ruhe, aber auch der Strukturierung
Abbau, Zerstörung. Bewusstseinspol
Form, „Sklerose",
Wahrnehmung durch die Sinne
Im Nerven-Sinnessystem ist der Mensch „wach"

bleiben. Im Inneren sind Wurzeln hell, oft weiß oder gelb, sogar orangefarben oder rot. Äußerlich bilden sie keine harte Schicht, sondern nur die sogenannte Wurzelrinde. Wenn wir einen Blick in die Tierwelt unter der Erde werfen, stellen wir fest, dass sie genauso wenig farbig erscheint: Würmer, Insekten und Säugetiere sind weich, unbehaart – denken wir an die rosigen Pfoten eines Maulwurfes und an die langen, schlüpfrigen Regenwürmer!

Die Wurzel ist im Winter aktiv und mit ihr all die winzigen, oft unsichtbaren Wesen unter der Erde, z.B. Enzyme, Bakterien und Pilze. Kälte, Eis und Schnee brechen die Erdkruste auf und verwandeln harte Erdbrocken in lose Krümel, in denen sich die Pflanzenwurzeln besser vermehren können. Im Wurzelbereich wirken vermehrt Mondkräfte.

Seit Urzeiten gilt der unterirdische Bereich als Sitz von geheimnisvollen, magischen Kräften, die Schutz, manchmal aber auch etwas Böses vermitteln. Aus den Wurzeln traditioneller Heilpflanzen wie z.B. Erzengelwurz, Alraune oder Silberdistel, stellte man früher Amulette her, die vor dem „Bösen Blick" schützen sollten. Man nahm an, sie würden die Fruchtbarkeit anregen und vor ansteckenden Krankheiten schützen.

Stängel und Blatt

Mit der Wurzel wächst die Pflanze dem Erdinneren zum Mittelpunkt der Erde entgegen. Sobald sie Blätter und einen Stängel bildet, richtet sie sich auf der Erdoberfläche ein, sucht Luft und Licht. Stängel und Blatt gehören zum mittleren, rhythmischen Bereich der Pflanze, der dem rhythmischen System im Menschen entspricht. Das Rhythmische offenbart sich in der Pflanze in allen Kreisläufen, im Auf- und Abfließen von Wasser und Nährstoffen durch das Xylem und das Phloem, den Leitgefäßen.

Ein oberirdischer Stängel kann krautig und grün sein (Veilchen, Löwenzahn), hart, aber biegsam (Immortelle, Lavendel, Weizen) oder verholzt als Stamm (Bäume und Sträucher). Unterirdische Stängel bilden Rhizome (Buschwindröschen, Ingwer), Sprossknollen (Kohlrabi, Kartoffeln), Sprossrüben (Rote Beete). Durch den Stängel kann die Pflanze Nährstoffe und Wasser speichern und in die Höhe wachsen, sie erobert sozusagen die Vertikale. Aus den Nodien („Schlafende Augen") wachsen Blätter und weitere Sprosse, die der Pflanze wiederum eine horizontale Richtung geben. Laut Gerbert Grohmann „wird die Pflanze durch das Blatt zur Oberfläche".[2] Das rhythmische Element drückt sich also hier durch die Kontraktion und Expansion im

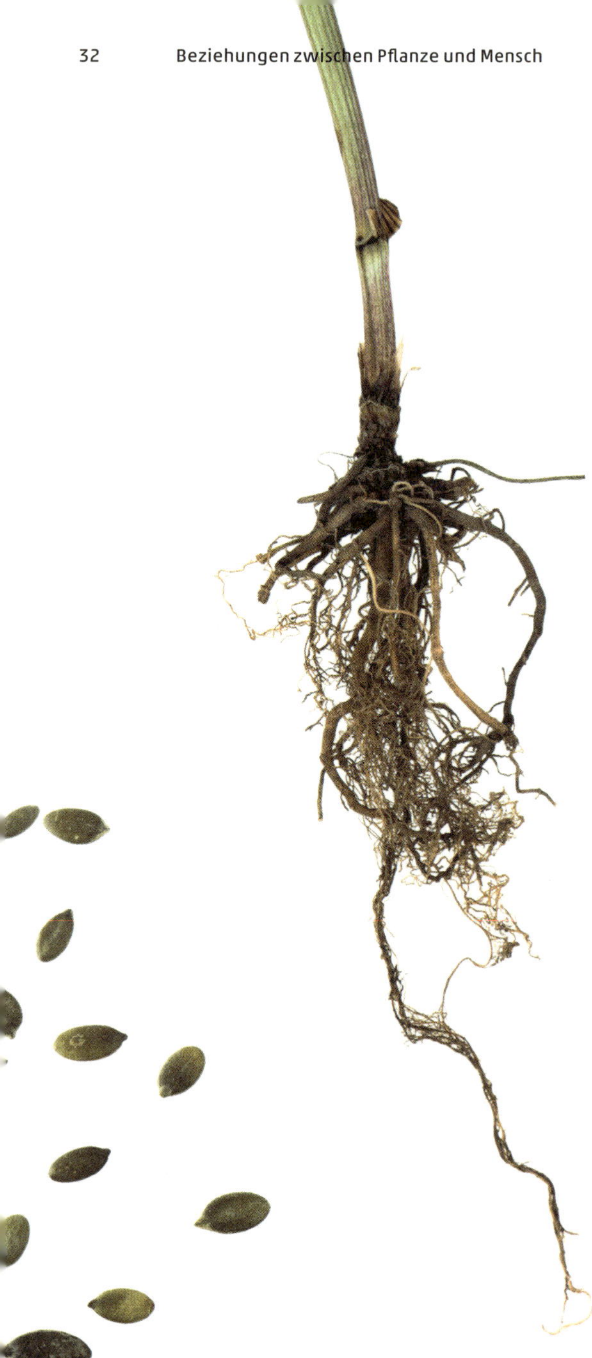

Nodium und Blatt aus. Wir sehen dies auch in der Öffnung und Schließung der Stomata, der Spaltöffnungen, durch die die Pflanze „atmet".

Das Blatt ist die „Lunge" der Pflanze. In ihm verteilen sich Wasser, das vom Stängel transportiert wird, und Luft, die durch die Stomata eindringt. Dank des Sonnenlichts geschieht in allen grünen Teilen der Pflanze die Photosynthese: Kohlenhydrate werden produziert (Stärke, Zellulose, Schleimstoffe, Zucker) und Sauerstoff aus der aufgenommenen Kohlensäure gebildet. Der Stoff, der die Photosynthese ermöglicht, heißt Chlorophyll. Es handelt sich um ein grünes Blattpigment, welches dem Blutfarbstoff, Hämoglobin, sehr ähnelt. Sie unterscheiden sich lediglich durch das Zentralion, das im Hämoglobin aus Eisen, in der Pflanze aus Magnesium besteht.

Zwei Prozesse treffen im rhythmischen Bereich der Pflanze aufeinander: die Atmung, bei der die Pflanze vorwiegend nachts Sauerstoff aufnimmt, und die Assimilation, die tagsüber durch die Lichtaufnahme stattfindet.

Blüte, Frucht, Samen

Der Stoffwechselpol der Pflanze entspricht im Funktionellen dem Stoffwechsel-Gliedmaßensystem des Menschen. Blüten, Früchte und Samen stellen die Organe dar, durch die sich eine Pflanze „individualisiert", indem sie einerseits artspezifische Eigenschaften, andererseits Einflüsse aus der Umgebung und aus dem Kosmos manifestiert. Bekanntlich kann man eine Art botanisch nur durch die Untersuchung der Blüte identifizieren. Interessant ist übrigens, dass im Blütenbereich ein Temperaturanstieg gemessen wird, genauso wie im Bauchraum des Menschen!

Eine **Blüte** kann folgendermaßen zusammengesetzt sein: Sie besteht aus einer Blütenhülle mit Kelchblättern und Blütenkronenblättern und den Fortpflanzungsorganen, dem Fruchtknoten mit der Samenanlage, den Staubblättern mit den Staubfäden und den Pollengefäßen, und der Narbe. Die Fortpflanzungsorgane der Blüten werden von

Insekten, Bienen, Hummeln, Schmetterlingen, Schnecken und Ameisen, aber auch von Vögeln und Fledermäusen besucht, die sich an Pollen und Nektar laben. Die sogenannte zoophile Befruchtung erfolgt auf diesem Wege: wenn z.B. eine Biene Pollen sammelt, gelangen Pollenkörner auf die Narbe der Blüte. Pollen können aber auch durch den Wind von Blüte zu Blüte getragen werden. Dies ist die anemophile Bestäubung. Im Frühsommer kann man in Mittelitalien beobachten, wie aus den Kiefernwäldern riesige schwefelgelbe Schwaden aufsteigen: Es handelt sich um die federleichten Blütenpollen der Bäume, die sich bei jedem Windstoß von den Blüten lösen.

Nachdem die Pflanze vom Keim zur Blüte alle Entwicklungsstadien durchlaufen hat, bildet sie die **Frucht**. Diese enthält die Samen, beschützt vom Fruchtfleisch und der Hülle. Früchte und Samen sind für unsere Ernährung unersetzlich, denn sie enthalten viele wertvolle Nährstoffe, Kohlenhydrate, Eiweiße und Fette, Spurenelemente und Mineralstoffe, Flavonoide, organische Säuren, Vitamine und Enzyme. Hinter den Nährstoffen stehen jedoch auch Kräfte, die auf die Pflanze, auf Keim und Spross, Stängel, Blatt und Blüte und schließlich auf Frucht und Samen wirken. Das Einwirken dieser Kräfte hängt nicht nur von den äußeren Bedingungen ab, sondern auch vom Genmaterial einer Pflanze, der speziellen Art und Züchtung sowie von Anbau und Ernte oder vom Einfluss des Mondes und der Planeten.

Für die Gesundheit des Menschen ist es ein großer Unterschied, ob eine Nahrungspflanze aus konventionellem oder biologisch-dynamischem Anbau stammt, ob ihre **Samen** genetisch manipuliert wurden oder ob man einheimisches, altes Saatgut verwenden konnte,

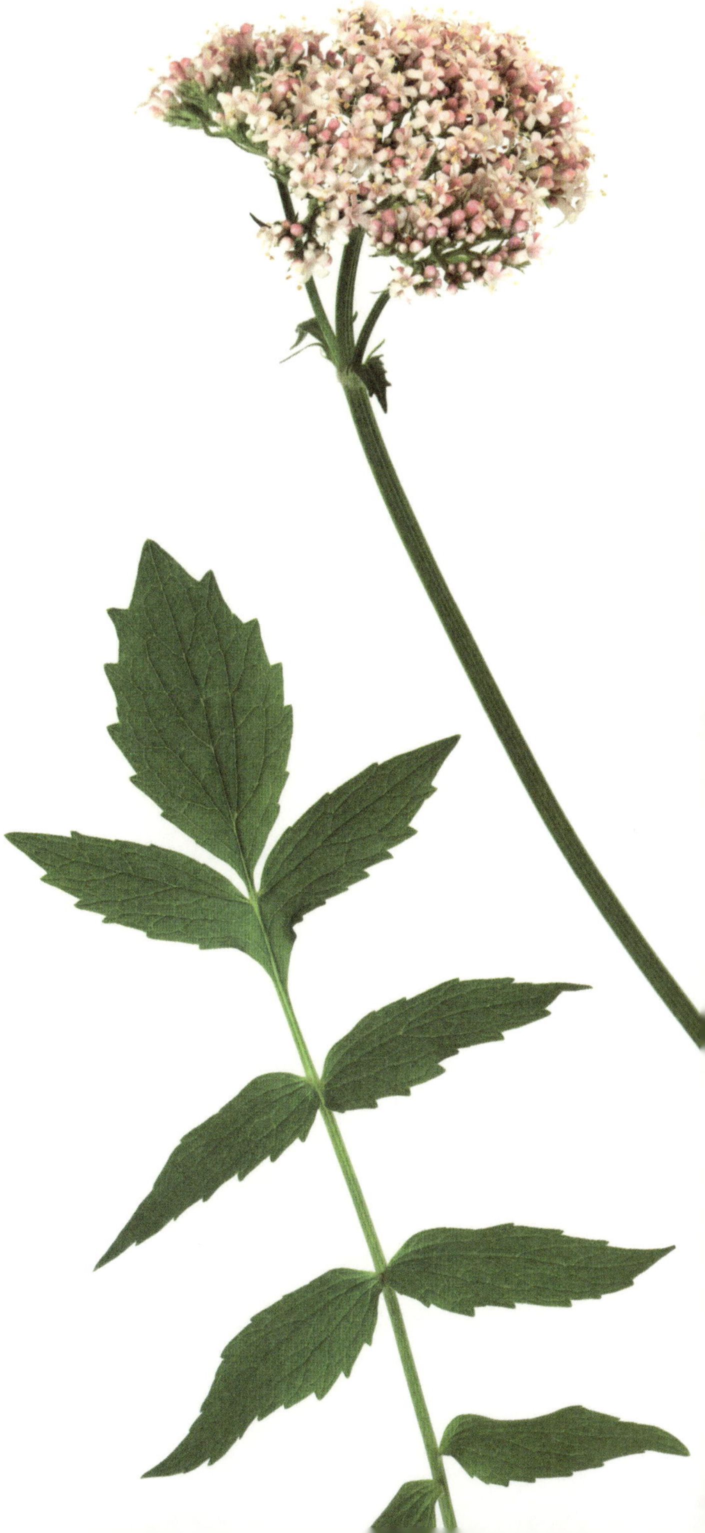

das eventuell durch besondere Züchtungsmaßnahmen verbessert wurde. Scheinbar sättigen beide Arten von Pflanzen, aber wer Körper, Seele und Geist auf ganzheitliche Weise ernähren will, tut gut daran, auf Qualität zu achten.

Die Blüten und Früchte der Pflanzen schenken uns Farben, Aromen und Düfte. Durch die Samen werden wir ernährt und gestärkt. Zugleich birgt jedes Korn das Potenzial einer neuen Pflanze, jeder Samen schenkt uns die Möglichkeit zur Zukunft.

Mensch	Pflanze
Nerven-Sinnessystem	Wurzel
Rhythmisches System	Stängel, Blatt
Stoffwechsel-Gliedmaßensystem	Blüte, Frucht, Samen

Die therapeutische Beziehung zwischen Pflanze und Mensch

Aus den Zusammenhängen zwischen Pflanze und Mensch können wir auch die therapeutische Beziehung erkennen. Eine Pflanze wird als Heilpflanze bezeichnet, wenn sie in der Form, ihren Inhaltsstoffen oder ihrer Entwicklung „Abnormitäten“ aufweist, also Unregelmäßigkeiten in Bezug auf den Typus. Es ist interessant zu untersuchen, inwiefern unsere traditionellen Heilpflanzen „abnorm“ sind, wie sich eine Unregelmäßigkeit ausdrückt. Wir können uns dann fragen: In welchem Bereich liegt sie? Und welchem Funktionsbereich im Menschen entspricht sie? Denken wir an bestimmte stark duftende Lippenblütler mit ihren ätherischen Ölen, z.B. Lavendel, Muskatellersalbei und Majoran. Diese ätherischen Öle können wir als eigentliche „Organe“ bezeichnen, die im Stoffwechselbereich der Pflanze liegen. Entsprechend haben sie funktionsmäßig einen Bezug zu unserem Hormonsystem, sind stimmungsmodulierend und tonisierend und wirken auf die Geschlechtsorgane, Nebennieren und das Sonnengeflecht.

Wie bereits beschrieben, enthalten Heilpflanzen außer Substanzen, die chemisch und biologisch wirken, auch „Kräfte“, d.h. Qualitäten, die man nicht auf dieselbe Art messen kann wie die stofflichen Inhaltsstoffe. Man kann lernen, sie von den Beziehungen der

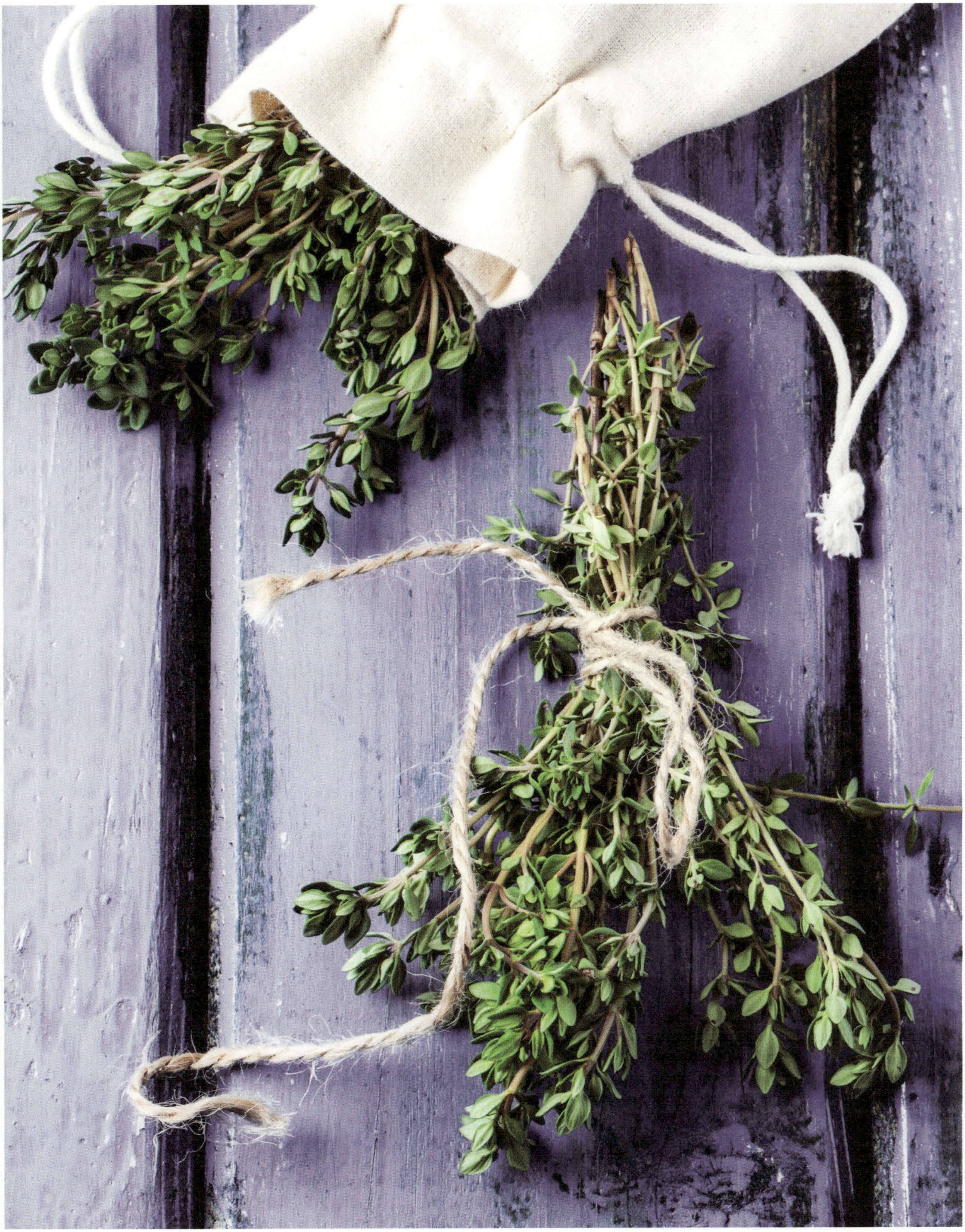

Pflanze z.B. zur Umwelt, in der sie lebt, zur Jahreszeit, zur Tierwelt und zum Menschen selbst abzulesen.

Diese „Kräfte" oder Qualitäten sind feinstofflicher Art, sind also materiell nicht messbar. Sie finden jedoch ihren materiellen Ausdruck in den Substanzen! Es genügt also nicht zu wissen, welche Inhaltsstoffe in einer Heilpflanze enthalten sind, sondern es muss erforscht werden, wie sie sich entwickeln, wie sie die Pflanze kennzeichnen und welche Kräfte dahinter stehen. Durch die feinstofflichen Kräfte ist eine Pflanze mit den entsprechenden Prozessen im Menschen verbunden und kann in diesem Sinne therapeutisch wirken.

Dies ist auch der Grund, warum in vergangenen Zeiten, vor allem im Mittelalter, nach offensichtlichen Ähnlichkeiten zwischen Pflanzen und menschlichen Organen gesucht wurde. In der sogenannten Signaturlehre leitete man Heilindikationen von den Formen ab. Für den heutigen Menschen (und seine „modernen" Erkrankungen) genügt diese Auffassung jedoch nicht mehr. Wir sollten nicht mehr beim bloßen Lesen der Form stehen bleiben, sondern weiter forschen, insbesondere in Bezug auf die Entwicklung der Substanzen, auf die Beziehung zur Landschaft und die feinstofflichen Qualitäten, die auf Pflanze und Landschaft einwirken.

Durch eine phänomenologische Betrachtung der Heilpflanzen und ein ganzheitliches, imaginatives Erfassen der Entsprechungen zwischen Pflanze, Landschaft und Mensch kommen wir dem Lebendigen ein Stück näher – werden selbst ein Stück lebendiger – und beschreiten neue Wege in der Phytotherapie.

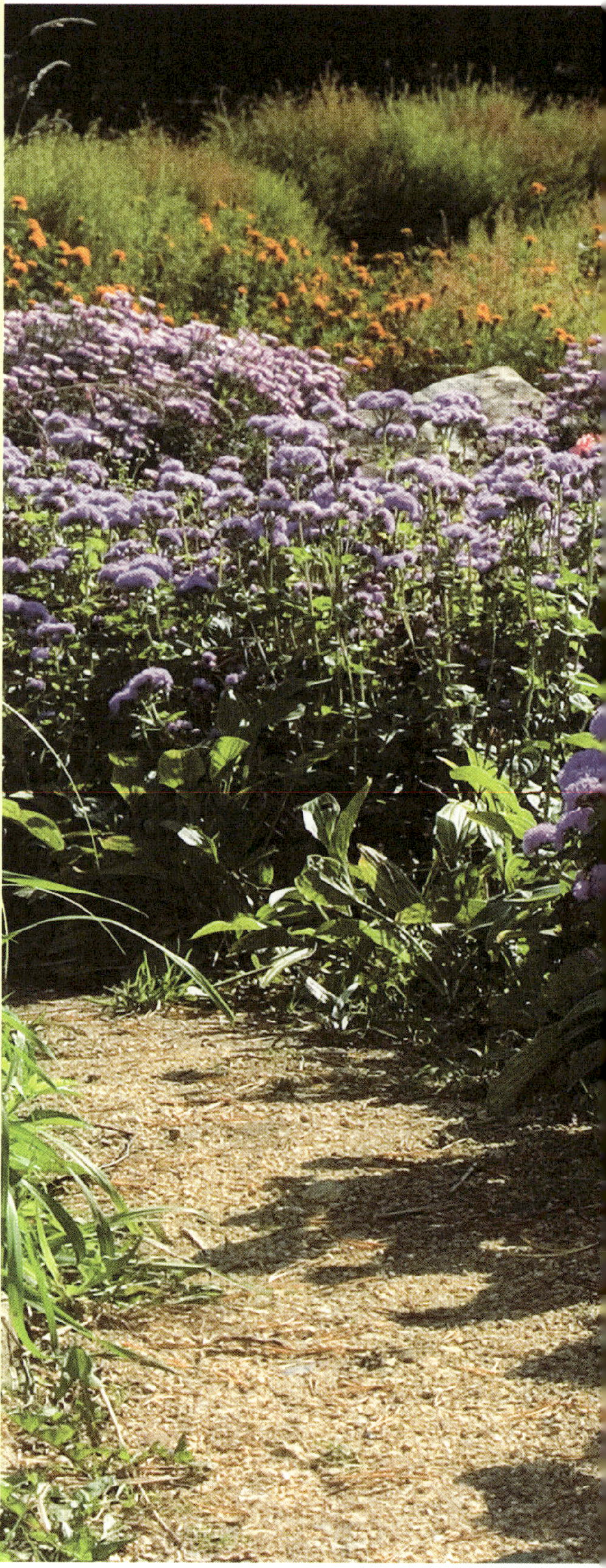

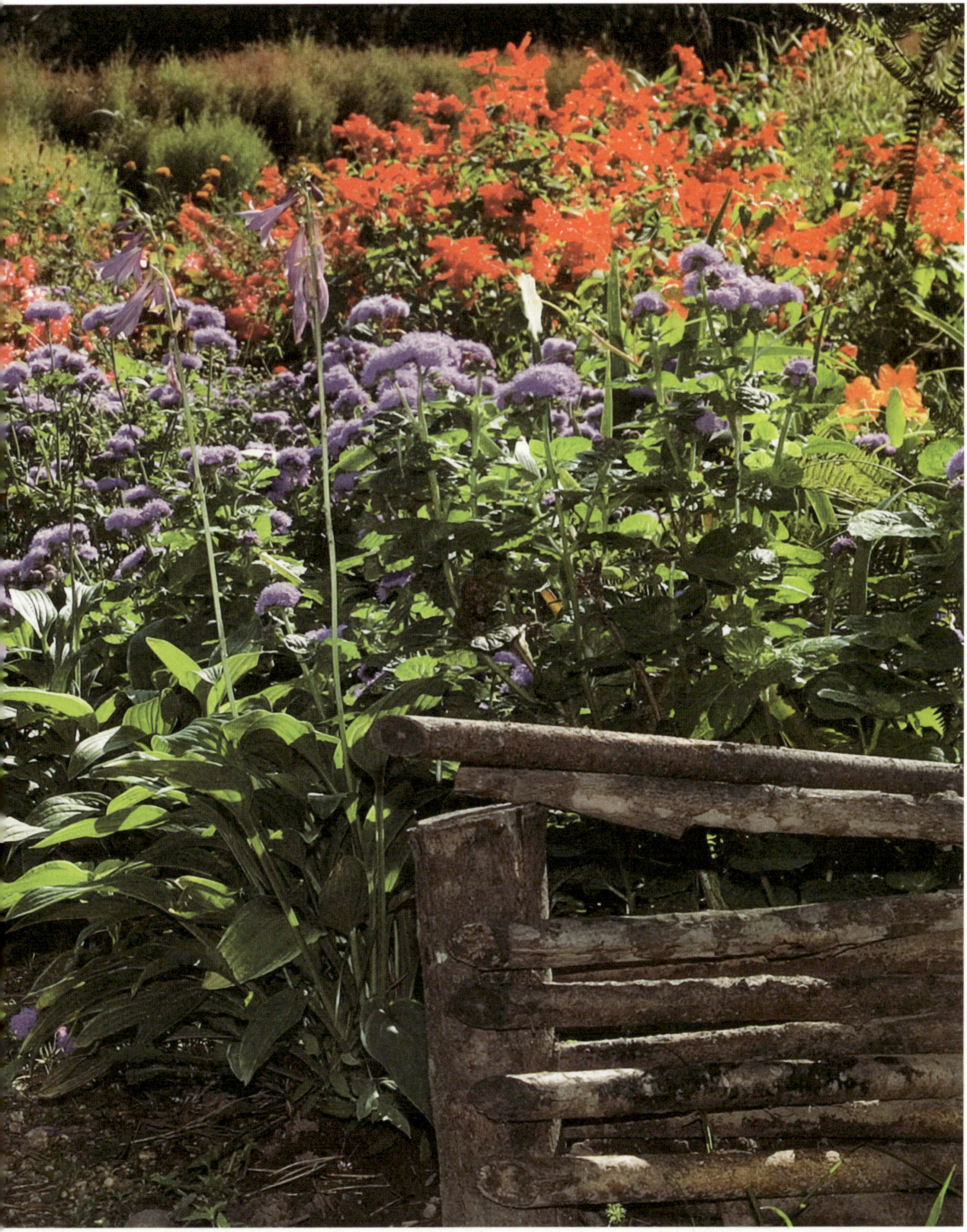

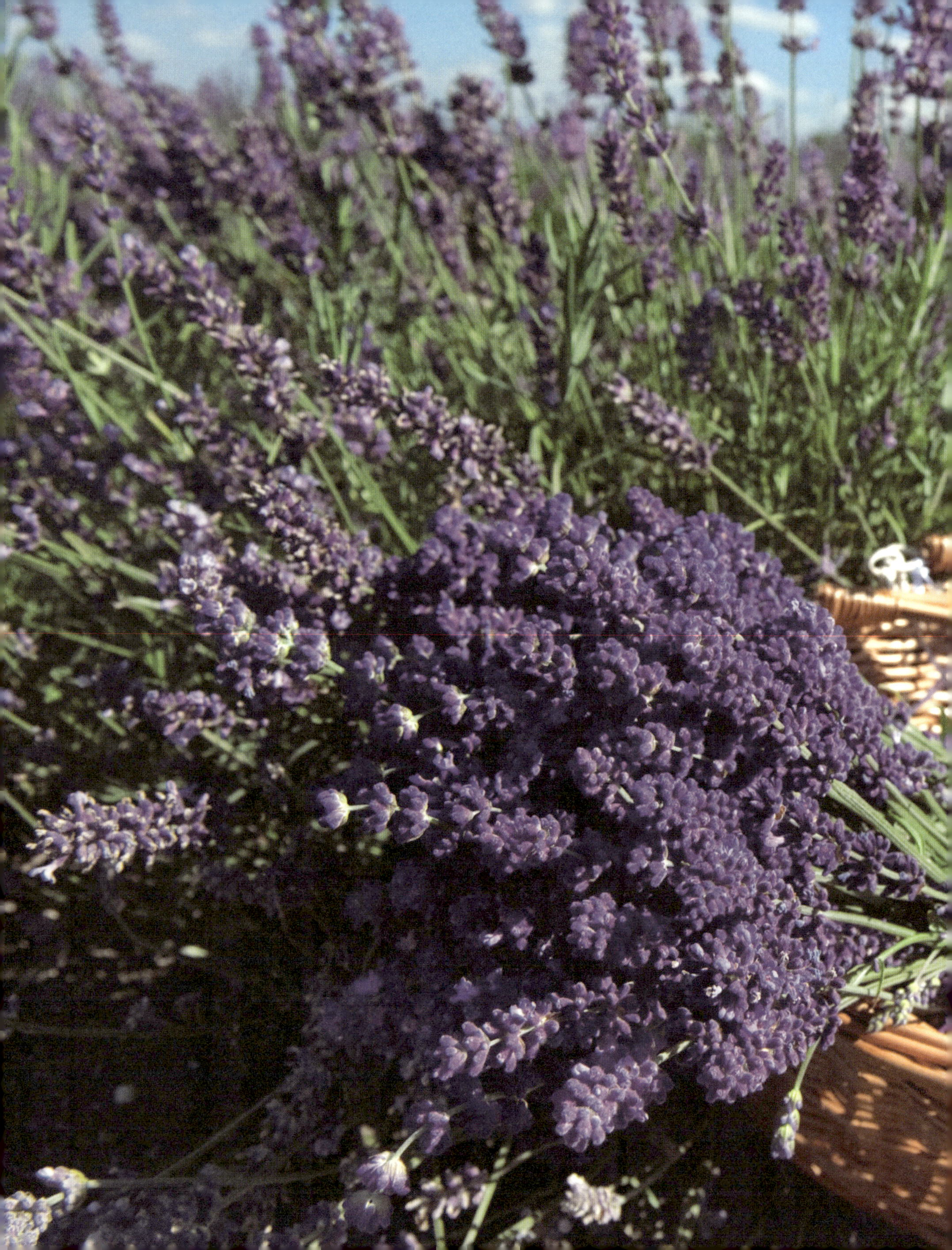

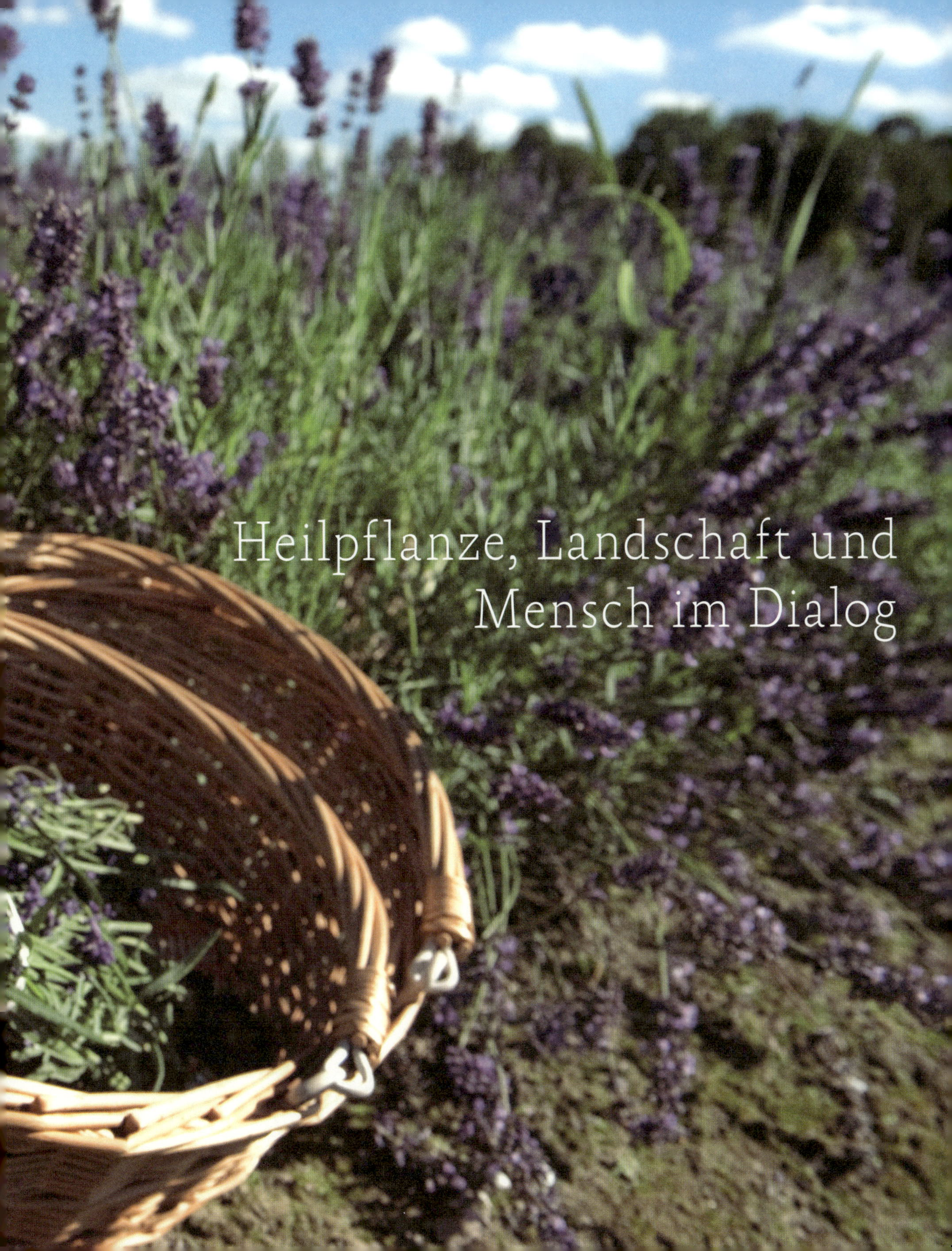

Heilpflanze, Landschaft und Mensch im Dialog

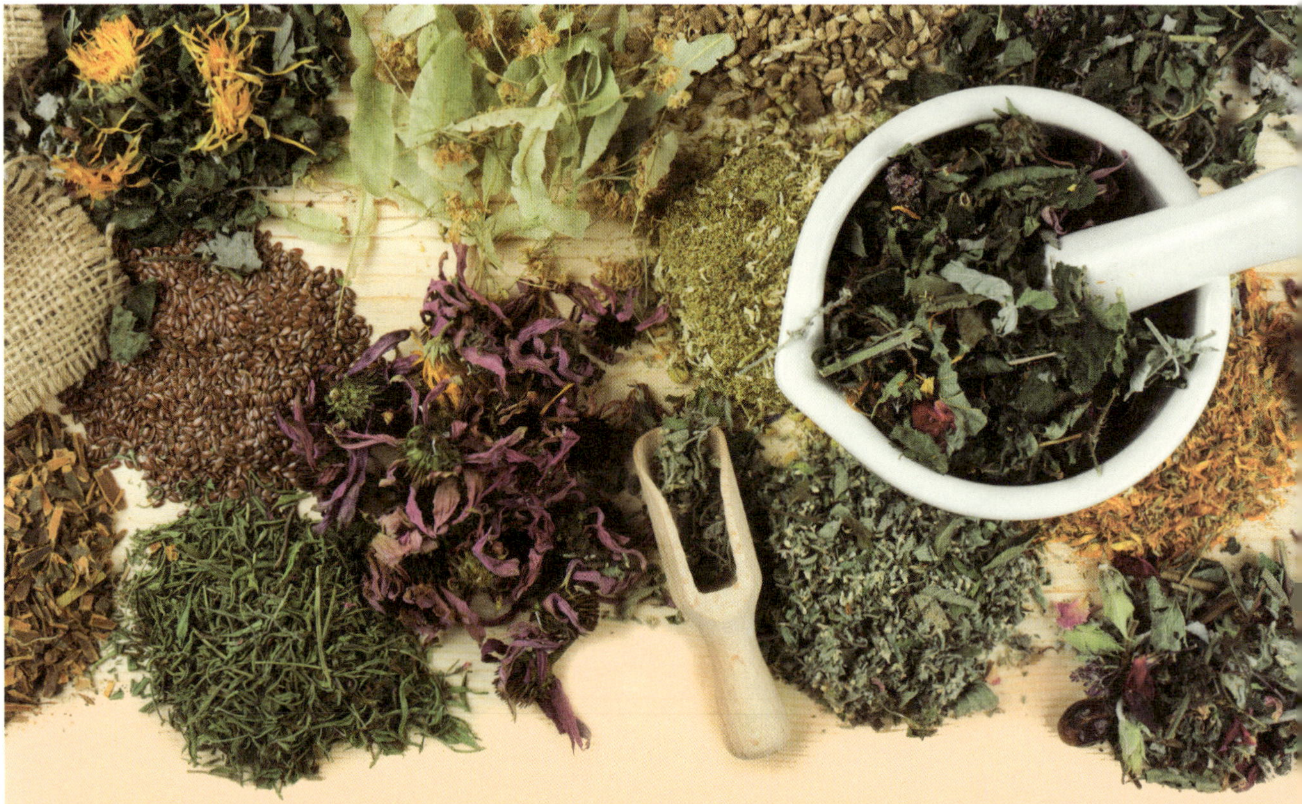

In der modernen, naturwissenschaftlich ausgerichteten Heilpflanzenkunde stützt man sich auf die exakte Kenntnis der äußeren Eigenschaften und Wirkungen der Pflanzen.

Substanzen werden gemessen, Funktionen definiert, die Heilwirkungen durch Laborversuche untersucht – zu denen leider auch Tierversuche gehören.

Der Naturwissenschaftler selbst hat keinen Einfluss auf das Ergebnis seiner Studien; er bezieht seine Fähigkeiten, Absichten und Reflexionen nicht in die Untersuchung mit ein. Auf diese Weise soll ein höchstes Maß an Objektivität erreicht werden. Jedes Experiment soll auf derselben wissenschaftlichen Basis wiederholbar sein. Die Erforschung einer Pflanze erfolgt einerseits durch den analytischen Verstand, also auf physisch-materieller Ebene, andererseits durch technische Hilfsmittel. Die heutige Vorgehensweise in der Wissenschaft führt immer mehr ins Detail (Molekularforschung, Gentechnik). Es entsteht eine Wissenschaft, in der sich Mensch und Natur als Fremde gegenüberstehen.

Johann Wolfgang von Goethe (1749–1832) erlebte die Natur noch als „weisheitsvolles Gewebe aus Geist und Substanz“, die im seelisch-geistigen Wesen des Menschen zum Bewusstsein kommen kann. Der Naturforscher zeichne sich durch die kristallklare Gedankenführung und eine hohe moralische Geisteshaltung aus. Wissenschaftliche Arbeit sei auf erkennendes Handeln gerichtet, und das Denken solle zu einem neuen Wahrnehmungsorgan ausgebildet werden.

Goethe führte Untersuchungen im Organischen durch und gelangte zu folgender Schlussfolgerung: Ein Forschungsergebnis ist nur dann wissenschaftlich, wenn die einzelnen Schritte, die sich mit Teilaspekten auseinandersetzen, *zur Anschauung des Ganzen* führen („Das Ganze ist mehr als die Summe aller Teile."). Der Forscher selbst muss in die Untersuchung miteinbezogen werden. Als Pionier ging Goethe in seinem Ansatz über die positivistische Richtung der Wissenschaft hinaus. Er entwickelte ganzheitliche Methoden, um Naturphänomenen auf den Grund zu gehen, Methoden, die von Rudolf Steiner und weiteren Wissenschaftlern im 19. und 20. Jahrhundert fortgeführt und erweitert wurden. In der modernen anthroposophisch-phänomenologischen Naturforschung nimmt der Betrachter bewusst Anteil am Wahrnehmungsprozess. Die Aufmerksamkeit ist nach innen und nach außen gerichtet, pendelt zwischen äußeren Phänomenen und der Eigenreflexion (eigenen Gedanken, Eindrücken und Überlegungen) hin und her. Gerade räumliche und zeitliche Beziehungen werden nicht nur durch die Sinneswahrnehmung untersucht, sondern können in ihrem Zusammenhang über ein „seelisch-geistiges Dabei-Sein" (siehe den nachfolgenden Artikel von Jochen Bockemühl) erfasst werden.

Der von Goethe und Steiner angetretene Weg führt zur Überwindung des wissenschaftlichen Dualismus. Die reduktionistische Forschung und das sogenannte „anschauende Denken" müssen sich dabei nicht im Wege stehen, sondern können einander ergänzen. Gerade im Umgang mit dem Lebendigen ist es erstrebenswert, über eine distanzierte, wesensfremde Haltung hinauszugehen und zu einer ganzheitlichen Erkenntnis zu finden.

LEBEN – SCHWER BEGREIFBAR[3]
Wie lässt sich wissenschaftliches Erkennen durch Anthroposophie erweitern?

JOCHEN BOCKEMÜHL

Zunächst scheint Leben etwas Selbstverständliches zu sein. Bei einem Tier, einer Pflanze oder Menschen können wir unterscheiden, ob sie leben oder tot sind. Aber was wir unter Leben verstehen, ist eine diffuse Angelegenheit. Auf die Frage, was ein lebender Organismus ist, können zwar die physikalisch-chemischen Strukturen und Funktionen differenziert beschrieben werden. Man hat gelernt, diese Bedingungen zu handhaben und therapeutisch einzusetzen. Aber dabei nimmt man das Leben einfach so hin, als ob man wüsste, worin es besteht. In meiner Studienzeit in Tübingen waren namhafte Wissenschaftler vorsichtig bei der Beantwortung der Frage nach dem Leben. Einer meiner Lehrer, der Rhythmusforscher Erwin Bünning, sagte: «Was ein lebender Organismus ist, kann Naturwissenschaft nicht sagen. Wir studieren Erscheinungen am lebenden Organismus.» Vor 55 Jahren bin ich mit den Fragen nach einer Erweiterung der naturwissenschaftlichen Methode durch die Anthroposophie und die goethesche Beobachtungsweise zum Verständnis des Lebens an das Forschungsinstitut am Goetheanum gekommen. Mir wurde deutlich:

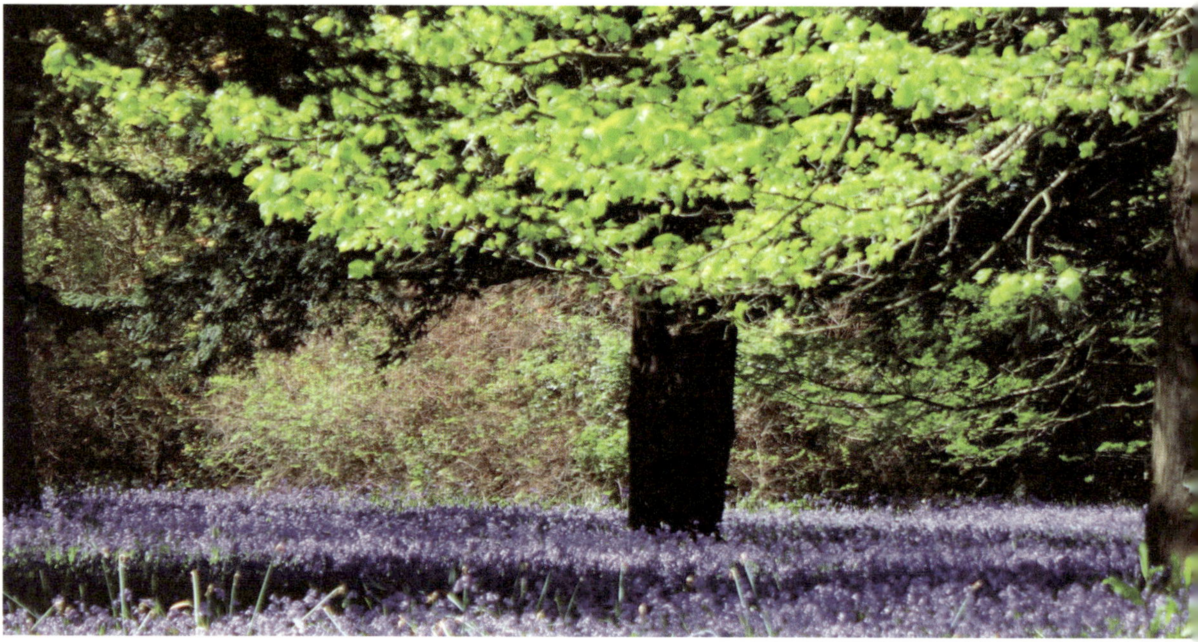

Wissenschaftliche Erkenntnisse stellen wir in einzelnen Gesetzen vor uns hin. Mit diesem Vorstellen im ursprünglichen Sinn des abgegrenzten Gegenüberstellens wird der Erkenntnisprozess im Gegenstand denkend zu Ende geführt. Die Ergebnisse werden festgehalten. Das schafft die Möglichkeit, sie äußerlich aufeinander zu beziehen. Mechanismen werden konstruierbar. Dieses vorstellende Denken richtet sich von außen auf die Wirklichkeit der Gegenstände und Stoffe. Das ist heute jedem geläufig. Nun lässt sich Leben zwar von außen konstatieren, aber man wird dem von innen her Fließenden, das wir als Leben der Pflanzen, Tiere oder von uns selbst erfahren, nicht gerecht. Festgehaltenes Leben ist kein Leben mehr.

Erkennen bedeutet Streben nach ‹Dabeisein›

Wenn wir die Wahrnehmung vorstellen, entfernen wir uns vom Leben. Wir verbinden uns mit der Wirklichkeit der physischen Dinge und Stoffe und sind erkennend, physische Tatsachen schaffend ‹dabei›. Soweit Lebewesen physische Dinge sind, gilt das auch für diese. Nur kommt etwas anderes dazu. Jahrelanges Beobachten von einzelnen Pflanzen- und Tierarten in freier Natur und in Experimenten, die so eingerichtet waren, dass sich die Lebewesen möglichst lebensgemäß äußern konnten, machte mich mit deren Eigenarten vertraut. Ich sah ein: Es braucht eine andere Art von ‹Dabeisein›, als die physischen Dinge festzustellen und den Umkreis aufzusuchen, in dem sie stehen. Der spezielle Fluss des Lebens eines Organismus erfordert ein möglichst dichtes inneres Begleiten. Das bedeutet, sich zu beteiligen. Da zeigt sich, dass sein Mitgehen mit den Lebensvorgängen zugleich kontinuierlich und rhythmisch verläuft, wie auch wir unser eigenes Leben als kontinuierlich erfahren, obwohl es zugleich im rhythmischen Verlauf von Wachen und Schlafen, Atmung und Herzschlag, im Wechsel von Innen und Außen pulsiert. Die verschiedenen Organismen offenbaren hierbei ihre spezifische Natur (ihr Wesen) auf verschiedenen Ebenen und durch einen eigenen Rhythmus: Die Pflanze entwickelt aus diesem Lebensfluss ihre artgemäße

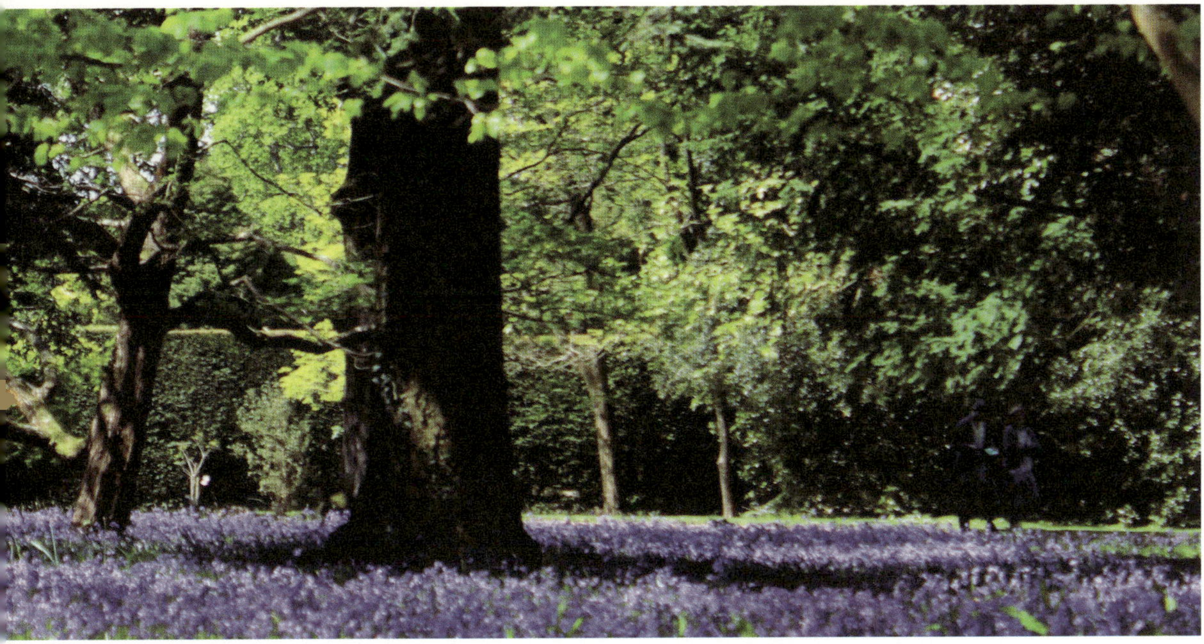

Gestalt. Ausgewachsen wird sie zum Bild, in dem wir die Art erkennen. Das Tier entwickelt darüber hinaus gestaltgewordene Verhaltensweisen, und der Mensch einen gestalteten Organismus, der freilässt für schöpferisches Tun. Das Leben der Erde verläuft wieder ganz anders. Versuchen wir, diese Lebensvorgänge nur mit unserem vorstellenden Denken zu erfassen, anstatt uns im inneren Begleiten damit vertraut zu machen, schließen wir sie aus unserer bewussten Erfahrung aus, töten sie ab. In unserem normalen Bewusstsein herrscht heute das vorstellende Denken so vor, dass es alles andere verdeckt. Wir bemerken nicht, wie wir jede andere Art des Denkens aus unserem Bewusstsein verdrängen. Außer dem vorstellenden Denken gibt es jedoch noch ein bildhaft-anschauendes Denken, das sich dem Ganzen zuwendet, aber die Tendenz hat, zu verblassen. Bei der Betrachtung eines Kunstwerkes, wo es darum geht, die Einheit zu erleben, die in Beziehungen der Wahrnehmungen aufleuchtet, brauchen wir es. Fordern wir in den Wissenschaften, die sich Landschaft und Landwirtschaft zuwenden, eine ‹ganzheitliche Vorgehensweise›, so verfallen wir einer Illusion, wenn wir diese allein vorstellend betreiben.

Anschauendes Denken als geistiges Wahrnehmungsorgan

Das anschauende Denken ist eigentlich ein geistiges Wahrnehmungsorgan. Dieses wendet sich zwar zunächst nach außen. Aber erst im ‹Hineingehen› entsteht die Erfahrung einer ganzen Welt. Bei der Landschaft, wie auch beim Kunstwerk, wächst so mit jeder Beschäftigung in Richtung auf das Ganze der Erfahrungsreichtum, der sich gerade nicht vorstellen lässt. Er befähigt uns, immer wirklichkeitsgesättigter mit dem entsprechenden Wesen zu leben. Die beiden Zugangsweisen, die vorstellende und die anschauende, sind für jede Erkenntnis notwendig. Sie ergänzen einander. Der moderne Erkenntnisprozess besteht gerade darin, diese beiden bewusst zu machen und bewusst zu verbinden, das heißt damit Wirklichkeit zu schaffen. Bei der vorstellenden Betrachtung eines Dinges oder Vorgangs setzen wir die Ganzheit, ohne sie zu reflektieren, voraus. Deshalb fällt uns im täglichen Leben nicht auf, dass wir das Fehlende denkend ergänzt haben.

Bildhaft-anschauendes Denken bei Goethe

Das gewöhnliche bildhaft-anschauende Denken, um das es hier geht, trennt nicht eine gegenständliche Wahrnehmung von dem, was mit der Wahrnehmung mitschwingt. Es ist einheitlich. Für Goethe war dieses anschauende Denken selbstverständlich. Man lese seine Metamorphose der Pflanzen und frage sich, was und wie Goethe beobachtete, wenn er von einer «Verfeinerung der Säfte» schrieb. Diese Beschreibungen beziehen sich nicht auf dinglich Vorgestelltes, sondern umfassen das, was die Seele unbewusst mitmacht, wenn sie Lebensvorgänge verfolgt. Wir kennen das, weil im Alltag – zum Beispiel mit der Wahrnehmung einer uns bekannten Pflanze wie dem Löwenzahn – über das rein Gegenständliche hinaus noch ein weiteres Erlebnisumfeld mit anklingt. Es verblasst allerdings in eine halbbewusste Voraussetzung für weitere Betrachtungen. Die moderne Naturwissenschaft versucht mit Recht, diesen subjektiven Teil des Erkennens abzustreifen. Das diszipliniert, aber man sollte sich darüber klar sein, dass Erkenntnis grundsätzlich eine persönliche Angelegenheit ist, für die der Erkennende denkend und auch empfindend geradestehen muss. Eine Trennung einer vom Mitempfinden abgelösten Materie ‹da draußen› ist in der Bewusstseinsgeschichte erst seit dem Einzug der materialistischen Gesinnung durch die Naturwissenschaft möglich. Seit Mitte des 19. Jahrhunderts ist ein gottentleertes Dasein in Mechanismen außerhalb von uns selbst Lebenstatsache geworden. Deutlich ist zu sehen, wie von da an völlig Neues aufgetreten ist, vor allem der Aufschwung der Technik. Mit Zunahme des Reduktionismus entstand die heute herrschende digitale Welt, die es dem Menschen unmöglich macht, inneren Anteil zu haben. Zu fragen, wer oder was für dieses ‹Getriebe› verantwortlich ist, wird deshalb immer dringender. Nun gibt es kein Außen ohne ein Innen. Mit dem Bewusstsein von Materiellem, Punktuellem ‹da draußen› wurde es möglich, auf reines Innen aufmerksam zu werden und ein Denken zu entwickeln, das nicht auf die Sinne gestellt ist, sondern auf geistige Erfahrung im eigenen Selbst. So wurde beispielsweise die Entwicklung nicht euklidischer Geometrie im reinen Denken möglich. Das muss in seiner Bedeutung erst erfahren werden, denn dort setzt der in die Zukunft führende anthroposophische Schulungsweg an.

Früher bezog sich Selbstbewusstsein vorwiegend auf Äußeres wie Besitz, Titel oder Muskelstärke. Das ist auch heute noch so. Nur reicht das nicht aus für eine Erfahrung des eigenen Wesens, die erst jetzt in meiner Form möglich und für verantwortliches Handeln auch notwendig geworden ist. Für eine in ein geistiges Leben erweiterte Naturwissenschaft ist es gut, sich Goethe zum Vorbild zu nehmen, sich von seiner Anschauung anregen zu lassen. Aber das heutige wissenschaftliche Denken kann einerseits wegen der Trennung von Innen und Außen nicht daran anknüpfen; andererseits ermöglicht die immer neue Überwindung dieser dualistischen Situation im Erkenntnisakt jeweils ein aktuelles ‹Dabeisein›. Was wissenschaftliche Morphologie heute hervorbringt, macht bestenfalls Anleihen an Goethes Ausdrucksweise, ohne bewusst zu machen, was das bedeutet. Es lässt sich nicht vermeiden, dabei in Widersprüche zu geraten: Eine Blüte lässt sich nicht aus einer Blattfolge ableiten, wenn man sie nicht schon kennt und unbewusst voraussetzt. Ohne sich auf den eigenen Anteil am Erkennen zu besinnen, kommt man nicht weiter.

Moral im Streben nach ‹Dabeisein›

Die Frage nach dem Leben hängt eng mit der Frage nach der Moral in der Wissenschaft zusammen.

Das distanzierend vorstellende Erkennen ist wichtig, weil man sich damit immer mit den Erdendingen verbindet und das Selbstbewusstsein aus der Führung eines vorgegebenen Moralempfindens befreit. Das versucht man durch ökologische Postulate und Ethikkommissionen zu ersetzen, anstatt es von innen her neu zu begründen. Ein bildhaft-anschauendes Erleben, das sich allein auf das stützt, was spontan mitschwingend mit den Vorstellungen in der Seele auftaucht, öffnet zwar den Blick in die Erfahrung der Welt des zusammenhänglich Geistigen, bleibt aber der Vergangenheit verhaftet und man verliert den Sinn dafür, wie man gegenwärtig erkennend in der Welt steht. Moral bleibt hier Illusion, wenn es nicht gelingt, die beiden Strebensrichtungen zur Erdenrealität hin und zu dem geistig Zusammenhänglichen hin immer wieder zu verbinden und damit Moralität in der Sache selbst jeweils geistesgegenwärtig neu zu entwickeln.

Richtung einer ins Lebendige erweiterten Naturwissenschaft

Als Strebensrichtung einer erweiterten Wissenschaft, die dem Leben angemessen ist, möchte ich formulieren: Einerseits geht es darum, das wissenschaftlich distanzierende Denken zu Ende zu führen und im genauen Feststellen eines Tatbestandes absterben, tot werden zu lassen und damit die Gewissheit der irdischen Gegenstände zu schaffen. Mit dieser Tätigkeit ergreifen wir uns selbst und halten uns ‹auf der Erde›, bleiben aber einseitig. Andererseits ist es notwendig, von jedem so erreichten Punkt aus wieder anschauend in die geistigen Zusammenhänge zu streben, aus denen das zunächst auf den Punkt Gebrachte seinen Sinn erhält. Der Weg zu dieser Öffnung in ein neues anschauendes Erkennen geht über ein innerliches Schaffen eines Bildes aus überschaubaren Beziehungen, aus dem man sich bemüht, alle Reminiszenzen herauszuhalten. Der Bildaufbau aus eingesehenen Zusammenhängen macht erst den Reichtum des Umkreises der Erscheinungen bewusst, der mit dem einzeln Festgehaltenen verbunden ist. Er führt auf diese Art des Meditierens nach und nach zu einer Einsicht in die geistige Richtung, wo das urständet, worauf man blickt.

Die Lösung der heute immer mehr existenziell werdenden Probleme hängt davon ab, wie weit es uns gelingt, uns für ein solches Beteiligen fähig zu machen.* Leben wird so im rhythmischen Zusammenklingen von Innen und Außen erkannt und erlebt. Aus der Aufmerksamkeit auf ein aktuelles ‹Dabeisein› in dieser wachen Tätigkeit kann ein geistesgegenwärtiges christlich-moralisches Bestreben wirken.

* Die Vorstellungen, mit denen die Ergebnisse dieser Art von Forschung mitgeteilt werden, fixieren nicht, sie überragen physische Gesetze. Sie sind aufzufassen als Wegweiser zu einem bildhaft-imaginativen Anschauen eines Geistigen, dem die betrachteten Lebenserscheinungen und geistigen Wirkungen entstammen. So sind diese immer wieder neu zu gewinnenden Anschauungen als Wahrnehmungsorgane für das Geistige zu verstehen. Sie machen die innerlichen Erscheinungen geistig durchsichtig. Geistige Wahrnehmungen sind eben prinzipiell ganzheitlich, das heißt innerlich regsam anschauend, nicht gegenständlich fertig. Das gilt auch für geisteswissenschaftliche Mitteilungen Rudolf Steiners.

Landschaft wahrnehmen

Wer in der Renaissance-Stadt Urbino spazieren geht, wird häufig Touristen bemerken, die nach dem Rundgang im Herzogspalast mit leuchtenden Augen verkünden: „Welch eine herrliche Landschaft, was für ein schönes Panorama!" Landschaft als Begriff entspricht hier, eher instinktiv, der schönen Aussicht auf Täler und Dörfer, Hügel und Berge und hat bildhaften Charakter. Generell gesehen gilt Landschaft heute noch als Inbegriff von Schönheit und ästhetischer Harmonie, im weitesten Sinne auch als „Natur", die man durch Naturparks, Reservate und Ökomuseen schützen möchte.

Dass die Landschaft aber nicht vom Menschen, von seinem Einfluss auf sie, und dem Lauf der Zeit getrennt werden kann, wird immer augenscheinlicher.

In einem Zeitalter, in dem es immer weniger unberührte Natur gibt und äußere Eingriffe eher auf destruktive als auf konstruktive Weise erfolgen (weil wirtschaftliche Berechnungen an erster Stelle stehen), entsteht bei vielen Menschen auch eine feine Sensibilität für das Charakteristische, Typische einer Gegend und für das Lebendige darin.

Es wächst der Wunsch, aus zerstückelten Wohn- und Industriegebieten, industrialisierten Agrarlandschaften und wilden, sich selbst überlassenen Arealen ein Ganzes werden zu lassen, das im besten Falle den „Genius loci" ausdrückt, aber auch von seinen Bewohnern konkrete Präsenz, Dynamik und Verantwortung erfordert.

Landschaft ist heute also mehr denn je ein aktiver, kreativer Prozess, an dem jeder teilhaben kann, solange er ein Bewusstsein, ein Empfinden dafür entwickelt.

Aus dem Zusammenwirken zwischen Pflanze und Mensch, Mineralreich und Tierreich, geologischen, geographischen und klimatischen Bedingungen entspringt, was wir äußerlich als Landschaft wahrnehmen.

Eine Landschaft besteht also aus ländlichen Gegenden, die landwirtschaftlich genutzt werden, oder brachliegen, aus Wald und Wildwuchs, aus bewohnten Zonen, vom Weiler zur Metropole – aber auch aus dem Mit- und Nebeneinander von Industriegebieten, Verkehrsadern, historischen Bauten und Brücken sowie Wasserläufen, Seen und Staudämmen. Auch Anlagen zur Energieproduktion, Wasser- und Atomkraftwerke prägen heute unsere Landschaften.

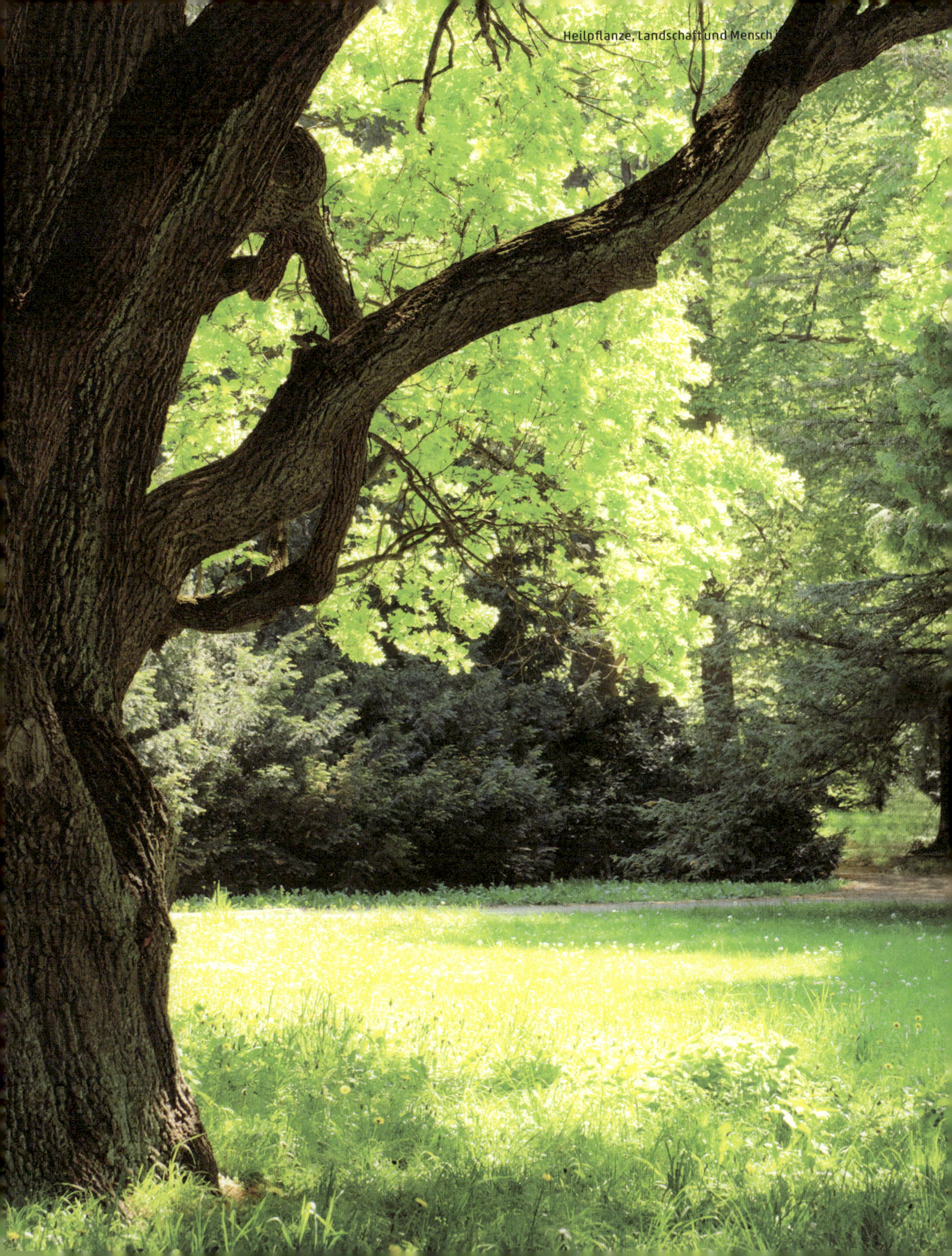

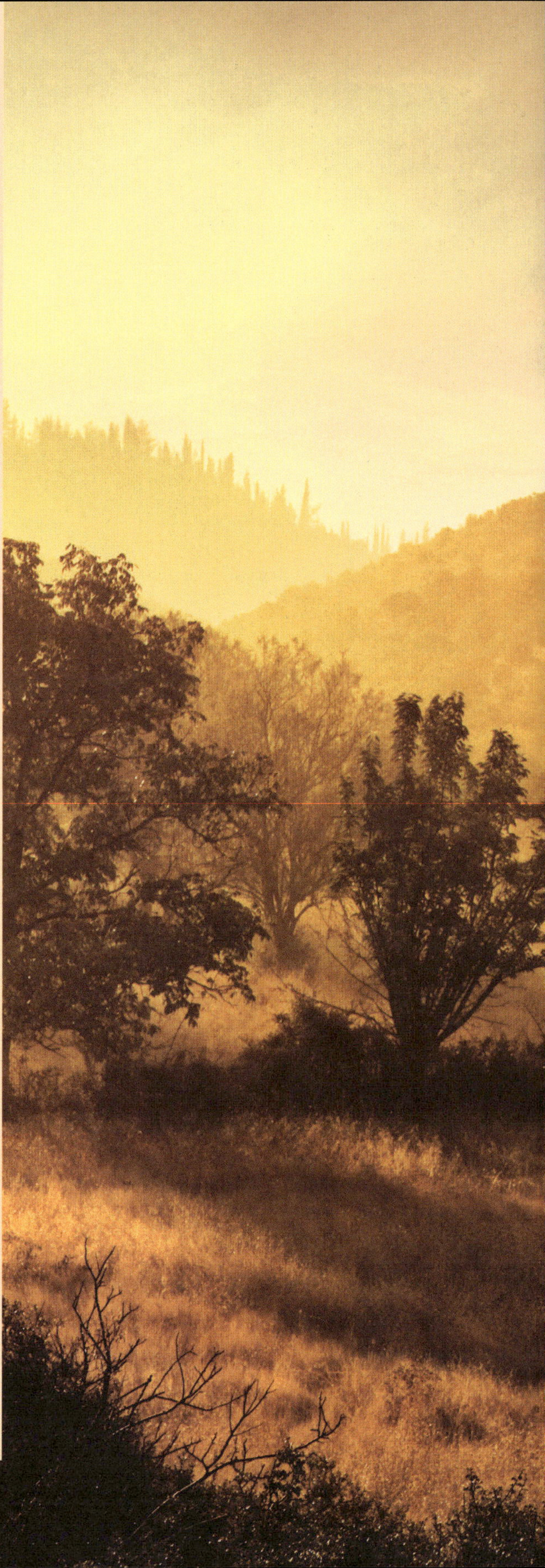

Landschaft „von innen" her betrachten

Wenn man sich in einer neuen, ungewohnten Gegend die Frage nach einer Einheit, dem Ganzen der Landschaft stellt, öffnet man sich bewusst oder unbewusst auch Antworten, die nicht nur mit „Was" oder „Warum", sondern eher mit dem „Wie" und „Woher" und „Wohin" zusammenhängen: während wir das Äußere durch die Sinne wahrnehmen, können wir innerlich auf Qualitäten aufmerksam werden, die in der Betrachtung *in* uns aufleben. Sie „sprechen zu uns" aus Beziehungen, Zusammenhängen, nicht so sehr aus statischen Zuständen. Um in einen echten Dialog mit einer Landschaft (oder einer Pflanze) zu treten, sollte man schnelles Beurteilen und Begriffe-Finden vermeiden und sich auf einen Prozess einlassen, der auf verschiedenen Ebenen innen und außen stattfindet.

Im Allgemeinen steigt eine innere Ahnung der Ganzheit auf, wenn eine Gegend oder eine Pflanze uns besonders berühren, Erinnerungen und Empfindungen erwecken, zu Überlegungen anregen oder gar zum unmittelbaren Ein-Greifen einladen.

Eine erweiterte Landschaftswahrnehmung entsteht in der Begegnung zwischen dem äußeren Eindruck und unserer inneren Aktivität.

Die Landschaft scheint sich ständig zu verändern, und doch scheinen ab einem gewissen Moment universelle, archetypische Eigenschaften durch, über die wir uns mit anderen austauschen können.

Landschaft ist also kein Zustand. Die Beurteilung ihrer Lebewesen und Abläufe ist ein erster Schritt. Sie wird aber dann zum fließenden Begreifen, das im Jahreslauf, ganz allgemein im Vergehen der Zeit, verschiedenartig erscheint und durch all jene Faktoren beeinflusst wird, die man bewusst und auch unbewusst wahrnimmt. Es sind dies Faktoren, die auch uns, Betrachter und Landschafts- oder Heilpflanzenforscher, ständig beeinflussen. Sie sind auf das Engste mit dem Lebendigen verbunden.

Während der Arbeit an diesem Buch bin ich jeder Pflanze, ob Baum, Heilpflanze oder Gewürzkraut, auf folgende Weise begegnet: Verrate du mir, was du als Wesen in die Landschaft trägst, wie du es anderen Pflanzen, Tieren, Menschen und dem gesamten Lebensbereich durch dein Wachsen und Vergehen mitteilst, und zeige mir, was in Zeit und Raum aufgenommen wurde. Auf diese Weise, von der Pflanze aus betrachtet, entstand die Landschaft in mir immer wieder neu, und jede Pflanze blieb innerlich lebendig – nie „abgetötet" durch pure Definition. Dass eine solche Betrachtungsweise leicht ins Subjektive abrutschen kann bzw. zu Interpretationen verführt, die nicht immer allgemeingültig sein mögen, scheint mir heute – für den wachen Forschergeist – eher von Vorteil!

Im nachfolgenden Text werden Schritte vorgestellt, die uns helfen, uns einer Pflanze und der Landschaft durch kontemplative, vergleichende und kreative Methoden auf ganzheitliche Weise zu nähern.

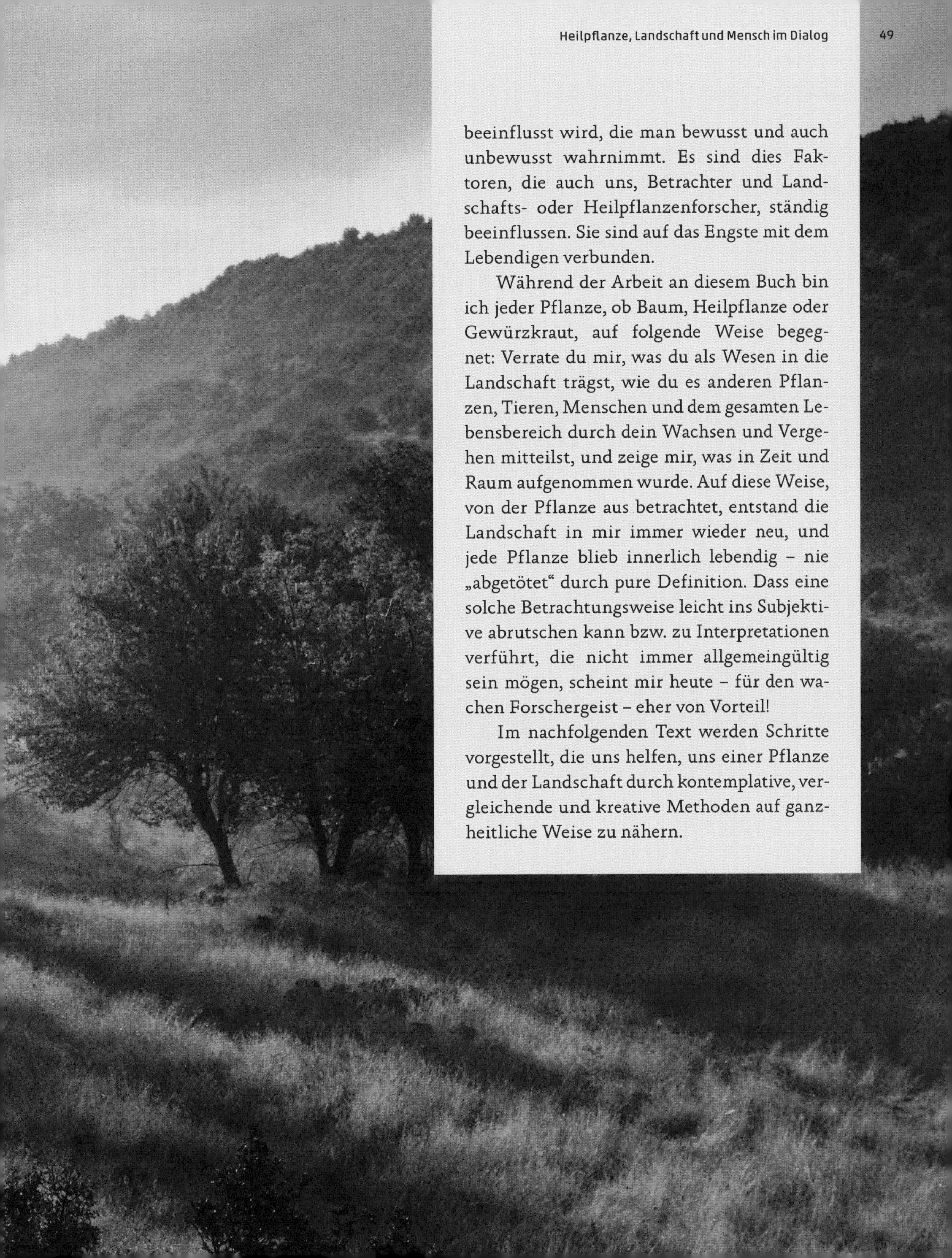

An Orten der Stille finde ich
zur Quelle meiner Kraft, Energie und Kreativität,
zur Quelle meiner Fähigkeit, ganz da zu sein.
Diese Quellen haben ihren Ursprung im Persönlichen,
doch entspringen sie auch in der Gemeinschaft.
OTTO SCHARMER

Schritte zur Wahrnehmung von Heilpflanzen und Landschaften

Der erste Schritt in die Welt der phänomenologisch-goetheanistischen Heilpflanzen- und Landschaftsbetrachtung ist praktisch: die Wahrnehmung will verfeinert, erweitert werden, um zu einer neuen Art der Begegnung mit der Natur zu führen. Pflanzen und Landschaft werden dabei zu Begleitern, die während der „Reise" Einblicke in ihre Essenz gewähren. Wer es vermag, diesen Weg in Ruhe anzutreten, ohne Vorbehalte und im Rhythmus der Jahreszeiten wie in einer Atmung, kommt ihr immer näher. Es ist, als würde man sich, ganz unerwartet, mit der Quelle allen Lebens verbinden und ganz Mensch werden, im Dialog mit den Elementen.

Folgende Schritte beziehen sich auf die Wahrnehmung und Erkenntnis von Heilpflanzen und Landschaft. Bis auf den ersten Schritt (Unvoreingenommenheit und Neugierde), der als innere Haltung auch bei den nächsten Schritten beibehalten wird, kann die Reihenfolge beliebig verändert werden. Im Laufe der Zeit und mit etwas Übung wird man noch weitere Schlüssel finden können, die z.B. mehr dem Thema der eigenen Forschung entsprechen. Jede betrachtete Pflanze, jeder erkundete Ort verlangen von uns eine andere Art der Zuwendung.

Während man beim Betrachten des Äußeren verschiedene Methoden einsetzt, um eine Pflanze oder eine Landschaft kennenzulernen, wendet man sich den inneren Erfahrungen zu: Fragen, die auftauchen, Überlegungen, Empfindungen und Gefühle, Impulse zur Handlung, zur Kommunikation. Um sich im inneren Erleben, z.B. einer neuen Gegend, die man als Landschaft erfassen möchte, möglichst frei bewegen zu können, braucht man als Erstes eine *unvoreingenommene Haltung*. Botanische Namen werden fürs Erste beiseitegelegt, man kann so tun, als ob man Bäume und Hecken gar nicht kennen würde, kann sich über Farben und Formen wundern und sich *neugierig* an die Umgebung herantasten wie ein Kind. Dies sind Beispiele für die Unvoreingenommenheit.

Fragen stellen

Sich Fragen zu stellen ist Übungssache! In der Betrachtung, ob schriftlich oder in Gedanken, lässt man Raum für alles, was man nicht klar sehen oder verstehen kann und was man nicht kennt. Von der Fragestellung hängt nämlich auch die Antwort ab: Fragen nach Zusammenhängen erweitern den Horizont der Wahrnehmung, während eine pure Ursachenforschung

Unvoreingenommenheit und Neugierde
Fragen stellen
Phänomenologische Betrachtung
Wahrnehmung durch die Sinne
Historische, kulturgeschichtliche Aspekte einer Landschaft erforschen
Pflanzen im Jahreslauf erleben
Genius loci – Juno loci

Unvoreingenommenheit und Neugierde
Sich wundern, erstaunen: nur auf diese Weise kann man sich einer Pflanze nähern und sie kennenlernen.
JOHANN WOLFGANG VON GOETHE

oft blockiert. Für die Fragen sollte man sich ein eigenes Heft anlegen, denn auf viele erhält man erst im Laufe der Zeit Antwort, sozusagen „on the road", und oft stößt man noch nach Monaten auf interessante Informationen, die einem weiterhelfen können.

Phänomenologische Betrachtung

Ein Schlüssel zur Erweiterung unserer Wahrnehmung ist die Phänomenologie. Sie macht sich unsere Sinne für Analogien zunutze und vertieft unsere Art der Zuwendung.

Ein Heilkraut z.B. betrachtet man am besten, indem man eine Beobachtung an die andere reiht, ohne einen kausalen Zusammenhang zu erzwingen. Alle Eigenschaften und Erscheinungen werden notiert, aufgezeichnet, fotografiert, aufgenommen (Klänge, Geräusche, Stimmen), und zwar zu verschiedenen Tages- und Jahreszeiten, allein und im Austausch mit anderen. Jedes Phänomen ist es wert, betrachtet zu werden, und im Laufe der Übung können Beziehungen wie von selbst klar und verständlich werden, oder aber auch den Forschergeist anregen. Phänomenologie ist eine exakte Wissenschaft, sie erfordert Konzentration und einen gesunden Sinn für Tatsachen. Sie spielt sich aber nicht nur auf der Verstandesebene ab, sondern bezieht die gesamte Persönlichkeit mit ein: Phänomene wollen mit verschiedenen Sinnen erforscht werden, und zwar möglichst „hautnah".

Wahrnehmung durch die Sinne

Zu Beginn unserer Kurse über Heilpflanzen und Landschaftskultur werden die Teilnehmer, sozusagen als Einstieg in die phänomenologische Wahrnehmung, dazu aufgefordert, einen Stein oder ein Stück Holz zu betrachten. In kleinen Gruppen tauscht man sich darüber aus, was beobachtet wird, schreibt, malt oder zeichnet. Die Teilnehmer stellen immer wieder fest: unsere Wahrnehmung erfolgt in erster Linie über den Sehsinn. Um andere Sinne einzusetzen, muss man sich bewusst darauf konzentrieren.

Tatsächlich findet unsere Wahrnehmung bis zu 80% über das Sehen statt, die anderen Sinne werden viel weniger verwendet. Beginnt man z.B. in einem Wald die Ohren zu spitzen, Gerüche wahrzunehmen, Bäume zu betasten und die eigenen Bewegungen, Gleichgewicht und Wohlbefinden zu vergegenwärtigen, tun sich wahre „Sinnes-Welten" auf. Bis zu dreizehn Sinne setzt der Mensch laut moderner Sinnesphysiologie und Wahrnehmungspsychologie ein, um sich in der Außenwelt und innerhalb des eigenen Erlebens zu orientieren. In der anthroposophischen Menschenkunde werden zwölf Sinne beschrieben.[4]

Die eigene Sinneswahrnehmung zu vertiefen und zu verfeinern ist als Prozess nicht nur nach außen gerichtet, sondern findet auch in unserem Inneren statt.

Wie erscheint unsere „innere Landschaft“, wenn wir uns einen Ort oder eine Baumgruppe in die Erinnerung rufen? Was fällt uns besonders auf? Eine bestimmte Stellung der Bäume, die Lichtqualität an jenem Ort? Wichtig ist auch in der nach innen gerichteten Wahrnehmung, Gefühle, Vorlieben, Abneigungen und auch Vorstellungen und Definitionen anzunehmen. Eine echte Begegnung mit dem Lebendigen findet nur statt, wenn es gelingt, in der Forschungsphase im ganzheitlichen Wahrnehmen zu bleiben und keine vorschnellen Urteile zu fällen.

Historische, kulturgeschichtliche Aspekte einer Landschaft erforschen

Dieser Schritt betrifft die „Biographie“ eines Ortes und kann spannend sein: unerwartete Geschichten können sich auftun, auch in Gegenden, die man gut zu kennen meint. Aus Geschichtsbüchern, Überlieferungen, Erzählungen, auch aus Landkarten oder lokalen Kunstwerken lassen sich Aspekte erfahren, die die Entwicklung einer Gegend offenbaren. Gerade in ländlichen Gebieten kann man sich an ältere Menschen wenden: sie erzählen gerne von früheren Gewohnheiten und vom Brauchtum und besitzen manchmal alte Aufnahmen von Orten und Traditionen. Sind im Vergleich dazu neue Gebäude, Straßen und Fabriken errichtet worden, sind Bäume, Hecken, Felder oder Wege verschwunden? Gibt es neue Brücken, ist ein Fluss begradigt worden? Wovon hat man hier früher gelebt? Und heute? Gibt es besondere Kultplätze, Kirchen, Klöster? Haben alte Pilger- oder Wallfahrtswege durch den Ort geführt? Gibt es typische Merkmale, die sich wie ein roter Faden durch die Geschichte einer Landschaft ziehen?

Pflanzen im Jahreslauf erleben

Jede Pflanze, ob Nutz- oder Heilpflanze, Gewürzkraut oder Färberpflanze, ist als lebendiger Organismus im steten Wandel begriffen. Eine Pflanze im Rhythmus der Jahreszeiten zu betrachten, sie in ihrer Entwicklung genau zu beobachten, Auszüge aus Wurzeln, Blättern, Blüten oder Früchten herzustellen, sie zu trocknen, ihre Samen auszusäen – dadurch kann man sie besser kennenlernen. Man begleitet ihr Werden und Vergehen und entwickelt dabei mit der Zeit eine besondere Sensibilität für Lebensprozesse, neue „Wahrnehmungsorgane“. Meistens wird man sich dessen erst bewusst, wenn man Vergleiche anstellt. Im Herbst kann man z.B. beobachten, wie sich die Blätter der Bäume verfärben. Bei einigen beginnen sie im äußeren Bereich der Krone ihr Grün zu verlieren, bei anderen färbt sich der dem Stamm zugewandte Bereich, sozusagen von innen her. Die Blätter der Kastanie (Castanea sativa) werden z.B. einheitlich braun und behalten ihre Form. Die der Rosskastanie (Aesculus hippocastanum) rollen sich auf, werden brüchig und schmutzigbraun. Die einen liegen bis zum ersten Schneefall auf dem Waldboden oder hängen noch an den Zweigen, die anderen fallen bereits Ende August von den Bäumen und verwesen schnell. Kastanie und Rosskastanie gehören zu zwei verschiedenen Familien – was sagt die Betrachtung der Blätter im Herbst noch über sie aus?

Bei einer solchen Übung wird man merken, wie viele Hinweise schon ein einziges Blatt zu einer bestimmten Jahreszeit über die ganze Pflanze bzw. ihre „Lebensart“ geben kann. Es lohnt sich, im Jahreslauf Vergleiche

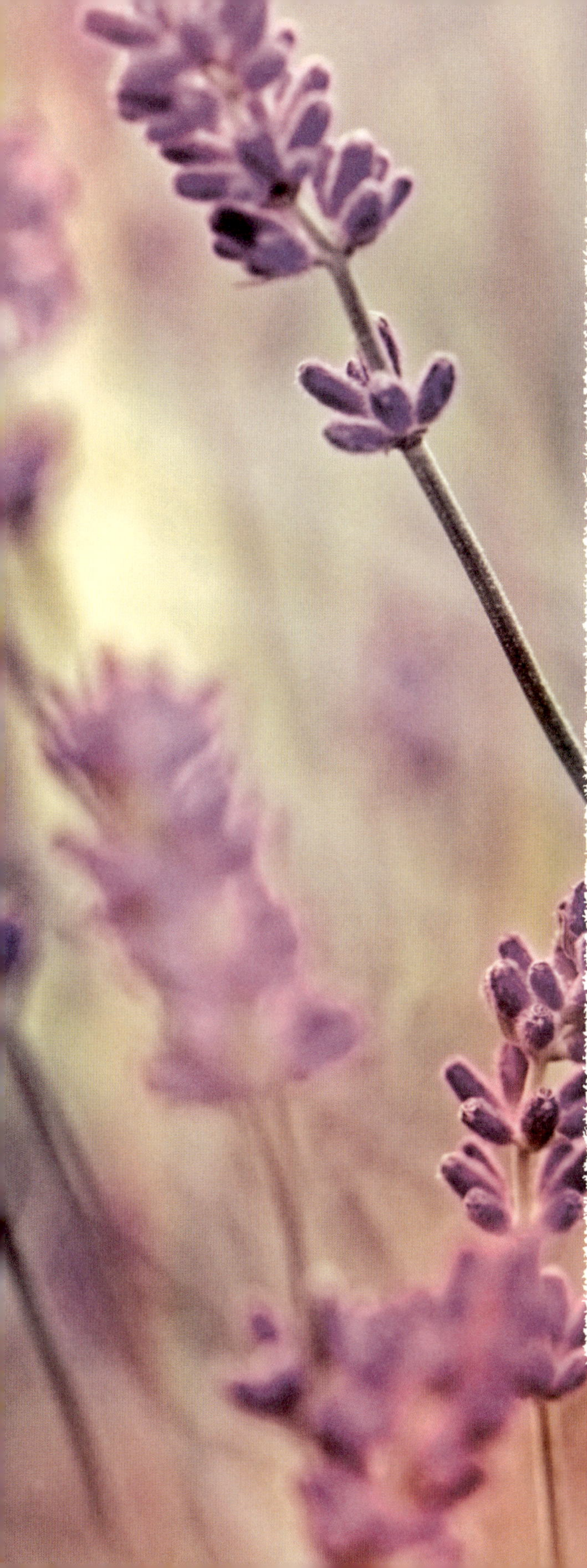

Betrachtungsübung in einem sommerlichen Lavendelfeld

Mitte Juli. Ich streife gegen 10 Uhr morgens durch die Reihen auf einem Lavendelfeld Als Erstes fällt mir der Duft des fast verblühten Krautes auf („würzig, öffnet die Nase, wirkt einhüllend und klärend zugleich, erinnert mich an Samt und Mottenkugeln"). Meine Überlegung ist auch: „Was für ein starker Duft, die Pflanzen sind immer noch voll von ätherischem Öl."

Nun trete ich innerlich einen Schritt von diesem „Urteil" zurück (ich kann ja nicht sehen, ob die Öle wirklich da sind) und frage mich: „Woher kommt dieser Duft, aus welchen Teilen der Pflanze?" Ich reibe an Blüten, Stängeln und Blättern und habe unterschiedliche Tast- und Geruchserlebnisse, die mich dazu führen, genauer hinzublicken: Sehe ich eigentlich Öldrüsen (mir fallen die des Johanniskrautes ein)? Wo ist denn der Duft enthalten? Dann entferne ich mich wieder von der Pflanze: „Von wo genau kommt mir der Duft entgegen?" Ich merke, dass es „Duftwolken" sind, die sich nicht an bestimmten Pflanzenorganen festmachen lassen, sondern beim Erleben von der ganzen Pflanze ausgehen. Das sagt doch etwas über die Qualitäten des Lavendelöls aus! Der Duft schwebt in der Luft, umgibt die Pflanzen während der Erwärmung und strahlt nach außen (verdampft) – eine typisch „luftige" Eigenschaft der Essenz. Gegen 11 Uhr kann ich fast keinen Duft mehr feststellen.

Dieses Lavendelfeld wird biologisch-dynamisch bewirtschaftet, und der Bauer erzählt, wie er die Präparate ausbringt. Ob Intensität und Qualität des Duftes auch damit zusammenhängen?

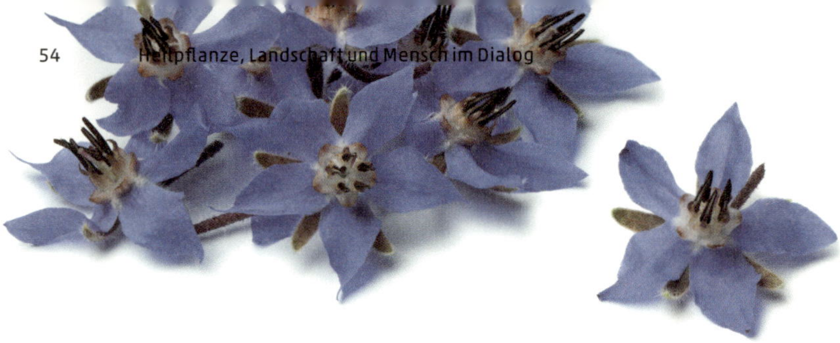

anzustellen, Unterschiede und Gemeinsamkeiten zwischen verschiedenen Arten herauszuarbeiten und immer wieder vom Teil zum Ganzen zu schauen, und umgekehrt.

Auf diese Weise erhält man konkrete Einblicke in *lebendige* Zusammenhänge, die, praktisch gesehen, sofort angewendet werden können, z.B. im Anbau oder in der Pflege von Heil- oder Nutzpflanzen. Gerade in der biologisch-dynamischen Wirtschaftsweise stützt sich der Landwirt auf die vertiefte, ganzheitliche Wahrnehmung seiner Kulturen, um mit dem Wesentlichen in Verbindung zu bleiben und zur rechten Zeit eingreifen zu können.

Genius loci, Juno loci
Nullus locus sine genio est.

Jeder Ort hat seinen Genius, „nullus locus sine genio est"! Dieser Spruch wurde von Servius Marius Honoratus (4. Jh. v. Chr.) in seinen Aufsätzen „Kommentare zur Äneis von Virgil" geprägt. Von den Etruskern übernahmen die alten Römer die Auffassung, dass ein „Genius loci", ein übersinnliches Wesen, über jeden Ort, jede Landschaft wacht. In älteren Epochen gab es auch die weibliche Form, „Juno loci".

Heute wird der Begriff noch in der Architektur und in der Kunst verwendet. Als „Genius loci" bezeichnet man das Typische, das Charakteristische einer Stadt, einer Gegend oder auch einer ganzen Region. „Genius loci" und „Juno loci" mögen uns an Fabelwesen erinnern und wenig „greifbar" scheinen, doch führt die Beschäftigung mit diesen übergreifenden Qualitäten eines Ortes dazu, sich auf die Spur des Besonderen eines Ortes zu begeben.

Auch in der Heilpflanzenkunde kennt man das Phänomen der „besonderen Stelle", an der gewisse Offizinalpflanzen besser gedeihen als an anderer, und nicht immer lässt sich dies durch das Klima oder die Bodenbeschaffenheit erklären.

Die Erkundung des „Genius loci" und der „Juno loci" können in der Planung eines Gartens, in der Wahl von Anbaukulturen und besonders beim Hausbau hilfreich sein. Jeder Ort hat seine „Berufung", die vom gesamten „Bild" eines Ortes abhängt, welches *in* uns und nicht nur von seinen äußeren, den geologischen, botanischen oder morphologischen Eigenschaften lebt.

Abschließend möchte ich darauf hinweisen, dass die verschiedenen Stufen, die unsere Sinneswahrnehmung durchläuft, im Sinne der goetheanistischen Forschung immer mit Konzentration und Expansion verknüpft sind: Indem man sich der Welt gegenüber öffnet (Expansion), eine Heilpflanze durch die „Tore" der verschiedenen Sinne erlebt, holt man die Erfahrung in sein Inneres (Konzentration), beginnt einen Dialog mit ihr. Sie wird verarbeitet, „verdaut", bewertet, bis man sich an die Außenwelt wendet, um das Erlebte mit anderen auszutauschen oder zu vergleichen (Expansion). Durch Verbinden und In-Beziehung-Setzen (Konzentration) gelangt man schließlich zum Gesamtbild, zu einer Synthese des Erlebten, die zugleich Ausgangspunkt für neue Schritte ist.

Die zwölf Sinne des Menschen

KÖRPERSINNE

TASTSINN
Vermittelt Erfahrung eigener Grenzen: „Ich werde wach an der Welt." „Berührung ist Trennung und Verbindung zugleich." (Novalis)

LEBENSSINN
Auch Konstitutionssinn genannt, gibt Auskunft darüber, wie man sich in seinem Körper fühlt, über Unwohlsein und Gesundheitszustand.

BEWEGUNGSSINN
Wahrnehmung von Eigenbewegung. Sich auf externe Rhythmen und Bewegungen einstellen können. Qualität. Den „Plan" hinter den Dingen erkennen, die eigenen inneren Ziele wahrnehmen.

GLEICHGEWICHTSSINN
Räumliche Wahrnehmung der drei Dimensionen. Man hält sein Gleichgewicht, indem man den ganzen Raum ausfüllt!

SEELISCHE SINNE

GERUCHSSINN
Der „letzte Ur-Instinkt". Inneres Orientieren. Unmittelbare Wahrnehmung des Äußeren, Urteil über Gut und Böse.

GESCHMACKSSINN
Außenwelt wird zu Innenwelt. Wahrnehmung dessen, was nährt. Qualitäts-Sinn. Schmeckend „prüfe" ich die Welt.

SEHSINN
Auch: Gestaltsinn. Im Auge sind alle Sinne enthalten. Wahrnehmung des Inneren der Welt, von Farben. Sehen ist ein Tasten ohne Augen.

WÄRMESINN
Auch: Temperatursinn. Wahrnehmung der Temperatur auch im übertragenen Sinne (eine „kalte" Farbe). In früheren Zeiten auch „geographischer Sinn": man nahm geeignete Orte zum Wohnen, Bauen wahr.

GEISTIGE, auch SOZIALE SINNE

HÖRSINN
Verinnerlichung, Wahrnehmung der inneren Beschaffenheit der Umwelt. Wahrnehmung von Tönen, Klängen, aber auch der Stille.

SPRACHSINN
Auch: Wortsinn. In der Sprache „höre ich eine Reihe von Musikinstrumenten nacheinander" (Soesemann) und erfasse sie als Ganzes. Wahrnehmung von Gestik, Mimik und Physiognomie.

GEDANKENSINN
Wahrnehmung von Ideen und Begriffen. Wahrheit des anderen wahrnehmen.

ICHSINN
Auch: „Wesenssinn". Wahrnehmung der Individualität des anderen. „Ich verzichte auf mein Ich, um im Ich des anderen zu erwachen." Zum Wesentlichen gelangen. Wahrnehmen „was dahintersteht".

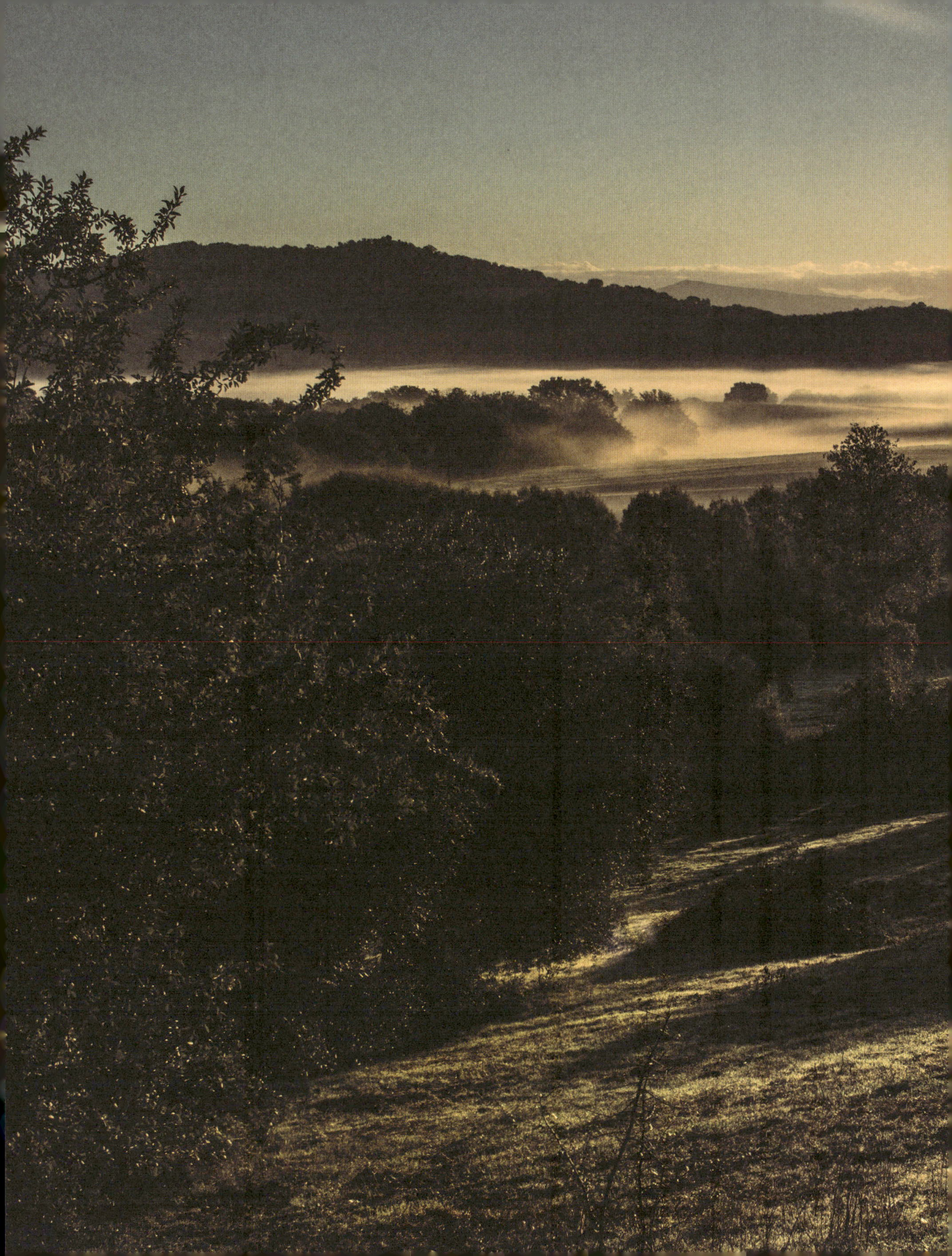

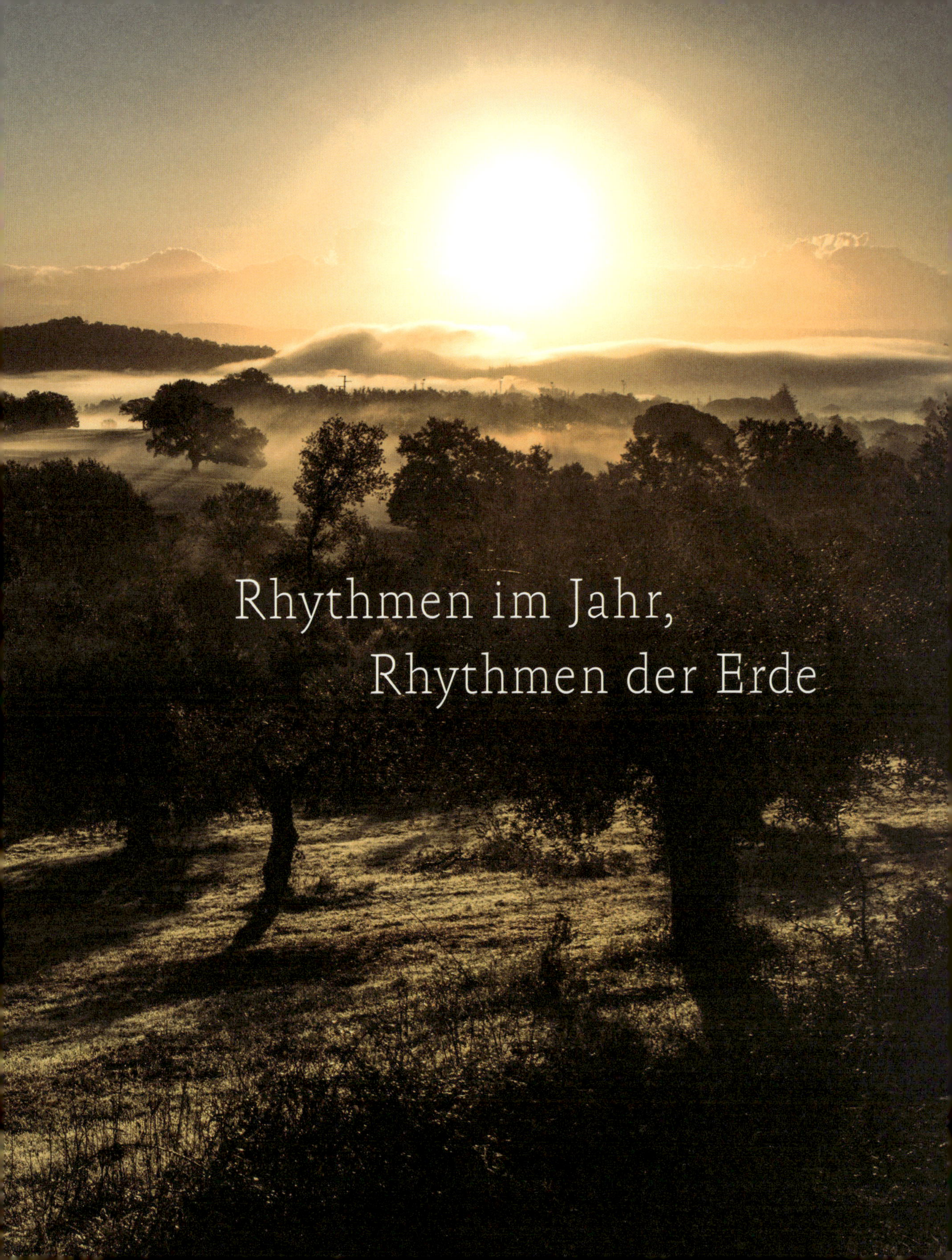

Rhythmen im Jahr, Rhythmen der Erde

Ich lebe mein Leben in wachsenden Ringen,
die sich über die Dinge ziehn,
Ich werde den letzten vielleicht nicht vollbringen,
aber versuchen will ich ihn.

Ich kreise um Gott, um den uralten Turm,
und ich kreise jahrtausendelang;
und ich weiß noch nicht: bin ich ein Falke,
ein Sturm oder ein großer Gesang.

RAINER MARIA RILKE

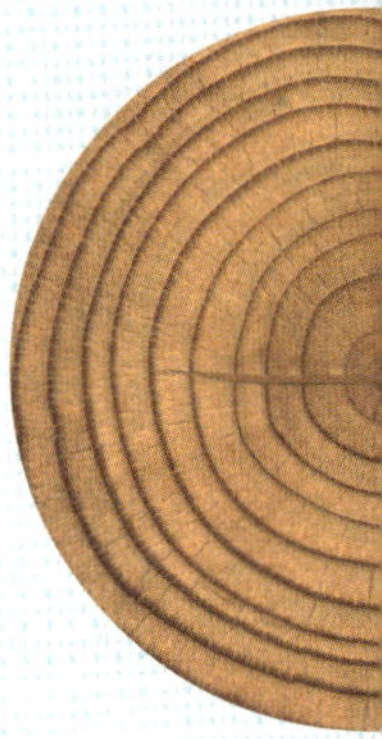

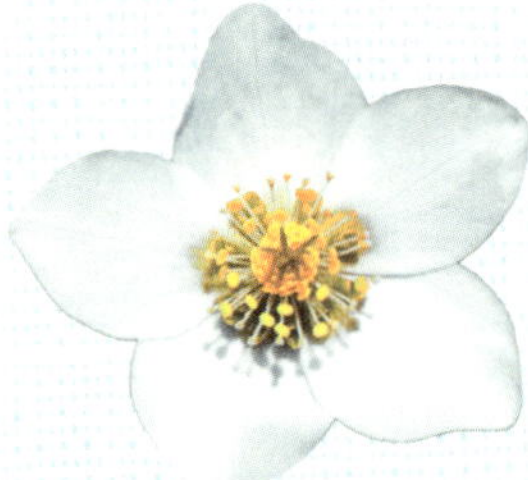

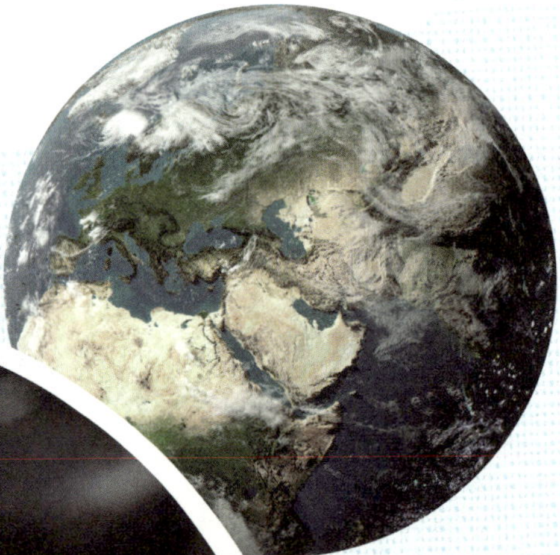

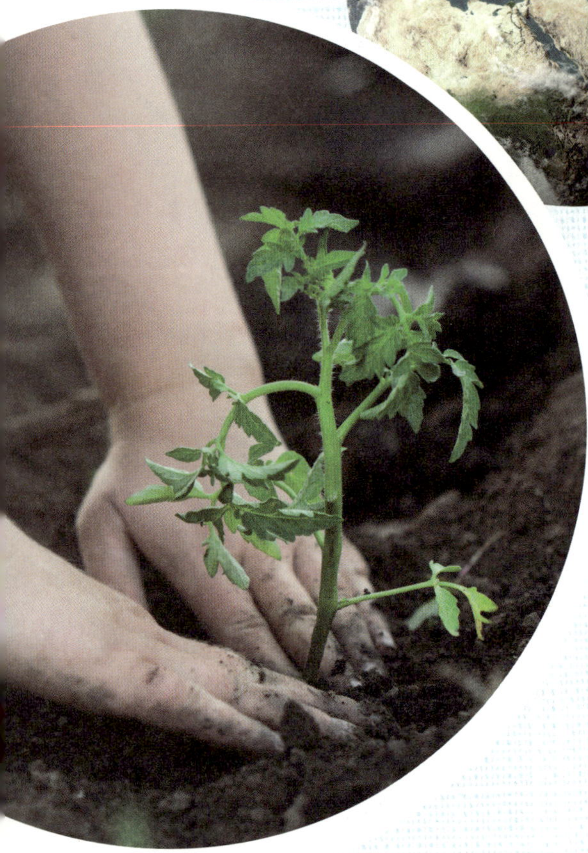

Die Erde, ein lebendiger Organismus

Das Leben des Menschen spielt sich auf einer hauchdünnen Schicht, der „Erdkruste“, ab. Er nimmt sie als solide Grundlage, als Fundament seines Seins wahr. Geologisch betrachtet, besteht die Erdkruste aus festem, mineralischem Material, jedoch wird sie von stetigen, kaum wahrnehmbaren Bewegungen durchzogen, die vom Menschen erst bei einem richtigen Erdbeben bewusst erlebt werden. Auch das sogenannte Festland, die Kontinente, sie bewegen sich ständig. Goethe spricht von einem ewigen, leichten Pulsieren, welches die Erdoberfläche durchströmt, zum Zeichen der Lebendigkeit des Planeten.

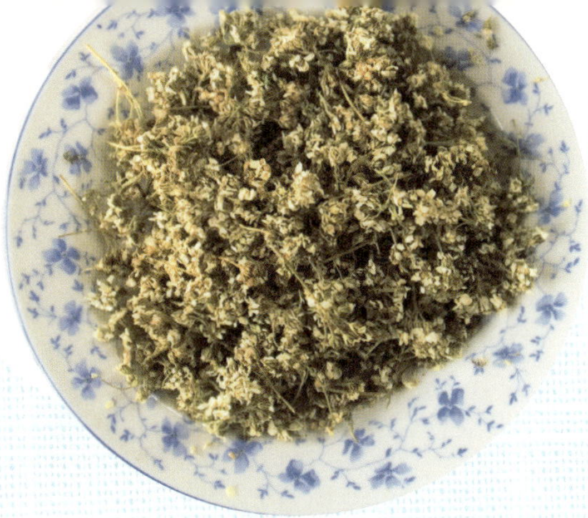

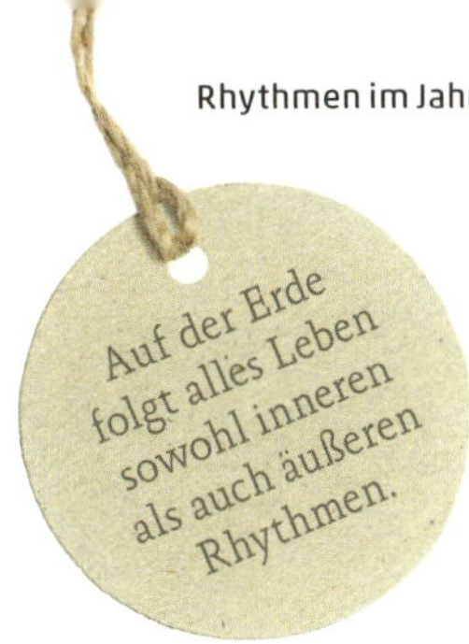

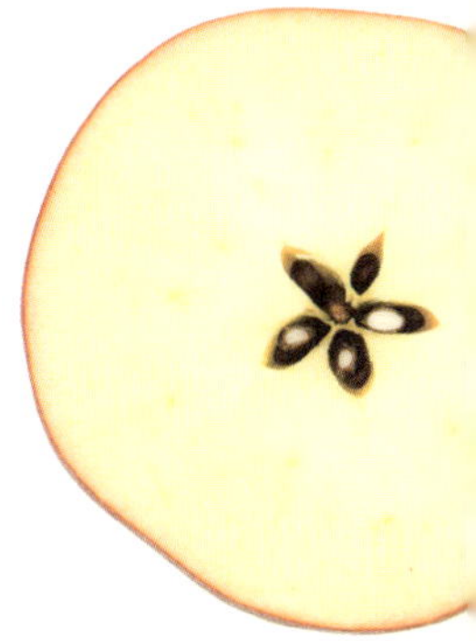

Auf der Erde folgt alles Leben sowohl inneren als auch äußeren Rhythmen. Wie die Pflanzen und die Tiere, gehört auch der Mensch zur pulsierenden Peripherie des Erdballs, zu jener Schicht, die nicht nur Mineralisches birgt, sondern auch Luft, Licht und Wärme aus dem Kosmos aufnimmt.

Wenn auch oft unbewusst, steht der Mensch in kontinuierlichem Austausch zwischen irdischen und kosmischen *Qualitäten*.

Als lebendiger Organismus schenkt die Erde aufgrund eigener Gesetze Pflanzen, Tieren und Menschen Leben. Ernährt wird sie aber auch von Substanzen, die im Kosmos fein verteilt sind, und von kosmischen Kräften, Wirkungsprinzipien, die auf der Erde unentwegt transformiert werden. Als Teil des Sonnensystems unterliegt der „blaue Planet“ den Gesetzen des Universums.

Auf ihrer Jahresreise um die Sonne folgt die Erde jedoch auch ihrer ureigenen inneren Organisation. Sie nimmt, wie in einem Atmungsprozess, von außen auf und erzeugt Leben in ihrem Inneren, verflicht Substanzen und Kräfte zu einem einzigartigen Gewebe. Wer die Phänomene auf der Erde und das Leben, das auf ihr stattfindet, voller Hingabe betrachtet, kann bildhaft wahrnehmen, wie universelle Gesetzmäßigkeiten und spezifische Lebensprinzipien in den verschiedenen Wesen aufeinandertreffen, miteinander verschmelzen und immer wieder Gestalt annehmen.

Mittelpunkt und Peripherie

Die Übung soll helfen, sich auf den gegenwärtigen Moment einzustimmen, auf das Erleben und Wahrnehmen von Pflanzen und Landschaften, besonders beim Übergang von einer Jahreszeit zur anderen oder an ungewohnten Orten.

In aufrechter Stellung, mit leicht geöffneten Beinen und locker hängenden Armen nehmen wir wahr, wie die Füße, die Beine bis hinauf zum Becken fest mit dem Erdboden verbunden sind, als seien sie darin verankert. Sie folgen der Erdanziehungskraft, wie die Wurzeln eines Baumes. Nun heben wir die Arme hoch, öffnen sie und wenden die Handflächen nach außen, dann nach unten. Wir blicken uns um, nach links, nach rechts: Hals und Nacken sind frei, der Kopf fühlt sich leicht an, und die Atmung fließt, ihrem natürlichen Rhythmus folgend. In dieser Haltung nehmen wir die Umgebung wahr, zuerst was in unserer unmittelbaren Nähe steht oder sich bewegt, dann auch Entfernteres; wir weiten den Blick aus bis zum Horizont. Wir werden uns bewusst, dass wir auf der „pulsierenden Peripherie“ der Erde stehen, auf der lebendigen Erdoberfläche, und dass wir JETZT durch unser Atmen und Schauen, Fühlen und Erleben mit ihr verbunden sind.

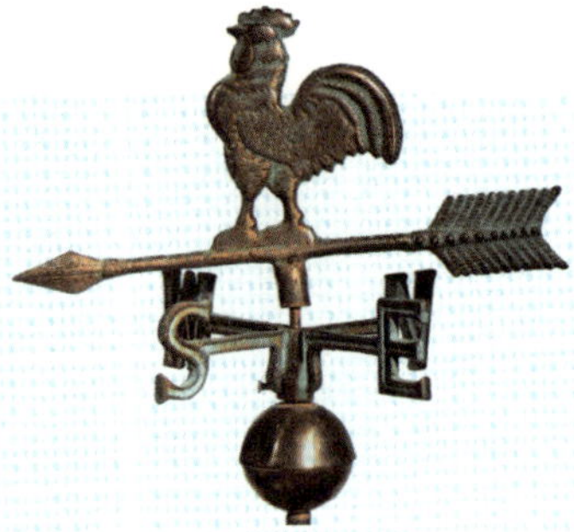

Der Jahreslauf als Atmungsprozess der Erde: Jahreszeiten und Feste

Astronomische und natürliche (biologische) Jahreszeiten

Das Leben der Menschen, Tiere und Pflanzen wird in hohem Maße vom Umlauf der Erde um die Sonne und von den Jahreszeiten bestimmt. Hinter dem Wandel zwischen Tag und Nacht, Sommer und Winter, Frühling und Herbst findet stetiges Werden und Vergehen statt, Befruchtung, Wachstum, Verhärten und Sterben, dann erneut Keimen und Sprießen. So betrachtet, vollzieht sich das Leben nicht auf lineare Weise, sondern zieht Kreise, kleinere und größere, in ständiger Begegnung zwischen Zeit und Raum. In diesem Sinne stellt der Jahreslauf einen Atmungsprozess der Natur dar, der es dem Leben ermöglicht, sich auf der Erde zu manifestieren und wieder zu vergehen, zu expandieren und zusammenzuziehen, in ewigem Auf und Ab.

Das Leben auf der Erde folgt den verschiedenartigsten Rhythmen. Das Wort „Rhythmus" stammt aus dem Altgriechischen „eryein" (ziehen, reißen, schleppen). Der Rhythmus ist also jenes Element, welches die Lebewesen „zieht". Alle Lebewesen werden durch bestimmte natürliche Rhythmen „gezogen", z.B. durch die Jahreszeiten. Es gibt exogene Rhythmen (von außen kommende) wie die Gezeiten, der Tag-Nachtrhythmus, die Jahreszeiten, und endogene Rhythmen (im Inneren entstehende) wie der Herzschlag, die Atmung, Schlaf und Wachen.

Rhythmen und damit einhergehende Phänomene werden heute vielfach erforscht, z.B. durch die Chronobiologie, die Chronomedizin oder die Chronoökologie.

In einem Jahr umläuft die Erde die Sonne, und gleichzeitig dreht sie sich in 24 Stunden um sich selbst und nimmt Licht und Wärme von ihr, unserem großen Stern, auf. Das Sonnenjahr wird in *vier astronomische Jahreszeiten* unterteilt: Frühling, Sommer, Herbst, Winter. Die Perioden im Jahr, die als Jahreszeiten bekannt sind, hängen nicht von der Nähe oder der Entfernung zur Sonne ab, sondern vom Einstrahlwinkel des Sonnenlichts, der sich im Jahreslauf ändert, je nach der Lage der Rotationsachse und ihrem Verhältnis zur Ebene der Umlaufbahn. Dauer, Beginn und Ende der Jahreszeiten werden astronomisch genau berechnet, jedoch können sie je nach Ort oder Klima, aber auch durch den Einfluss bestimmter Konstellationen oder Sonnenaktivität verschieden wahrgenommen werden.

Astronomische Jahreszeitenanfänge bis 2018 für die mitteleuropäische Zeitzone

	Frühling	**Sommer**
2010	20. März 18:32 MEZ	21. Juni 13:28 MESZ
2011	21. März 00:21 MEZ	21. Juni 19:16 MESZ
2012	**20. März 06:14 MEZ**	**21. Juni 01:09 MESZ**
2013	20. März 12:02 MEZ	21. Juni 07:04 MESZ
2014	20. März 17:57 MEZ	21. Juni 12:51 MESZ
2015	20. März 23:45 MEZ	21. Juni 18:38 MESZ
2016	**20. März 05:30 MEZ**	**21. Juni 00:34 MESZ**
2017	20. März 11:29 MEZ	21. Juni 06:24 MESZ
2018	20. März 17:15 MEZ	21. Juni 12:07 MESZ

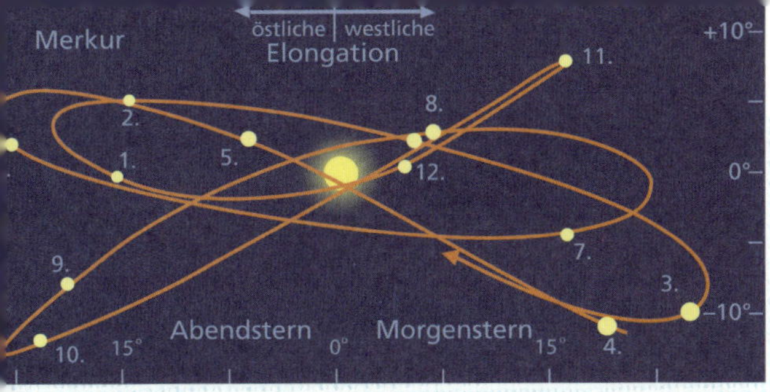

Aus astronomischer Sicht fallen Ende und Beginn der Jahreszeiten mit dem Solstitium, der Sommer- und Wintersonnenwende (21. Juni und 21. Dezember), und dem Äquinoktium, der Frühlings- und Herbsttagundnachtgleiche (21. März und 22. September), zusammen.

Solstitien und Äquinoktien im Atmungsprozess der Erde und der Pflanzenwelt

Die sogenannten *biologischen* oder *natürlichen Jahreszeiten* sind bereits 20 – 40 Tage vor ihrem astronomischen Beginn sichtbar bzw. spürbar. Sie sind erfahrungsgemäß ortsabhängig und beeinflussen Prozesse, die sich in allen Lebewesen abspielen, beim Menschen ist es z.B. der Haarwuchs, der Schlaf, aber auch der Blutdruck und die Liebeslust. Nach alter Tradition fallen verschiedene Arbeitstätigkeiten in der Landwirtschaft, im Waldbau und in der Tierzucht mit den natürlichen Jahreszeiten zusammen. In früheren Zeiten waren sowohl Beginn als auch Ende im Kalender, z.B. im „Hundertjährigen Kalender", vermerkt. Die natürlichen Jahreszeiten ver-

Äquinoktium/ Solstitium	**Atmungsprozess der Erde**	**Prozess**	**Pflanzenorgan**	**Fest**
22. September	Beginn Einatmung	Konzentration	Samen, Wurzel	Michaeli
21. Dezember	Ende Einatmung	Ende Konzentration	Wurzel	Weihnachten
20. März	Beginn Ausatmung	Expansion	Stängel, Blatt	Ostern
21. Juni	Ende Ausatmung	Ende der Expansion	Blüte, Frucht	Johanni

Herbst	**Winter**
23. September 05:09 MESZ	22. Dezember 00:38 MEZ
23. September 11:05 MESZ	22. Dezember 06:30 MEZ
22. September 16:49 MESZ	**21. Dezember 12:12 MEZ**
22. September 22:44 MESZ	21. Dezember 18:11 MEZ
23. September 04:29 MESZ	22. Dezember 00:03 MEZ
23. September 10:21 MESZ	22. Dezember 05:48 MEZ
22. September 16:21 MESZ	**21. Dezember 11:44 MEZ**
22. September 22:02 MESZ	21. Dezember 17:28 MEZ
23. September 03:54 MESZ	21. Dezember 23:23 MEZ

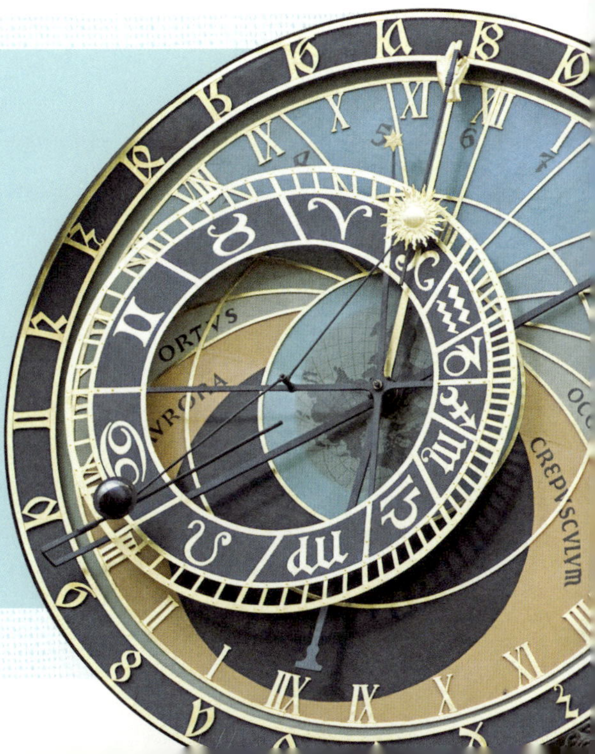

liefen in langer Zeit parallel zum Kirchenjahr, und Todestage von Heiligen und Seligen in den verschiedenen Monaten dienten als Termine für wichtige Arbeiten, weil sie die gesamte Gemeinschaft betrafen, wie die Heuernte, Weinlese oder der Baumschnitt im Wald. Auch die Blütezeit von Heil- und Zauberpflanzen wurde angegeben, bildeten sie doch bis ins 20. Jahrhundert die Grundlage jeder Hausapotheke!

Heute wird die Beziehung zwischen Blütezeit (Öffnen der Blätter, Reife der Frucht, Blattwelken) und Jahreszeiten wissenschaftlich erforscht, wenn auch nicht unbedingt nur zu pharmazeutischen oder volksheilkundlichen Zwecken: die *Phänologie*, eine relativ junge Wissenschaft, erforscht den Zusammenhang zwischen Pflanzen und Jahreszeiten in zahlreichen Ländern Europas. In Russland, Frankreich, Deutschland und Italien sammelt man seit Jahrzehnten Daten über die Blütezeit bestimmter „Leitpflanzen", welche zu Beginn der biologischen Jahreszeiten, insbesondere im Frühling, blühen. Auch das Verhalten von Tierarten in verschiedenen Klimazonen sagt etwas über den Verlauf der Jahreszeiten aus.

Der Einfluss der Jahreszeiten auf den menschlichen Organismus spielt bei natürlichen Heilmethoden eine wichtige Rolle, so auch in der traditionellen europäischen Pflanzenheilkunde.

Im Grunde geht es um jene Urverbindung, die das Wesen des Menschen in den Lauf der Erde um die Sonne eingliedert und den Menschen dadurch in einen, wenn auch eher unbewussten, Dialog mit dem Kosmos hineinstellt. Jeder Jahreszeitenwechsel bringt Auswirkungen auf Körper, Seele und Geist mit sich, es können neue Symptome auftreten, chronische Leiden können sich verschlimmern – oder aber auch abklingen; Stimmungsschwankungen und Veränderungen im allgemeinen Wohlbefinden sowie Krisen in der persönlichen Lebensgeschichte gehen des Öfteren mit dem Beginn einer neuen biologischen Jahreszeit einher. Ratsam ist es daher, sich auf einen Jahreszeitenwechsel einzustellen, vor allem im Frühling und im Herbst, indem man der Ernährung etwas mehr Beachtung schenkt, sich öfters in die Natur begibt, Ruhepausen einlegt und auf einen harmonischen Umgang mit den Mitmenschen Wert legt. Bewusst eine Verbindung zwischen dem eigenen Sein mit seinen Rhythmen und den

Jahreszeit	Blüte, volle Blattentwicklung, Fruchtreife	Zeitraum
Frühlingserwachen	Es blühen Weide, Haselnuss, Birke, Primel, Veilchen	Ende Februar
Frühlingshöhepunkt	Es blühen Apfel, Weißdorn, Wildrose, Löwenzahn	Anfang März
Frühsommer	Es blühen Holunder, Sanikel, Waldmeister	April und Mai
Sommerhöhepunkt	Es blühen Linde, Labkraut, Honigklee, Mohn, Johanniskraut	Juni
Spätsommer	Es blühen Wegwarte, Wilde Möhre, Rittersporn	August
Früher Herbst	Es blühen Goldrute, Efeu, es reifen Mehlbeere, Holzbirne	September
Herbsthöhepunkt	Es reifen Rosskastanie, Hagebutte	Oktober
Spätherbst	Reif sind Maronen, Stechpalmen-, Myrthenfrüchte, Schlehen	November
Früher Winter	Früchte der Mistel, es blüht die Zaubernuss	Dezember
Winterhöhepunkt	Winterruhe	Januar
Winterausklang	Erste Schlehenblüten, Schneeheide	Februar

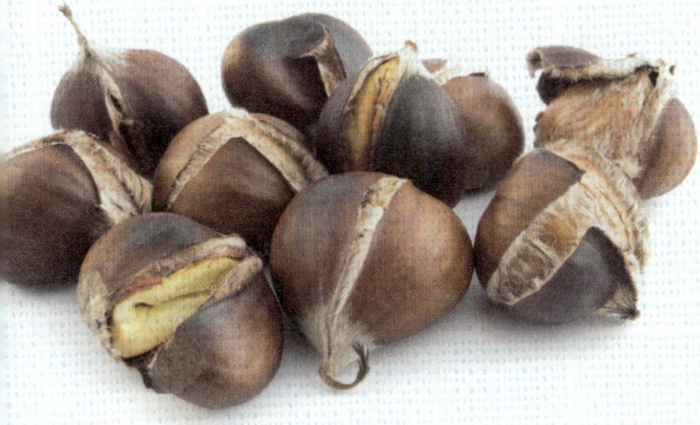

„Sankt Ursula auf der Platt,
Sankt Kathrin in der Schart,
Sankt Vilgen auf'm Joch
halten alle Wetter auf
und treiben die Hexen ins Loch"

ALTER BAUERNSPRUCH AUS DEM PASSEIERTAL

verschiedenen Abschnitten, die den Jahreslauf prägen, den Jahreszeiten, herzustellen, unterstützt den Körper und die Seele. Man findet, ganz unerwartet, zu Quellen neuer Gesundungskräfte, die in jedem von uns verborgen sind.

Feste, Traditionen, Heilpflanzen und Kräuter

In den verschiedenen Jahreszeiten, Frühling, Sommer, Herbst und Winter, verändern sich nicht nur das Klima, die äußere Temperatur, die Naturerscheinungen oder das persönliche Befinden. Jede Jahreszeit zeichnet sich auch durch besondere Qualitäten aus, die von innen heraus in den Pflanzen, Tieren und Menschen wirksam werden. Einst war man auf instinktive Weise mit diesen Qualitäten verbunden, lebte von dem, was „dort draußen in der Natur" und im Kosmos geschah – nicht getrennt wie der moderne Mensch –, und erlebte den Jahreslauf in einer Art träumerischem Zustand. Das Werden und Vergehen, Jahr für Jahr, prägte sich bis in das Innerste, in die Organe ein. Jene instinktiven Wahrnehmungen fanden ihren Ausdruck in Mythen und Ritualen, die traditionell weitergegeben wurden. Noch heute kann man jene tiefe Verbindung zwischen Mensch und Jahreslauf spüren, wenn man z.B. Sprüche, Sagen und Legenden vergangener Kulturen liest.

Spuren jener alten Weise, den Jahreslauf mitzuerleben, finden sich im Brauchtum, im alten Kunsthandwerk, in Traditionen und Gepflogenheiten, die an bestimmten Orten und zu gewissen Zeiten weitergeführt werden, und vor allem in vielen Jahresfesten. In vielen Teilen Europas feiert man zum Ausdruck besonderer Momente im Jahr *Feste*, z.B. beim Wiedererwachen der Natur im Frühling, wenn die Sonne um Johanni ihren höchsten Stand am Himmel erreicht, zum Erntedank im Herbst und beim Winteraustreiben zu Karneval/Fasching. Als geheimnisvoll könnte man heute die sogenannten Lostage und Losnächte (aus dem Althochdeutschen „Lozen", „in die Zukunft schauen") bezeichnen, an denen man früher das Wetter vorhersagte

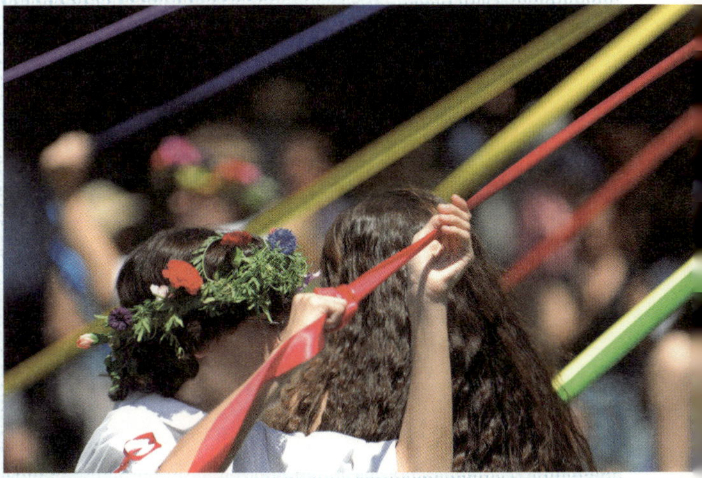

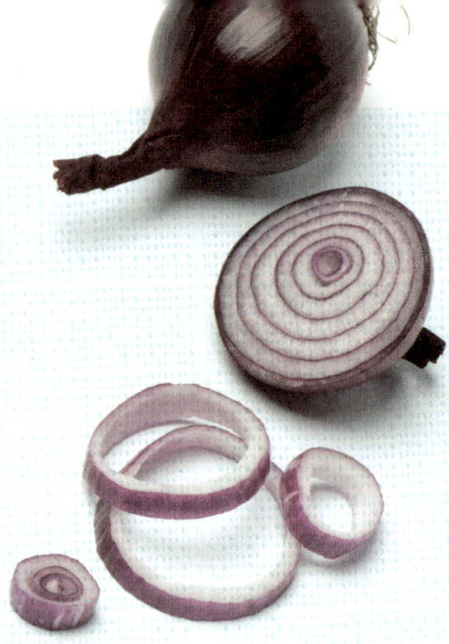

Ein Wetterorakel: „Le cipolle di Urbania (Die Zwiebeln von Urbania)“ Der 25. Januar ist ein katholisch-liturgischer Gedenktag (Bekehrung des Heiligen Paulus). Im italienischen Brauchtum gilt der Apostel Paulus als der „Heilige der Zeichen“ (il santo dei segni).

In Urbania, einem Städtchen unweit von Urbino in den Marken, legt man in der Losnacht vom 24. auf den 25. Januar ein uraltes Wetterorakel aus. Am Abend des 24. Januar werden sechs Zwiebeln in Hälften geschnitten, mit grobem Meersalz bestreut und in einer Reihe auf das Fensterbrett gestellt. Am darauffolgenden Morgen werden die Zwiebelhälften untersucht: Jede entspricht einem Monat und kündigt je nach Aussehen das Wetter des kommenden Jahres an. Die Hälften können aufgeweicht (Regen), gelblich oder weißlich sein und trocken (Trockenheit), es kann sich Schaum bilden (Schnee). Das Ergebnis wird noch heute in der lokalen Tageszeitung bekannt gegeben – und (häufig) stimmt es auch!

und versuchte, in die Zukunft zu blicken, indem man allerlei Orakeltechniken ausführte.

Die meisten europäischen Feste sind keltischen, römischen, germanischen oder slawischen Ursprungs. Während der Ausbreitung des christlich-katholischen Glaubens vermischten sich alte Bräuche mit den Festen und Feiern zu Ehren von Heiligen und Schutzpatronen. Der ursprüngliche Sinn, sich der geistigen Welt anzunähern, indem man den Rhythmen zuerst des Mondenjahres, dann des Sonnenjahres folgte und sie sozusagen inszenierte, verblasste oder wurde absichtlich durch die katholische Kirche verdrängt.

„Heidnische“ Bräuche sind in Vergessenheit geraten, aber der ewige Strom der Monate, Wochen und Tage, die sich im Jahreslauf immer wieder „neu ankleiden“ und vielfältig erscheinen, reißt nicht ab. Pflanzen, Tiere und Menschen nehmen am stetigen Auf und Ab teil, und die traditionellen Jahresfeste geben – wo sie noch gefeiert werden – eine Art Takt an. Sie stellen vielfach Wendepunkte dar, Momente des Übergangs zwischen einem Abschnitt und dem nächsten. Unsichtbare, geistige Qualitäten scheinen spürbarer, greifbarer zu werden, und die Menschen drücken dies seit Jahrtausenden durch die jeweiligen Feste aus, bei denen sie Farben, Kleider und Speisen verwenden, Tänze und Rituale zu besonderen Klängen ausführen. Zu manchen Anlässen werden Spiele, Turniere oder Wettläufe ausgetragen, bei anderen pilgert man zu „heiligen“ Orten oder die Schutzheiligen werden zu besonderen Kapellen getragen. Prozessionen und Wallfahrten knüpfen an die uralte Tradition der „*Rogationes*“ (lat.: Flurbegehungen) an, an welchen die ganze Gemeinschaft eines Ortes teilnahm. Felder und Wälder wurden gesegnet, Gesänge zum Dank oder zur Anrufung um eine gute Ernte in die Landschaft getragen.

Feste und Bräuche, gerade in der eigenen Region, können sehr ausdrucksstark sein. Sie haben oft einen unmittelbaren Bezug zum jeweiligen Moment des Jahres und der Jahreszeit, und wenn es gelingt, sie „ganzheitlich" anzuschauen, also in einen größeren Rahmen zu stellen, z.B. die Verbindung zur Vergangenheit und zur Naturgeschichte eines Ortes zu untersuchen, können archetypische Themen sichtbar und erlebbar werden und unser bildhaftes Wissen über eine Landschaft und ihre Bewohner ergänzen.

Angesichts unserer modernen Manie des „Zeitmanagements" mag der symbolische Wert der Jahresfeste zwar als überholt erscheinen, doch bleibt deren tiefere Bedeutung für denjenigen erhalten, der die eigene Rolle in der Natur und in der Gesellschaft nicht nur im Außen zu erkennen versucht, sondern auch in Zusammenhängen, die eigentlich erst bewusst zu erarbeiten sind. Erkennen, was hinter den Jahresfesten steht, sich mit ihrer Ausdruckskraft verbinden und diese Qualitäten in die heutige Lebensführung und Biographie eingliedern, das kann zu einer bereichernden Erfahrung werden.

Wer sich für Brauchtum und Traditionen im Jahreslauf in der eigenen Region interessiert, kann sich an die Älteren des Ortes wenden: Meistens wissen die älteren Frauen noch über die lokalen Jahresfeste Bescheid oder haben auch ein Wissen vom Heilpflanzenkalender der Gegend. Vielleicht trifft man auch auf überlieferte Rezepte, Sprüche und Reime, Dekorationsmuster oder besondere Materialien, die während der Jahreszeiten verwendet wurden. Sie vermitteln lebendiges Wissen über die eigene Kulturgeschichte. Auch in Stadt- oder Dorfbibliotheken und in den Pfarreien erhält man Informationen zum Jahreslauf und kann Einsicht in alte Bauernkalender und Schriften nehmen. In Klöstern und Schlössern findet man architektonische Hinweise: auf Reliefs und in Gemälden. Auch in alten Miniaturmalereien wurde der Jahreslauf früher künstlerisch dargestellt.

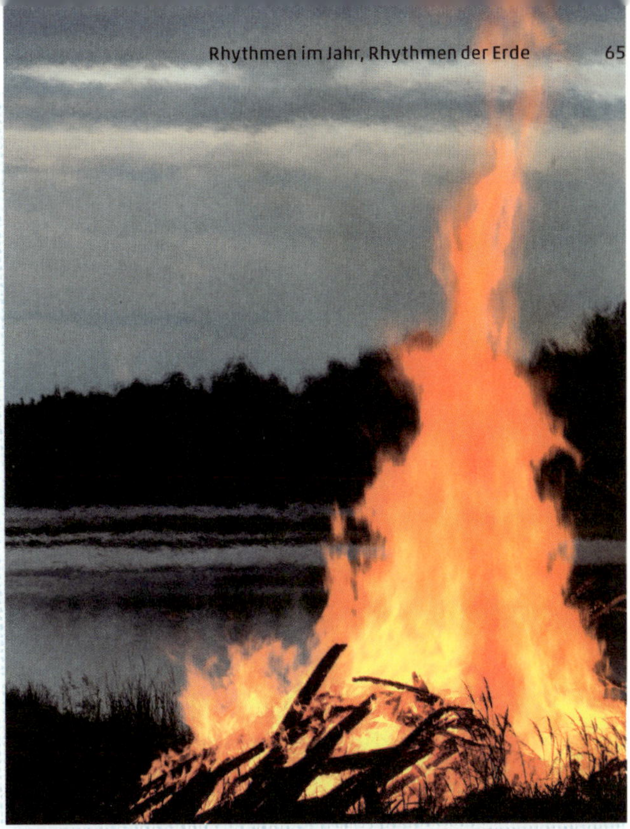

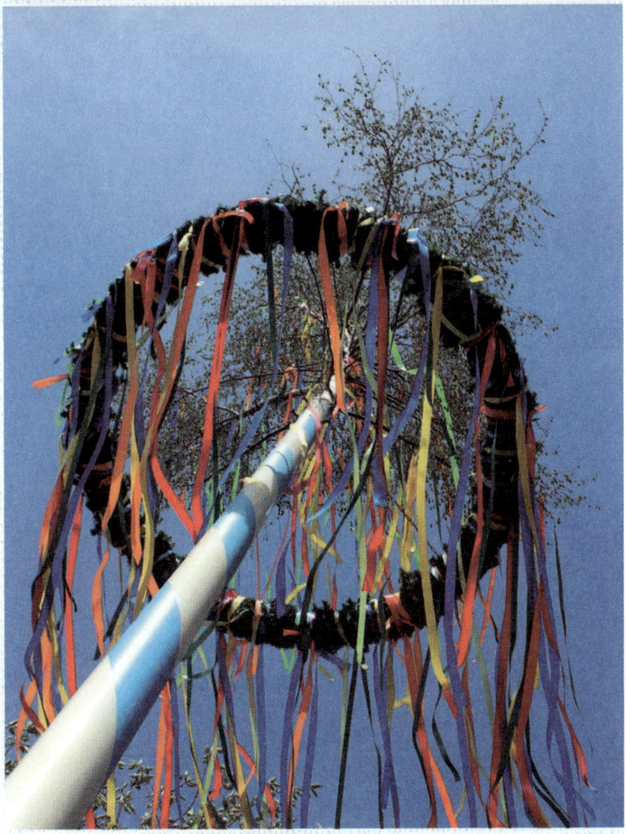

Auf dieser Seite sind Beispiele typischer Jahresfeste aufgelistet. Sie werden von Land zu Land, von Region zu Region verschieden gefeiert, aber die Übersicht[5] möchte den Leser dazu anregen, sich selbständig nach Bräuchen und Überlieferungen umzuschauen. Heilpflanzen und Kräuter sind ebenfalls kurz angeführt, denn in früheren Zeiten richteten sich Ernte und Verarbeitung nach traditionellen Kalendern.

21. März

Frühjahrs-Äquinoktium
Tag und Nacht sind gleich lang
„Gründonnerstagssuppe" mit 9 frischen Kräutern. Osterstrauß binden, Wasserschöpfen am Ostermorgen. Osterfest – Auferstehungsfest der Christen.

40 Tage vor Ostern

Fastenzeit, Fasching
Winteraustreiben, uralte Reinigungsriten: „Fastensuppe" aus ersten Kräutern, Dinkel und Hafer.

2. Februar

Maria Lichtmess
Aus Bienenwachs werden Kerzen gezogen und geweiht. Reinigung von Brunnen und Quellen.

6. Januar

Heilige Drei Könige, Epiphanias
Haus und Stall werden mit Wacholder, Bergsalbei und Weihrauch geräuchert.
Unter dem Schnee bereitet die Christrose ihre Blüten vor.

25. Dezember bis 6. Januar

Die „Zwölften" oder 12 Raunächte
In manchen Traditionen sind es 13 Nächte. Räucherungen in Haus und Stall. Der Johannistrauß wird verbrannt, denn nun beginnen die Säfte wieder zu steigen.

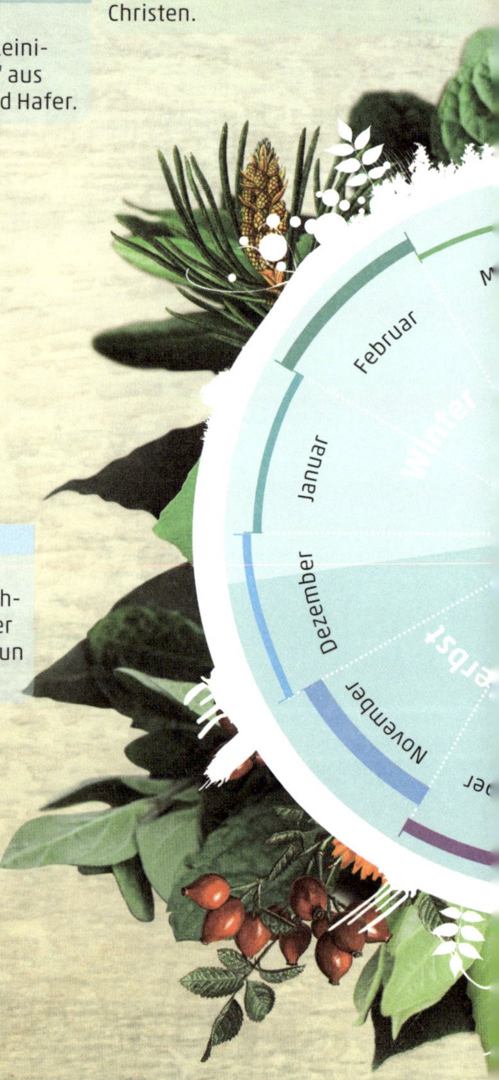

25. Dezember

Christtag
„Dies natalis solis invicti", Geburtstag der unbesiegbaren Sonne.

21. Dezember

Wintersonnenwende
Längste Nacht und kürzester Tag. Mistelzweige werden zu pharmazeutischen Zwecken geerntet.

13. Dezember

Hl. Luzia
Gilt in Italien als der kürzeste Tag (frühester Sonnenuntergang!). Weihnachtsdekoration aus der Natur: Stechpalmen- und Mistelzweige, Tannen- und Erlenzapfen, Walnüsse, duftende Orangenschalen, Wildäpfel und Holzbirnen, Zimt und Nelken.

4. Dezember

Hl. Barbara
Nach dem ersten Frost Beginn der Schlehenernte.
Kirschblütenzweige schneiden und ins Haus holen: die Blütenknospen öffnen sich zur Weihnachtszeit.

11. November

Hl. Martin
Noch heute werden landwirtschaftliche Verträge an diesem Datum ausgehandelt.

23. April

Hl. Georg
„Georgi bringt grüne Schuh“: Kinder dürfen jetzt barfuß laufen. Der traditionelle „Georgsritt“ sollte Unheil von Wald und Flur abwenden.

21. Juni

Sommersonnenwende
Längster Tag, kürzeste Nacht.

Monat Mai

Traditionelle Maifeste in ganz Europa
Der Maibaum kommt als Symbol von befruchtender Frühlingskraft in vielen Festen vor.

24. Juni

Johannistag
Johannisfeuer werden entzündet, „Johanniskräuter“ gesammelt, z.B.: Johanniskraut (Hypericum perforatum), Wermut, Steinklee, Eisenkraut, Ringelblume, Tausendgüldenkraut, wilder Dost u.v.m.

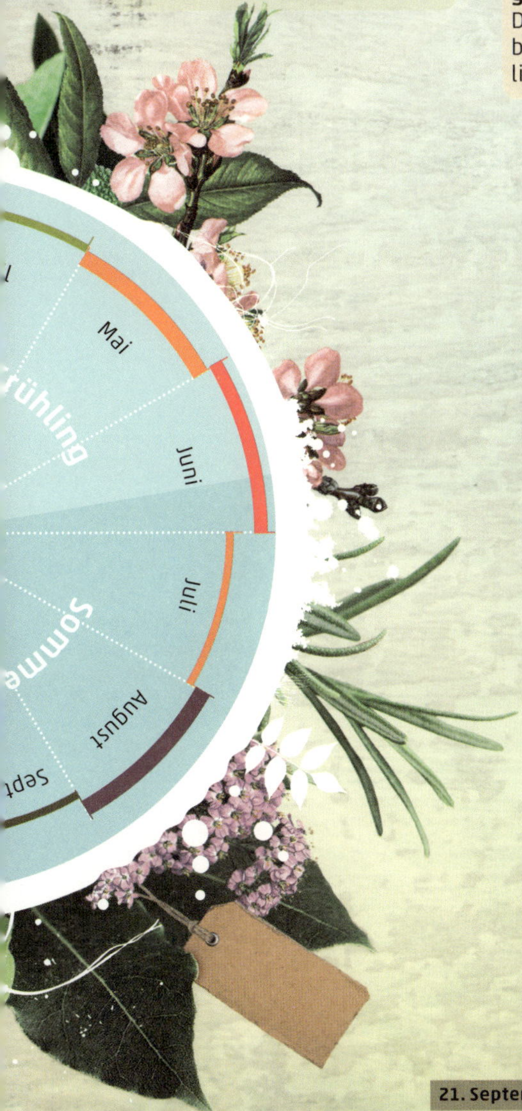

25. Juli

Jakobitag
Beginn der Hundstage, der heißesten Tage im Sommer. Brunnenbrauchtum: Wallfahrten zu heiligen Quellen.

10. / 11. August

Laurenzinacht
In der Laurenzinacht (Hl. Lorenz) beobachtet man Sternschnuppenregen. „Meteoreisen“ fällt auf die Erde und unterbricht den „Sommernachtstraum“, bringt wieder Bewusstheit.

15. August

Mariä Himmelfahrt, „Hoher Frauentag“
Kräuterweihe, bis zum 8. September „Frauendreißiger“ (Kräuter sollen die dreifache Wirkung haben!): letzte günstige Sammelperiode für viele Kräuter.

21. September

Herbst-Äquinoktium

29. September

Michaelitag
Fest der Erzengel Michael, Raphael und Gabriel. Sammelbeginn für heilkräftige Wurzeln, z.B. Wegwarte, Baldrian, Engelwurz. Safranernte. Kürbisse, alte Apfelsorten, Quitten einlagern.

16. Oktober

Hl. Gallus
Galt einst als Winterbeginn.

21. Oktober

Hl. Ursula Schutzpatronin der Quellen
Wacholderbeeren, Weißdornfrüchte sammeln; Kastanienzeit.

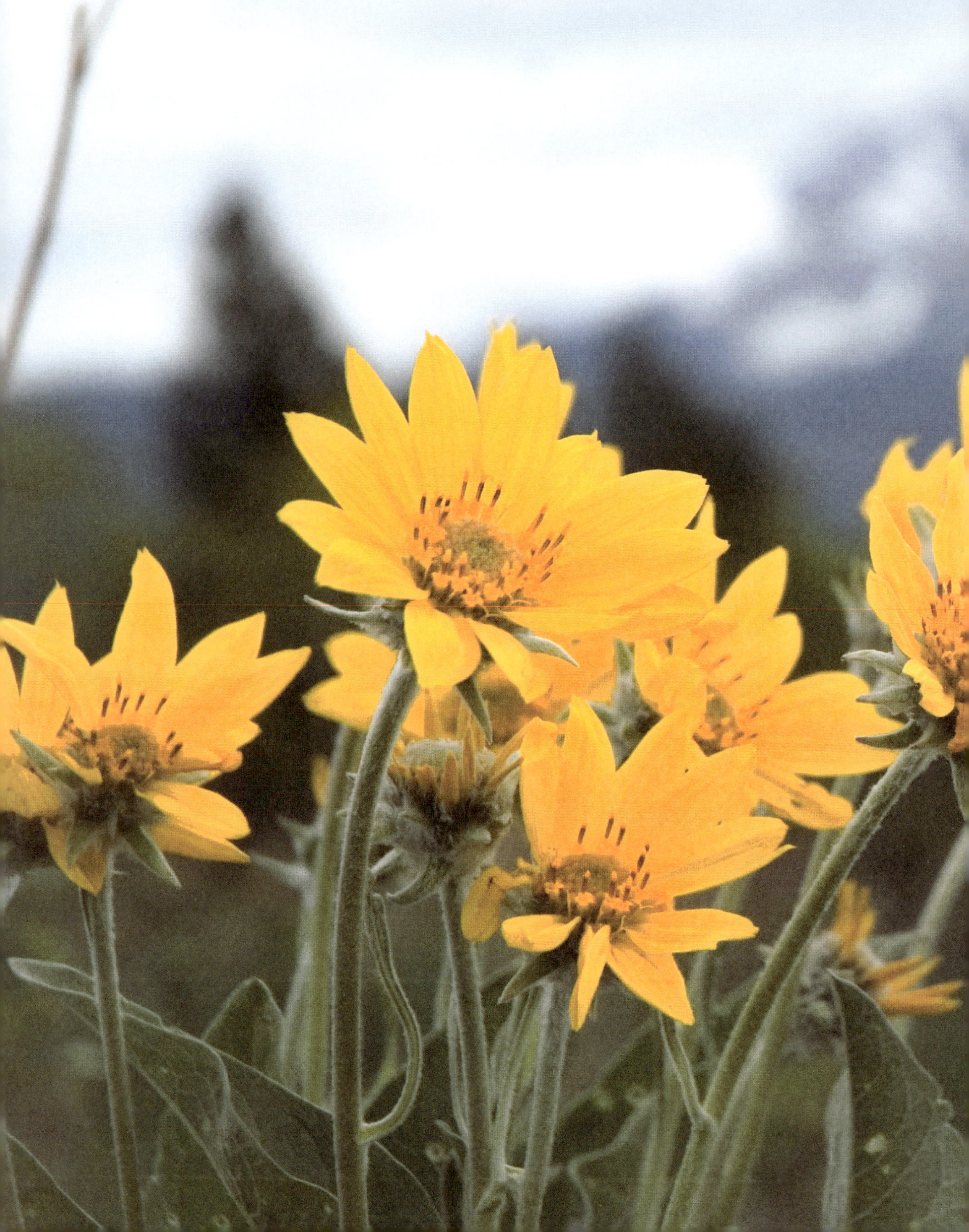

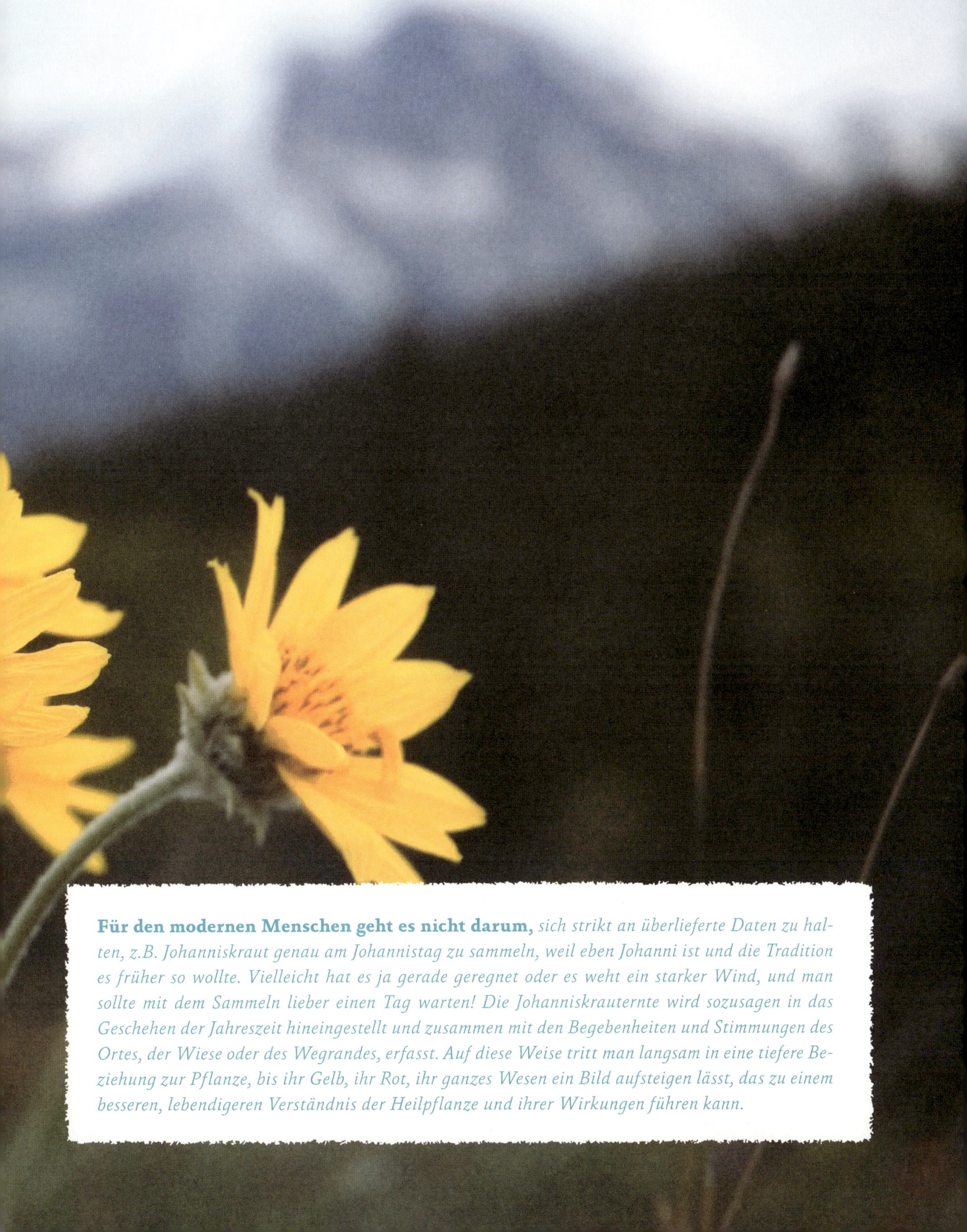

Für den modernen Menschen geht es nicht darum, *sich strikt an überlieferte Daten zu halten, z.B. Johanniskraut genau am Johannistag zu sammeln, weil eben Johanni ist und die Tradition es früher so wollte. Vielleicht hat es ja gerade geregnet oder es weht ein starker Wind, und man sollte mit dem Sammeln lieber einen Tag warten! Die Johanniskrauternte wird sozusagen in das Geschehen der Jahreszeit hineingestellt und zusammen mit den Begebenheiten und Stimmungen des Ortes, der Wiese oder des Wegrandes, erfasst. Auf diese Weise tritt man langsam in eine tiefere Beziehung zur Pflanze, bis ihr Gelb, ihr Rot, ihr ganzes Wesen ein Bild aufsteigen lässt, das zu einem besseren, lebendigeren Verständnis der Heilpflanze und ihrer Wirkungen führen kann.*

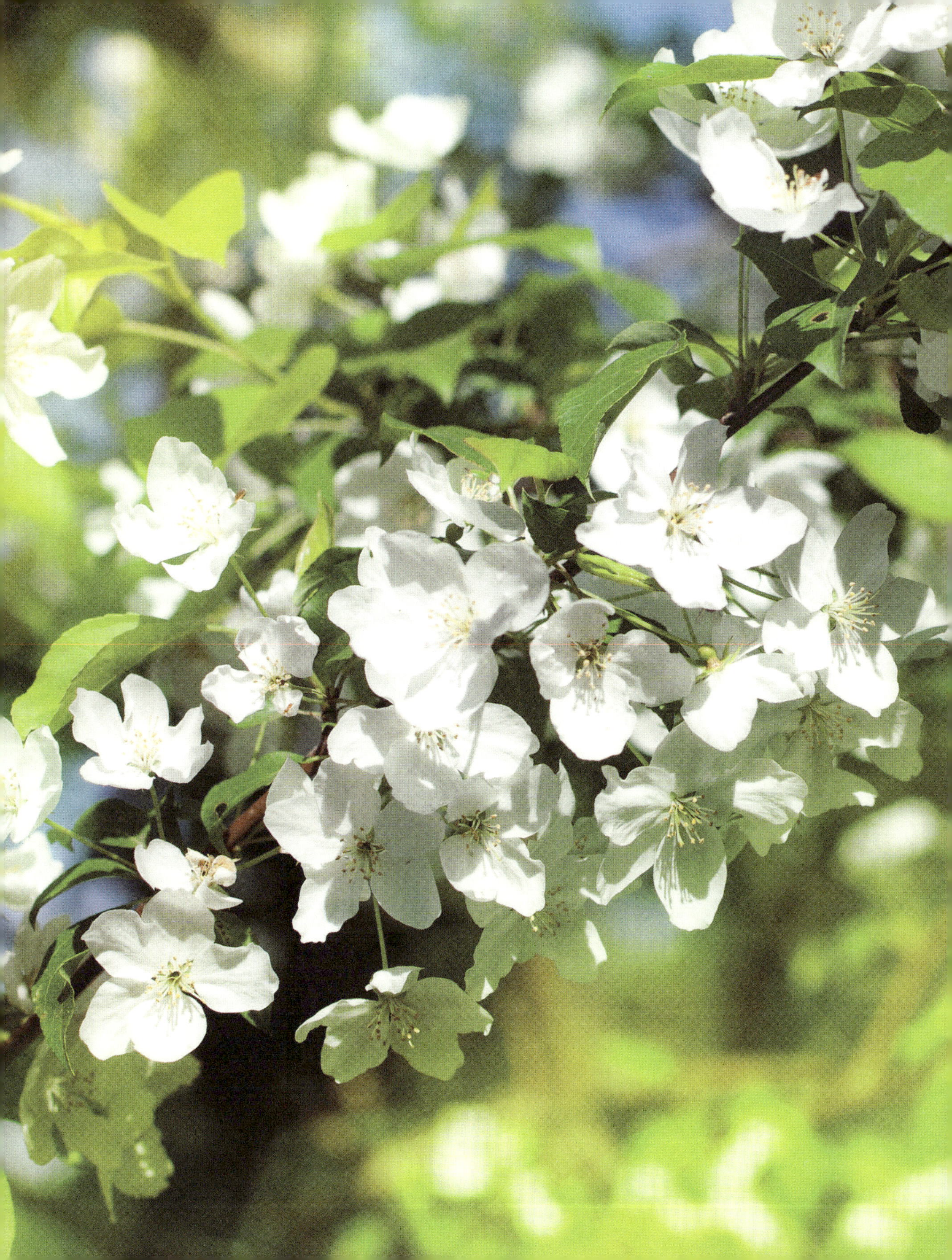

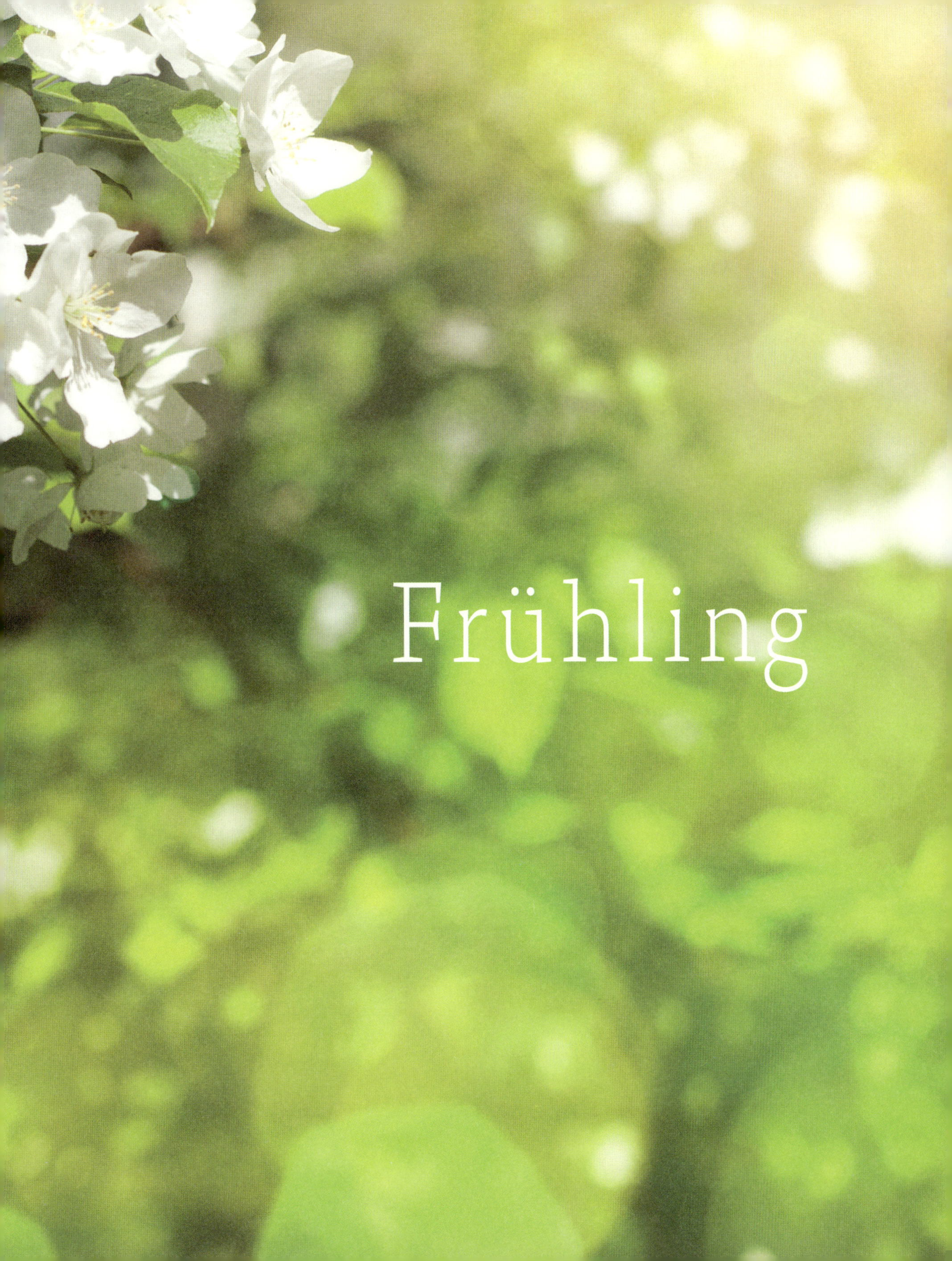
Frühling

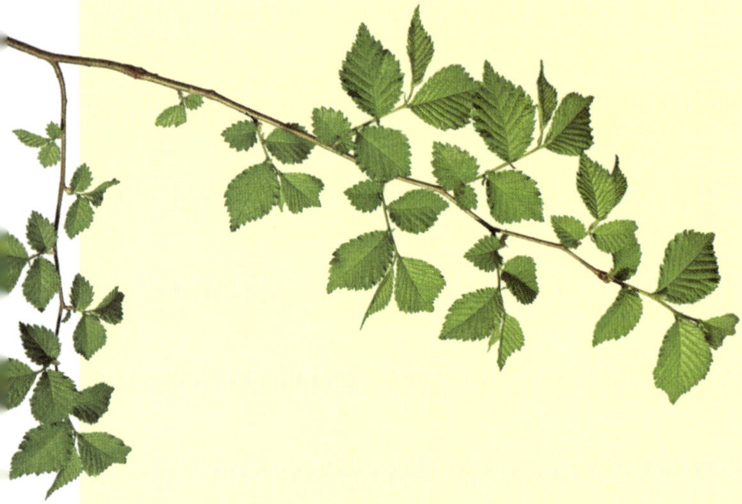

Heute ist ein milder Tag Mitte Februar, und ich mache einen Spaziergang im Wald. Unter einem blühenden Haselstrauch finde ich aufgewühlte Erde. Wildschweine haben wohl nach Trüffeln und Wurzeln gesucht.

Ich bin überrascht, was ich in der dunklen Erde, die stark nach Humus und Moos riecht, alles entdecke: Regenwürmer und verschiedene Käfer, die ihre Gänge graben, Samen von Pflanzen, die schon am Keimen sind und winzige, hellgrüne Spitzen zeigen, kleine bunte Schneckenhäuser – sind sie bewohnt oder leer? Der Winter ist zu Ende, auch die unsichtbaren Erdwesen, Pilze, Bakterien und Enzyme nehmen ihre unterirdische Tätigkeit wieder auf. In völliger Dunkelheit bauen sie organische Substanzen ab und wandeln sie in fruchtbare Erde um.

Der Frühling, nach dem sich nun alle Wesen sehnen, wird in der Nachtseite der Erde, in ihrem dunklen Schoß geboren, während draußen noch kalte Winterwinde über die Landschaft fegen und der Schnee alles Leben bedeckt.

Mit der Schneeschmelze und den ersten wärmeren Regenschauern lösen sich die Mineralsalze im Boden auf. Sie werden von den feinen Wurzelhärchen aufgesaugt und nach oben in die keimenden Pflanzen geleitet. Die Temperatur steigt, das Erdreich entlässt Kohlensäure. Die Pflanzen nehmen sie zusammen mit Wasser und Sonnenlicht auf, verwandeln sie in Energie (Zucker) und Sauerstoff und schenken Tieren und Menschen *Leben*. Dies ist das Wunder der Fotosynthese, das auf unserer Erde, diesem besonderen Planeten, stattfindet, Jahr für Jahr.

Zu Beginn des Frühjahrs spielen sich diese Prozesse auf der unmittelbaren Oberfläche des Erdbodens ab, in einer Höhe von circa 10–20 cm. Sie sind für das menschliche Auge nicht sichtbar und doch sind sie für das keimende Leben aller Wesen außerordentlich wichtig. In dieser „Schicht" – von der Rudolf Steiner sagt, es würde darin „gruneln" – kann sich das Leben ganz sachte entwickeln. Die Pflanzen erwachen in ihr und folgen dem Licht dank des harmonischen Zusammenspiels der Elemente Richtung Himmel.

In der Zeit um die Tagundnachtgleiche (20. März) erlangt die erwachende Natur, nur für ein paar Tage, ein Gleichgewicht. Dies offenbart sich in der Atmosphäre, die die Landschaft umgibt. Zartes Grün bedeckt Wiesen und Felder, Sträucher und Bäume, überall erscheinen Knospen, kleine Blätter und die ersten Blüten. Rasch verstecken sich die dunklen Äste im Wald hinter lichten, grünen Blätter- und Blütenwolken. Sie scheinen von außen zu kommen, vom Kosmos, nicht von den Pflanzen selbst. Am besten beobachten wir dies an Schlehen und Mandelbäumen, die mit ihren schneeweißen und rosaroten Blüten den Frühling ansagen.

Das Thema im ersten Teil des Frühlings ist bekanntlich das Wiederergrünen, die Auferstehung der Pflanzenwelt, das Keimen, Sprießen, Blätterbilden nach dem langen

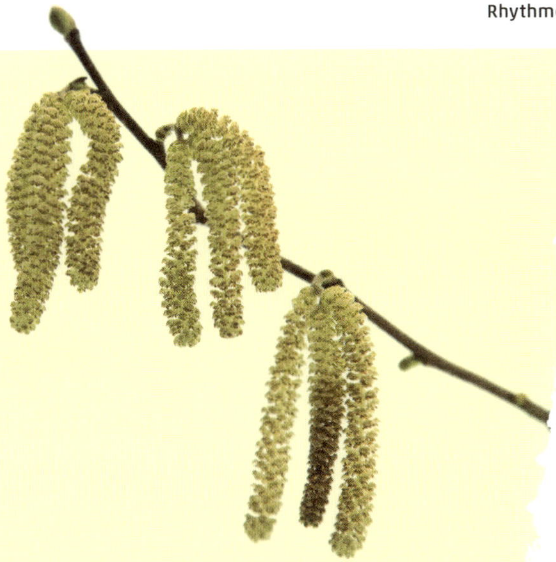

Winterschlaf. Für den geistigen Forscher werden die Pflanzen tatsächlich „von außen“ erschaffen. Ein Raum wird von einer lebendigen Form ausgefüllt, je nach Art. Im Phloem und im Xylem, den Leitbündeln der Pflanze, strömen zusammen mit Nährstoffen und Wasser auch die feinstofflichen Kräfte im unsichtbaren Lebensraum auf und ab. Die Lymphe erreicht die Triebe und regt die Zellteilung an. Es bildet sich das sogenannte Meristem oder Bildungsgewebe, das aus Zellen besteht, die noch nicht differenziert sind. Es gibt eine Präparation in der Naturheilkunde, die genau dieses Gewebe extrahiert: das „Gemmomazerat“, eine Tinktur aus Knospen, Wurzelspitzen oder frischen Trieben von Bäumen und Sträuchern. In den 1950er Jahren stellte Professor Georges Netien von der Universität Lyon (Frankreich) Nachforschungen über die Eigenschaften des Meristems in verschiedenen Pflanzen an, weil er überzeugt war, dass dieses teilungsaktive Gewebe therapeutisch wirksam ist. Fast zur selben Zeit entwickelte der belgische Arzt Henry die Gemmomazerate, indem er knospende Pflanzenteile in Alkohol und Glyzerin auszog. Nach Netien und Henry enthalten Gemmomazerate besondere, hochwirksame

„Das Leben in einem Taschentuch“ Eine Betrachtungsübung

Suchen Sie sich in der Wiese hinter dem Haus oder auf einem Feld, am Waldrand oder im Park ein Stückchen Erde aus, nicht größer als einen Quadratmeter. Stecken Sie es mit kleinen Steinen oder Zweigen ab, damit Sie es leicht wiederfinden, und beginnen Sie sofort, zu beobachten, was dort geschieht. Sind Kräuter und Gräser am Keimen und Sprießen? Durchziehen Wurzeln von Bäumen oder Sträuchern den Ort? Welche Gerüche, welche Farben nehmen Sie wahr? Krabbeln da Insekten?

Achten Sie darauf, welche Sinne Sie außer dem Sehsinn benutzen, um dieses kleine Stückchen Erde zu betrachten: den Tastsinn, den Geruchssinn, den Hörsinn? Fühlt es sich dort warm oder kalt an, wann scheint die Sonne darauf und wie spät kommt der Schatten?

Kehren Sie jeden Tag zu dem Übungsort zurück und zeichnen Sie auf, was Sie beobachten. Fertigen Sie Skizzen an, machen Sie ein paar Fotos, sammeln Sie Blätter und Blüten. Wenn Sie die Übung abschließen, können Sie die Abgrenzung wegnehmen. Bewahren Sie jedoch Ihre Erinnerungen gut auf. Sie können die Übung im Sommer, Herbst und Winter wiederholen, und Sie werden staunen, was ein taschentuchgroßer Erdfleck Ihnen vom Leben erzählt!

Inhaltsstoffe der Pflanze, und zwar in konzentriertem Maße, welche die salutogenetischen Kräfte im Menschen anregen.

Die sogenannte Gemmotherapie, *in Frankreich und Italien sehr beliebt, verwendet also nicht nur Substanzen, sondern auch zwei weitere Aspekte in ihrem Therapiekonzept: den jahreszeitlichen Aspekt – denn nur im Frühling kann man knospende Pflanzen extrahieren. Es wird also das, was die Alten Lebenskraft nannten, sowohl organisch als auch feinstofflich „eingefangen".*

Zum anderen legte besonders Dr. Henry Wert darauf, dass man Pflanzen aus Ausgangsmaterial verwendete, die in der eigenen Gegend wachsen. Bei der Mischung von Komplexmitteln – Gemmomazeraten aus verschiedenen Pflanzen – sollten die Bäume und Sträucher, aus denen man die Tinkturen herstellt, nah beieinander wachsen bzw. in derselben Landschaft heimisch sein.

Beide Aspekte stellen den Menschen und seine Heilung in den unmittelbaren Zusammenhang mit der Natur, die ihn umgibt, mit den verschiedenen Lebensräumen und Arten, die hilfreich für seine Gesundheit sein können.

Die dritte Phase des Frühlings kündet sich mit dem Übergang von der Blattbildung zur Blüte an. Es ist die Zeit, in der sich die Pflanze für die Umwelt, für die Tierwelt öffnet, es ist der Moment der Befruchtung. Was sich jedes Jahr im April und Mai darbietet, ist ein echtes Schauspiel: eine Explosion von Farben, Düften und Formen, welche die Sinne und Herzen der Menschen erfüllen.

Seit Urzeiten beschreiben Mythen und Legenden, Lieder und Gedichte die Atmosphäre im Spätfrühling, wenn sich in der Natur alle Elemente wie in einer Hochzeit vereinen und in der Fruchtbildung die Essenz der Pflanze, die Samen, vorbereitet werden.

Frühlingskräuter für die Küche und die Hausapotheke

In Europa wachsen ungefähr 12 000 Pflanzen. 1500 davon sind essbar. Wie viele Arten kennen Sie in Ihrer Gegend?

Die ersten Pflanzen und Kräuter, die im Frühling aus dem Boden sprießen, sind reich an Wasser, Chlorophyll, Schleimstoffen und in manchen Fällen wohltuenden und entgiftenden Bitterstoffen. Viele Arten bilden auffallende Grundrosetten, mit glatten, gesägten oder gewellten Blatträndern. Löwenzahn, Gänseblümchen, Hirtentäschel, Borretsch, Knoblauchsrauke, Zichorie und Malve: Hinter den Volksnamen verbirgt sich oft, was die Menschen auf dem Lande früher in ihrer natürlichen Hellsichtigkeit wahrnahmen. Viele Kräuter haben Tiernamen, andere gelten als „Drachenkräuter", weil sie das Böse fernhielten. Heute bezeichnet man sie als essbare *Frühlings- oder Wildkräuter.* In Italien werden sie noch auf dem Wochenmarkt, zusammen mit den ersten frischen Salaten, Mangold und Spinat verkauft, und man brät sie in der Pfanne mit Öl und Knoblauch oder hackt sie fein als rohe Beigabe.

Bis vor wenigen Jahrzehnten konnte man am Ende des Winters nicht unter so vielen frischen Gemüsearten wählen wie heute. Es gab noch keine Gewächshäuser oder Lastwagen, die die Nahrungsmittel hunderte von Kilometern transportierten. Also aß man, was Gärten und Felder hergaben, und wenn es an frischem Salat mangelte oder an Spinat, nahmen Frauen und Kinder große Körbe und sichelförmige Messerchen und begaben sich auf Wiesen und Äcker. Sie sammelten viele verschiedene Früh-

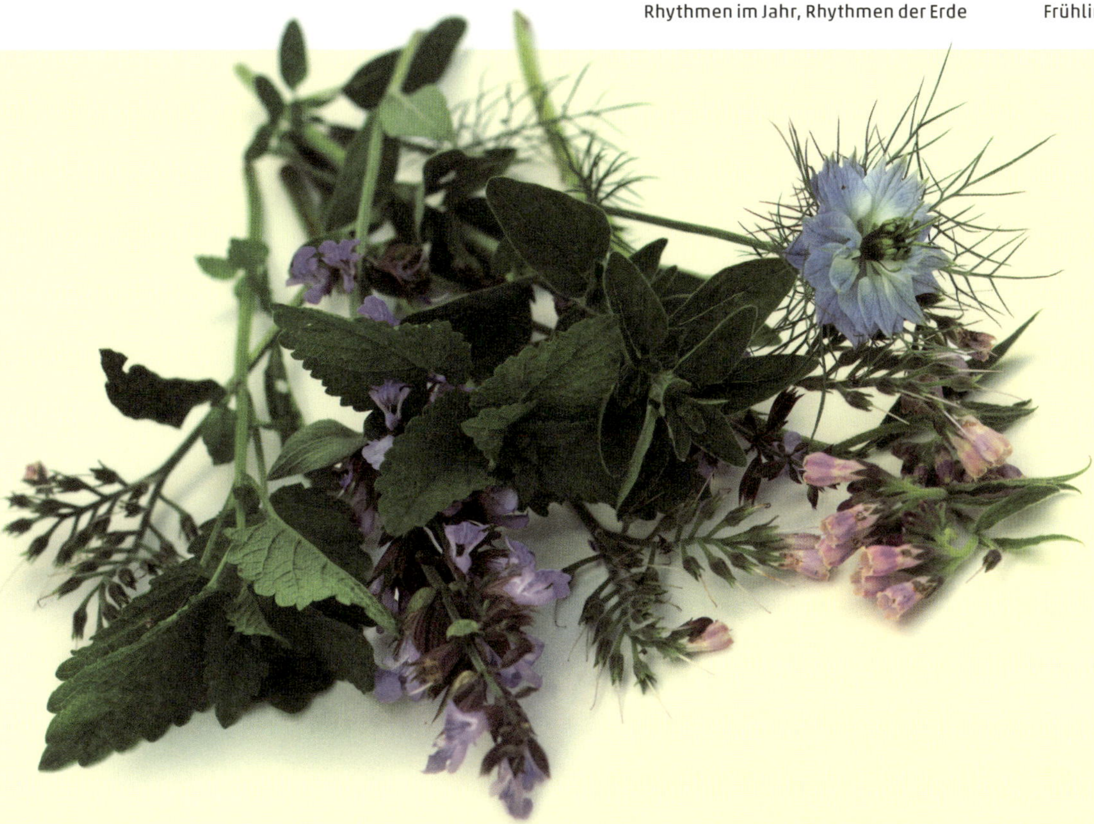

lingskräuter, wussten genau, welches man wie zubereiten konnte, kannten auch ihre Heilwirkung für Mensch und Tier. Man sollte bedenken, dass es damals viel mehr Arten gab als heute, weil noch keine Herbizide ausgebracht wurden und der Ackerboden nicht so tief gepflügt wurde.

Essbare Wildkräuter sind meist ein- oder zweijährige Pflanzen, die oft mit oder zwischen den Kulturpflanzen wuchsen. Sie zeichnen sich durch ihre große Vitalität aus und verbreiten sich rasch in der Landschaft bzw. bevölkern Orte je nach Klima und Bodenbeschaffenheit auf typische Art und Weise. Die moderne Agrarwirtschaft hat Methoden entwickelt, um diese Konkurrenten der Kulturpflanzen auszurotten, und geht heute mit „schwerem Geschütz" auf sie los: gesundheitsschädliche, chemische Mittel, wie das krebserregende Glyphosate, merzen auf den Feldern alles aus, was die Ernte beeinträchtigen könnte, die „Unkräuter" sterben ab, bilden keine Samen mehr, verschwinden aus der Landschaft, und mit ihnen Insekten, Bienen und Vögel.

T *Im intensiven Anbau, der vor allem aus Monokulturen besteht, wachsen nur noch sehr resistente „Unkräuter", und ich muss darauf hinweisen, sie dort nicht zu sammeln. Wildkräuter können unglaublich hohe Konzentrationen dieser gefährlichen Substanzen enthalten!*

Wildkräuter verdichten im Frühling sowohl die Substanzen, die in der Erde enthalten sind, als auch diejenigen, die aus dem Kosmos kommen. Sie bringen sie an die Oberfläche, geben ihnen eine lebendige Form. Deshalb helfen sie auch, eventuelle Mangelzustände in einem Acker festzustellen. Man bezeichnet sie als „Zeigerpflanzen". Sie geben Auskunft über den Gesundheitszustand eines Ortes, ob es Ungleichgewichte im Substanziellen gibt, aber auch in der Pflege, und weisen z.B. auf Bodennässe, zu wenig oder zu viel Düngung hin, auf falsche Bodenbearbeitung oder Lichtmangel.

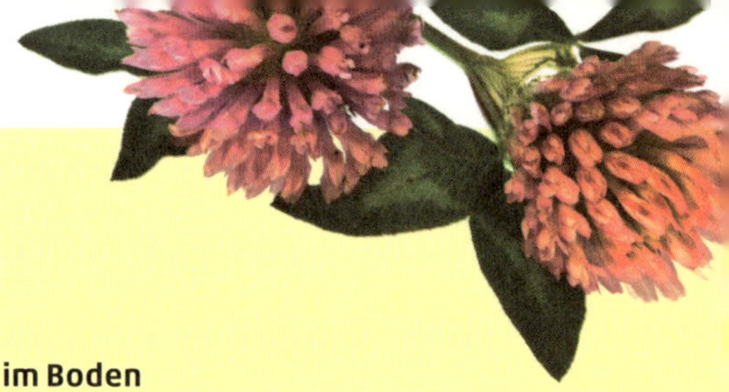

Beispiele von Zeigerpflanzen:

Zeigerpflanzen	Hinweis im Boden
Beinwell (Symphytum officinale L.)	Feuchtigkeit im Boden, Humus
Brennnessel (Urtica dioica L.)	Zu viel Stickstoff, frischer Boden
Primel (Primula vulgaris Hudson)	Basischer Boden, stickstoffarm
Honigklee (Melilotus officinalis L.) PALL.	Sehr trockener Boden, basisch
Labkraut (Galium verum L.)	Wenig Stickstoff, leicht saurer Boden
Odermennig (Agrimonia eupatoria L.)	Basischer, kalkreicher Boden
Löwenzahn (Taraxacum officinale L.)	Frischer Boden, stickstoffreich
Waldengelwurz (Angelica sylvestris L.)	Feuchtigkeit in der Tiefe
Spitzwegerich (Plantago lanceolata L.)	Kompakter Boden, fruchtbar
Weiße Taubnessel (Lamium album L.)	Zu viel Stickstoff, feuchter Boden
Wilder Dost (Oreganum vulgare L.)	Trockenheit, Stickstoffmangel

Wildkräuter drücken auch wichtige Qualitäten einer Landschaft aus, genau wie die eigentlichen Heilpflanzen. Anhand ihrer Verbreitung, ihres Wuchses und ihrer Inhaltsstoffe kann man ablesen – wie in einem Buch! – , wie irdische, materielle, kosmische und feinstoffliche Kräfte einander begegnen und wirken. Ich habe die hier beschriebenen Wildkräuter viele Jahre lang an verschiedenen Orten beobachtet, gesammelt und verwendet und habe festgestellt, dass ihr Wuchs, ihr Aussehen, die Größe, die Qualität der Früchte, Blüten, Blätter und Wurzeln stark von den Bedingungen des Ortes geprägt sind. Wildkräuter, ob essbar oder heilsam, erzählen uns vom „Genius loci", der Essenz einer Landschaft, die so schwer fassbar ist.

Der Heilpflanzenliebhaber sollte sich also nicht nur damit beschäftigen, *was* an einem Ort gedeiht, sondern auch *wie*. Im Frühling kann er sich den Wildkräutern widmen, die am Straßenrand, auf Äckern und Fluren wachsen und manchmal ganz unauffällig scheinen. Wenn man ältere Menschen im Ort befragt, kann man oft Auskunft über die meist verbreiteten Arten und ihre Verwendung bekommen. Sie wissen manche Geschichte zu erzählen und verraten Rezepte – vom Kräutersüppchen zum Verdauungstrunk.

Die traditionelle „Frühjahrskur"

Die Tage werden länger und milder, und plötzlich wird einem bewusst, wie viel es im Garten und im Haus neben der alltäglichen Arbeit zu tun gibt. Gerade in dieser Zeit fühlt man sich aber manchmal schlapp, weniger ausgeruht, man kommt sich langsamer vor als normalerweise und braucht mehr Ruhe. Andere werden nervös und kribbelig und können nicht schlafen. Die „Frühjahrsmüdigkeit" trifft viele Menschen zwischen Februar und April – jung und alt, sogar die Kleinen. In Wirklichkeit handelt es sich um einen vorübergehenden Zustand, der mit dem Wechsel der Jahreszeit zusammenhängt. Er hat auch mit der eigenen körperlichen und seelischen Verfassung und mit einer gewissen Konstitution zu tun: Nachdem man viele Monate bei künstlichem Licht und überheizter Luft in geschlossenen Räumen verbracht hat, kann es schon vorkommen, dass die Sinne, der Kreislauf und das Lymphsystem nicht mehr richtig „auf Touren kommen", auch wenn draußen die Sonne scheint und geradezu zur Aktivität auffordert. Der Organismus kommt mit dem Umschwung nicht mit, die Atemwege sind von den vielen Pollen überreizt, die Verdauung streikt, die Augen brennen, Allergien treten auf.

Wenn diese Symptome zu stark werden, und vor allem, wenn sie jeden Frühling auftreten, kann eine Entschlackungskur helfen, wie die traditionelle europäische Kräuterheilkunde sie empfiehlt. Früher nannte man sie auch „Blutreinigungskur". Sie besteht aus einer Mischung aus Kräuteranwendungen (Einnahme von frischen Wildkräutern, Heilpflanzentees, Tinkturen, Gemmomazeraten, Anwendung von Wickeln, Bädern und Abreibungen), einem Ernährungswechsel (weniger raffinierte Kohlenhydrate und Milchprodukte, mehr basisch wirkende Lebensmittel und viele frische Kräuter) und täglicher Bewegung an der frischen Luft.

Als eine der ältesten und traditionellsten Entgiftungskuren wird die Frühjahrskur heute von komplizierten Diäten und kostspieligen „Wellnesswochen" ersetzt. Zum Entgiften und Reinigen ist sie jedoch meines Erachtens wirkungsvoll und einfach anzuwenden und hilft, ein gesundes Verhältnis zum eigenen Körper, zur Natur und zur Ernährung aufzubauen. Beim ersten Mal kann man sich von einem Herboristen oder Heilpraktiker beraten lassen, bei schweren organischen Krankheiten sollte man aber immer unbedingt einen Arzt zu Rate ziehen. In den darauffolgenden Jahren kann man die Kur selbständig durchführen und den eigenen Bedürfnissen anpassen. Eine vollständige Entschlackungskur sollte mindestens 10 Tage, kann aber auch drei Wochen dauern. Sie wirkt immer in drei Phasen auf den Organismus: nach den ersten Tagen „schlägt die Kur an", d.h. es kann eine sogenannte „Krise" mit leichten Kopfschmerzen und Ruhebedürfnis eintreten. Dann beginnt die eigentliche Phase der Ausscheidung, und zum Schluss kommt die Zeit der „Klärung", in der man sich an die Kur gewöhnt hat und neue, belebende Energien verspürt: die Augen strahlen, die Haut wirkt rosig und straff, man hat wieder einen gesunden Appetit und fühlt sich rundum leichter und elastischer.

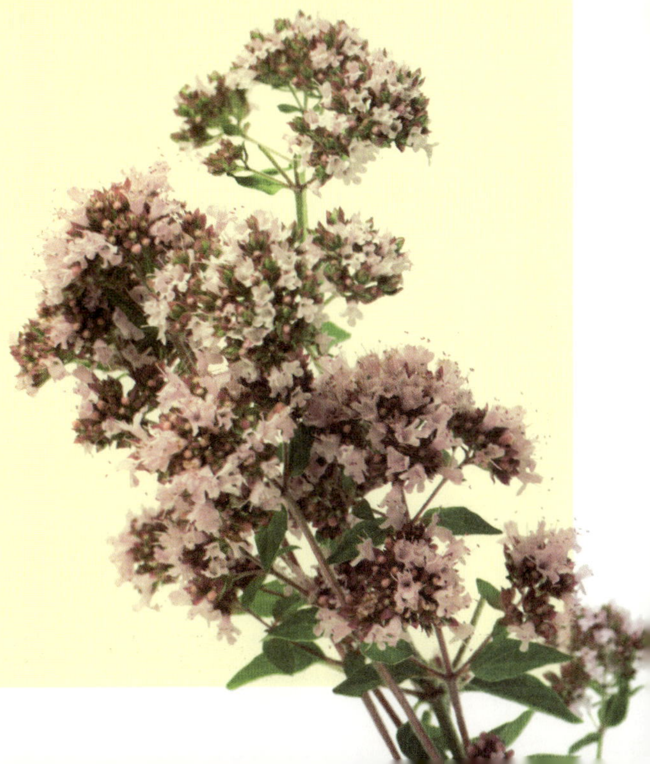

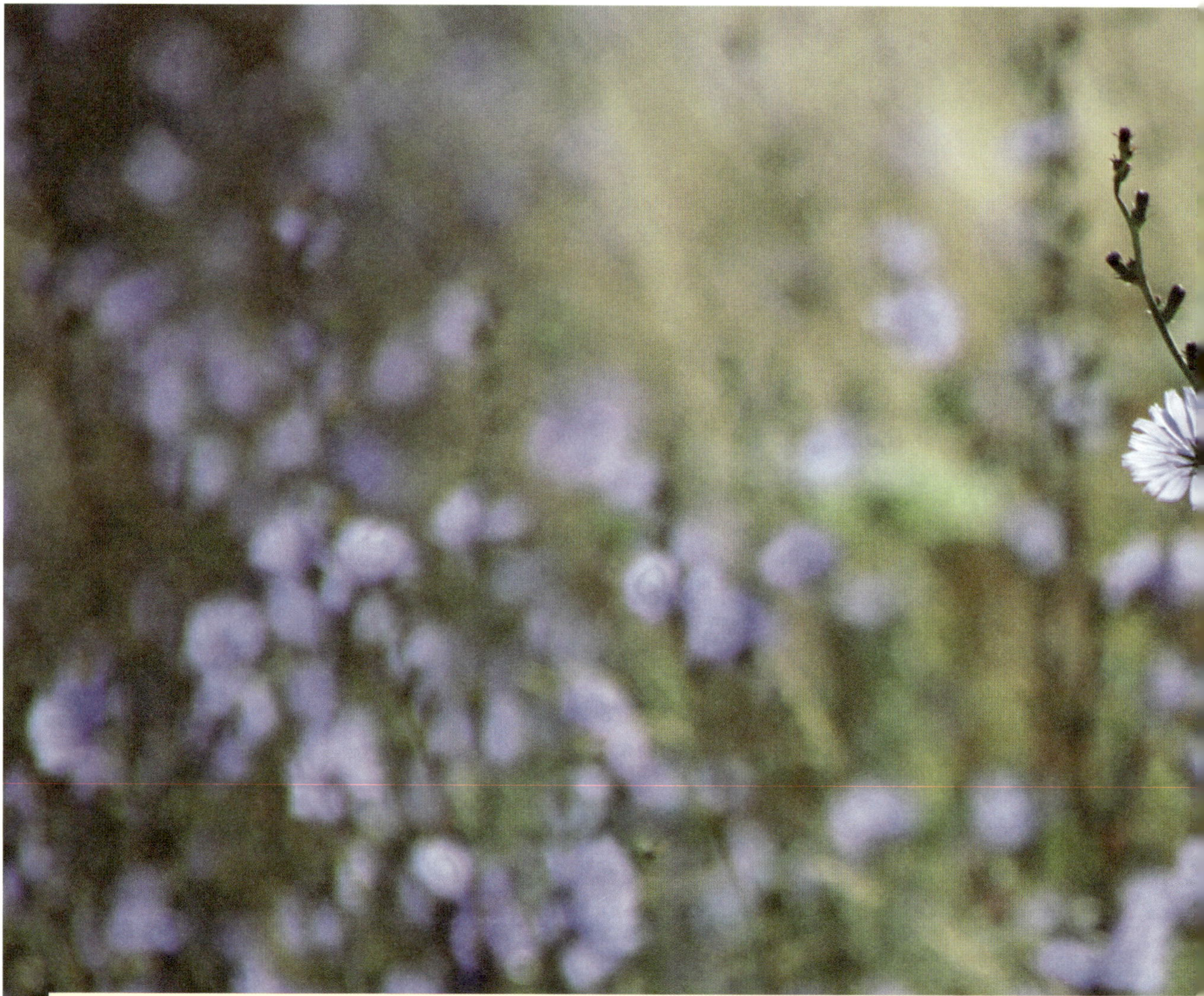

Was Frühlingskräuter enthalten und wie sie wirken

Wild wachsende Frühlingskräuter sind eine wahre Apotheke für Mensch und Tier. Blätter, Stängel, Blüten und Triebe sind reich an Vitaminen (vor allem C und A), Mineralsalzen, Spurenelementen, Chlorophyll, Schleimstoffen, organischen Säuren, Enzymen und Bitterstoffen. Wie Heilpflanzen enthalten auch essbare Wildkräuter jeweils ihren eigenen Phytokomplex, der beim Menschen die Ausscheidung fördert, die Produktion von Galle und Magensäften anregt und entzündungshemmend und krampflösend wirkt.

Die goetheanistisch-phänomenologische Betrachtung der Wildkräuter bietet einen weiteren, interessanten Gesichtspunkt in Bezug auf ihren Wirkungskreis. Schauen wir uns das Gewebe der Arten an, die wir im Frühling sammeln: oft fallen uns die Blätter der Grundrosetten auf. Von der Form her *erinnern sie an Blüten*, die direkt aus dem Erdboden sprießen. Statt der Pigmente, die der Blüte die Farbe verleihen, enthalten sie Chlo-

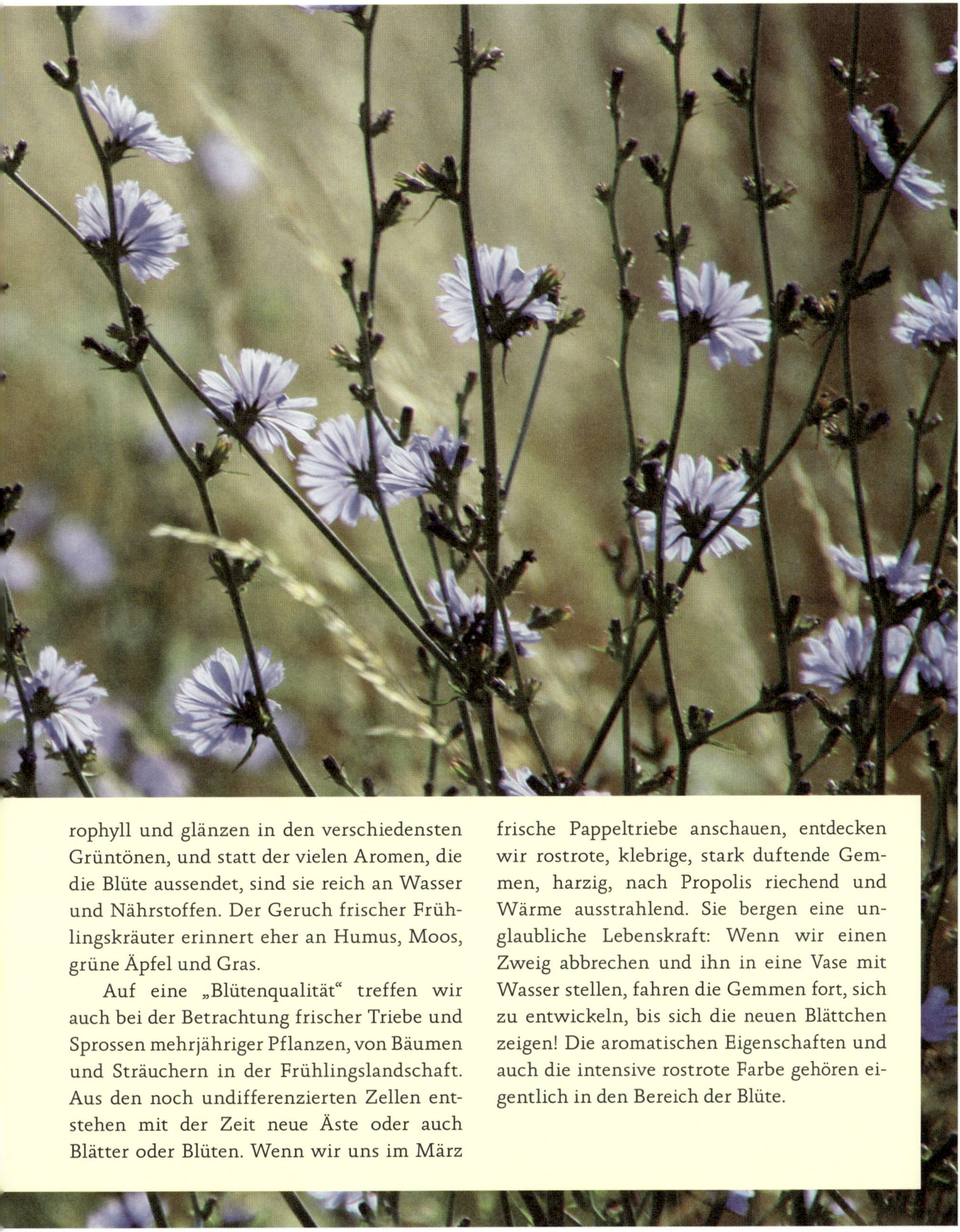

rophyll und glänzen in den verschiedensten Grüntönen, und statt der vielen Aromen, die die Blüte aussendet, sind sie reich an Wasser und Nährstoffen. Der Geruch frischer Frühlingskräuter erinnert eher an Humus, Moos, grüne Äpfel und Gras.

Auf eine „Blütenqualität“ treffen wir auch bei der Betrachtung frischer Triebe und Sprossen mehrjähriger Pflanzen, von Bäumen und Sträuchern in der Frühlingslandschaft. Aus den noch undifferenzierten Zellen entstehen mit der Zeit neue Äste oder auch Blätter oder Blüten. Wenn wir uns im März frische Pappeltriebe anschauen, entdecken wir rostrote, klebrige, stark duftende Gemmen, harzig, nach Propolis riechend und Wärme ausstrahlend. Sie bergen eine unglaubliche Lebenskraft: Wenn wir einen Zweig abbrechen und ihn in eine Vase mit Wasser stellen, fahren die Gemmen fort, sich zu entwickeln, bis sich die neuen Blättchen zeigen! Die aromatischen Eigenschaften und auch die intensive rostrote Farbe gehören eigentlich in den Bereich der Blüte.

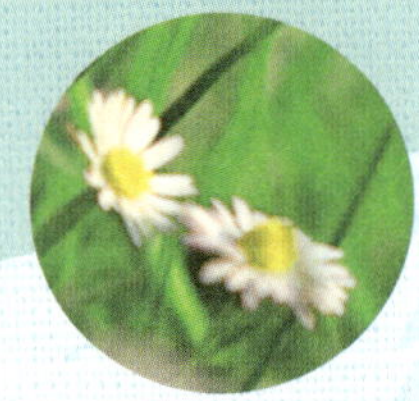

Schauen wir uns zum Schluss noch einige wichtige Wirkungen der essbaren Frühlingskräuter auf unseren Organismus an:

T *Die knackigen, frischen Blätter aromatischer Arten wie Bärlauch oder Knoblauchsrauke würzen ausgezeichnet rohe und gekochte Speisen.*

Bitterkräuter wie Löwenzahn oder Wegwarte haben einen wohltuenden Einfluss auf den Stoffwechsel und die Verdauung, können Blähungen verhindern (Fenchelkraut) und die Leber stärken.

Viele Arten können äußerlich verwendet werden: Gänseblümchenblätter bei Verletzungen, Spitzwegerich bei Wunden, Malve bei Furunkeln.

Ich kann hier nur andeuten, wie breit das Spektrum der wilden Frühlingskräuter ist. Es lohnt sich, selbst zu erproben, wie heilsam und pflegend viele Arten wirken und wie schmackhaft frische Kräuter in der Küche sein können. Am besten lernen wir sie botanisch zu bestimmen, aber auch zu beobachten, wie sie an verschiedenen Standorten wachsen. Vergessen wir auch ihren Bezug zu den feineren Qualitäten der Landschaft und auch der besonderen Jahreszeit nicht!

Die phänomenologisch-goetheanistische Wahrnehmung hilft, neue Aspekte ausfindig zu machen, und wir können sie in Aufzeichnungen, Bildern, Beschreibungen von Rezepten und Präparationen festhalten. Der Frühling ist der beste Zeitpunkt, um ein *„Jahreszeitenheft“* anzulegen, damit man Jahr für Jahr sieht, was sich in der Natur – und uns selbst – bewegt.

Wiesen und Weiden

Gewöhnliches Leimkraut (Silene vulgaris Moench)
Mariendistel (Silybum marianum Gaertner)
Wiesensalbei (Salvia pratensis L.)
Gänseblümchen (Bellis perennis L./Foto)
Wilde Möhre (Daucus carota L.)
Wilder Fenchel (Foeniculum vulgare Miller)
Wegwarte (Cichorium intybus L.)
Löwenzahn (Taraxacum officinale L.)
Spitzwegerich (Plantago lanceolata L.)
Borretsch (Borago officinalis L.)
Wilde Malve (Malva sylvestris L.)

Wo man Wildkräuter sammelt

Wildkräuter begleiten unsere Kulturpflanzen seit Menschengedenken, sie wachsen auf den Feldern, am Waldrand, an Wegen, Straßen und Bahngeleisen, füllen sogenannte „Zwischenorte“, an denen sonst nichts mehr gedeiht, z.B. im Baugelände oder bei verlassenen Häusern, in Gärten, Wiesen und Weiden, an Gräben und Flussufern.

Um sicherzugehen, dass man die frischen Wildkräuter an Orten sammelt, die nicht mit synthetischen Pflanzenschutzmitteln, Dün-

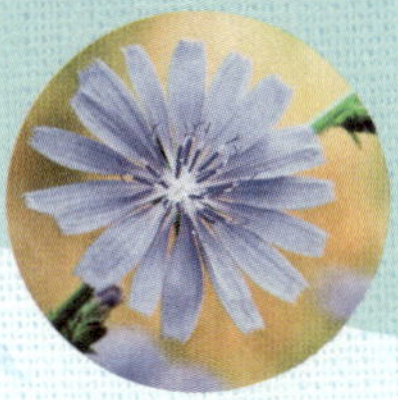

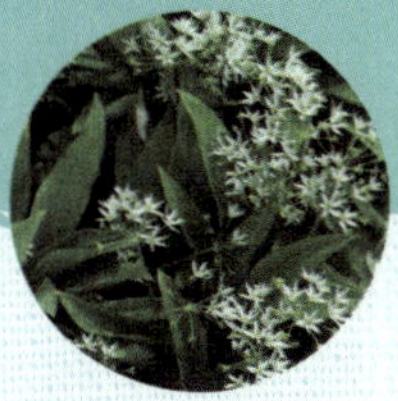

Bebaute Felder und Äcker

Löwenzahn (Taraxacum officinale L.)
Ackerrettich (Raphanus raphanistrum L.)
Kleiner Wiesenknopf (Sanguisorba minor L.)
Weiße Doppelrauke (Diplotaxis erucoides L. DC)
Ferkelkraut (Hypochaeris radicata L.)
Gänsedistel (Sonchus oleraceus L.)
Habichtsbitterkraut (Picris hieracioides L.)
Wegwarte (Cichorium intybus L./Foto)
Weißer Gänsefuß (Chenopodium album L.)
Klatschmohn (Papaver rhoeas L.)
Hirtentäschel (Capsella bursa pastoris L.)

Waldrand

Knoblauchsrauke (Alliaria petolata Bieb)
Bärlauch (Allium ursinum L./Foto)
Waldmeister (Galium odoratum L.)
Wilder Spargel (Asparagus acutifolius L.)
Gewöhnliche Waldrebe (Clematis vitalba L.)

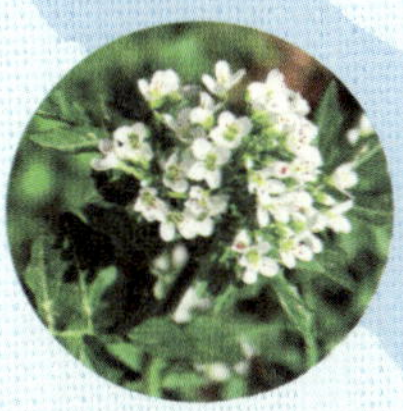

Feuchte Gräben, Bachufer

Echte Brunnenkresse (Nasturtium officinale W.T. Aiton/Foto)
Huflattich (Tussilago farfara L.)
Große Klette (Arctium lappa L.)
Weidenröschenarten (Epilobium spp.)

gern oder Schwermetallen in Berührung gekommen sind, sollte man sich von befahrenen Straßen fernhalten und sich erkundigen, ob es Flächen gibt, auf denen biologisch oder biologisch-dynamisch angebaut wird. Achtgeben sollte man auch auf Bäche, Wassergräben und Flüsse: Sie sollten sauberes Wasser enthalten und es dürfen keine Abflüsse in der Nähe sein.

Im *„Jahreszeitenbuch"* kann man sich den Ort, die Zeit und auch das Wetter notieren, damit man im darauffolgenden Jahr wieder dort sammeln kann. Aber aufgepasst, die Wildkräuter „wandern" gerne! Viele Arten wachsen nicht am selben Ort, sondern suchen sich neue Plätze aus. Es ist mir schon passiert, dass ich an der Stelle, an der ich mehrere Jahre lang gesammelt hatte, plötzlich keine einzige Brennnesselpflanze mehr finden konnte. Ich musste hundert Meter weitergehen – bis zu einer Stelle, an der der Boden in „Unordnung" war, wie es der Urtica eben gefällt –, bis ich wieder ihre stachligen Triebe und Blätter ernten konnte.

Ernte und Verarbeitung in der Küche

Folgende Pflanzenorgane werden gesammelt: Grundrosette, Blätter, Triebe, Stängel, Knospen und Blüten, Samen, Wurzeln, Knollen. Alle oberirdischen Teile werden am Vormittag geerntet, Blüten und aromatische Blätter am besten frühmorgens. Zum Ernten verwendet man ein scharfes Messer (Blätter nicht abreißen!) und einen Korb (keine Plastiktüten). Man verwendet die gesammelten Pflanzen nach Möglichkeit noch am selben Tag.

T *Wichtig ist, die geernteten Wildkräuter sehr gut zu reinigen. Zu Hause breitet man sie aus und entfernt holzige Teile, Erde, Steinchen, Insekten, welke Blätter usw. Blätter und Stängel werden kalt abgewaschen, Blüten reinigt man trocken. Wurzeln werden mit einer Bürste unter fließendem Wasser saubergerieben. Es empfiehlt sich, die Kräuter unmittelbar vor der Verarbeitung klein zu hacken; sollten sie roh zu hart sein, z.B. Wegwartenblätter oder Gänsedistel, schneidet man sie fein auf und lässt sie in einer Mischung aus Olivenöl, Zitronensaft und Salz ziehen. In Italien gibt man traditionsgemäß frisch geschnittene Parmesanscheibchen, Kapern, Oliven oder feingehackten Anchovis dazu: Es lohnt sich, solche leckeren Kombinationen auszuprobieren!*

Bittere Pflanzen wie Wegwarte, Löwenzahn und viele Grundrosetten und Wurzeln von Korbblütlern lassen sich gut zusammen mit „süßem" Wurzelgemüse, z.B. Karotten, Pastinaken oder Sellerieknollen, und auch mit Kartoffeln, Süßkartoffeln und Topinambur kombinieren.

Knackige Blätter, z.B. von Gänsedistel, Wiesenknopf oder Rauke, schmecken roh besser als gekocht, sie verleihen gemischten Salaten eine besondere Note. So wirken sie gleichzeitig Appetit anregend und verdauungsfördernd: bei einem Festessen mit mehreren Gängen kann man frische Wildkräuterblätter fein hacken, rohen Salaten beimengen und über Fleisch- und Fischplatten und Eierspeisen streuen. Sehr schmackhaft sind auch Soßen aus saurer Sahne, Balsamico-Essig, Olivenöl und gehackten Frühlingskräutern.

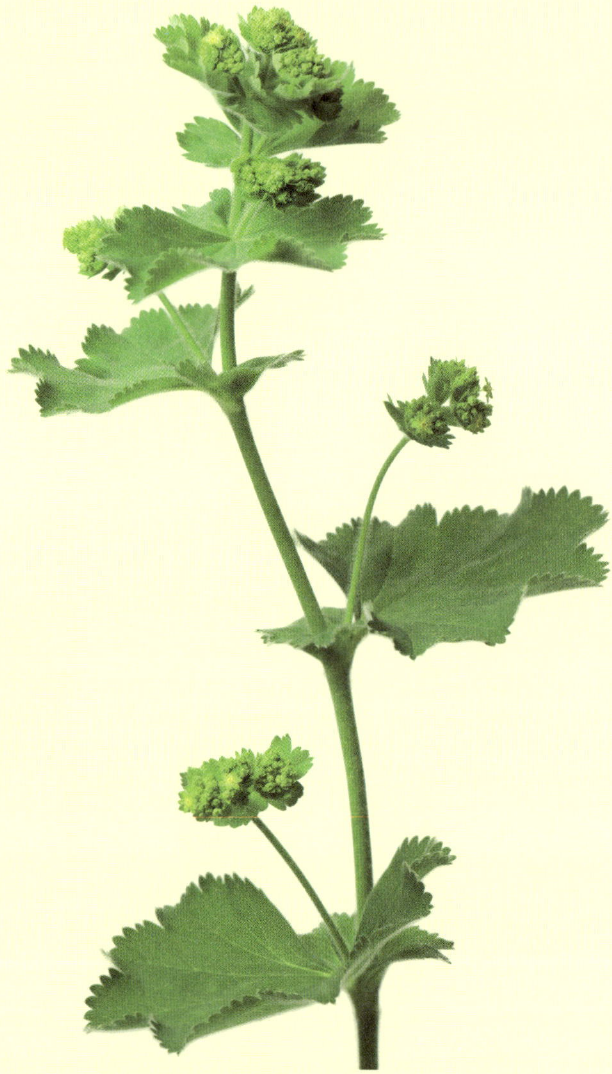

Chlorophyll- und mineralsalzreiche Pflanzen wie wilder Mangold (Beta vulgaris), Brennnessel (Urtica dioica) und Borretsch (Borago officinalis) eignen sich als gekochte Beigabe. Man dünstet sie in einer Pfanne mit Olivenöl, Knoblauch und Muskatnuss und serviert sie mit gerösteten Mandeln oder Pinienkernen.

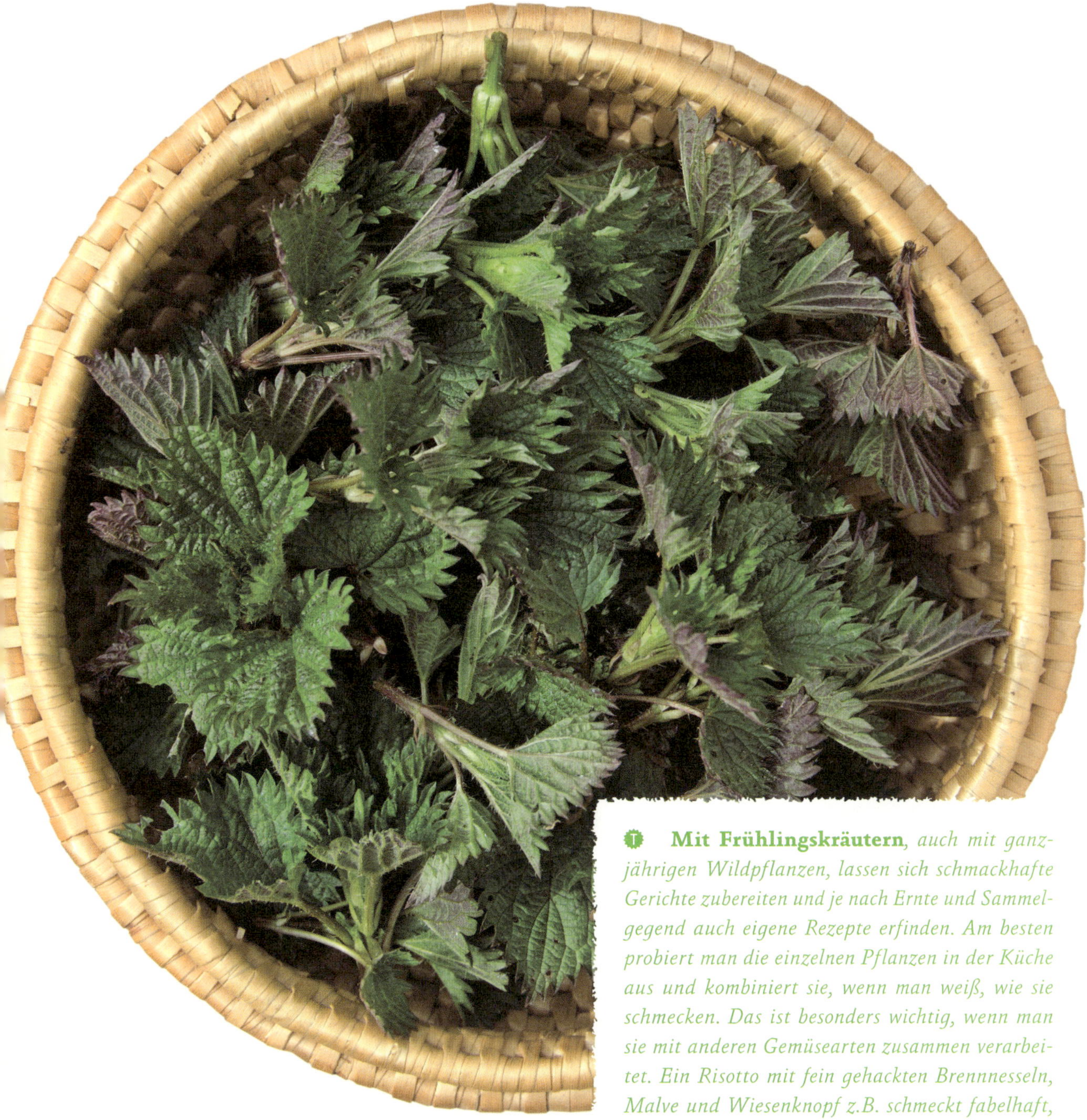

Mit Frühlingskräutern, *auch mit ganzjährigen Wildpflanzen, lassen sich schmackhafte Gerichte zubereiten und je nach Ernte und Sammelgegend auch eigene Rezepte erfinden. Am besten probiert man die einzelnen Pflanzen in der Küche aus und kombiniert sie, wenn man weiß, wie sie schmecken. Das ist besonders wichtig, wenn man sie mit anderen Gemüsearten zusammen verarbeitet. Ein Risotto mit fein gehackten Brennnesseln, Malve und Wiesenknopf z.B. schmeckt fabelhaft, verliert jedoch den aparten Geschmack, wenn man Knoblauch, Sellerie oder Porree mitkocht.*

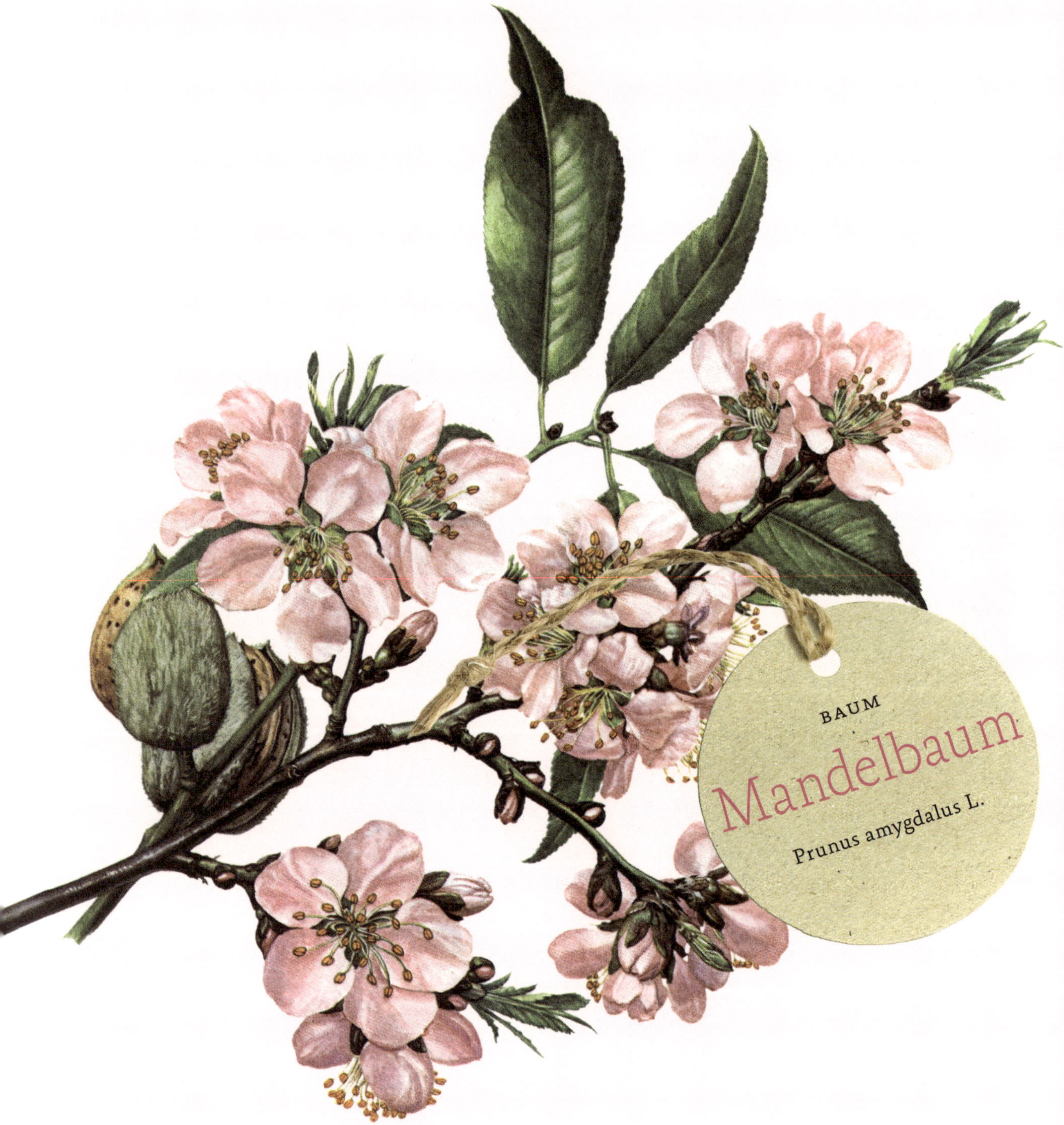
BAUM
Mandelbaum
Prunus amygdalus L.

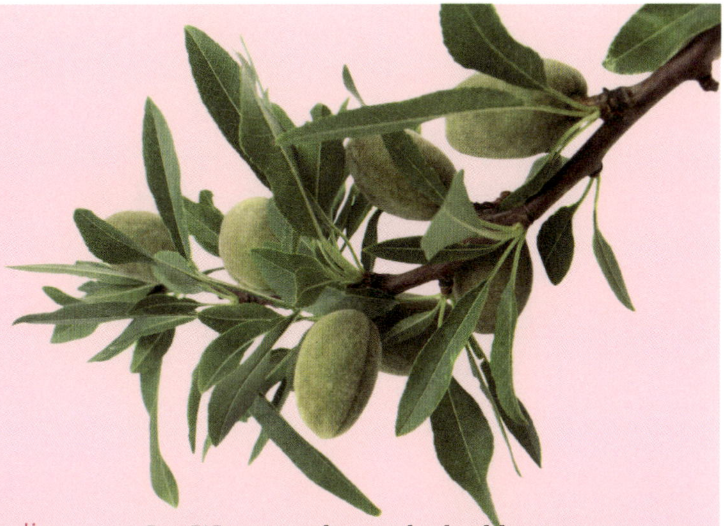

Im Orient war es Brauch, dass Frauen, die sich ein Kind wünschten, den Namen auf drei Mandeln einritzten und diese einen Mondzyklus lang am Körper trugen.

Auf trockenen Hängen und Wiesen, auf Kornfeldern und in Olivenhainen steht der Mandelbaum aus der Familie der Rosengewächse. Er liebt die Luft in Bewegung und das Licht des Südens, braucht nicht viel Wasser und zieht kalkreiche Böden vor. Es darf nachts nicht zu kalt werden, sonst gelingt es ihm nicht zu blühen.

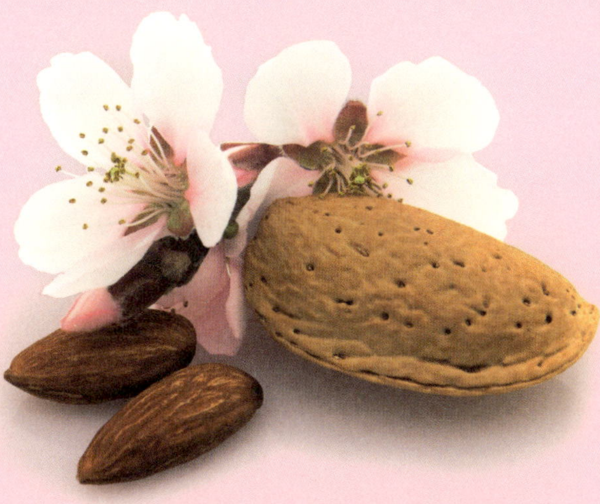

Im Winter steht er als dunkle einsame Gestalt auf den Feldern, die Rinde ist mattschwarz und zerfurcht. Das Holz ist sehr hart, wird nur noch selten verarbeitet. Früher schnitzte man Messergriffe, Spindeln und allerlei Werkzeug daraus.

Im Januar knospt er, und im Februar und März überziehen die zarten, duftenden Blüten den ganzen Baum. Aus den weißen Blüten entstehen die *essbaren Mandeln*, aus den rosaroten die *Bittermandeln*. Die Blätter sind immer lanzettförmig, weich und hellgrün. Schon im April erscheinen die Früchte, lindgrüne, samtüberzogene Halbmonde, in denen die holzigen Samen heranreifen. Ab August kann man sie ernten, sie werden von der weichen Außenhülle befreit und für den Winter eingelagert. Die Hauptanbaugebiete in Europa sind Süditalien, Griechenland und die Türkei, in Amerika werden sie hauptsächlich in Kalifornien angebaut.

Im Altertum gelangte der Mandelbaum aus Asien über die Seidenstraße in den Mittelmeerraum. Blühende Mandelzweige schmückten die wertvollen Seidenstoffe aus China und Japan. Griechische Mönche verbreiteten den Mandelbaum in Europa, und die Heilkraft der Früchte war der *Heiligen Hildegard von Bingen* (1098–1179) wohl bekannt:

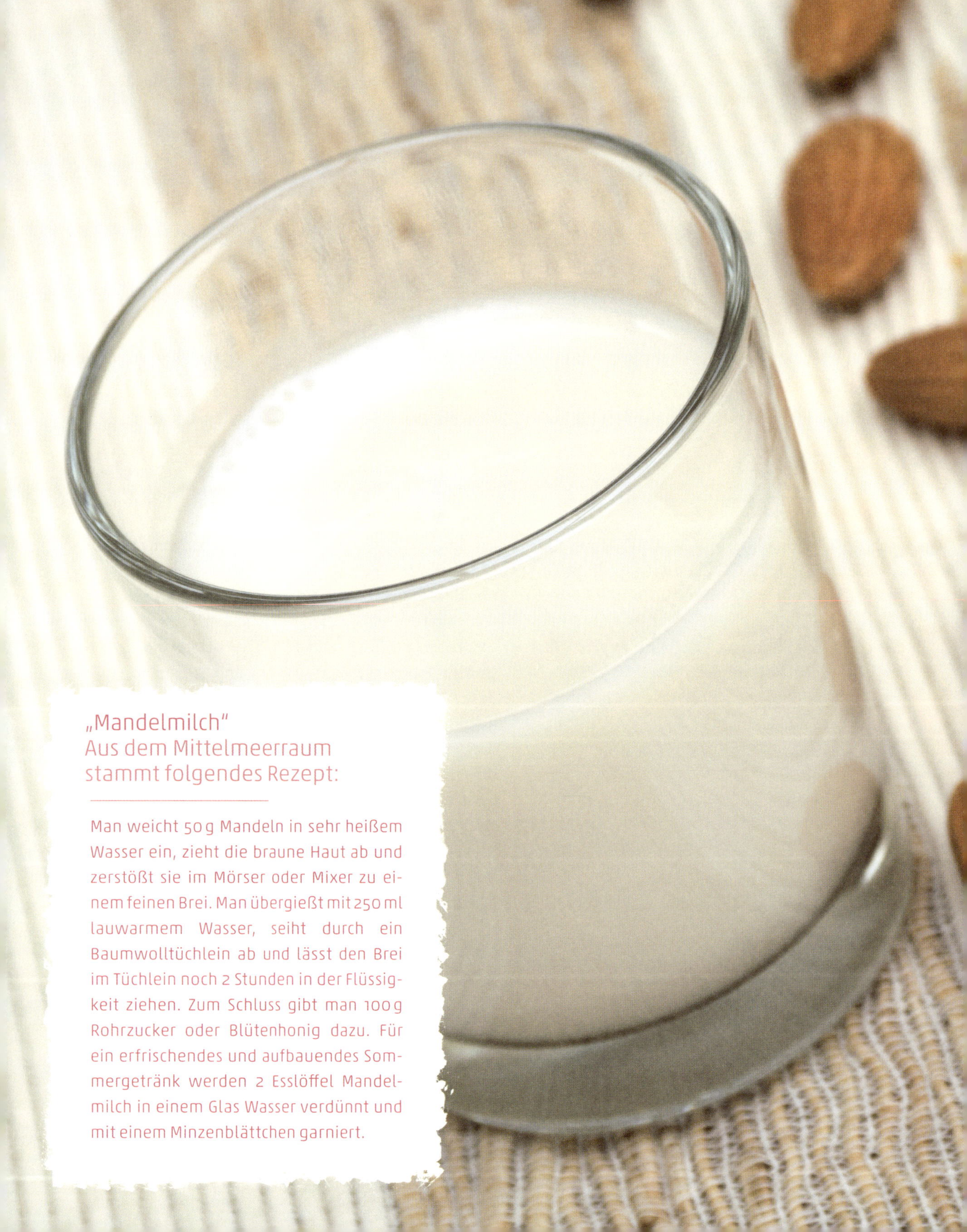

„Mandelmilch" Aus dem Mittelmeerraum stammt folgendes Rezept:

Man weicht 50 g Mandeln in sehr heißem Wasser ein, zieht die braune Haut ab und zerstößt sie im Mörser oder Mixer zu einem feinen Brei. Man übergießt mit 250 ml lauwarmem Wasser, seiht durch ein Baumwolltüchlein ab und lässt den Brei im Tüchlein noch 2 Stunden in der Flüssigkeit ziehen. Zum Schluss gibt man 100 g Rohrzucker oder Blütenhonig dazu. Für ein erfrischendes und aufbauendes Sommergetränk werden 2 Esslöffel Mandelmilch in einem Glas Wasser verdünnt und mit einem Minzenblättchen garniert.

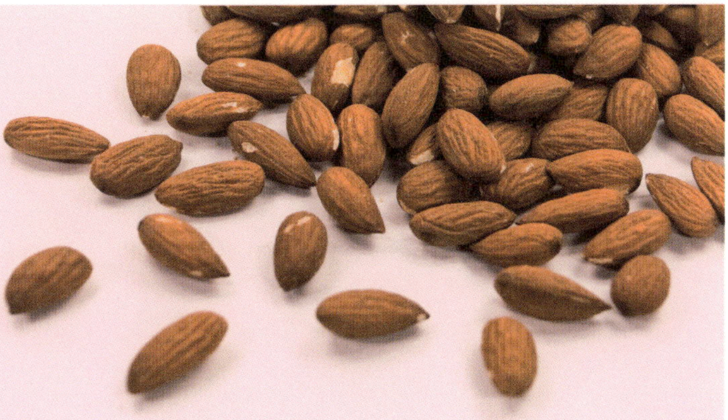

„Die Rinde, die Blätter und der Saft des Mandelbaumes eignen sich nicht zur Herstellung von Heilmitteln, denn die ganze Kraft ist in der Frucht enthalten. Wer ein leeres Hirn hat, an Blässe und Kopfweh leidet, sollte oft von den Früchten essen, denn sie füllen das Hirn und verleihen eine gesunde Gesichtsfarbe. Auch wer krank ist an der Lunge oder an der Leber, soll oft rohe, gekochte und geröstete Mandeln verzehren; sie geben der Lunge neue Kraft und trocknen den Kranken nicht aus, sondern stärken ihn."

Die Fruchtkerne des Mandelbaums – sie sind im botanischen Sinne keine Nüsse! – dienen der Zubereitung von Süßspeisen und Backwaren.

Mandeln enthalten wertvolle Aminosäuren, Kalzium, Phosphor und Kalium, Eisen und Vitamin B, E und Folsäure. Man muss sie gut kauen, damit die im Speichel enthaltenen Enzyme die ungesättigten Fettsäuren besser aufspalten können. Sie sind ein echtes Energiekonzentrat in stressreichen Zeiten, auch in der Stillzeit und in der Rekonvaleszenz, jedes Mal, wenn der Körper zusätzliche, wertvolle Nahrung braucht. Auch für Schüler und Studierende eignen sich getrocknete und geröstete Mandeln bestens, gehören sie doch zur berühmten Mischung aus Trockenfrüchten, Samen und Nüssen, dem „*Studentenfutter*".

T *Der regelmäßige Genuss von Mandeln verbessert nachweislich die Viskosität des Blutes und hilft Cholesterin abzubauen und Kreislaufkrankheiten vorzubeugen. Um Krampfadern vorzubeugen und die Gebärmutter zu stärken, wird Frauen empfohlen, täglich bis zu 20 Mandeln zu verzehren.*

Die Bittermandeln haben einen typischen Geschmack und Geruch, sie enthalten ein giftiges Glykosid, das Amygdalin. Seit Jahrhunderten werden die bitteren Kerne vor allem in der Herstellung von Likören und Backwaren verwendet. Das Bittermandelaroma wird heute auch künstlich, aus Erdölderivaten, hergestellt. Synthetische Aromastoffe sind jedoch für die Gesundheit nicht unbedenklich, besonders für die Leber, die die „fremden" Moleküle nicht erkennt!

Aus den Süßmandeln gewinnt man ein nährendes, heilsames Öl. Es ist durchsichtig, hellgelb und schmeckt leicht süß. Als mildes Abführmittel ist es besonders für Kinder und Schwangere geeignet, und in der Kosmetik verwendet man es bei sehr trockener empfindlicher Haut und Geweberissen.

Der Mandelbaum hat einen starken Bezug zu Mond und Saturn. Einerseits stärken die Mandeln unser Lymphsystem, die Lunge und die Geschlechtsorgane, zugleich vermitteln sie Wärme und eine schützende Begrenzung.

Der Gehalt an Blausäure deutet auf den Bezug zum Zeitalter des Alten Mondes hin, als die Erdatmosphäre noch reich an Blausäure war. Rudolf Steiner erwähnt die Blausäure als herzwirksame Substanz, als „Boten der Liebeskräfte".

Im Garten breiten große Holunderbüsche, jahrzehntealte Prachtexemplare, ihre weißgelben, wohlduftenden Blütenteller in der Mailandschaft aus: sie halten Hof für allerlei summendes, flatterndes Getier. Der Holunder, Sambucus nigra, aus der Familie der Geißblattgewächse fehlt auf keinem Bauernhof, und der alte Brauch, ihn in Hausnähe anzupflanzen, zieht sich von Skandinavien bis in den Apennin.

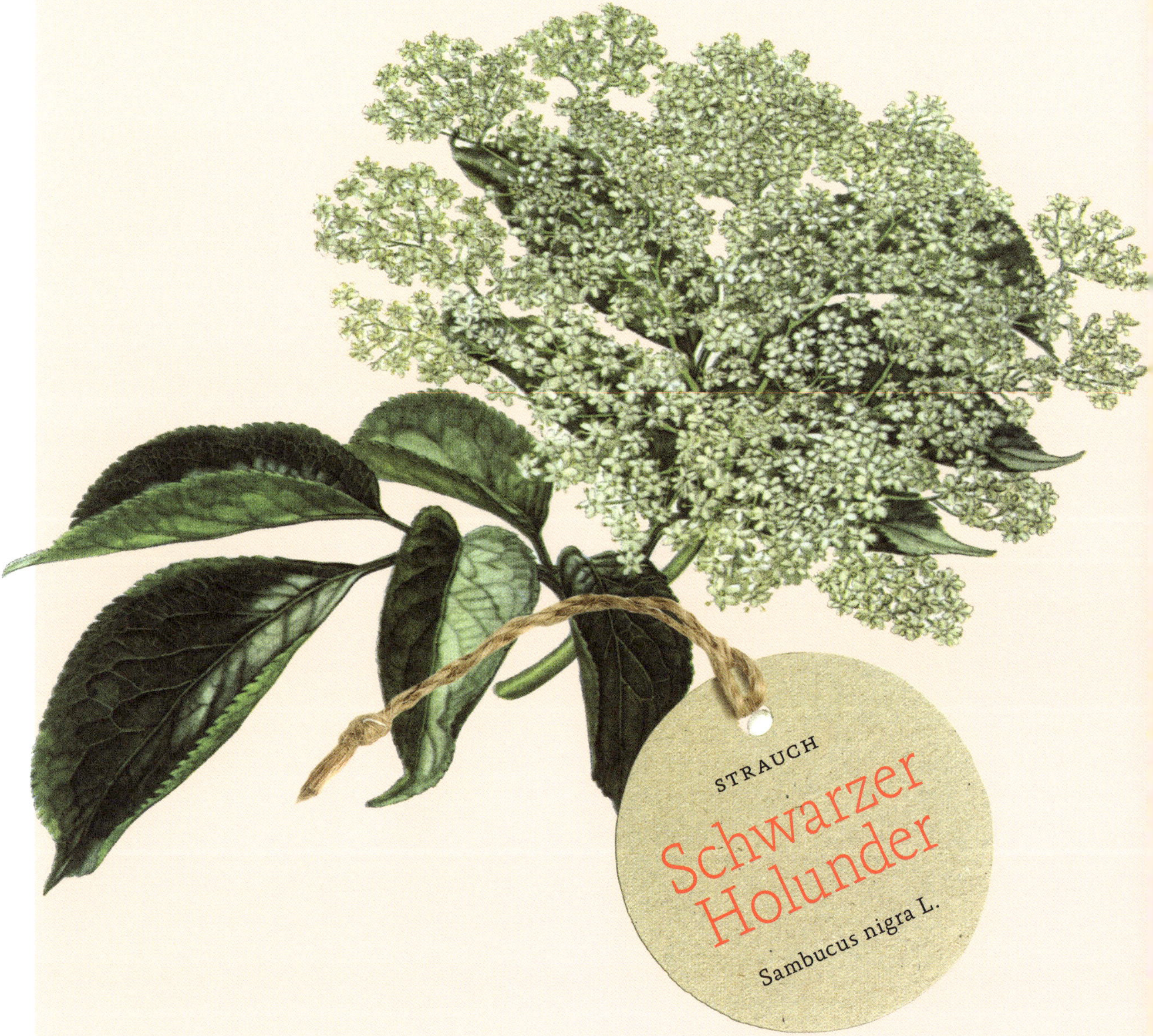

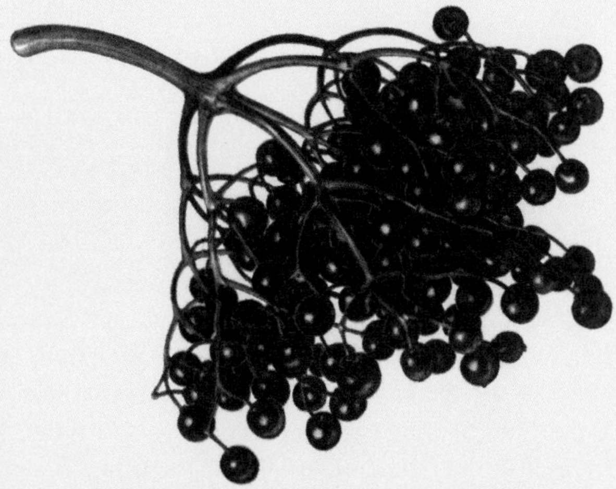

So selbstzufrieden, wie die grüne, satte Landschaft im Mai aussieht, so wirkt auch der Holunder. In seinen Blättern fließen jetzt Saft und Kraft, die Wiesen stehen voller Heu, in den Hecken blühen Wildrosen. Was jetzt grünt und in die Blüte kommt, ist eine „gestandene" Pflanze, ob Kraut, Strauch oder Baum. Das gilt auch für unseren Hollerbusch: wie üppig er erscheint! Wo nimmt er denn diese Pracht, dieses „Ganz-da-sein" nur her? Vielleicht aus starken astralischen Einflüssen – so stark, dass in den gefiederten Blättern sogar Blausäureglykoside enthalten sind. Kosmische Kräfte des Alten Mondes sind es also – ähnlich wie bei den Rosengewächsen, nur hier schon im Kraut.

Auch die Fiederung der Holunderblätter, die geschwungene Haltung der Äste und die klar abgegrenzten Dreiecksformen erinnern an alte Wildrosenarten. Ähnlich wie die Rosengewächse drückt Sambucus nigra starke Licht- und Erdeneinflüsse aus, jedoch auf seine ganz besondere Weise. Er verbindet den Venusimpuls stärker mit Wasserkräften als die Rosaceae, verliert dadurch an Strukturierung und kann nicht genügend Feuer entwickeln, um die Astralkräfte im Zaum zu halten. Daher ist der Holunder auch zum Teil giftig.

Kehren wir zum Wuchs des Baumes zurück: Der Holunder schießt aus dem Boden, bildet zuerst grasgrüne Sprossen, die rasch verholzen. Silbergrau leuchtet der Stamm, Weiden nicht unähnlich. Die Nebenäste biegen sich zu allen Seiten wie bei einer Fontäne herab; sie verleihen dem Hollerbusch ein in sich abgerundetes Aussehen, das von dichtem dunkelgrünen Blattwerk verstärkt wird. Die Blätter sind gefiedert, halten sich aber nicht lange mit dem Spiel mit den Luftelementen auf, sondern neigen sich „sittsam" zur Erde, genauso wie später die Fruchtstände. Sie verwehren den Blick auf das Innere des Strauches. Was mag sich dort wohl verbergen?

Schauen wir auf den Prozess der Blüte: Die Blütenstände bilden Trichter und wirken von weitem, als würden sie gepunktete Netze bilden.

Der Blick fällt auf die offenen Dolden: sahne- oder champagnerfarben, ganz wie es uns beliebt. Und wohlriechend sind sie, fast euphorisierend, und doch am Ende wieder herb. Es fehlt der ganzen Pflanze eben der Zucker!, der einer Apfelblüte oder einer Rose ja die anhaltend süße Note verleiht.

Aus den überschäumenden Blütenständen entwickeln sich im Hochsommer blauschwarz glänzende Beerendolden, und hier werden wir wieder mit ins Dunkle genommen. Im Holunder wechseln sich hell und dunkel, Schatten und Licht überraschend oft ab – ob er deshalb auch als Schutzpflanze gegen bösen Blick und Blitze gilt? Diesmal geht es sogar ins leicht Giftige, denn um die Beeren zu genießen, müssen wir sie lange einkochen, zum Beispiel mit Äpfeln und Zucker. Dann wird das „Hollermus" allerdings zur kräftigenden Speise, reich an wertvollen Stoffen: Anthocyane und Flavonoide, Fruchtsäuren, Mineralstoffe und Vitamine, z.B. aus der B-Gruppe, Vitamin A und C.

T *Bei Kindern ist Vorsicht geboten: Rohe Beeren sind magenreizend und können Durchfall und Erbrechen verursachen!*

Sobald die Amseln die letzten Beeren verzehrt haben, schleichen sich schon die ersten Herbstnebel heran, im Jahresrückblick das Gegenüber der prachtvollen Maienzeit. Wer im Oktober oder November am frühen Morgen einen Holunderstrauch betrachtet, ahnt etwas von der Kraft des Vergehens, der Tugend des Seinlassens, und mit etwas Phantasie mag man nun auch schon Frau Holle erspähen, die bereits die Federbetten rüstet!

Der Holunder als Heilpflanze

Der „Phytokomplex" der Holunderblüten gibt der konventionellen Pharmakologie noch Rätsel auf, in der traditionellen und anthroposophischen Pflanzenheilkunde ist seine Wirkung bei Grippe und Erkältung, als Bestandteil des „Schwitztees", unumstritten.

T *Auszüge aus Blüten wirken auch harntreibend und anregend auf den Lymphfluss; sie helfen im Frühsommer der Leber, die ja eine große Drüse ist, sanft „auf die Sprünge".*

Es ist etwas Enzymatisches am Holunder, erkennbar am Geschmack der Blüten, wenn wir sie z.B. roh genießen (frittiert oder als Omelett in Teig gebacken, behalten sie den frischen, leicht käseartigen Geschmack), im Tee im bekannten Hollersirup, aber auch im Rindendekokt, der die Magensekrete anfeuern und helfen soll, überschüssigen Harnstoff abzusondern.

Das Charakteristische an der Heilwirkung des Hollers ist die „Durchluftung". Rudolf Steiner hat sogar das Mark, den weißen schaumartigen Inhalt der verholzten Zweige empfohlen, um auf das „ungenügende Zusammenstimmen der Tätigkeit von Äther- und Astralleib" zu wirken.

T *Holunderblüten schenken uns den altbekannten „Fliedertee". Wir sammeln die ganzen Blütenstände an einem sonnigen, trockenen Vormittag, gegen 10 Uhr morgens, wenn sie schön offen sind (am besten an „Lichttagen"), schneiden die fleischigen Verzweigungen heraus und legen die Blüten zum Trocknen aus. Achtung: Holunderblüten sehr gründlich trocknen, denn sie bilden im geschlossenen Behälter leicht Schimmel! Die duftenden Blüten enthalten u.a. Schleim, ätherische Öle, Flavonoide und Kaffeesäurenderivate.*

„Frittata di sambuco" – Holunderomelett Frühlingsrezept aus Italien

Für 4 Personen:

4 Eier schaumig schlagen, salzen, **Safran** und **Muskat** dazugeben.

1 große Holunderblüte und **1 Handvoll frische Frühlingskräuter** (auf milden Geschmack achten und lokale Sorten frisch sammeln, z.B. Borretschblätter und -blüten, wenig wilden Fenchel oder Dill, Ringelblumenblüten, Malvenblätter, Wiesensalbeiblätter, Schnittlauch oder Bärlauch) fein hacken und dem Eischaum hinzufügen. Großzügig **Parmesankäse** darüber reiben, evtl. mit etwas Milch oder Reismilch verlängern. In einer Pfanne **Olivenöl** leicht erhitzen, die Masse hineinschütten und auf beiden Seiten goldbraun braten. Schmeckt auch kalt zu frischem gemischten Salat ausgezeichnet und ist ein richtiger „Picknick-Hit".

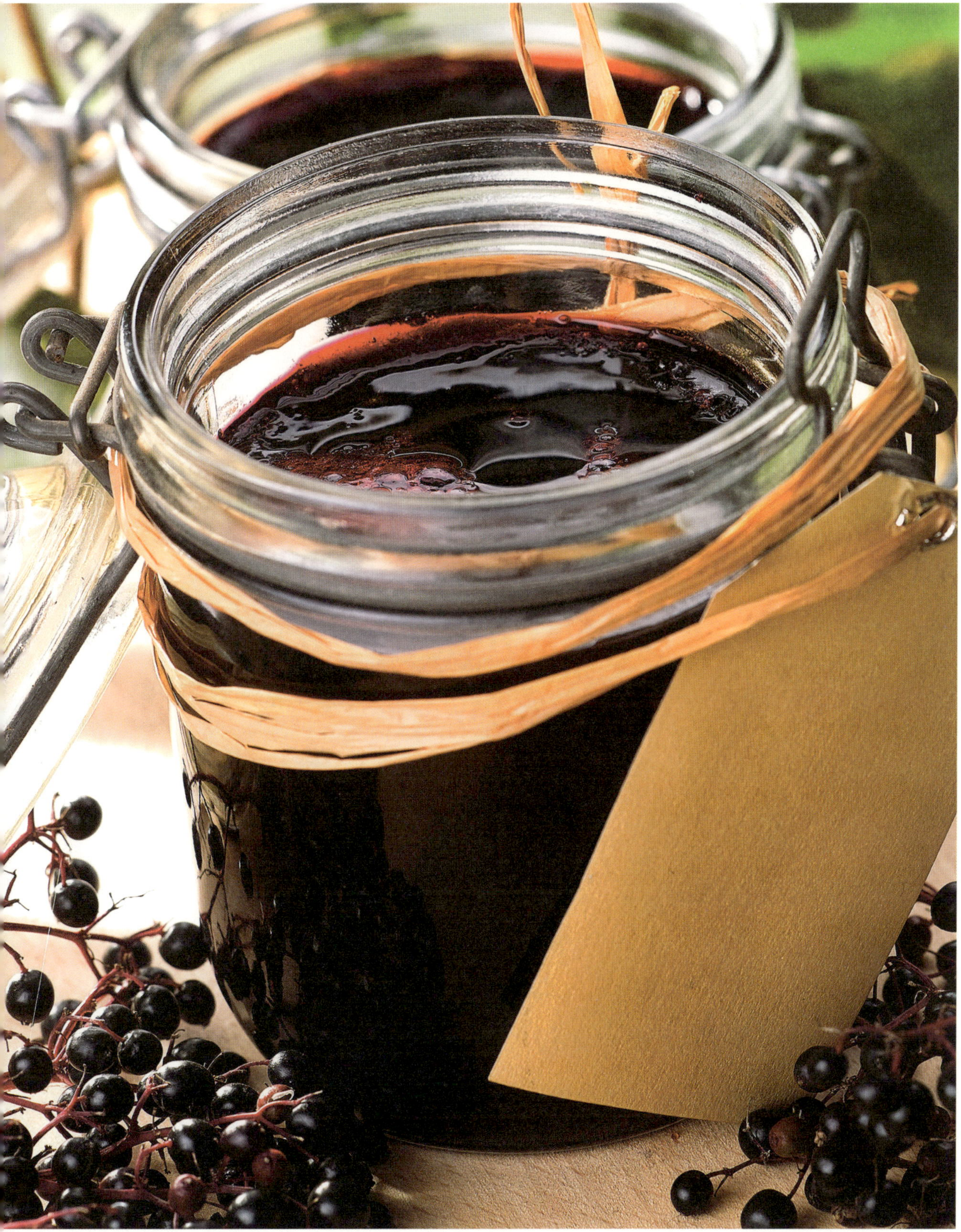

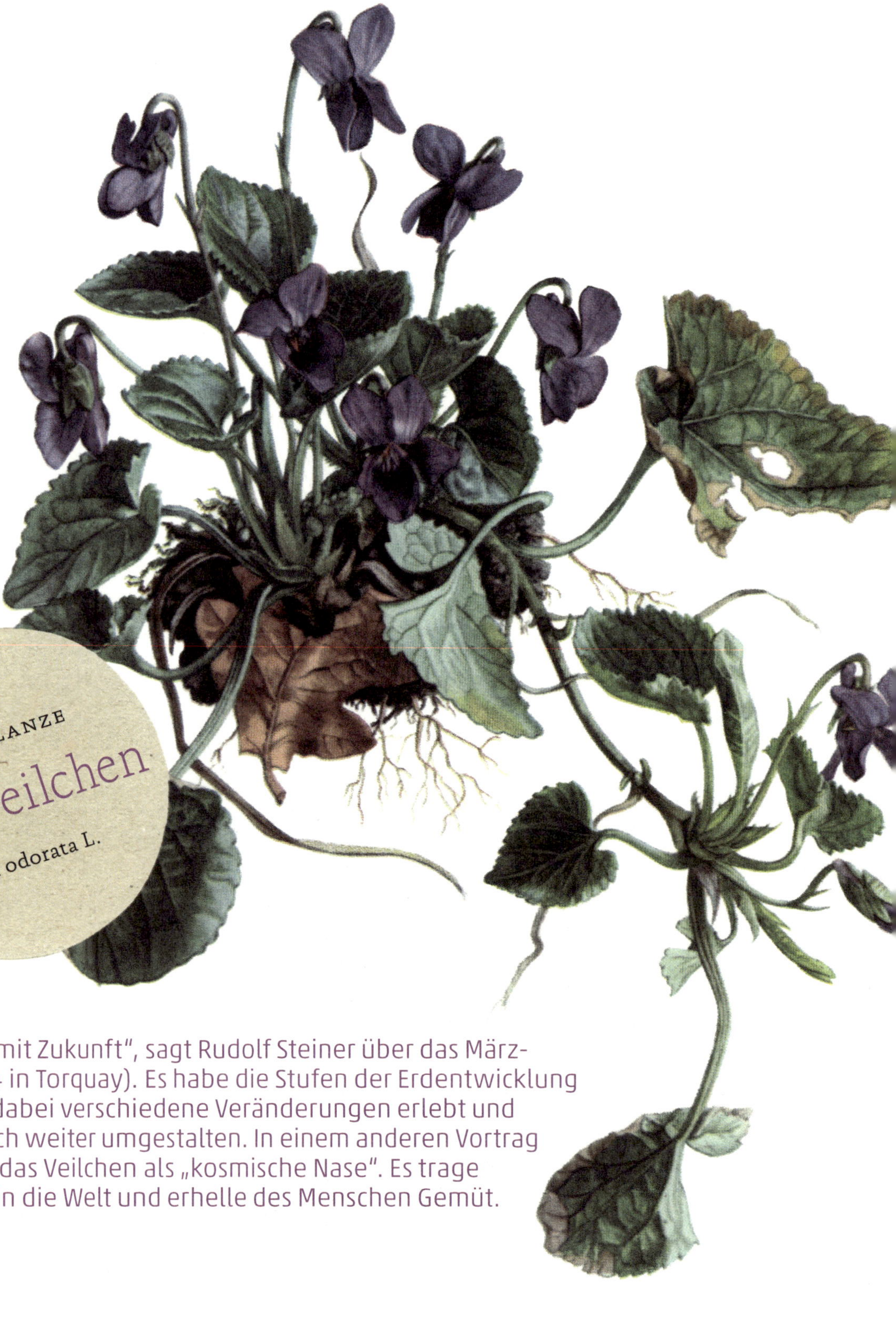

DUFTPFLANZE

Märzveilchen

Viola odorata L.

„Eine Pflanze mit Zukunft", sagt Rudolf Steiner über das Märzveilchen (1924 in Torquay). Es habe die Stufen der Erdentwicklung durchlaufen, dabei verschiedene Veränderungen erlebt und werde sich noch weiter umgestalten. In einem anderen Vortrag bezeichnet er das Veilchen als „kosmische Nase". Es trage Merkurkräfte in die Welt und erhelle des Menschen Gemüt.

In der Osterzeit laden uns das Duft- oder Märzveilchen und seine Verwandten (Stiefmütterchen, Waldveilchen, Hundsveilchen u.v.m.) zur sorgfältigeren Betrachtung ein.

Veilchen im Jahreslauf

Ende Februar bis Anfang März sprießen viele junge Pflanzen am Waldrand. Wo es feucht und hell genug ist, bildet sich ein Teppich aus neuen Blättern und Blüten: die gezackten Blätter des Löwenzahns, ausladende Malvenblätter und behaartes Ruprechtskraut, Vogelmiere, Gundermann, wilde Minze und Gänseblümchen. Unter Büschen und Bäumen blühen Schlüsselblumen, Alpenveilchen, Primeln und Leberblümchen. Dort, wo der Boden vom Frühlingsregen aufgelockert wurde, gesellt sich das Märzveilchen hinzu und breitet seine herzförmigen Blätter und langen Ausläufer aus. Es ist mehrjährig und hält auch niedrigen Temperaturen stand. Viola odorata wächst gerne in Gesellschaft anderer Kräuter und Pflanzen, die den Boden mit ihren Wurzeln umarbeiten und für genügend Luftfeuchtigkeit sorgen.

T *Veilchenblätter kann man schon vor der Blüte sammeln. Sie haben einen Bezug zum rhythmischen System des Menschen, also zur Atmung und dem Herzkreislauf und können entsprechenden Teemischungen hinzugefügt werden, z.B. zu Weißdorn, Herzgespann und Brennnessel für einen herzstärkenden Aufguss.*

Im März, wenn der grüne Teil im vollen Saft steht, beginnt das Veilchen zu blühen. Beim Wandern fällt der Blick auf kleine dunkelgrüne Halbkugeln, die einen warmen, feinen Duft ausströmen. Die ersten Blüten verstecken sich Anfang März noch unter den Blättern, doch recken sie bald auf langen Stielen ihre Köpfe in die Luft. Wildhasen und Rehe schätzen das Veilchen und knabbern an den süßen Blüten und aromatischen Blättern. Die Veilchenblüte besteht aus zwei oberen und drei unteren dunkelvioletten Blütenblättern und trägt auf der Rückseite einen Sporn, welcher der Blüte ein elegantes Aussehen verleiht. Aus der Mitte der Blüte leuchten dem Betrachter ein weißer, fein gestreifter Fleck und der hellrote Stempel entgegen. Mit dem Vergrößerungsglas entdeckt man feine Härchen auf diesem „Saftmal" (dem weißen Fleck). Das bescheidene Veilchen entpuppt sich aus der Nähe als echte Waldschönheit! Wer die Blütenblätter abtastet, kann ihre Weichheit und den hohen Saftgehalt fühlen und merkt beim Zerreiben, dass sie blau färben (sie enthalten Blaupigmente).

Die ganze Veilchenpflanze ist umgeben von ihrem Duft. Reines ätherisches Veilchenöl ist teuer und riecht krautig, nach grünen Blättern und wird aus dem Kraut gewonnen. Nur Fett- und Ölauszüge können den süßen Veilchenduft der Blüten einfangen. Er wird seit Jahrhunderten für kosmetische Produkte, Parfüms und Raumsprays verwendet, wird aber oft mit ätherischem Irisöl verfälscht.

Das Veilchen hat einen starken symbolischen Charakter. Im Altertum war es verschiedenen Gottheiten geweiht. Es galt als Zeichen der auferstehenden Lebenskräfte und innerer Stärke. In der griechischen Mythologie wird erzählt, dass auf Persephones Fußspuren Veilchen erblühten, als sie ihren Weg aus der Unterwelt beschritt.

Die Römer weihten dem Duftveilchen den 22. März und nannten den Tag „Dies violae". Erst im Hochmittelalter wurde die Blume mit Werten wie Barmherzigkeit und Nächstenliebe in Verbindung gebracht.

Aus frischen Märzveilchen lässt sich ein duftendes und entspannendes Badesalz zubereiten:

Duftendes Veilchenbadesalz

Für duftendes Veilchenbadesalz sammelt man morgens an einem milden, trockenen Frühlingstag Veilchenblüten, am besten an „Lichttagen". Um den Vollmond herum sollte man nicht sammeln, denn die Blüten haben zwar einen höheren Saftgehalt, aber weniger ätherisches Öl. Die Blüten sollen nicht mit Wasser gereinigt, sondern trocken gesäubert werden: man breitet sie auf einer Platte aus und entfernt Stiele, Erdkrümel und sonstige Teile. Dann schichtet man die Blüten abwechselnd mit grobem Meersalz in ein Schraubglas (z.B. 500 ml), fügt 10 Tropfen ätherisches Lavendel- oder Rosenholzöl hinzu, stellt es an einen warmen und lichtgeschützten Ort und schüttelt täglich. Nach wenigen Tagen hat das Salz den Veilchenduft bereits aufgenommen: fertig ist der duftende, pflegende Badezusatz. Er hält sich mehrere Wochen lang, man sollte nur darauf achten, dass die Blüten vom Salz bedeckt sind.

Die Veilchenblüte endet meistens im Mai, je nach Höhenlage. Es bilden sich die Samenkapseln mit kleinen dunklen Samen. Sie werden mit Vorliebe von Ameisen verzehrt und verschleppt. Auf diese Weise ist die Fortpflanzung der Pflanze gesichert. Das Märzveilchen vermehrt sich auch durch die langen, ausdauernden Ausläufer. Das Kraut grünt noch den ganzen Sommer hindurch. Bis in den Herbst können weiterhin Blätter geerntet und in der Wildkräuterküche für Salate, Quark und Saucen verwendet werden.

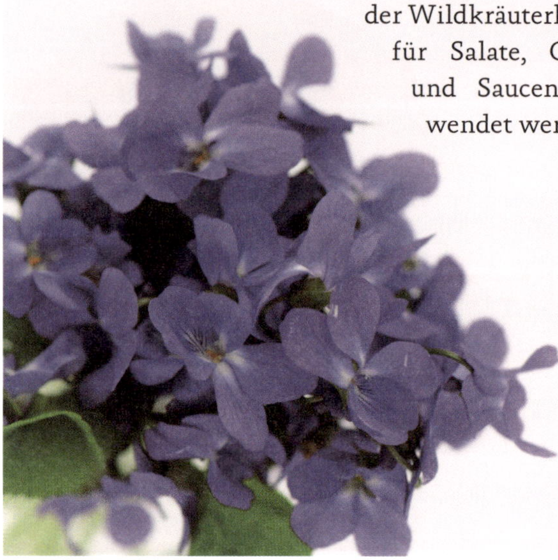

Heilkräfte des Veilchens

Auf welche Weise regt das Veilchen die Selbstheilungskräfte im Menschen an? In alten Kräuterbüchern finden wir allerlei Rezepte mit den Blüten, Blättern und Wurzeln verschiedener Veilchenarten. Die heilige Hildegard von Bingen empfiehlt Viola odorata zur Heilung von Geschwüren und Augenkrankheiten. Heute sind die Heilkräfte des Veilchens leider eher in Vergessenheit geraten. Die Homöopathie verwendet Veilchenextrakte sowohl in Lymphdrüsen anregenden Mitteln als auch bei Brechdurchfall.

Der wirksame Teil der Pflanze, die sogenannte Droge – Wurzeln, Blätter und Blüten –, enthält ätherisches Öl, Saponin, Salicylderivate, Bitterstoffe und Flavonoide, auch sind Schleimstoffe, zuckerähnliche Substanzen und das Alkaloid Violin in ihr enthalten. Bei dieser Auswahl von Inhaltsstoffen lohnt es sich, auf einzelne Anwendungsbereiche einzugehen. Als Erstes wird in der Fachliteratur auf die schleimlösende, auswurffördernde und beruhigende Wirkung des Veilchens auf

Bronchien und Lungen hingewiesen. Früher stellte man in der Osterzeit „Veilchensirup" her, ein bei Kindern beliebtes Hustenmittel, weil er schön blau aussieht und süß schmeckt.

Als alkoholischer Auszug kann eine Veilchen-Urtinktur helfen, eine Bronchitis und chronische Halsschmerzen auszuheilen, insbesondere, wenn, wie die traditionelle chinesische Medizin es ausdrückt, ein Wärmestau im Leberbereich besteht. Auch hilft das Veilchen Menschen, die unter Asthma und Allergien leiden.

Eine weitere Indikation der Frühlingsbotin ist die leberstärkende und „blutreinigende" Wirkung des Veilchenkrautes. Man kann sie durch weitere Frühlingspflanzen steigern, wenn man die Droge z.B. mit Löwenzahnblüten und -wurzeln, Ringelblumen, Brennnessel- und Spitzwegerichblättern mischt.

Die Reinigung des Körpers unterstützt zugleich die Heilung von Geschwüren und Hautausschlägen und verbessert den allgemeinen Zustand der Haut nach dem Winter. Eine einfache Kompresse aus frischen Veilchenblüten lindert unreine Haut und Ausschlag (Pickel bei Jugendlichen). Der Tee aus Veilchenkraut (damit sind Blätter und Blüten gemeint) ist ein schonendes Gesichtstonikum bei Akne.

Abschließend wollen wir noch die nervenstärkende Wirkung von Veilchenextrakten anschauen: Außer der inneren Einnahme werden insbesondere äußere Applikationen, z.B. Heilbäder, empfohlen.

T *Hand- und Fußbäder mit Veilchenextrakten entlasten den Körper bei hoher Anstrengung, Stresssymptomen und Kreislaufstörungen. Sie haben eine besänftigende Wirkung auf Seele und Geist, wirken aber nicht einschläfernd!*

Bei Frühjahrsmüdigkeit empfiehlt sich ein Vollbad mit körperwarmem Wasser und einer konzentrierten Lösung aus Milch, Honig, Veilchenkraut und Weißdornblüten. Danach nicht eincremen, eine Viertelstunde innehalten und entspannen.

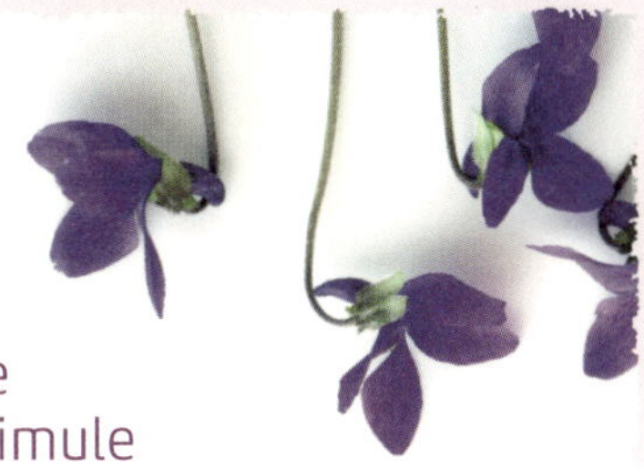

„Farfalle alle violette e primule (Schmetterlingsnudeln mit Veilchen und Primeln)"

Für 4 Personen:
2 Handvoll gelbe Primelblüten, 2 Handvoll Veilchenblüten, 1 Frühlingszwiebel, 50 g Butter, 1 EL Mehl, ein Glas Gemüsebrühe, auf Wunsch etwas trockener Weißwein oder Zitronensaft, Salz, eine Messerspitze Safran, frischgemahlener weißer Pfeffer, natives Olivenöl, 400 g kurze Vollkornnudeln im Schmetterlingsformat.

Die Blüten frühmorgens sammeln und schonend reinigen (siehe oben). Fein hacken, in einer breiten Pfanne etwas Butter zerlassen, mit den Zwiebelringen dünsten. Safranfäden mörsern, in wenig heißem Wasser auflösen und hinzufügen, weitere 5 Minuten dünsten, gut umrühren. Gemüsebrühe und Weißwein oder Zitronensaft in die Blüten gießen, Mehl dazugeben und mit dem Schneebesen rühren, um Klümpchen zu vermeiden. Kurz aufkochen lassen. Die Sauce mit Salz und Pfeffer würzen, vom Herd nehmen.
Nudeln bissfest kochen, abseihen, in eine vorgewärmte Terrine geben, mit der Blütensauce vermengen. 2 Esslöffel kaltgepresstes natives Olivenöl runden die Vorspeise ab. Mit frischen Veilchen und Primeln garnieren!

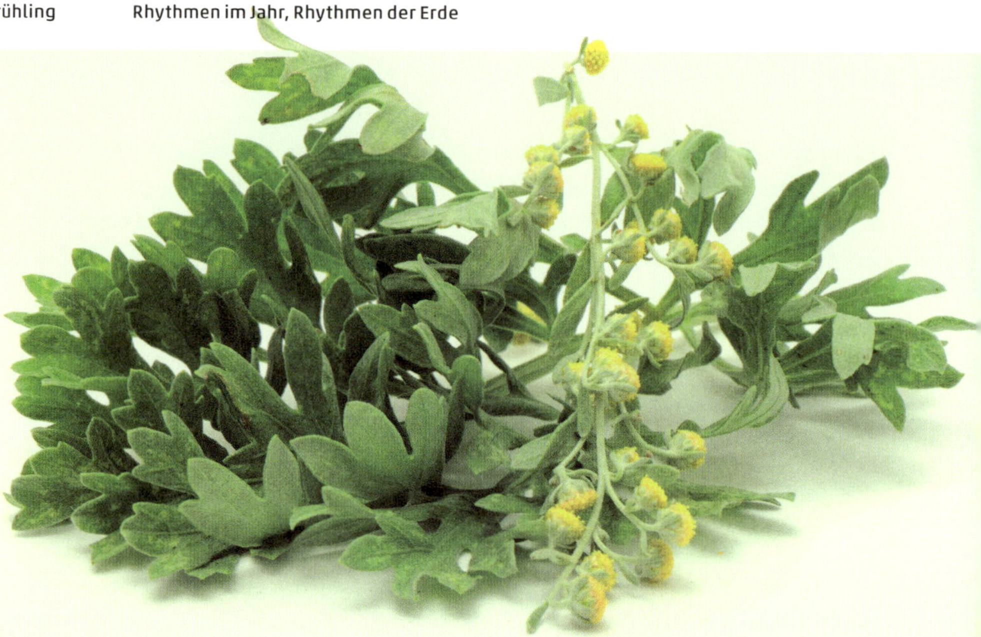

Bitterkräuter **»AMARA-PFLANZEN«** und ihre Verwendung

Bitterkräuter – Bitterstoffe

Heilpflanzen, die Bitterstoffe enthalten (sogenannte *Amara-Pflanzen*), haben eine direkte Wirkung auf die Sinne, sie holen einen sozusagen auf den Boden der Realität zurück. Unmittelbare Auswirkungen sind das Gefühl von Wärme im Verdauungsbereich, Kopf und Magen werden wieder leicht, man fühlt sich wieder „aufgeräumt“. Kinder und Tiere mögen keine bitteren Heilmittel oder Tees, während insbesondere Leberkranke und Alkoholsüchtige gerne Bitteres zu sich nehmen. Dass Bitterkräuter entgiften, ist allgemein bekannt – vielerorts werden nach altem Rezept Verdauungsschnäpse und Bittertropfen (Amaratropfen) hergestellt. Denken wir nur an die verschiedenen Arten des Schwedenbitterlikörs!

T *Eine weitere Wirkung, die wenige kennen, besteht darin, dass Bitterkräuter den Kreislauf stärken, den Organismus allgemein kräftigen und hilfreich bei fiebrigen Entzündungskrankheiten sind. Wermuttropfen sind z.B. ein zuverlässiges Notfallmittel, wenn man kurz davor ist, ohnmächtig zu werden, oder unter starkem Schwindel oder Höhenangst leidet.*

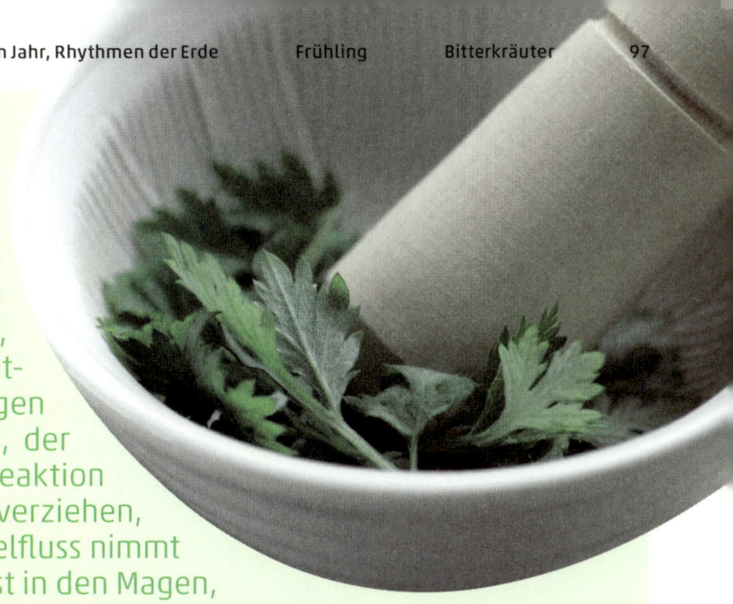

Auf einem Spaziergang sammeln wir Bitterkräuter, z.B. Wermut, Tausendgüldenkraut, Beifuß und Andorn. Wir nehmen ein kleines Blatt Wermut in den Mund und kauen es, ohne zu schlucken, und warten, bis sich das Aroma voll entfaltet. Was schmecken wir? Vom pelzigen Blatt geht ein bitterer Geschmack aus, der sich im ganzen Mund ausbreitet. Als Reaktion möchten wir am liebsten das Gesicht verziehen, so bitter schmeckt Wermut! Der Speichelfluss nimmt schnell zu; gelangen die Bitterstoffe erst in den Magen, empfinden wir ein entspannendes Gefühl von Wärme.

Was sind Bitterstoffe?

Viele Heilpflanzen, die wir kennen, enthalten Bitterstoffe in größeren oder auch geringen Mengen. Es handelt sich um Stoffe, die aus chemischer Sicht keiner bestimmten Gruppe zugeordnet werden können; sie treten als Terpene auf (in ätherischen Ölen), in Glykosidverbindungen und als Flavonoide. Besonders Iridoidglykoside sind sehr bitter. Allen Bitterstoffen ist der bittere Geschmack gemeinsam. Je nach Heilpflanze bzw. Substanz haben sie verschiedene Wirkungen, wirken z.B. anregend auf den Gallenfluss, entzündungshemmend oder auch blutbildend. Mit Amara-Heilpflanzen kann ein erfahrener Phytotherapeut überraschende Heilerfolge erzielen, er muss jedoch die Wirkung der verschiedenen Kräuter auf den jeweiligen Patienten genau einschätzen.

Bitterstoffe sind an sich nicht giftig und haben kaum Nebenwirkungen, daher kann auch der Laie Bitterkräuter bedenkenlos verwenden, außer es bestehen organische Schäden im Verdauungsbereich (Leberzirrhose, Geschwüre, Gallensteine). In diesem Falle sollte unbedingt ein Arzt zu Rate gezogen werden.

Mit dem sogenannten *Bitterwert* misst man, wie viel Bitterstoff in einer Lösung wahrgenommen wird: 1 g Enzian in 3 l Wasser verdünnt wird noch als bitter empfunden oder auch 2 g Tausendgüldenkraut in 10 l Wasser, aber 1 g Amarogentin (ein aus dem Enzian isoliertes Iridoidglykosid) wird noch in 58 000 l Wasser als bitter wahrgenommen!

Heilwirkungen der Bitterkräuter

Wer belohnt sich nicht gerne mit einem Stück Schokolade oder einer besonderen Nachspeise!? Süßes entspannt, Bitteres hingegen wirkt abweisend, es weckt auf, beschleunigt den Stoffwechsel, lässt uns reagieren, bewusster werden. Bitterkräuter reinigen, entlasten den Organismus und machen gleichzeitig frei für neue Sinneseindrücke, *führen von der (unbewussten) Stoffwechseltätigkeit zur (bewussten) Nerven- und Sinnesaktivität.* Bitterkräuter sind insbesondere in der zweiten Lebenshälfte hilfreich, wenn alle physischen Prozesse langsamer werden.

T *Amara-Heilpflanzen wirken auf den Verdauungsapparat, Magen, Bauchspeicheldrüse, Leber, Galle und Darm, können die Harnausscheidung und den Stuhlgang fördern, die Lymphdrüsentätigkeit anregen. Der Fettstoffwechsel wird positiv beeinflusst, Harnstoffe werden ausgeschieden. Es wird Ferritin gebildet, das Enzym in der Leber, welches Eisen im Organismus bindet. Dadurch steigen die Abwehrkräfte, und viele Bitterpflanzen sind zugleich entzündungshemmend.*

Amara-Pflanzen stimmen den Organismus um, wenn bei chronischen Erkrankungen eine neue Mittelwahl ansteht, weil die gewohnten Heilmittel nicht mehr ansprechen. In solchen Fällen kann es hilfreich sein, eine zweiwöchige Kur mit einem passenden Bitterkraut durchzuführen und es weiterhin begleitend einzunehmen, z.B. Mariendistel, Artischocke oder Wermut bei hartnäckiger Stuhlverstopfung oder Migräne.

Bei der Zubereitung von bitteren Tees sollte man aber beachten, dass Bitterstoffe empfindlich auf hohe Temperaturen reagieren, also besser nur lauwarm oder kalt ansetzen, wie z.B. beim Kalmus oder dem Tausendgüldenkraut. Bittere Tees werden schluckweise ungesüßt getrunken, eine halbe Stunde vor oder nach dem Essen, genauso alle Tinkturen und Trockenpräparate, die Bitterkräuter enthalten. Kindern gibt man sie selten, da sie den Geschmack nicht mögen. *Dabei sind Bitterstoffe gerade für Kinder hilfreich* bei Fieber, Appetitlosigkeit, Blutarmut und in der Rekonvaleszenz nach längeren Krankheiten.

T *Bitterkräuter „erden" Kinder, wenn sie unruhig und hyperaktiv sind, besonders in der Pubertät. Als Tagesdosis als Unterstützung der Therapie bei Eisenmangel genügen geringe Mengen, z.B. reichen 5 Tropfen Tausendgüldenkraut-Tinktur aufgelöst in einem halben Liter Wasser aus.*

Im folgenden Abschnitt werden zwei bekannte Heilpflanzen vorgestellt, die beide zu den „Amara tonica" gehören: die Mariendistel, die mit ihren wertvollen Samen regenerierend und entzündungshemmend auf die Leber wirkt, und der Löwenzahn, dessen bittere Wurzel den Flüssigkeitshaushalt und die Verdauung anregt.

Bittere Heilpflanzen werden in verschiedene Kategorien unterteilt:

AMARA TONICA

„Tonus", aus dem Lateinischen, bedeutet „die richtige Spannung". Heilpflanzen wie Enzian (Gentiana lutea), Tausendgüldenkraut (Erythrea centaurium), Artischocke (Cynara scolymus), Mariendistel (Sylibum marianum) und andere wirken auf unsere Widerstandskraft und das gesamte Energieniveau, indem sie die Verdauung verbessern, den Organismus entsäuern und das Blut aufbauen. Sie schmecken meist sehr bitter und werden über längere Zeit eingenommen.

AMARA AROMATICA

Bitterkräuter wie Erzengelwurz (Angelica archangelica), Wermut (Artemisia absinthium), Schafgarbe (Achillea millefolium) oder Bitterorangen (Citrus aurantium amara) enthalten reichlich ätherisches Öl, man erkennt sie bereits am intensiven, aromatischen Duft. Sie wirken krampflösend, entzündungshemmend, blähungswidrig und keimtötend.

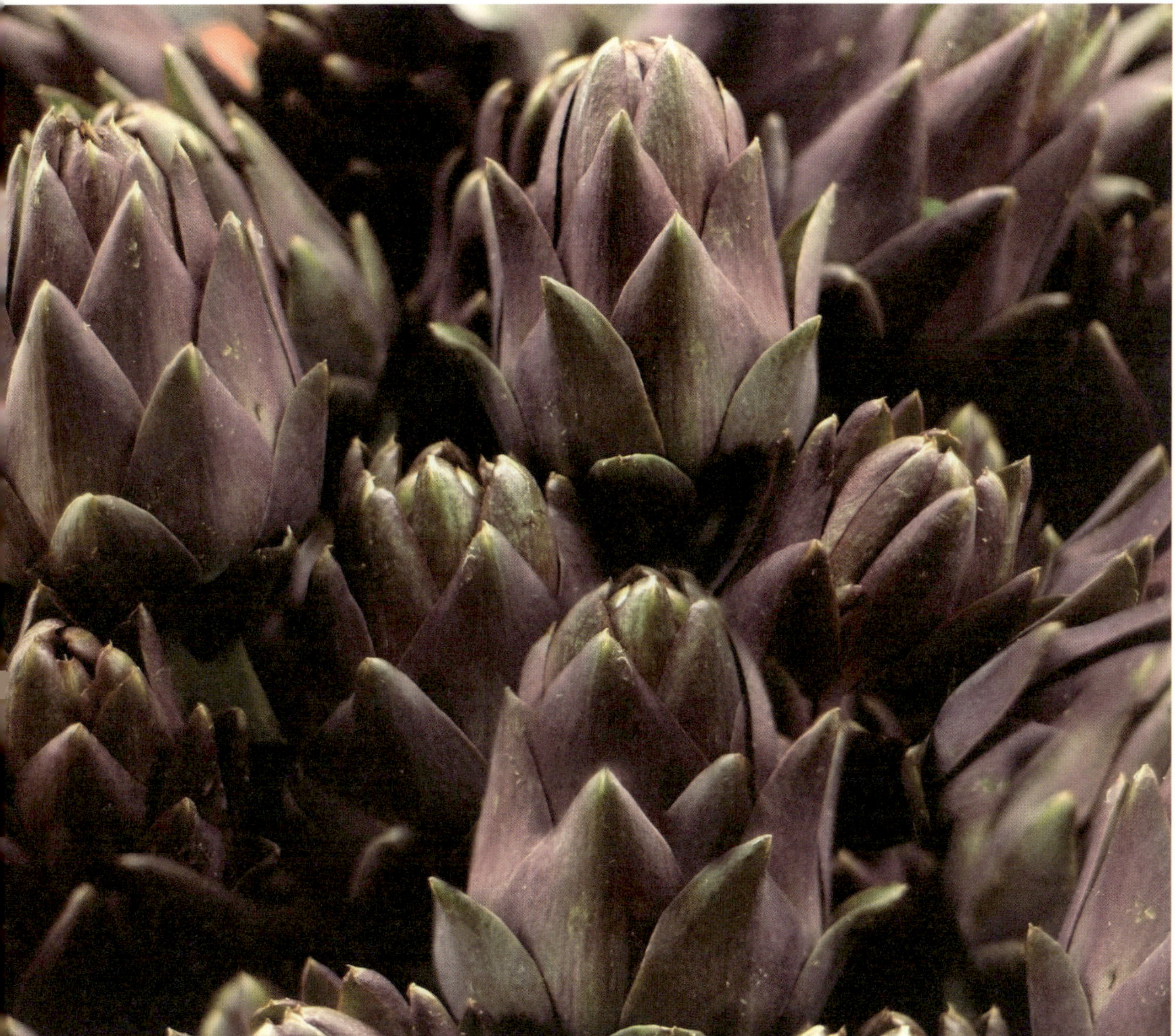

AMARA MUCILLAGINOSA

In Heilpflanzen wie Isländisch Moos (Cetraria islandica) und Kalmus (Acorus calamus) verbindet sich die lindernde und erweichende Wirkung der Schleimstoffe mit den Eigenschaften der Bitterstoffe und der ätherischen Öle. Sie werden bei Schleimhautentzündungen und Geschwüren (Magen- und Zwölffingerdarmgeschwür) eingesetzt oder auch bei Kolitis und Durchfall.

AMARA ACRIA

Diese Gruppe von Bitterkräutern hat vorwiegend wärmende, zirkulationsanregende und gallentreibende Eigenschaften. Sie schmecken scharf, würzig, leicht bitter und sind in vielen Gewürzpflanzen enthalten, so im Ingwer (Zingiber officinale), im Galgant (Alpinia officinarum) und in der Gelbwurzel (Curcuma longa).

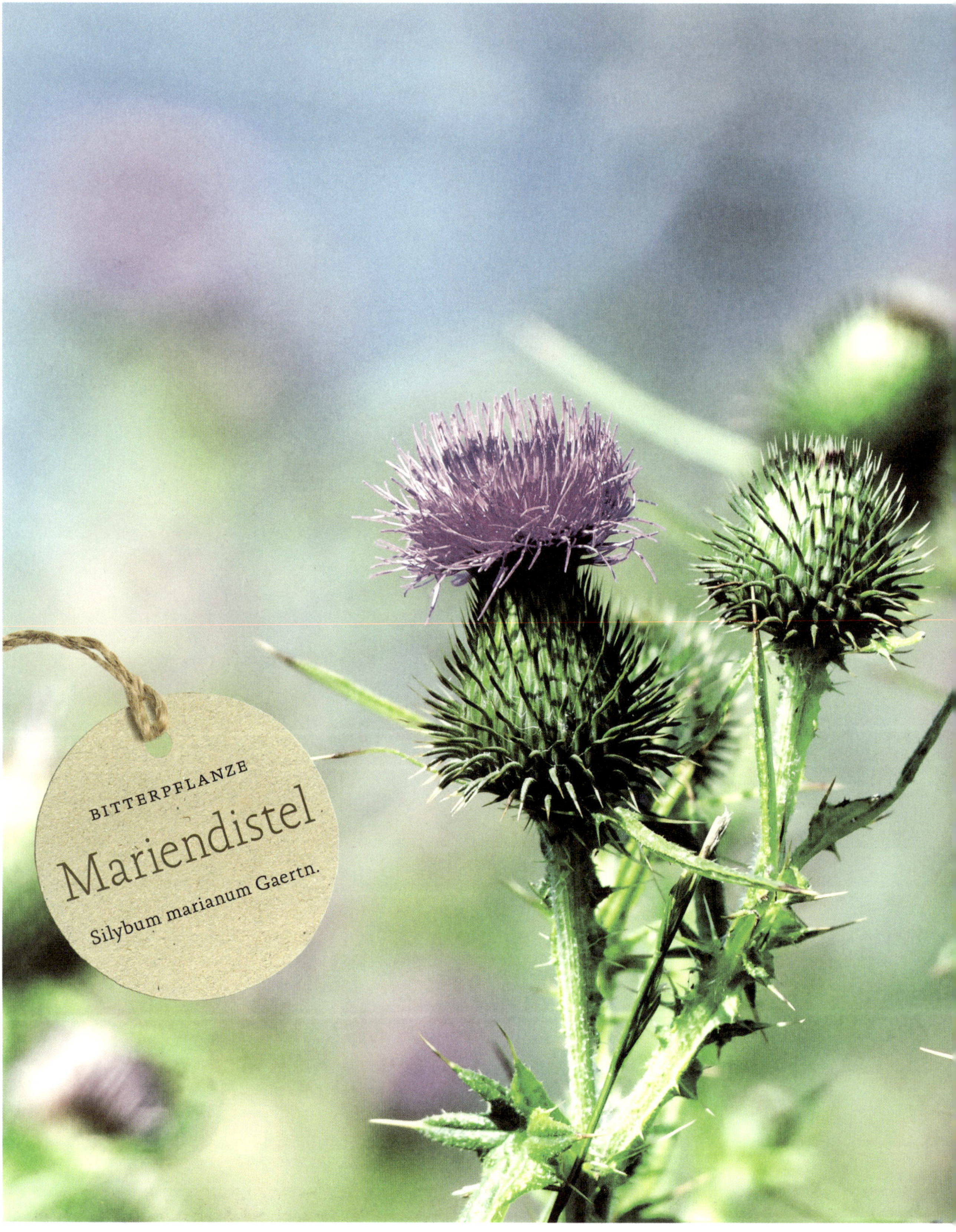
BITTERPFLANZE
Mariendistel
Silybum marianum Gaertn.

Im späten Frühling, dicht am Boden anliegend, glänzen die Blattrosetten der Mariendistel im Morgentau. Weder Rehe noch Hasen nähern sich der jungen Pflanze: bereits die ersten Blätter sind am Rand mit gelben Stacheln versehen und fühlen sich hart und steif an. Warum die Mariendistel so „kratzbürstig" mit ihren harten Blättern und Stacheln an der ganzen Pflanze ist, versteht man erst, wenn man ihre Heimat kennt: sie stammt aus dem trockenen, sonnenbeschienenen Mittelmeerraum, wo sie sich durch die Behaarung und die feste Beschaffenheit von Blatt und Stängel vor übermäßiger Wasserverdunstung schützt.

Aus der Sicht der Ätherkunde deuten Behaarung und Stacheln sowie die dreieckigen und linienförmigen Formen, die die ganze Pflanze bis zur kugeligen Blüte kennzeichnen, auf einen starken Bezug zum Lichtelement hin. Blatt und Stängel, Blüten und Früchte erinnern an ihre Verwandtschaft mit den Disteln.

Botanisch gesehen gehört Silybum marianum zur Familie der Korbblütler, der Asteraceae und zur Unterfamilie der Carduoideae. Eng verwandt ist sie auch mit der Artischocke, einer weiteren mediterranen Leberpflanze der Korbblütlerfamilie. Früher nannte man die Familie der Korbblütler „Compositae" aufgrund der zusammengesetzten Blütenköpfchen.

Die körbchenförmigen Blütenstände mit Zungen- und/oder Röhrenblüten weisen eine große Fruchtdichte auf und locken in der Blütezeit viele Insekten an. Gerade bei Heilpflanzen aus der Korbblütlerfamilie ist es wichtig, bei der Ernte darauf zu achten, dass die Droge frei von Insekten ist: in den dichten Blütenkörbchen verstecken sich gerne Larven, z.B. bei der Kamille; wenn sie die Trocknung überleben und schlüpfen, muss man die ganze Ernte vernichten. Dasselbe betrifft auch die Mariendistel. Bei der Ernte empfiehlt es sich, die gesammelten Blüten mit einem Stück Stängel abzuschneiden, zu bündeln und einige Tage mit den Köpfchen nach unten an einen schattigen Ort zu hängen, damit ungebetene Gäste herausfallen. Danach kann man sie vom Stängel trennen, zum Trocknen auslegen und die Früchte herausnehmen.

Übrigens schmecken die grünen Blütenböden, bevor sie sich ganz öffnen, hervorragend. Man befreit sie von den dornigen Kelchblättern, dünstet sie mit etwas Olivenöl und richtet sie mit frischer Petersilie und etwas Zitrone an. Die alten Römer aßen Mariendistelböden wie Artischocken im Frühling zur Entgiftung. In Mittelitalien sammelt man die jungen Stängel, dünstet sie und bereitet eine schmackhafte, leicht bittere Beilage, die gut zu Fleischgerichten passt, oder man vermengt sie mit Eiern und Milch und brät eine „frittata", eine Art Omelett.

Die Mariendistel wächst auf dem gesamten eurasischen Kontinent und wurde sogar in Südaustralien eingebürgert. Die purpurfarbenen, leuchtenden Blüten der Mariendistel, die nur aus Röhrenblüten bestehen, erkennt man von weitem in der sommerlichen südeuropäischen Landschaft, vor allem auf Viehweiden und Wiesen, wenn der Boden stickstoffhaltig ist. Sie sind jedoch so widerstandsfähig und bescheiden in ihrem Wasserbedarf, dass man sie auch auf felsigen, steppenartigen Matten und sogar auf Schutt- und Kiesplätzen antrifft. Nördlich der Alpen wächst die Mariendistel kaum wild, sondern als Zierpflanze im Garten. Mit ihrer stattlichen Größe – bis zu 2 Metern hoch kann eine Mariendistel werden – und den duftenden violetten Blüten hat sie in den Alpen, im Bauerngarten, ihren festen Platz.

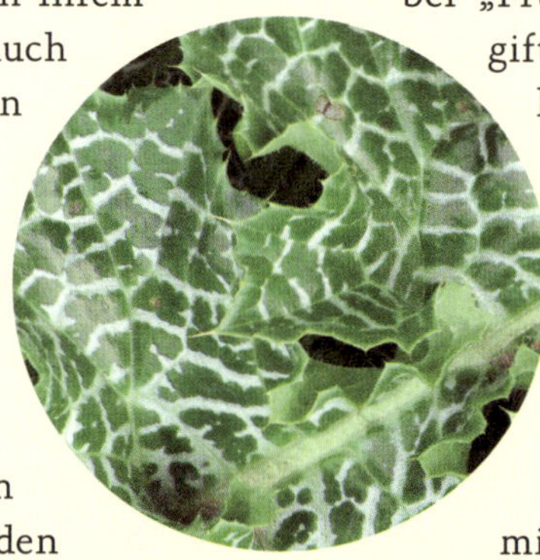

Aus den Früchten der Mariendistel (Carduui mariae fructus) und den Blättern mit den Blütenköpfen (Cardui mariae herba) gewinnt man die Droge. Blätter und Blüten sammelt man im Sommer, bevor die weißen Schirmchen (Pappi) auf den violetten Röhrenblüten erscheinen.

Die Nussfrüchte (Achänen) reifen im Spätsommer. Sie enthalten in der Randschicht viel Eiweiß, fettes Öl, Bitter- und Schleimstoffe, biogene Amine, etwas ätherisches Öl und *Silymarin*, eine Flavonoidgruppe aus verschiedenen Substanzen, die besonders heilsam auf die Leber wirken, darunter auch Silybin.

Im Spätsommer sammelt man die ganzen Blütenköpfe, trocknet sie und löst die Früchte heraus; vor der Zubereitung eines Aufgusses sollten sie leicht gemörsert bzw. gequetscht werden. Aber man kann sie auch kauen oder zu Pulver zermahlen und einnehmen. Allerdings muss man beachten, dass gerade das leberschützende Silymarin nur schwer wasserlöslich ist (nur bis zu 25%). Für spezifische Erkrankungen empfiehlt sich die Einnahme alkoholischer Extrakte (Tinkturen). Tee und Pulver wirken unterstützend bei „Frühjahrskuren", allgemeinen Entgiftungskuren und bei Venenerkrankungen. Früher nannte man die Früchte auch Stichsaat, Stichsamen, Stechkörner oder Marienkörner. Sie gehörten in jede Hausapotheke, für Mensch und Tier.

Der Absud der Mariendistelwurzel war ein verlässliches milchbildendes Mittel für Stillende. Die Früchte wurden im Wein zerstoßen und gekocht, um von der Gelbsucht zu befreien, während man das junge Kraut klein hackte, im Wasser aufweichte und an Kühe und Schafe gegen Blähungen und Würmer verfütterte.

Bemerkenswert ist auch, dass die Wurzel der Mariendistel wie bei vielen Korbblütlern weit mehr Inulin enthält als Stärke. Chemisch gesehen steht Inulin dem Zucker näher, es ist ein Polysaccharid. Es gehört zu den Fructanen und wird aus den Wurzeln von Korbblütlern extrahiert und als „Prebiotikum" verwendet. Bei Durchfall, Kolitis, bei einer Strahlentherapie oder nach längerer Einnahme von Antibiotika wirkt Inulin als „Nährboden" für Milchsäurebakterien. Sie siedeln sich leichter im Darm an und regenerieren dadurch die gesamte Darmflora.

Blätter, Blüten und vor allem die Früchte der Mariendistel stärken unsere größte Drüse,

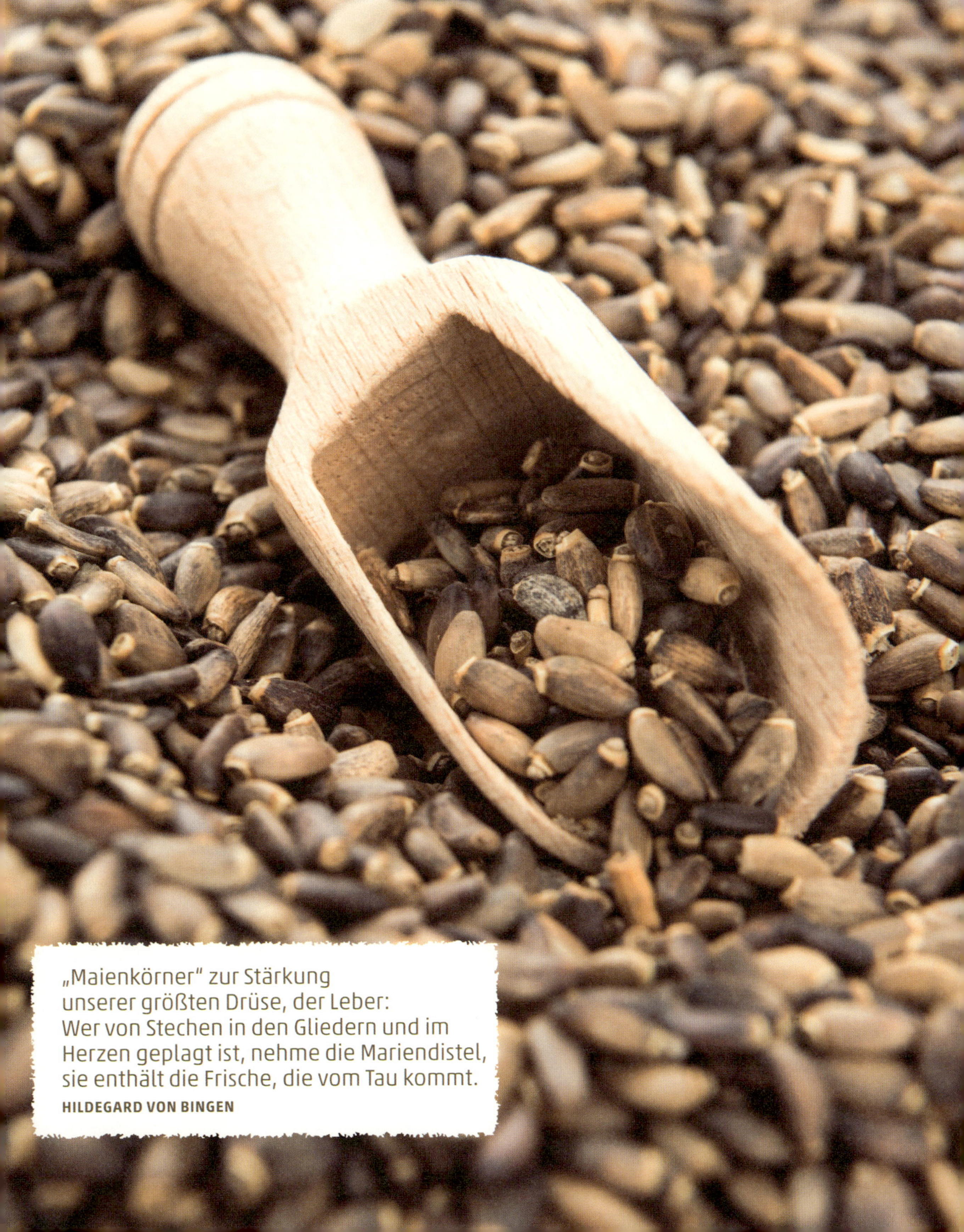

„Maienkörner" zur Stärkung
unserer größten Drüse, der Leber:
Wer von Stechen in den Gliedern und im Herzen geplagt ist, nehme die Mariendistel, sie enthält die Frische, die vom Tau kommt.

HILDEGARD VON BINGEN

die Leber. Vor allem das Silymarin wirkt auf die Leber, indem es die Zellmembranstruktur der Leberzellen so stärkt, dass Gifte nicht mehr eindringen können. Außerdem wird die Regenerationsfähigkeit des Organs angeregt. Deshalb werden Mariendistelextrakte bei toxisch-metabolischen Leberschäden eingesetzt (durch Alkoholmissbrauch, Gewerbegifte), aber auch während und nach einer Hepatitis. Mariendistelextrakte wirken auch prophylaktisch, denn als therapeutische Gabe bedarf es eines gewissen Zeitraums, bis ihre Wirkung zur Geltung kommt. Da sie frei von Nebenwirkungen ist, kann man die Mariendistel über mehrere Monate einnehmen. Das Flavonoid Silybin ist ein hochwirksames Antidot gegen Knollenblätterpilzvergiftung.

Der Einfluss der Pflanze auf die Leber wirkt sich positiv auf weitere Organbereiche aus, die mit dieser Drüse in Verbindung stehen, darunter auf den Darm, das Blut, die Blutgefäße und die Augen. Bei Venenerkrankungen, z.B. Krampfadern, Ulcus cruris und Hämorrhoiden, hilft die Mariendistel, Schwellungen und Schmerzen zu lindern, sie verbessert auch die Fließkraft des Blutes. Im Frühling und im Herbst stärkt eine Kur mit Mariendistelextrakt die Sehkraft.

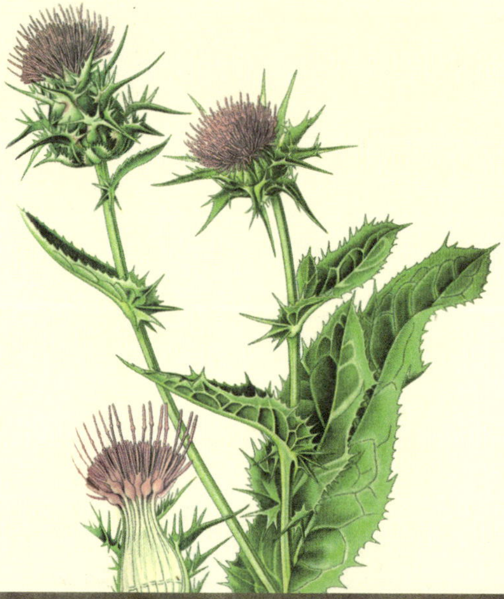

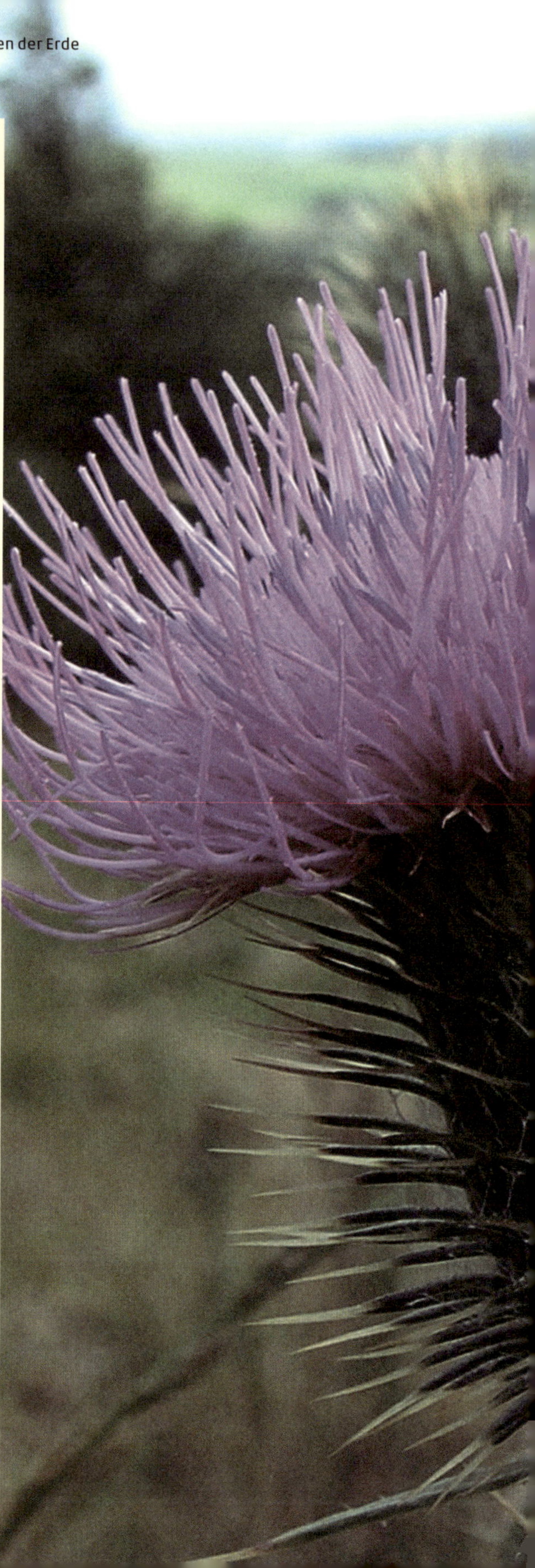

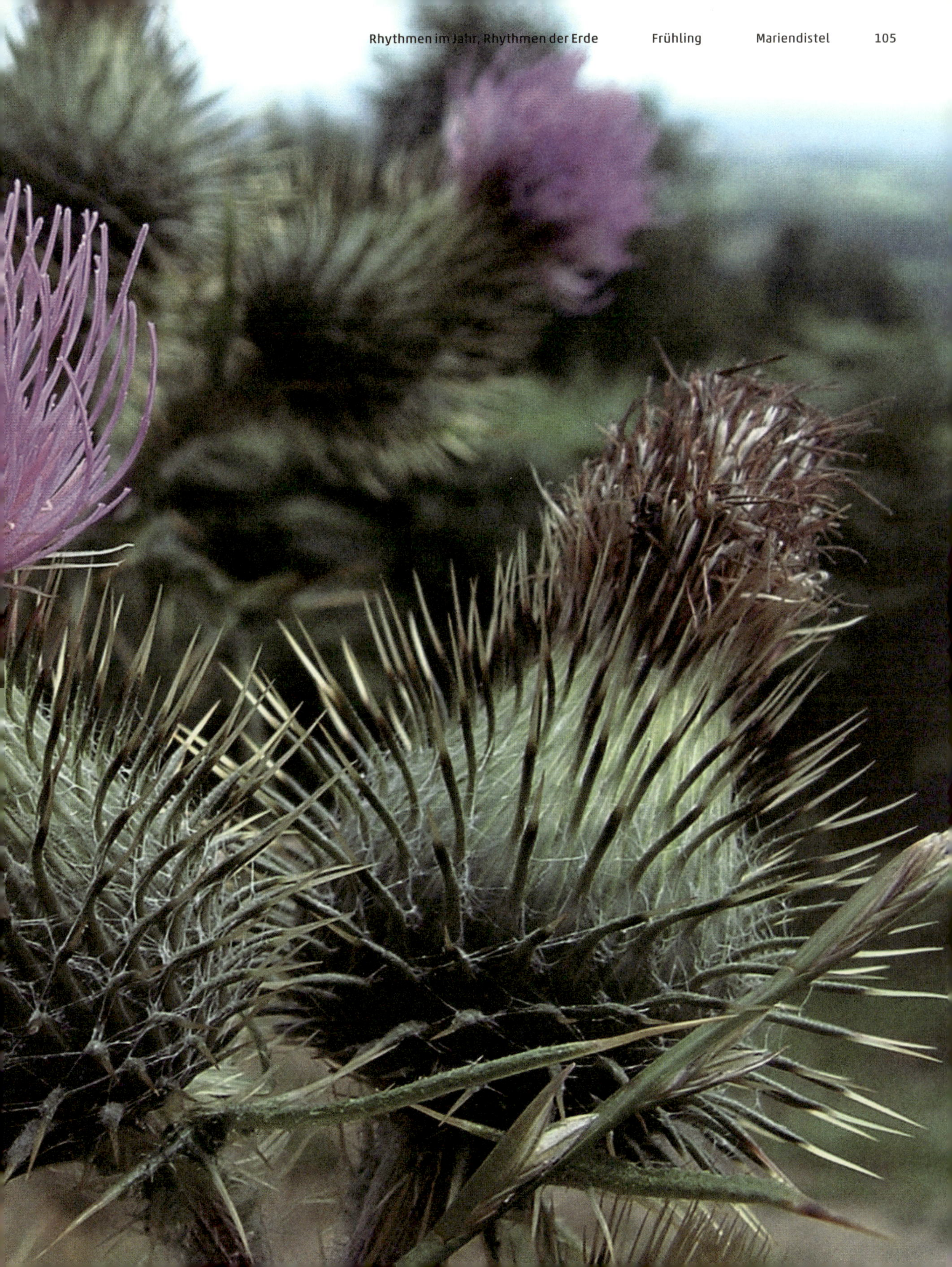

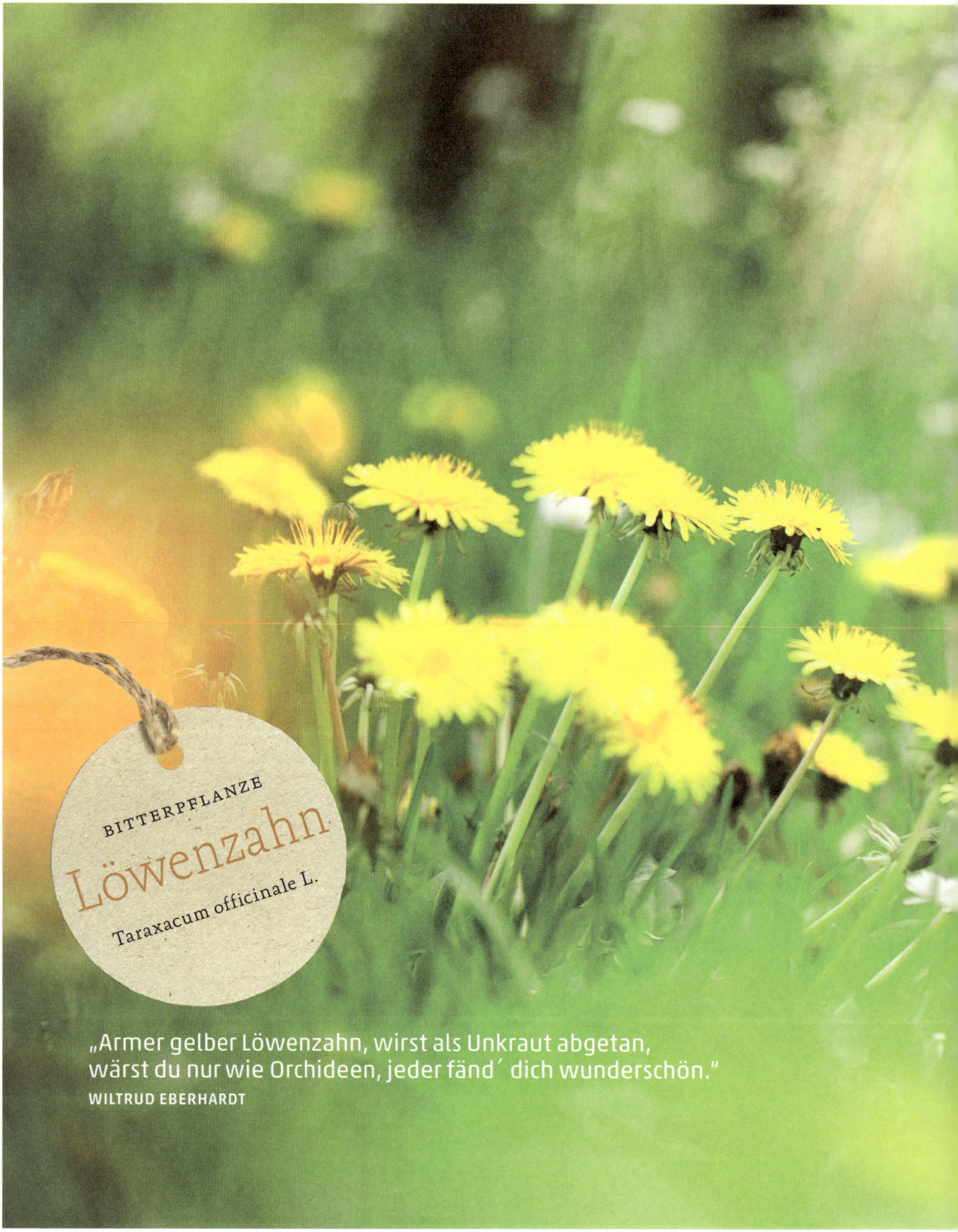

„Armer gelber Löwenzahn, wirst als Unkraut abgetan, wärst du nur wie Orchideen, jeder fänd´ dich wunderschön."
WILTRUD EBERHARDT

Gegen Winterende, sobald die Tage länger und etwas wärmer werden, sprießen aus dem aufgetauten Erdboden dunkelgrüne Blattrosetten. Vorsichtig schiebt sich ein Blatt nach dem anderen aus der Erdkruste nach oben und nimmt eine lanzettliche Form an. Mit etwas Übung kann man an den Grundrosetten erkennen, ob es sich um einen Löwenzahn, eine Wegwarte, ein Bitterkraut oder eine Gänsedistel handelt, die jungen Blätter sind bei genauem Hinsehen sehr verschieden. Manche sind von Anfang an federschnittig, andere am Rand gewellt. Der Löwenzahn (Taraxacum officinale) unterscheidet sich vor allem dadurch, dass die Blattunterseite *nicht* rot gefärbt ist, die Blätter gänzlich unbehaart sind und einen bitteren, aber insgesamt erfrischenden Geschmack haben. Wegwartenblätter sind hingegen an der Unterseite rötlich gefärbt und schmecken bitter bis „erdig".

An einer kleinen Löwenzahnpflanze erkennt man von Anfang an, wie vital sie ist, voller Milchsaft und Chlorophyll in den Blättern, mit der rasch gebildeten Blütenknospe, die eine Zeit lang verharrt, bis die Sonne warm genug scheint, um endlich zu blühen und ... im Nu wieder zu verblühen.

Die Blütezeit – Sammler wissen es nur zu gut – dauert wenige Tage: während der Stängel in die Höhe schießt und sich der goldgelbe Blütenkopf aus weichen, duftenden Zungenblüten öffnet, bilden sich darunter bereits die Samen.

Wir sammeln in jedem Frühjahr Löwenzahnblüten für das biologisch-dynamische Kompostpräparat. Wir suchen Blütenköpfe, deren Blütenblätter nicht voll aufgegangen, sondern in der Mitte noch fest geschlossen sind. Und trotzdem, wenn wir sie zum Trocknen auslegen, stellen wir fest, wie viele der gesammelten Blütenkörbchen bereits welke Zungenblüten enthalten. Der Körbchenboden sieht dann weiß und filzig aus. Wenn man solche Blüten trocknet, erhält man eine Droge, die die Zubereitung des Kompostpräparates erschwert. Also heißt es: gut aufpassen beim Sammeln und vor allem den richtigen Zeitpunkt erwischen! Auch für die Teedroge sollte man darauf achten, nicht verblühte Blütenköpfe zu ernten.

T *Löwenzahnblüten sind, wie viele andere Korbblütler (Asteraceae) auch, Wetteranzeiger. Sie öffnen sich morgens bei gutem Wetter und schließen sich bei Regen und in der Dämmerung.*

Wenn sie sich zum letzten Mal öffnen, ist die gelbe Blüte bereits verwelkt. An ihrer Stelle bewundert man eine kugelförmige Komposition aus fast durchsichtigen, federleichten Schirmen (Pappi), ein Meisterwerk der Natur.

Nach der Blüte bleibt die Pflanze noch lange erhalten. Im Sommer sind die Blätter größer, auch weniger gezahnt. Man kann sie weiterhin sammeln und für Tee und zum Kochen verwenden. Im Herbst zieht sich der Löwenzahn langsam in die dicke Pfahlwurzel zurück. Sie kann bis zu einem Meter lang werden. Für Heilzwecke gräbt man sie im Oktober oder im Februar aus, bürstet sie gut ab, wäscht sie rasch unter laufendem kalten Wasser, schneidet sie in fingergroße Stücke und trocknet sie bei 40 °C im Dörrapparat.

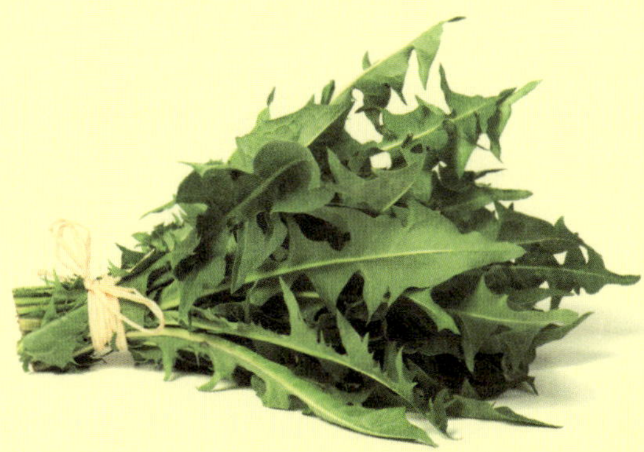

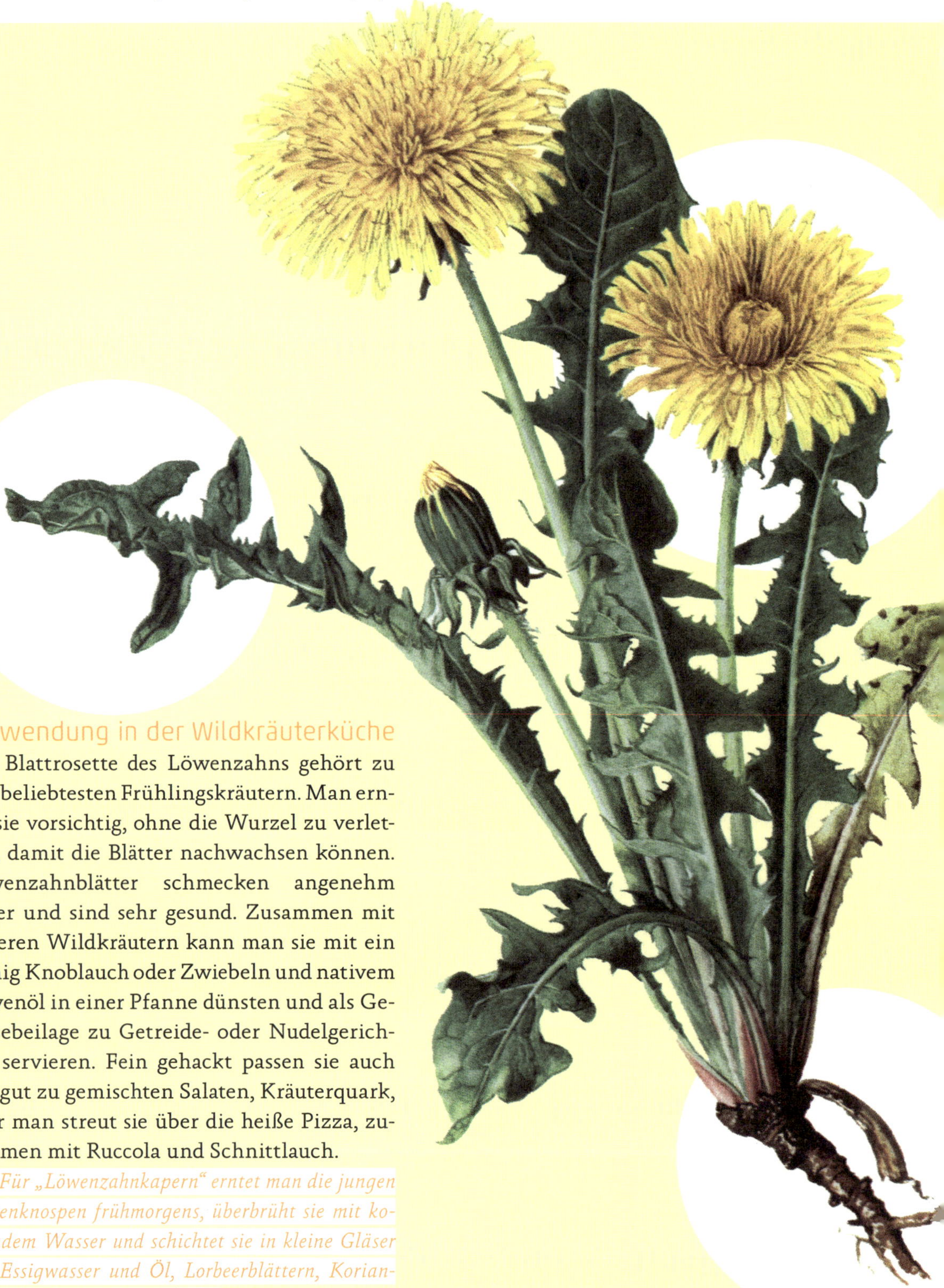

Verwendung in der Wildkräuterküche

Die Blattrosette des Löwenzahns gehört zu den beliebtesten Frühlingskräutern. Man erntet sie vorsichtig, ohne die Wurzel zu verletzen, damit die Blätter nachwachsen können. Löwenzahnblätter schmecken angenehm bitter und sind sehr gesund. Zusammen mit anderen Wildkräutern kann man sie mit ein wenig Knoblauch oder Zwiebeln und nativem Olivenöl in einer Pfanne dünsten und als Gemüsebeilage zu Getreide- oder Nudelgerichten servieren. Fein gehackt passen sie auch roh gut zu gemischten Salaten, Kräuterquark, oder man streut sie über die heiße Pizza, zusammen mit Ruccola und Schnittlauch.

T *Für „Löwenzahnkapern" erntet man die jungen Blütenknospen frühmorgens, überbrüht sie mit kochendem Wasser und schichtet sie in kleine Gläser mit Essigwasser und Öl, Lorbeerblättern, Koriandersamen und etwas Meersalz.*

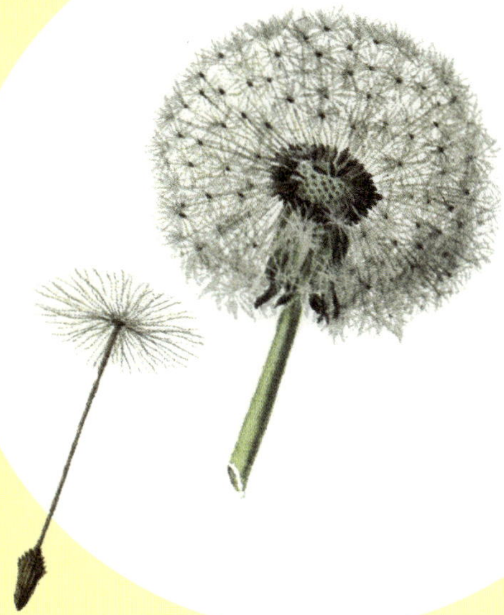

T *Die frischen Blüten kann man für „Löwenzahnhonig", einem dickflüssigen, süßen Aufstrich, der die Aufbaukräfte stärkt und die Stimmung erhellt, in Zucker einlegen.*

Der Löwenzahn als Heilpflanze

Wenn man eine Löwenzahnpflanze an einem sonnigen Frühlingstag betrachtet, wenn sie ihre Blütenköpfe weit öffnet und die grünen Blätter an der Sonne glänzen, bekommt man einen Eindruck von Üppigkeit und „Grünkraft", wie Hildegard von Bingen die Lebenskraft nannte, die Pflanze und Mensch verbindet. Selten steht der Löwenzahn alleine da, in unmittelbarer Nähe finden sich immer auch weitere Exemplare, und jeder kennt das Bild von gut gedüngten Wiesen und Weiden, von Löwenzahnblüten übersät.

Auffällig für den Betrachter ist auch die Anpassungsfähigkeit des Löwenzahns. So bildet die Pflanze fein gezahnte, dunkle Blätter, wo starke Lichtkräfte wirken, z.B. auf Bergalmen und auf kieseligen, trockenen Böden, während sie im Schatten, an Wasserläufen und in feuchteren Gegenden breit gelappte, schwach gezahnte Blätter hat. Als ausdauernde Pflanze lebt sie mehrere Jahre lang und scheut auch unwirtliche Standorte wie Straßenränder oder Schutthalden nicht. Der Löwenzahn wächst auf der gesamten Erdkugel, und man zählt über 500 verwandte Arten.

In seinen Blättern, dem hohlen Stängel, dem weißen Milchsaft, der die ganze Pflanze durchdringt, lebt der Taraxacum im Wässrigen, Krautigen. Gleichzeitig strahlt er aber viel Sonnenhaftes aus, das satte Gelb der duftenden Blüten, wohlschmeckende Pollen, die nahrhafte, aromatische Wurzel. Als Frühjahrsblume enthält der Löwenzahn noch wenig ätherisches Öl, und es fehlen kunstvolle, komplizierte Formen (diese äußern sich eher im mineralischen Teil, z.B. in den gefiederten Samen). Der Löwenzahn lebt völlig im Auf- und Verblühen, im Auf und Ab der Säfte. Genau diese Lebenskraft, die die gesamte Pflanze durchdringt, weist im weitesten Sinne auch auf die verschiedenen Anwendungsgebiete im Menschen hin. In Italien nennt man den Löwenzahn „piscialetto", Bettseicher, wegen seiner diuretischen Wirkung. Löwenzahnextrakte dienen der Durchspülung der Ausscheidungsorgane, wirken harntreibend und entschlackend.

T *Man nimmt den Frischsaft, die Urtinktur oder den Tee ein, in diesem Falle ein Dekokt: man lässt 1 TL Löwenzahnwurzel über Nacht in 250 ml kaltem Wasser ziehen, bringt dies dann zum Sieden, lässt 3 Minuten köcheln und trinkt in kleinen Schlucken.*

Kräutersammlern sei geraten, die Wurzel im Frühling zu ernten, wenn sie diuretisch wirken soll, weil sie nach dem Winter viel Kalium enthält. Im Herbst ist sie hingegen reich an Inulin (Stärke).

Taraxacum officinale gilt als eine der bekanntesten Leberpflanzen, er wird seit Jahrhunderten verwendet. Er ist besonders für

Erwachsene um die Lebensmitte geeignet, wenn das Leben sehr schnell gehen soll, die Leber viel zu verarbeiten hat (an Nahrung und Emotionen) und wenig Zeit für geordnete Rhythmen bleibt. Bei Kindern regt eine „Frühjahrskur" mit *Löwenzahnblütentee* sanft die Lebenskräfte an, verbessert die Eisenaufnahme und macht Appetit. Nach einer langen Grippeerkrankung tut man gut daran, den Speisen täglich eine Handvoll Löwenzahnblätter hinzuzufügen.

Auszüge aus Wurzeln und Blättern enthalten Bitterstoff, Sesquiterpenlactone und Triterpene, Cholin, Harze, Schleimstoffe, Flavonoide, Vitamine und Phytosterole. Im Verdauungsbereich wirkt der Löwenzahn anregend auf den Gallenfluss und die Magensekretion und regulierend auf die Bauchspeicheldrüse. Die kurmäßige Anwendung von Löwenzahnpräparaten verbessert den Stuhlgang, verhindert Blähungen im Darm und beugt der Bildung von Gallensteinen vor.

T *Allerdings sollte man bei einer bereits vorhandenen Erkrankung von Leber und Galle vorsichtig sein, um einen Gallenverschluss zu vermeiden!*

Der wohltuende Einfluss auf den gesamten Stoffwechsel macht sich auch bei Gelenkschmerzen, rheumatischen Erkrankungen und Arthrose bemerkbar. Hier setzt man den Löwenzahn gezielt im Frühling und im Herbst zur Ausleitung von Harnstoffen ein.

T *Ältere Menschen können das ganze Jahr lang einen Infus aus 5 g getrockneten Taraxacumblüten auf zwei Tassen kochendes Wasser trinken, um die Gelenkigkeit zu fördern. Mit etwas Honig gesüßt schmeckt der Infus köstlich. Bei Hautleiden wie Nesselausschlägen, Schuppenflechte oder Akne unterstützt eine längere innere Einnahme den Heilungsprozess.*

Der Löwenzahn in der biologisch-dynamischen Wirtschaftsweise

Im „Landwirtschaftlichen Kurs"[6] zählt Rudolf Steiner sechs Heilpflanzen für die sogenannten „Kompostpräparate" auf: Schafgarbe, Kamille, Brennnessel, Eiche, Löwenzahn und Baldrian. Die Präparate werden dem Komposthaufen bzw. Misthaufen hinzugefügt und verhelfen dem Boden dazu, „dass sich die Naturprozesse ganz richtig vollziehen". Die Beschreibung der verschiedenen Heilpflanzen, die für die Präparate verwendet werden, und ihrer Beziehung zu Kosmos und Substanzwelt führen den Leser in eine Art der Naturbetrachtung, die damals schon zukunftsweisend war.

Im fünften Vortrag wird der Löwenzahn als „wohltuend für den ganzen landwirtschaftlichen Betrieb" beschrieben. Er bringt Kalium und Kiesel in die richtige Wechselwirkung, und wenn man den Dung mit Löwenzahn anreichert, hat der Erdboden selbst die Fähigkeit, genügend Kieselsäure aus der Atmosphäre und dem Kosmos anzuziehen. Die Pflanzen würden, so Rudolf Steiner, „empfindsam für alles, was in ihrer Umgebung wirkt".

Aus meiner langjährigen Erfahrung in der biologisch-dynamischen Landwirtschaft möchte ich nicht nur Landwirten, sondern auch Hobbygärtnern die Verwendung der biodynamischen Präparate[7] ans Herz legen, damit sie Kräuter, Gemüse, Getreide und Früchte ernten, die den Menschen wahrhaftig nähren und stärken.

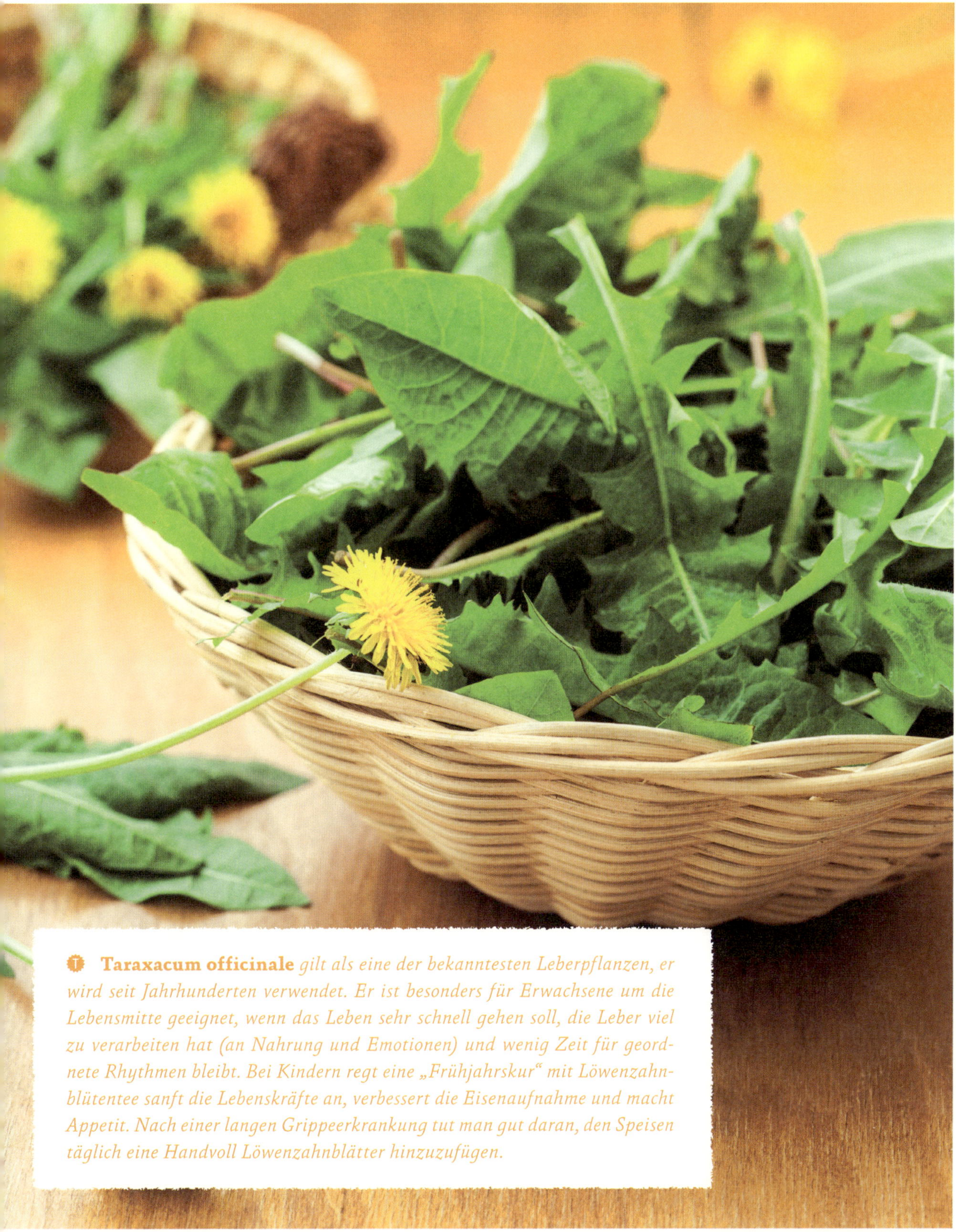

Taraxacum officinale *gilt als eine der bekanntesten Leberpflanzen, er wird seit Jahrhunderten verwendet. Er ist besonders für Erwachsene um die Lebensmitte geeignet, wenn das Leben sehr schnell gehen soll, die Leber viel zu verarbeiten hat (an Nahrung und Emotionen) und wenig Zeit für geordnete Rhythmen bleibt. Bei Kindern regt eine „Frühjahrskur" mit Löwenzahnblütentee sanft die Lebenskräfte an, verbessert die Eisenaufnahme und macht Appetit. Nach einer langen Grippeerkrankung tut man gut daran, den Speisen täglich eine Handvoll Löwenzahnblätter hinzuzufügen.*

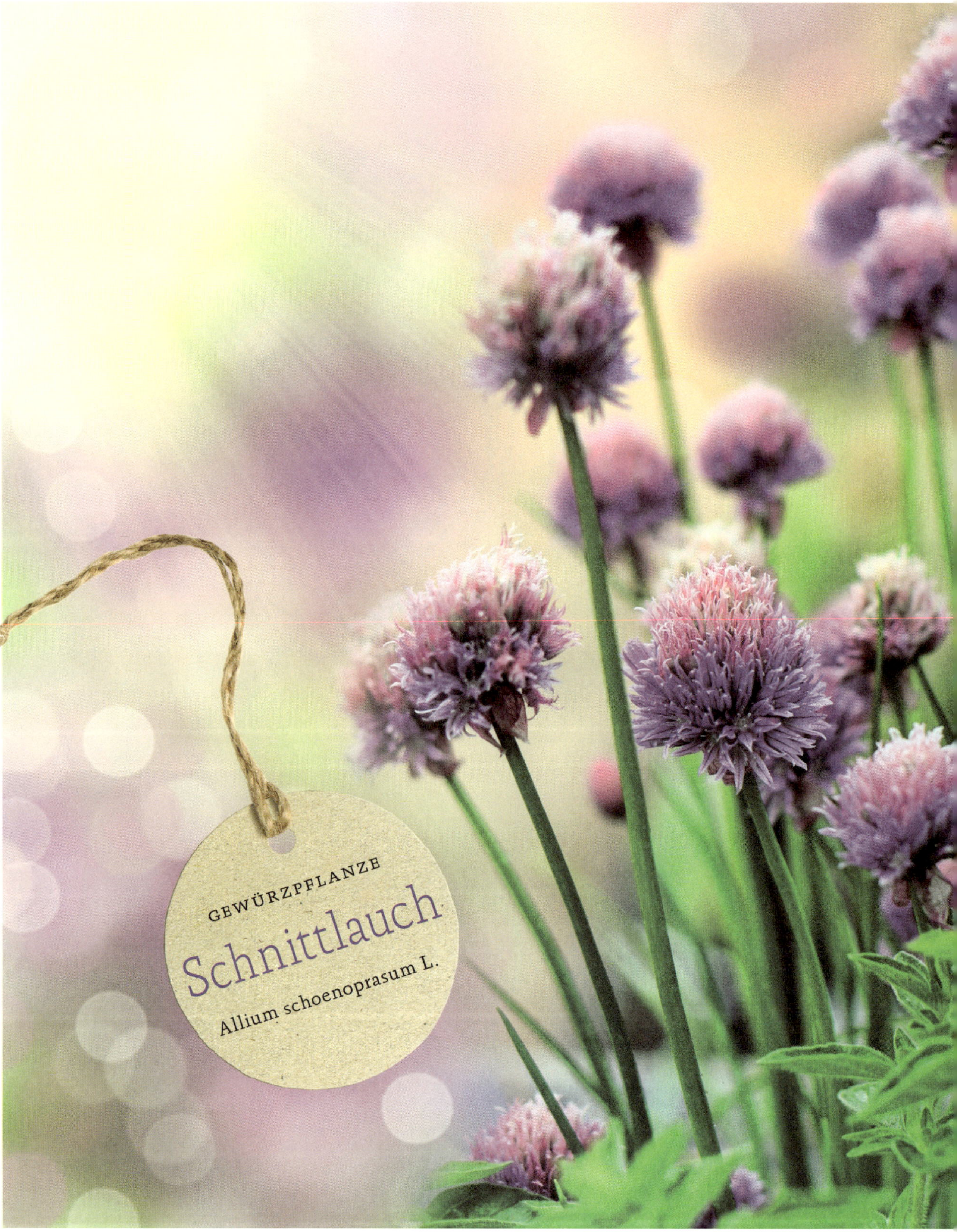
GEWÜRZPFLANZE
Schnittlauch
Allium schoenoprasum L.

„Der Schnittlauch ist eine gediegene Gewürzpflanze", meinte meine böhmische Großmutter, während sie das Kraut fein hackte und über die Knödel streute.

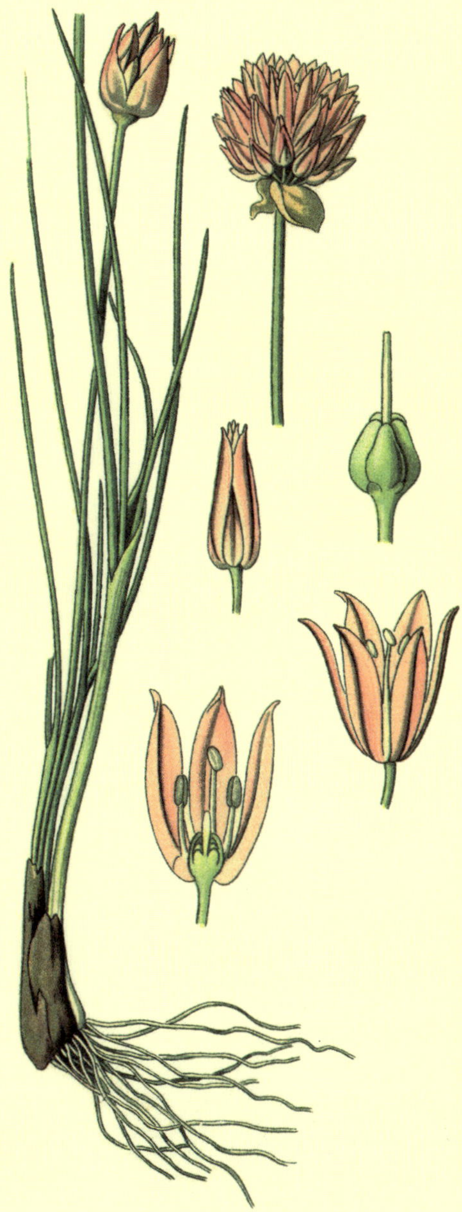

Heute wird es leider viel weniger verwendet, vielleicht auch weil man es nicht immer frisch zur Hand hat, wie dies früher üblich war. Man kann Allium schoenoprasum, den Schnittlauch, fast das ganze Jahr in Blumenkästen auf dem Balkon oder eingepflanzt im Garten halten und bei Bedarf ernten. Er hat einen weiteren Vorteil: Im Vergleich zur Zwiebel oder zum Knoblauch hinterlässt frischer Schnittlauch keinen Nachgeschmack und lässt den Atem frisch riechen. Er wird allgemein gut vertragen und hat einen milderen aromatischen Geschmack als seine schärferen „Verwandten", gehört er doch zur selben Familie, den Zwiebelgewächsen (Liliaceae).

Ende Februar, Anfang März, sobald die Sonne etwas wärmer scheint und der Boden ganz auftaut, sprießt das grüne Kraut aus den Saatzwiebelchen empor. Die mattgrünen, röhrenförmigen Blätter wachsen schnell, und im Sommer kommen die rosaroten Blütenköpfe dazu.

T *Damit das Schnittlauchkraut üppig nachwächst, schneidet man die Blätter bundweise in Bodennähe ab. Die Blüten entfernt man besser gleich. Man kann sie mit dem Kopf nach unten trocknen, sie sehen in Trockengestecken sehr hübsch aus und behalten lange ihre rosarote Farbe.*

Die Blüten enthalten viele kleine, schwarze Samen, die man im Winter im Warmbeet vorziehen kann. Im Frühling setzt man die Pflänzchen ins Freie. Nach einem Jahr kann man die Pflanzen bereits vegetativ vermehren, indem man sie ausgräbt und mit einem scharfen Messer auseinanderschneidet. Diese Teile werden in saubere Töpfe mit guter Erde eingepflanzt und oft gegossen. Schnittlauch ist nicht frosthart, daher wird er im Herbst zurückgeschnitten und zugedeckt.

Das typische Aroma des Schnittlauchs ist leicht „zwiebelig", etwas süßlich und frisch. Es kommt von den ätherischen Ölen und den Schwefelglykosiden, die in den Blättern enthalten sind. Sie sind auch reich an Vitamin C, Spurenelementen, Kalium und Magnesium. Sogar etwas Eisen wurde nachgewiesen. Wie die meisten Zwiebelgewächse wirkt Schnittlauch auf den Flüssigkeitshaushalt unseres Körpers. Er regt die Ausscheidung an, ist schweißtreibend und keimtötend. In der Volksheilkunde mischte man getrockneten Schnittlauch und seine Samen unter die wurmtreibenden und pestabweisenden Kräuter.

Als Gewürz regt der Schnittlauch den Appetit an, und sein Aroma ist auch bei Kindern beliebt. Er kann eine „langweilige Suppe" in ihre Leibspeise verwandeln, besonders wenn sie die Blätter selbst aufschneiden dürfen!

Frische Schnittlauchcreme für das erste Frühlings-Picknick im Freien

200 g Quark (halbfett)
½ Glas Milch
2 Esslöffel süßer Senf
3 Esslöffel natives Olivenöl
Zitronensaft, geriebene Zitronenschale
Salz, weißer Pfeffer oder eine Prise
Cayennepfeffer, ein wenig Muskatnuss
4 Esslöffel feingehackter Schnittlauch
2 Esslöffel Kapern

Quark, Milch und Olivenöl mit einer Gabel so lange verrühren, bis eine weiche Creme entsteht. Ein paar Tropfen frischgepressten Zitronensaft, geriebene Schale, Senf, die Gewürze einschließlich Salz dazugeben und weiter rühren. Zum Schluss den frischen Schnittlauch und die Kapern hacken und unterheben. In eine Glasschüssel geben, luftdicht verschließen und kühl stellen. Diese leichte Creme schmeckt hervorragend zu Eierspeisen, Pellkartoffeln, gegrilltem Gemüse, Frühlingssalaten und besonders zu frisch gebackenem Vollkornbrot mit Butter.

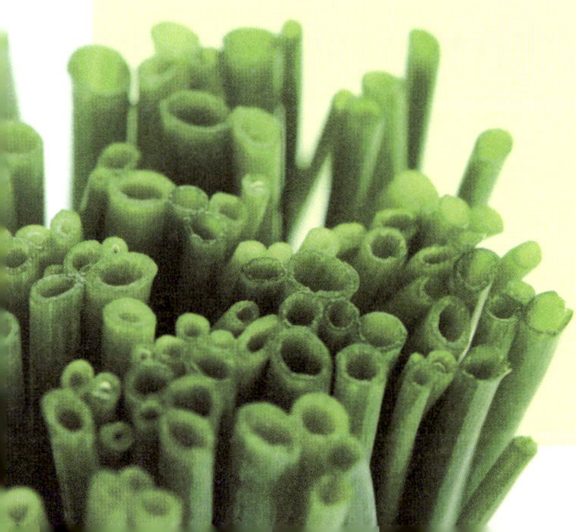

Schnittlauchblätter helfen Eiweiße zu verdauen, daher eignen sie sich zum Würzen von hartgekochten Eiern, Quark, Frischkäse, Fisch und Putenfleisch.

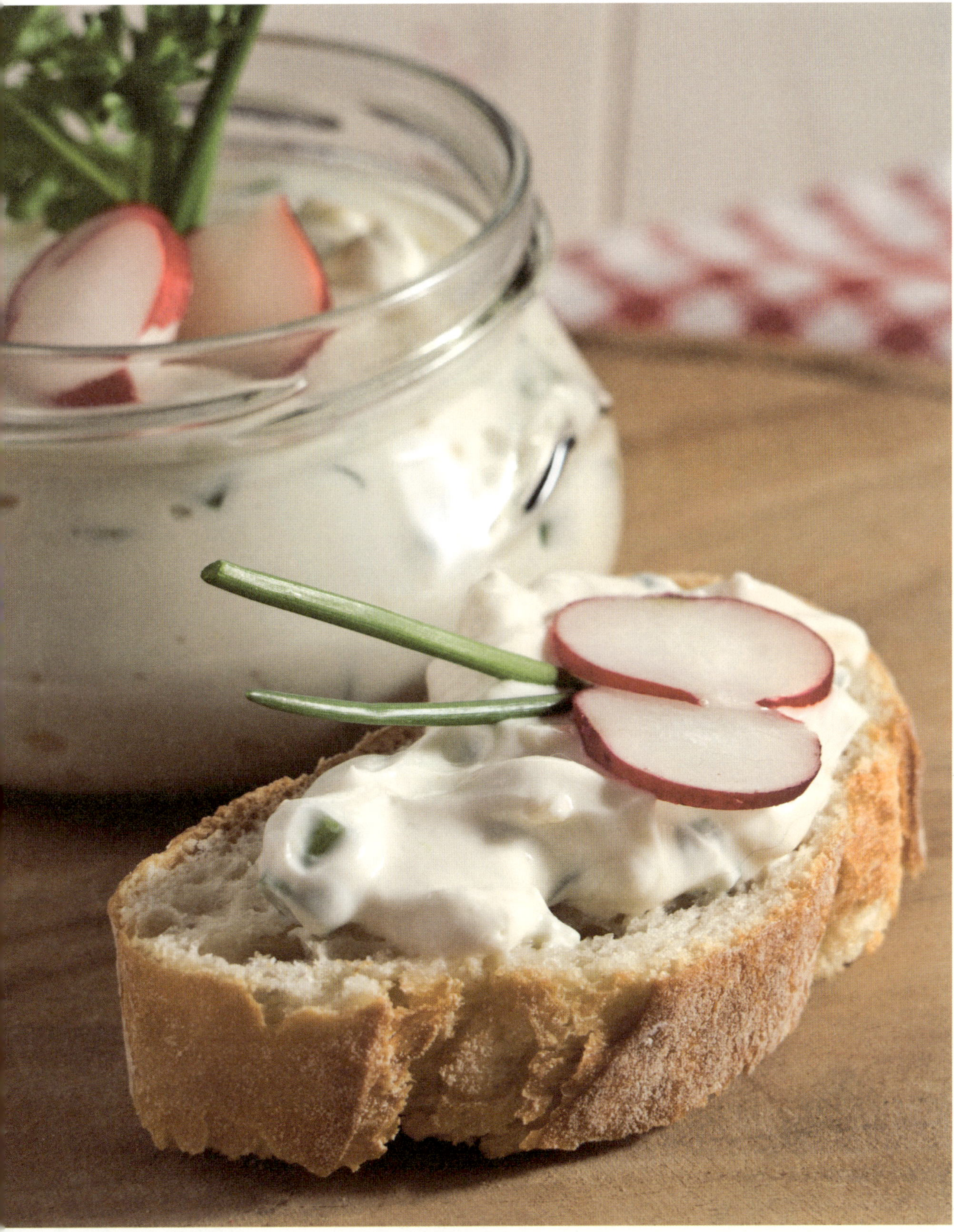

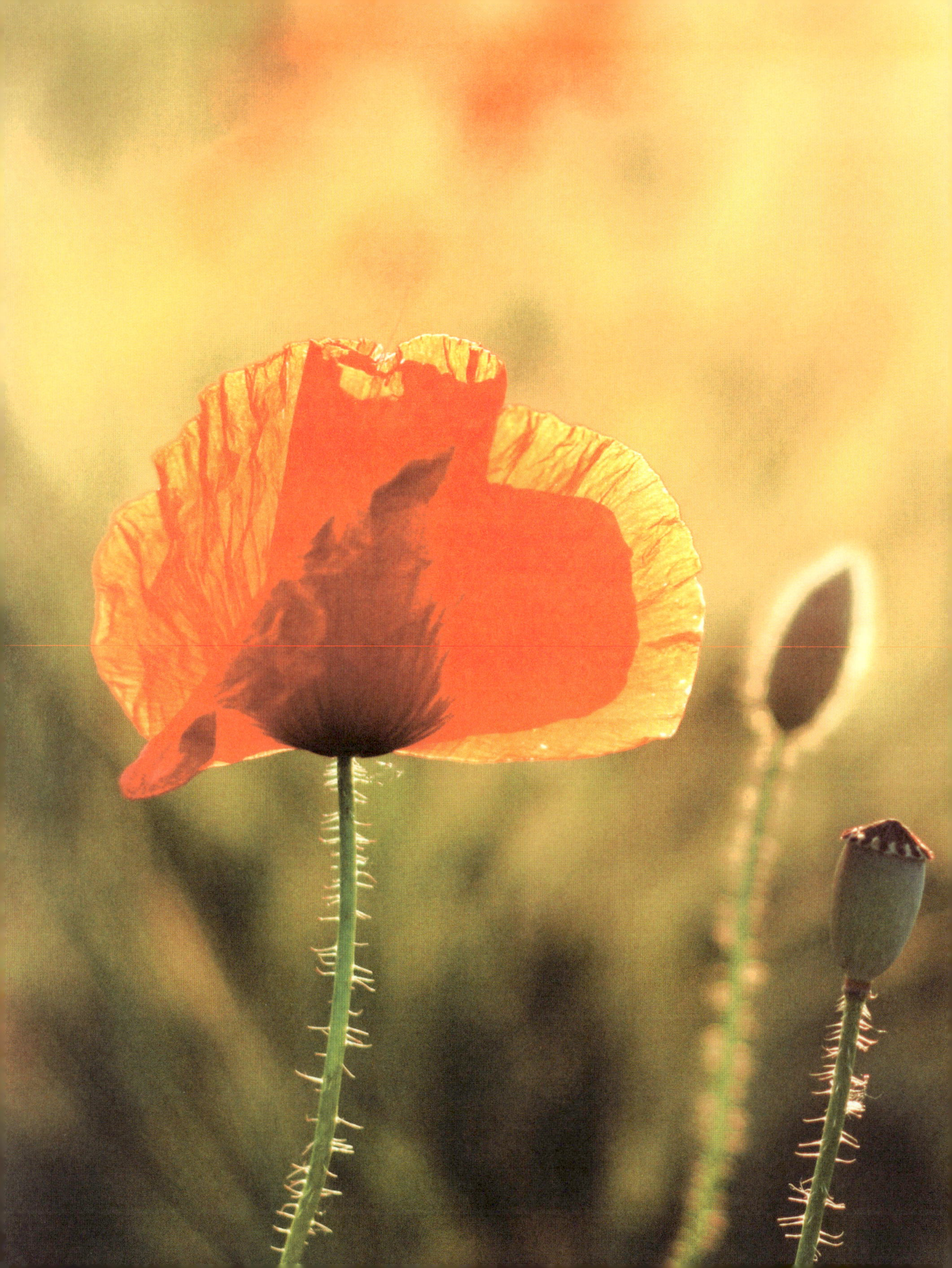

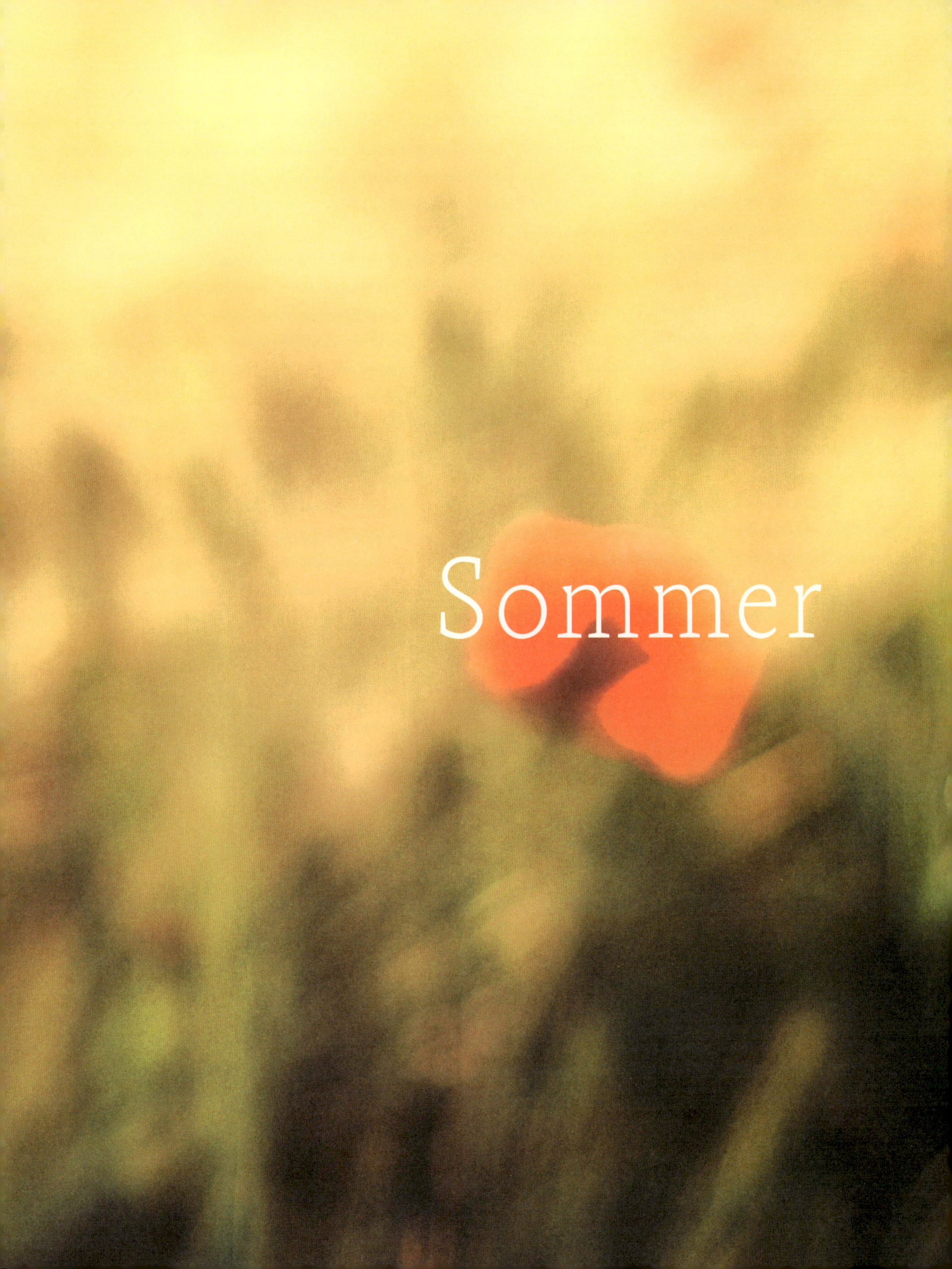

Sommer

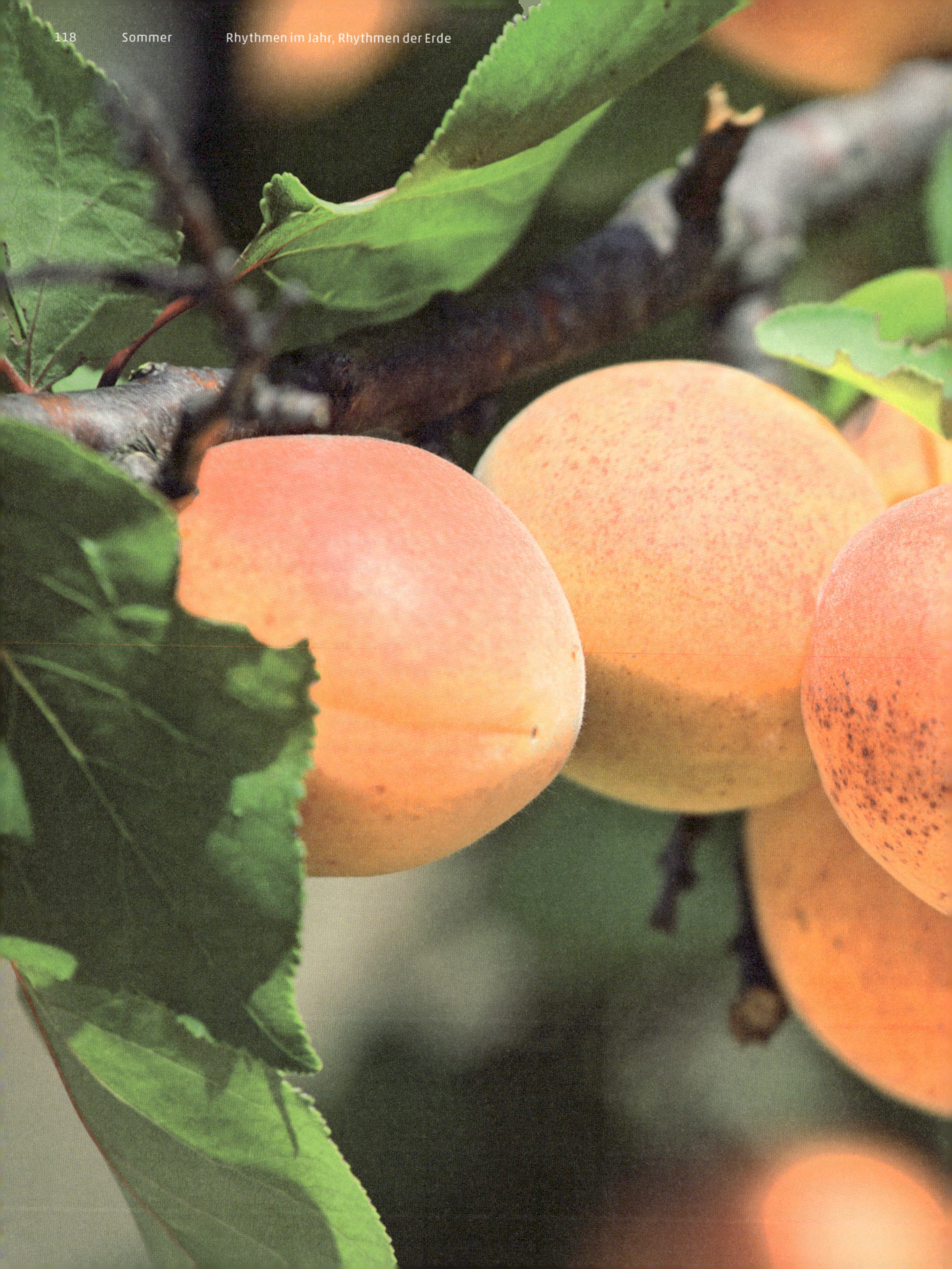

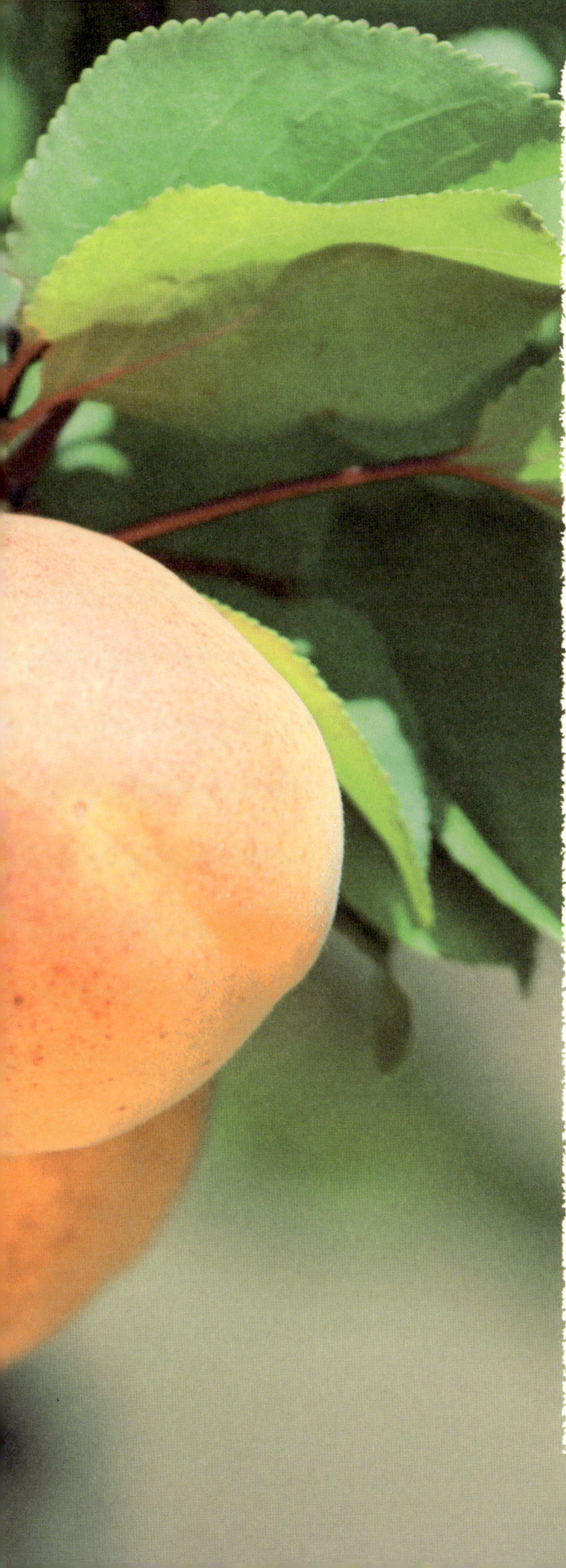

Marken, Mittelitalien, in der Zeit um Sankt Johanni (24. Juni): Die hügelige Landschaft zwischen nördlichem Apennin und Adria breitet sich vor uns aus wie ein grüner, weicher Teppich. Dichte Hecken aus Hundsrose, Ginster und Weißdorn umringen die Felder, reife Kornähren wiegen sich im Sommerwind. Es reifen Kirschen, Mirabellen und Aprikosen, Duft nach warmem Stroh und Heu, Sommerblumen und Honig steigt in den frisch gemähten Wiesen auf.

In seinem stetigen Lauf ist das Jahr an seinem Höhepunkt angelangt, und die beiden Jahreshälften, die eine hell, die andere dunkel, stehen einander gegenüber. Am Sonnwend-Tag (21. Juni) legt sich die Sonne nur kurz schlafen: Nach wenigen Stunden wird es am Horizont wieder hell, und die Nacht scheint besiegt. Aber nach der Sommersonnenwende nimmt die Länge der Tage wieder ab, und die Dunkelheit erobert sich bis zur Wintersonnenwende ihren Raum zurück.

In der Johanni-Zeit strebt die Natur voller Lebenskraft und am Höhepunkt ihres Wachstums dem Kosmos entgegen. Man hat den Eindruck, die blühenden, grünenden Pflanzen möchten die Erdenschwere hinter sich lassen und immer nur der Sonne und den Sternen entgegen wachsen. Bunte Blüten krönen das satte Grün der Blätter und öffnen sich der Tierwelt, hunderte von Farbnuancen wetteifern mit zahllosen Düften, und in der Befruchtung empfängt die Erde, was vom Himmel kommt. In dieser magischen Begegnung findet eine alchemistische Verwandlung statt: Blüten und Früchte – Sonnengeschöpfe – bieten dem ewigen Sprießen und Wachsen der Blätter Einhalt.

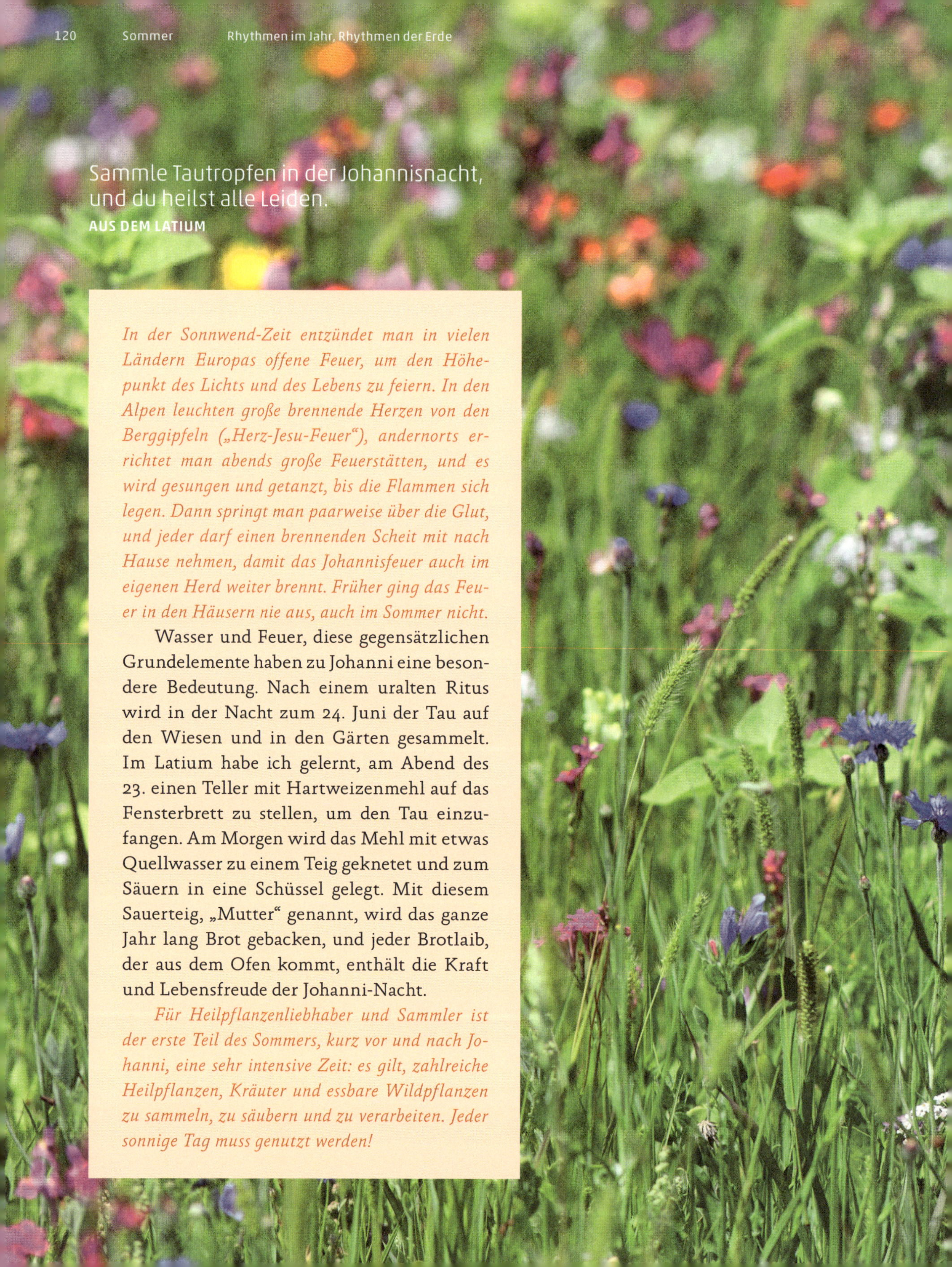

Sammle Tautropfen in der Johannisnacht,
und du heilst alle Leiden.

AUS DEM LATIUM

In der Sonnwend-Zeit entzündet man in vielen Ländern Europas offene Feuer, um den Höhepunkt des Lichts und des Lebens zu feiern. In den Alpen leuchten große brennende Herzen von den Berggipfeln („Herz-Jesu-Feuer"), andernorts errichtet man abends große Feuerstätten, und es wird gesungen und getanzt, bis die Flammen sich legen. Dann springt man paarweise über die Glut, und jeder darf einen brennenden Scheit mit nach Hause nehmen, damit das Johannisfeuer auch im eigenen Herd weiter brennt. Früher ging das Feuer in den Häusern nie aus, auch im Sommer nicht.

Wasser und Feuer, diese gegensätzlichen Grundelemente haben zu Johanni eine besondere Bedeutung. Nach einem uralten Ritus wird in der Nacht zum 24. Juni der Tau auf den Wiesen und in den Gärten gesammelt. Im Latium habe ich gelernt, am Abend des 23. einen Teller mit Hartweizenmehl auf das Fensterbrett zu stellen, um den Tau einzufangen. Am Morgen wird das Mehl mit etwas Quellwasser zu einem Teig geknetet und zum Säuern in eine Schüssel gelegt. Mit diesem Sauerteig, „Mutter" genannt, wird das ganze Jahr lang Brot gebacken, und jeder Brotlaib, der aus dem Ofen kommt, enthält die Kraft und Lebensfreude der Johanni-Nacht.

Für Heilpflanzenliebhaber und Sammler ist der erste Teil des Sommers, kurz vor und nach Johanni, eine sehr intensive Zeit: es gilt, zahlreiche Heilpflanzen, Kräuter und essbare Wildpflanzen zu sammeln, zu säubern und zu verarbeiten. Jeder sonnige Tag muss genutzt werden!

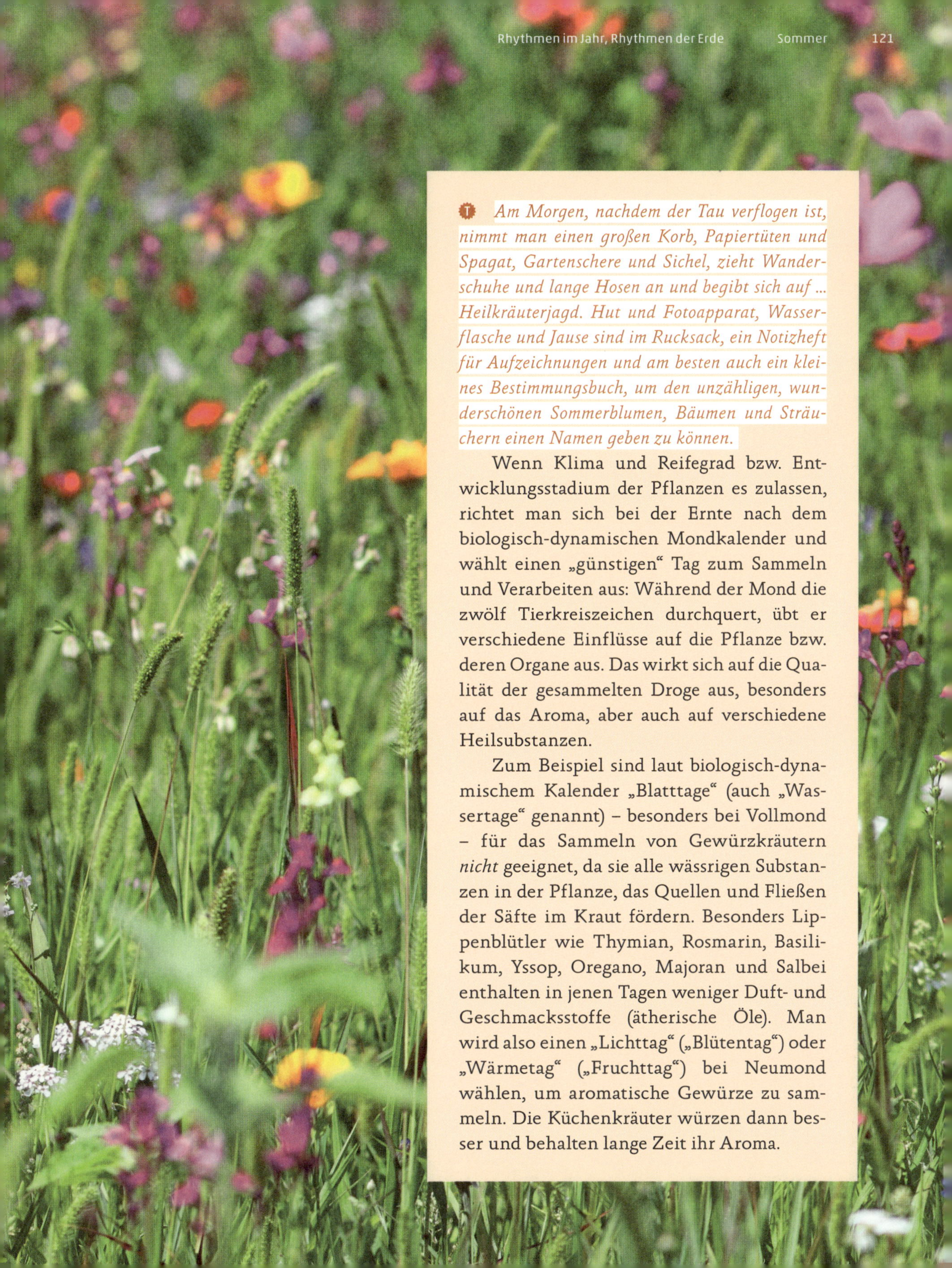

Am Morgen, nachdem der Tau verflogen ist, nimmt man einen großen Korb, Papiertüten und Spagat, Gartenschere und Sichel, zieht Wanderschuhe und lange Hosen an und begibt sich auf ... Heilkräuterjagd. Hut und Fotoapparat, Wasserflasche und Jause sind im Rucksack, ein Notizheft für Aufzeichnungen und am besten auch ein kleines Bestimmungsbuch, um den unzähligen, wunderschönen Sommerblumen, Bäumen und Sträuchern einen Namen geben zu können.

Wenn Klima und Reifegrad bzw. Entwicklungsstadium der Pflanzen es zulassen, richtet man sich bei der Ernte nach dem biologisch-dynamischen Mondkalender und wählt einen „günstigen“ Tag zum Sammeln und Verarbeiten aus: Während der Mond die zwölf Tierkreiszeichen durchquert, übt er verschiedene Einflüsse auf die Pflanze bzw. deren Organe aus. Das wirkt sich auf die Qualität der gesammelten Droge aus, besonders auf das Aroma, aber auch auf verschiedene Heilsubstanzen.

Zum Beispiel sind laut biologisch-dynamischem Kalender „Blatttage“ (auch „Wassertage“ genannt) – besonders bei Vollmond – für das Sammeln von Gewürzkräutern *nicht* geeignet, da sie alle wässrigen Substanzen in der Pflanze, das Quellen und Fließen der Säfte im Kraut fördern. Besonders Lippenblütler wie Thymian, Rosmarin, Basilikum, Yssop, Oregano, Majoran und Salbei enthalten in jenen Tagen weniger Duft- und Geschmacksstoffe (ätherische Öle). Man wird also einen „Lichttag“ („Blütentag“) oder „Wärmetag“ („Fruchttag“) bei Neumond wählen, um aromatische Gewürze zu sammeln. Die Küchenkräuter würzen dann besser und behalten lange Zeit ihr Aroma.

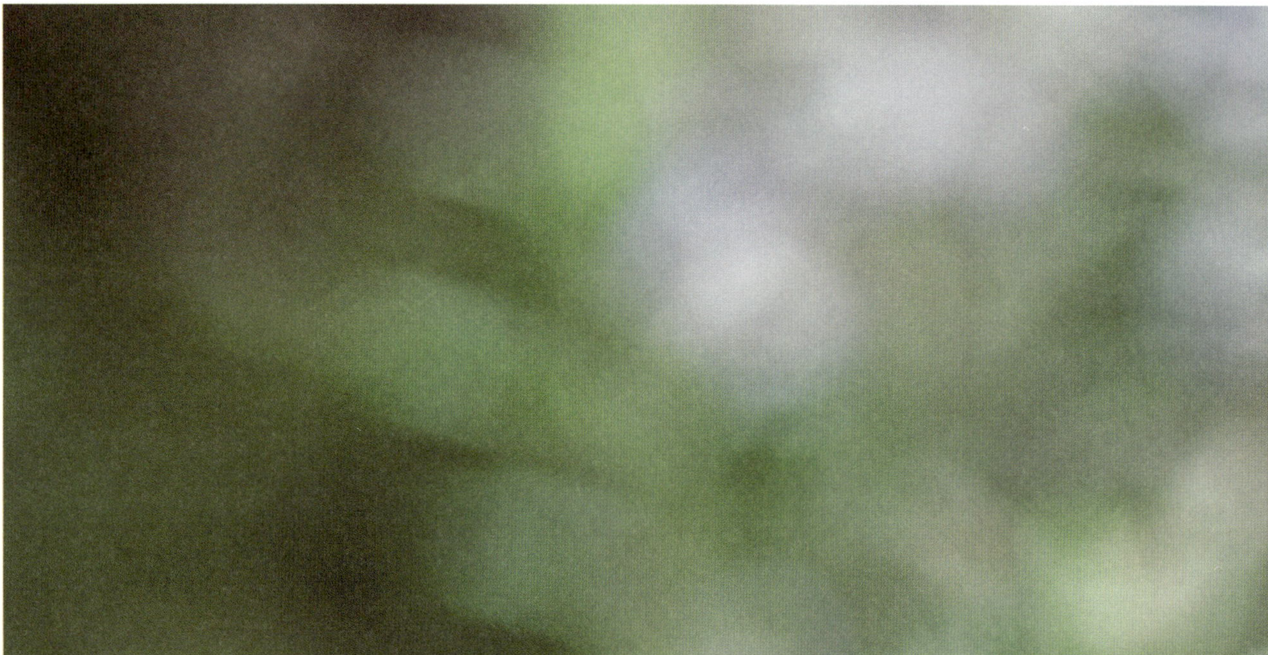

Nach einem Praktikum auf einem biologisch-dynamischen Kräuterhof beschloss ich, ein Experiment in meinem eigenen Heilpflanzengarten durchzuführen, und ich wählte eine der bekanntesten mediterranen Gewürz- und Heilpflanzen: Rosmarin (Rosmarinus officinalis L.). Sollten sich Duft und Geschmack tatsächlich je nach Mondstand verändern?

Richtet sich der Gehalt an ätherischen Ölen wirklich nach „Blütentagen" oder „Blatttagen"? Ich begann die „Nadeln" des mediterranen Strauches je nach Tierkreiszeichen und Mond zu sammeln und verglich zwei Monate lang den Duft beim Zerreiben der Blätter, in Teezubereitungen und Ölauszügen. Schon bei der frischen Pflanze ließen sich je nach Mondstand Unterschiede im Duft und Geschmack feststellen. Vor allem veränderten sie sich bei Voll- und Neumond: bei Vollmond schmeckten die Blätter „krautig" und hinterließen einen erdigen Nachgeschmack, bei Neumond hingegen ging von der Pflanze ein harziger, würziger Duft aus, die Blätter waren klebrig von dem austretenden Öl und im Tee stieg der Duft direkt in den Kopf. Die Rosmarinblätter, die ich zu Vollmond sammelte, schienen mir geeigneter zum Würzen zu sein, also in der Küche. Ihr Aroma überbot andere Gerüche in den Speisen nicht, sondern passte gut zu verschiedenen mediterranen Gewürzen. Duft und Geschmack des Rosmarins der Neumondtage hingegen waren dominant, sie hätten jedes andere Aroma beim Kochen übertroffen. Beim Schnuppern gelangte mir die Rosmarinessenz durch die Nase direkt in den Kopf, und ich merkte, dass sie meinen Geist klärte und half, meine Gedanken beim Schreiben und Übersetzen zu ordnen. Ich hätte die Zweige damals gerne destilliert – damals besaßen wir noch keinen Destillierapparat –, das gewonnene ätherische Öl wäre bestimmt wertvoll für Anwendungen in der Aromatherapie gewesen. Ätherisches Rosmarinöl wird in Massageölen verwendet, um die Blutzirkulation anzuregen, in Umschlägen und Wickeln, um die Leberfunktionen anzukurbeln, und in Bädern bei niedrigem Blutdruck und in der Rekonvaleszenz.

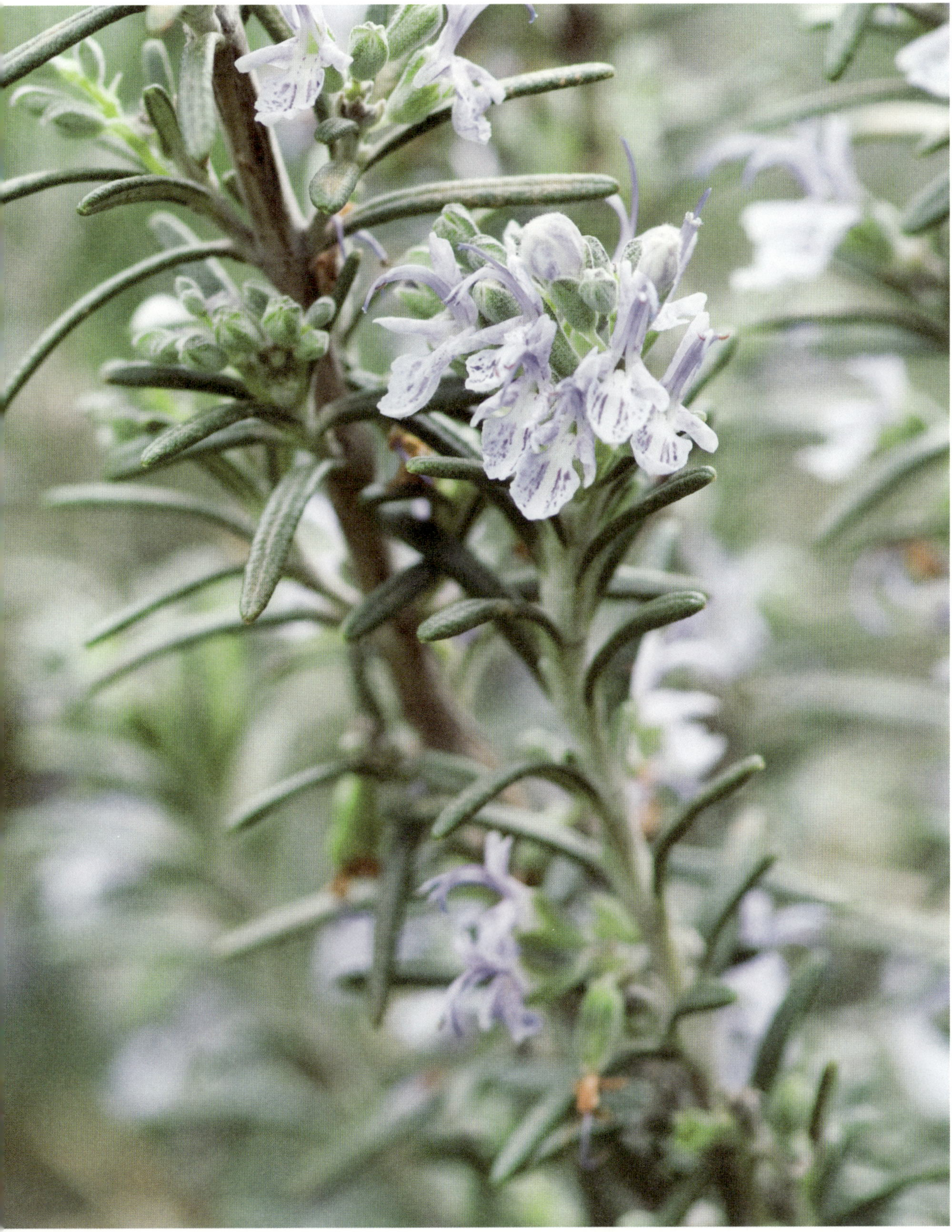

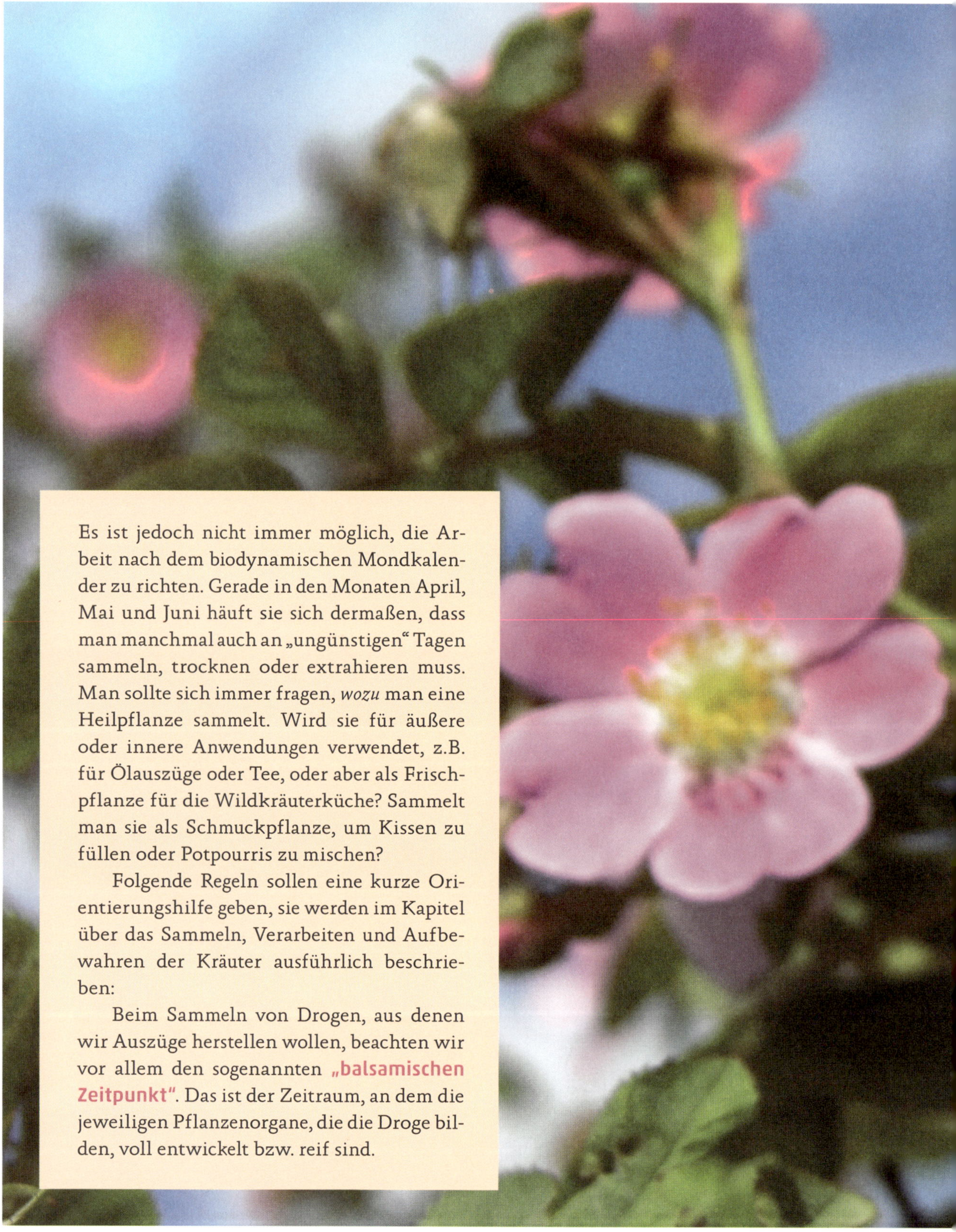

Es ist jedoch nicht immer möglich, die Arbeit nach dem biodynamischen Mondkalender zu richten. Gerade in den Monaten April, Mai und Juni häuft sie sich dermaßen, dass man manchmal auch an „ungünstigen“ Tagen sammeln, trocknen oder extrahieren muss. Man sollte sich immer fragen, *wozu* man eine Heilpflanze sammelt. Wird sie für äußere oder innere Anwendungen verwendet, z.B. für Ölauszüge oder Tee, oder aber als Frischpflanze für die Wildkräuterküche? Sammelt man sie als Schmuckpflanze, um Kissen zu füllen oder Potpourris zu mischen?

Folgende Regeln sollen eine kurze Orientierungshilfe geben, sie werden im Kapitel über das Sammeln, Verarbeiten und Aufbewahren der Kräuter ausführlich beschrieben:

Beim Sammeln von Drogen, aus denen wir Auszüge herstellen wollen, beachten wir vor allem den sogenannten **„balsamischen Zeitpunkt“**. Das ist der Zeitraum, an dem die jeweiligen Pflanzenorgane, die die Droge bilden, voll entwickelt bzw. reif sind.

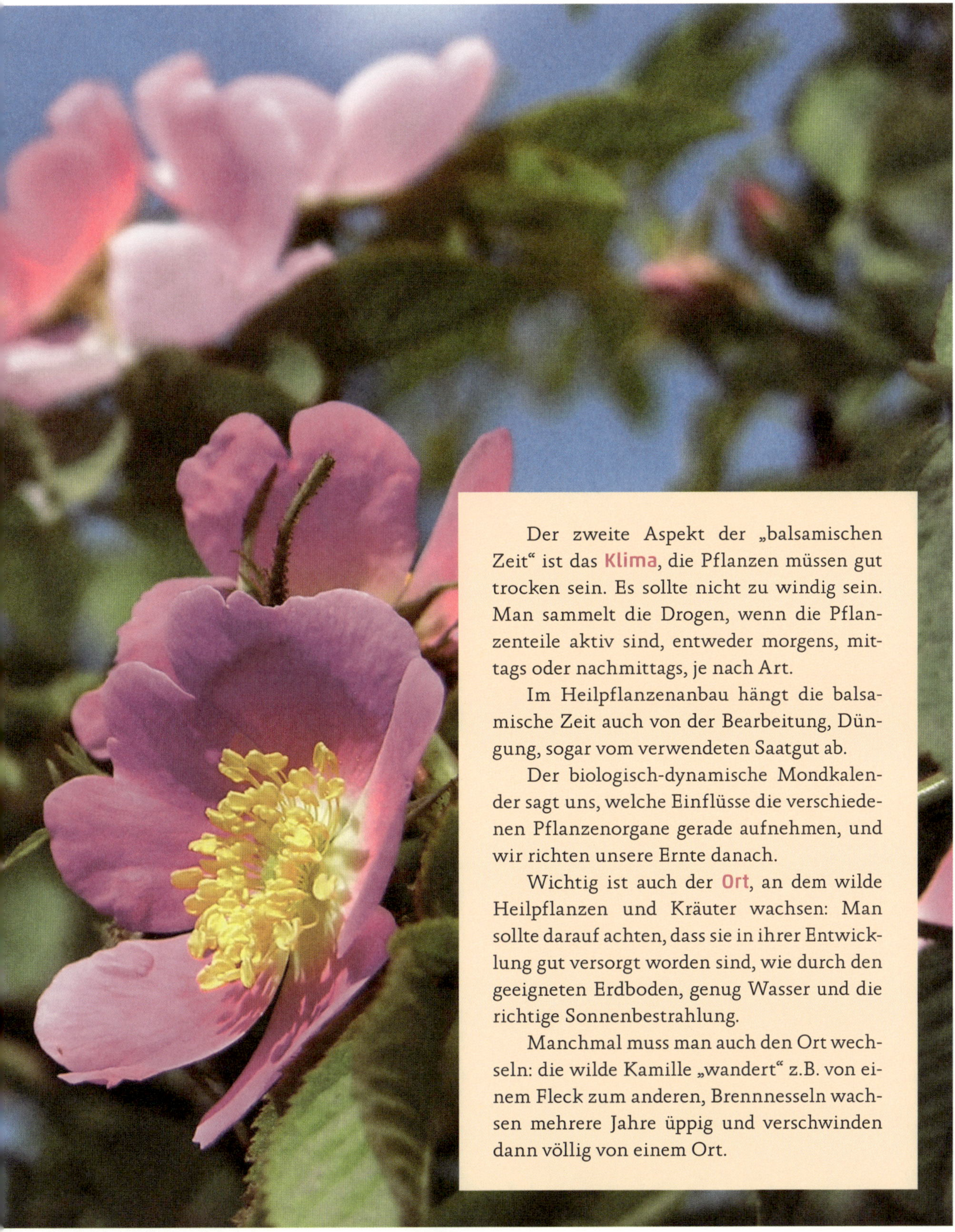

Der zweite Aspekt der „balsamischen Zeit“ ist das **Klima**, die Pflanzen müssen gut trocken sein. Es sollte nicht zu windig sein. Man sammelt die Drogen, wenn die Pflanzenteile aktiv sind, entweder morgens, mittags oder nachmittags, je nach Art.

Im Heilpflanzenanbau hängt die balsamische Zeit auch von der Bearbeitung, Düngung, sogar vom verwendeten Saatgut ab.

Der biologisch-dynamische Mondkalender sagt uns, welche Einflüsse die verschiedenen Pflanzenorgane gerade aufnehmen, und wir richten unsere Ernte danach.

Wichtig ist auch der **Ort**, an dem wilde Heilpflanzen und Kräuter wachsen: Man sollte darauf achten, dass sie in ihrer Entwicklung gut versorgt worden sind, wie durch den geeigneten Erdboden, genug Wasser und die richtige Sonnenbestrahlung.

Manchmal muss man auch den Ort wechseln: die wilde Kamille „wandert“ z.B. von einem Fleck zum anderen, Brennnesseln wachsen mehrere Jahre üppig und verschwinden dann völlig von einem Ort.

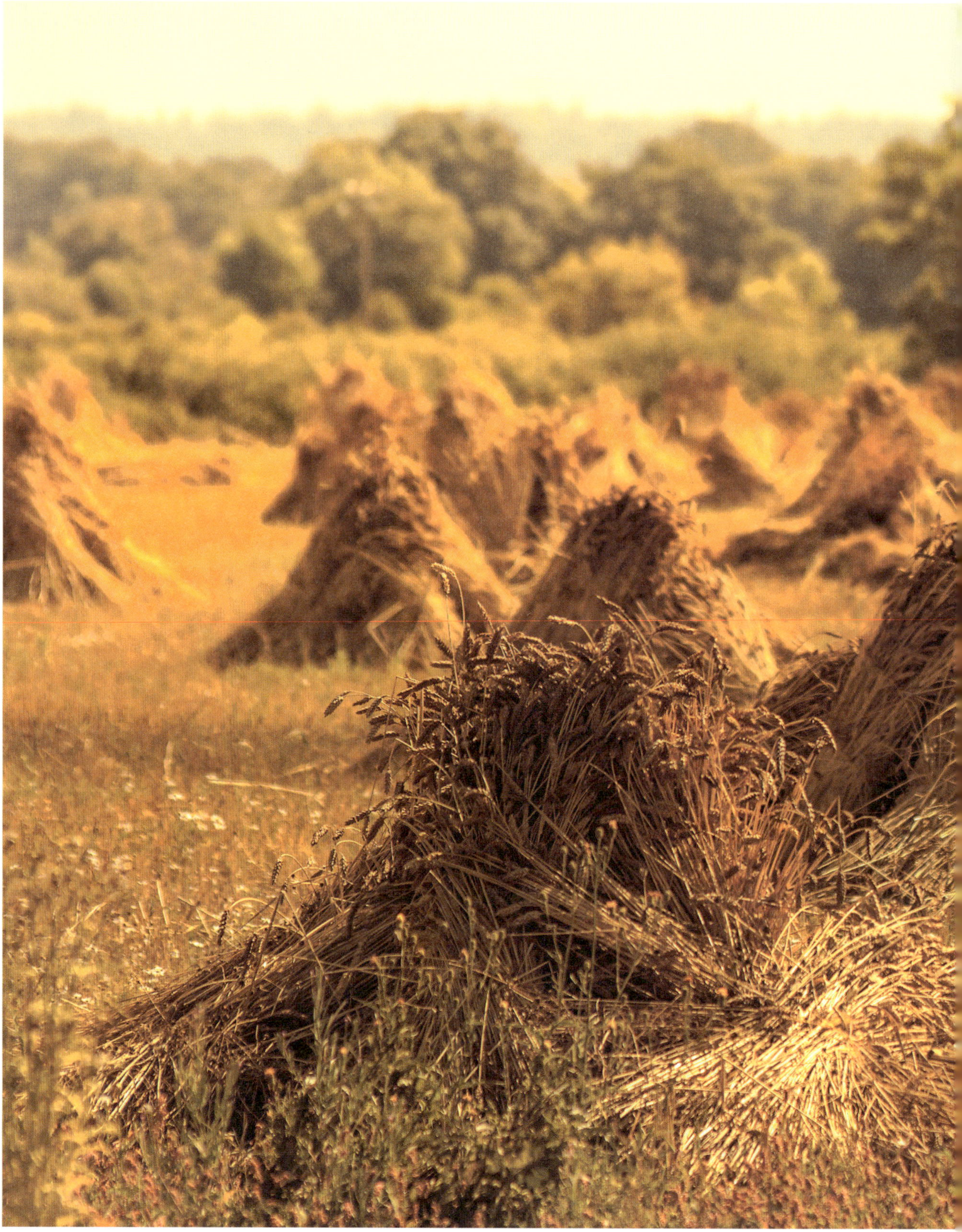

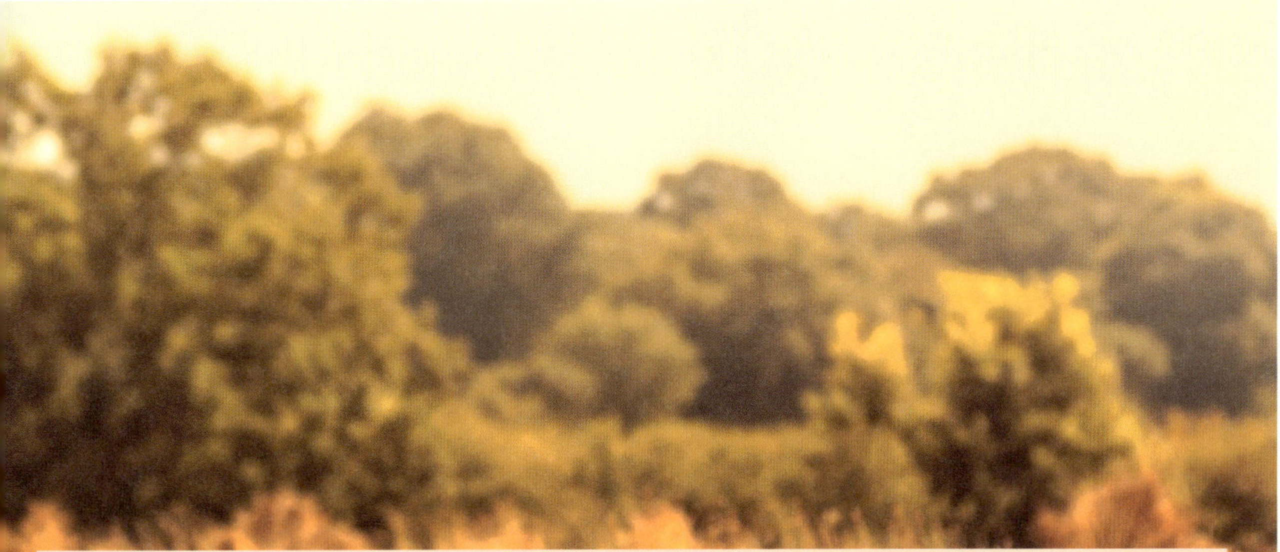

Wärmequalitäten im Sommer

Betrachten wir eine naturbelassene Wiese während der Sommermonate, zwischen Ende Mai und Ende August. Wir erleben die Pflanzen in ihren verschiedenen Entwicklungsstadien: Vom frischen Grün der Blätter im Mai, dem Explodieren der Blütenfarben und Düfte um Johanni, bis hin zu den heißesten Hochsommertagen im Juli und August, wenn die Blätter in der warmen Luft glänzen, bis ein Gewitter die Hitze unterbricht.

Man nimmt Wärme als äußere Temperatur wahr, als Wirkung der Sonneneinstrahlung auf Pflanzen, Tier und Mensch, aber sie ist auch in der Seele spürbar, wenn man sich wohl und entspannt fühlt, sich für etwas begeistert, sich über etwas freut oder Liebe unser Herz erwärmt.

Wärme durchdringt alles Sein im Sommer, lässt Früchte reifen, Stoffe bilden. Wer jedes Jahr wilde Heilpflanzen sammelt, hat die Gelegenheit zu beobachten, was in der jeweiligen Jahreszeit in den verschiedenen Naturreichen geschieht. Jahr für Jahr wächst auch die Sensibilität für alles, was hinter äußeren Faktoren steht. Man nimmt immer mehr wahr, was *wird* und *wächst*, nicht nur, was sich z.B. an Substanzen gebildet hat. Hinter jedem Stoff, jedem neuen Pflanzenorgan verbirgt sich nämlich ein Kräftewirken, durch das die Materie erst in Erscheinung treten kann. Wenn man Heilpflanzen sammelt und daraus Präparate gewinnt, die im Menschen Gesundungskräfte anregen sollen, wird man immer „neugieriger" auf das, was hinter den Stoffen wirkt.

Im Laufe der Jahre habe ich festgestellt, dass die Wärme im Sommer verschiedene Qualitäten hat und dementsprechend auf die Lebensbereiche der Pflanzen wirkt. Dies hat natürlich physikalische Gründe, die mit der Tag- und Nachtlänge, der Sonneneinstrahlung usw. zusammenhängen. Und doch mutet es mich wie ein Wunder an, wenn der Wald in der Julihitze glänzt oder der Tau Ende August tausende von Spinnweben auf die Felder zaubert. In der folgenden Tabelle wird der Sommer nach *verschiedenen Wärmequalitäten* in drei Abschnitte unterteilt, es werden auch beispielsweise anfallende Arbeiten mit Heilpflanzen und Kräutern erwähnt. Ich möchte den Leser dazu einladen, während der Arbeit auf jene Qualitäten zu achten und auch selbst Beobachtungen mit den verschiedenen Wärmezuständen anzustellen.

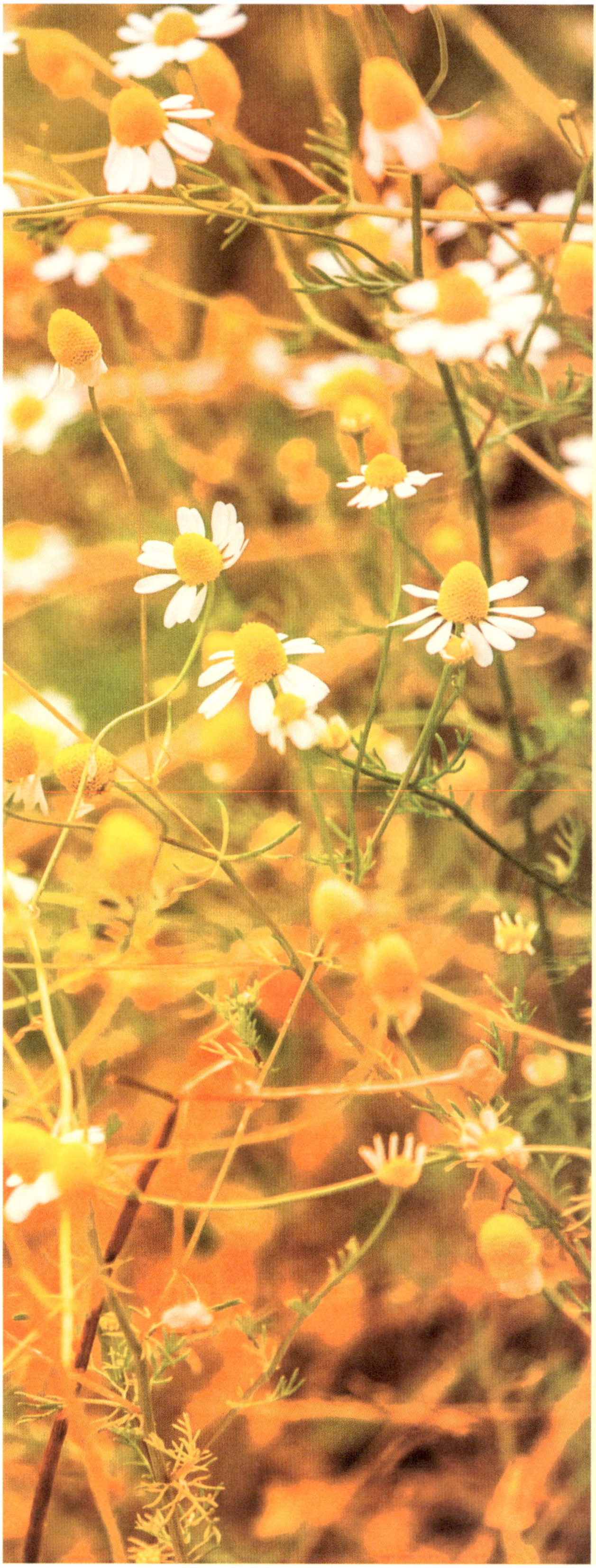

Sommerbeginn (Pfingsten – Johanni)

Um Pfingsten endet normalerweise der biologische Frühling und es beginnt der Sommer. Das Pfingstfest hat kein festes Datum, ist aber jedes Jahr 50 Tage nach Ostern. Die Pflanzenwelt befindet sich um diese Zeit, nach der keimenden und sprießenden Phase im Frühling, im vollen Wachstum.

Man kann die Wärme im Steigen und Durchdringen der Säfte der Pflanze und vor allem in der Expansion nach außen, in alle Richtungen (zentrifugal), durch die Blüten als Qualität wahrnehmen.

Zum Grün der Blätter und Stängel, dem Chlorophyll als lebensspendenden Pigment und den Pflanzensäften gesellen sich die unzähligen Farbschattierungen der Blüten. Um Johanni färben sich Wiesen und Hänge oft goldgelb, auch das Korn leuchtet sonnenhaft.

Arbeiten mit Heilpflanzen und Kräutern

Solange es nicht zu heiß ist und die Blätter noch nicht voll ausgebildet sind, kann man noch Sprosse und Knospen von Sträuchern und Bäumen sammeln, auch die Rinde. Die Blütenernte für Teemischungen beginnt: z.B. Holunder, Linde, Kamille, Hundsrose, Honigklee, Ruprechtskraut, Potentill und Klatschmohn. Man sammelt Blätter von Brombeere, Himbeere, Walderdbeere, Weinraute, Weinrebe, Spitz- und Breitwegerich, Beifuß usw. Möglichst einen günstigen Tag im biologisch-dynamischen Mondkalender aussuchen, und Erntegut rasch und gründlich trocknen!

Hochsommer (Johanni – Maria Himmelfahrt)

In den 40–50 Tagen zwischen Ende Juni und Mitte August erreichen die Pflanzen den Höhepunkt ihrer Entwicklung, die äußere Wärme nimmt stetig zu, und die Früchte als Samenträger bilden sich.

Diese Wärme führt zur Substanzbildung, zur Bildung von Nährstoffen in der Pflanze. Vor allem in den Früchten sind Zucker, Fette, Mineralstoffe und Vitamine enthalten, aber auch Duftstoffe und Harze, Schleim- und Bitterstoffe.

Die Wärme erscheint in dieser Zeit in der Bildung und Reifung von Substanzen, und ihre Wirkung ist jetzt zentripetal.

Arbeiten mit Heilpflanzen und Kräutern

Für Ölauszüge sammelt man die blühenden Spitzen von Johanniskraut, Blüten von Immortelle, Schafgarbe, Kamille, Ringelblume, Gänseblümchen, Königskerze und Lavendel.

Küchenkräuter entwickeln bei dieser Wärmequalität ihr volles Aroma (siehe Kapitel über Lippenblütler), und man erntet blühende Spitzen von Oregano, Majoran und Thymian, Blätter von Rosmarin, Estragon, Minze und Salbei. Auch bei den Doldenblütlern (Apiaceae) duften Blätter und Stängel vieler Arten besonders intensiv: wilder Fenchel, Kümmel, Sellerie, Liebstöckel und Petersilie.

Sommerende (Maria Himmelfahrt – Michaeli)

In den Nächten um Sankt Lorenzi (11. August) kann man die Meteoritenschwärme bewundern, die aus dem Universum auf die Erde fallen und „kosmisches Eisen" mitbringen (Rudolf Steiner).

In der Pflanze vollzieht sich das Wunder der Samenbildung: Zum Schutz wird eine äußere Hülle gebildet, auch das wässrige Fruchtfleisch wird gebildet, und es reifen nährstoffreiche Stoffe wie Stärke, Kohlenhydrate und Eiweiß in den harten Samen.

Die Wärme strahlt wieder in den Raum, alles Leben ist erfüllt von Licht und Sonnenwärme, selbst der Erdboden gibt nachts die angesammelte Wärme wieder ab, bis Kräuter, Halme und Blumen schließlich welken, sich zusammenziehen und wegen des hohen Wasserverlusts eingehen.

Arbeiten mit Heilpflanzen und Kräutern

Nach altem Brauch sammelt man im „Frauendreißiger", dem Zeitraum zwischen Maria Himmelfahrt am 15. August und Mariä Geburt am 8. September, alle Frauenkräuter und auch andere wichtige Heilpflanzen, bevor es Herbst wird: Frauenmantel, Eibisch, Schafgarbe (besonders rosafarbene Blüten), Beifuß, Labkraut, Ringelblume, wilden Fenchel, Melisse, Taubnessel und viele mehr.

Ende August beginnt auch die Ernte von Weintrauben, Haselnüssen und Äpfeln, Preiselbeeren, Heidelbeeren, Brombeeren, Johannisbeeren und Himbeeren.

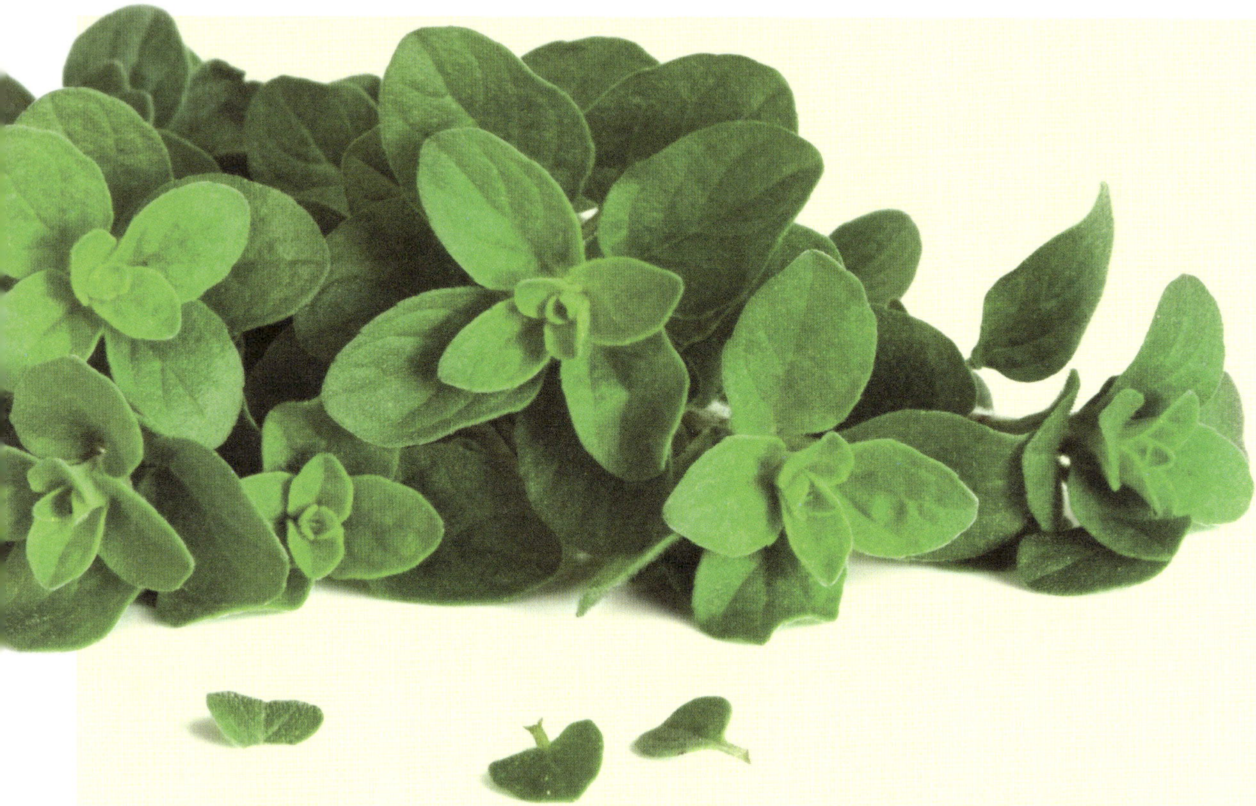

Kräuter aus der Familie der Lippenblütler

Schärfe und Aroma als Ausdruck von Wärmequalitäten

An den Mittelmeerküsten, im italienischen Apennin, in den Alpen, aber auch in den Ebenen Mitteleuropas findet man viele wild wachsende Lippenblütler. Zum Würzen werden Arten verwendet, die besonders viele ätherische Öle bilden, also eher mediterrane Kräuter, aus denen auch Extrakte für Kosmetika und Naturheilmittel gewonnen werden.

Zahlreiche ein- oder mehrjährige Lippenblütler lassen sich bei jedem Klima als Küchenkräuter im Garten und auf dem Balkon ziehen. Man kann sie im Frühling in Tontöpfe pflanzen, ans Küchenfenster stellen und bei Bedarf ein paar duftende Blättchen und Zweige für Tee oder als Gewürz pflücken. Will man den Duft und den Geschmack der Kräuter verstärken, kann man sie im Sommer abwechselnd mit Brennnessel- und Schachtelhalmtee gießen. Man kocht einen konzentrierten Absud und verdünnt im Verhältnis von 1:10.

Im Garten sind Lippenblütler genügsam: Sie mögen lockere Böden ohne Nässestau, müssen nur im Herbst und im Frühling leicht gedüngt werden; gut kompostierter Stallmist wird locker in den Boden eingearbeitet. Sie brauchen kaum Bewässerung, bis auf Arten mit weicheren, „krautigen“ Blättern, wie Melisse oder Pfefferminze. Vor allem benötigen Lippenblütler Sonne, Licht und Wärme! Wer zum Beispiel Quendel, eine wildwachsende, aromatische Thymianart, oder wildes Bergbohnenkraut gekostet hat, weiß, wie scharf die Blättchen von der starken Sonneneinstrahlung

Eine Tasse Melissentee zum Entspannen, ätherisches Lavendelöl in der Duftlampe, Oregano und Majoran über die Pizza gestreut oder Salbeipastillen bei Halsschmerzen: Viele Kräuter und Gewürze, die wir alltäglich verwenden, gehören zur Familie der Lippenblütler (Labiatae). Sie zeichnen sich durch ihre besondere Fähigkeit aus, Sonnenkraft und Wärme in aromatische Substanzen zu verwandeln.

schmecken können (im Vergleich zu angebauten Kräutern in der Ebene) und wie intensiv wilder Rosmarin am Mittelmeer duftet.

Wild wachsende Lippenblütler wirken von der Blüte eher bescheiden, sie bilden meist halbkugelige, winterharte Sträucher. Durch den kräftigen Wurzelstock sind sie gut mit dem Erdboden verankert. Sie gedeihen sogar auf salzigen, mineralreichen Böden, auch in vulkanischer Erde. Die Blätter sind oft leicht bis dicht behaart, so dass sie silbrig weiß erscheinen wie beim Lavendel. Die Härchen schützen die Pflanzen unter der heißen Sonne vor Feuchtigkeitsverlust.

Sobald die Blütenstände erscheinen, verwandeln sich die Lippenblütler: Aus einer eher unscheinbaren Staude oder einem kleinen grünen Polster wird ein eleganter Strauch, ein blühendes Duftkissen, das sich in jedem Garten sehen lassen kann. Dies gilt sowohl für größere Arten wie Rosmarin, Lavendel oder Muskatellersalbei als auch für kleinere wie Thymian oder Bohnenkraut.

Die Zartheit der Blütenblätter, ihr unverwechselbarer Duft, die feinen Farbtöne, hellblau, rosarot, schneeweiß und violett, und schließlich die kunstvolle Form der Blüten stehen in Kontrast mit den strengen Formen und den früh verholzenden Stängeln. Auffallend ist auch, dass Arten, die reich an ätherischen Ölen sind, kaum von Parasiten befallen werden oder an Pilzkrankheiten leiden. Wer einmal Lavendel gesammelt hat, merkt, dass die Pflanzen beim Anfassen „sauber“ wirken – der lateinische Name „lavanda“ bedeutet „Waschung“. Lippenblütler bergen selten Wespennester, Ameisen meiden die aromatischen Zweige. Wer den Lippenblütlern hingegen sehr gerne einen Besuch abstattet, sind die Bienen. Sie stecken den ganzen Körper in die offenen Blüten und kommen pollenbedeckt wieder heraus – ein lustiges Schauspiel!

Ihre Beziehung zu Licht und Wärme, Luft und Sonne können wir anhand des Aromas vieler Lippenblütler gut nachvollziehen. Aber auch ihr Bezug zum Rhythmischen, wie wir ihn im Blattwerk vieler Lippenblütler beobachten können, weist auf eine therapeutische Wirkung hin. „Zwischen Verdauung und Atmung liegt in der Tat das Wirkungsgebiet der Labiaten“, so Wilhelm Pelikan. Dieses sei eng mit der Bildung aromatischer Stoffe einerseits und der Bitterstoffe andererseits verbunden. Heiltees und Tinkturen sind also bei allgemeiner Stoffwechselschwäche, Verdauungsstörungen und Magen-Darminfekten empfohlen sowie bei allen Formen von Erkältungskrankheiten und um Hals, Bronchien und Lunge zu stärken.

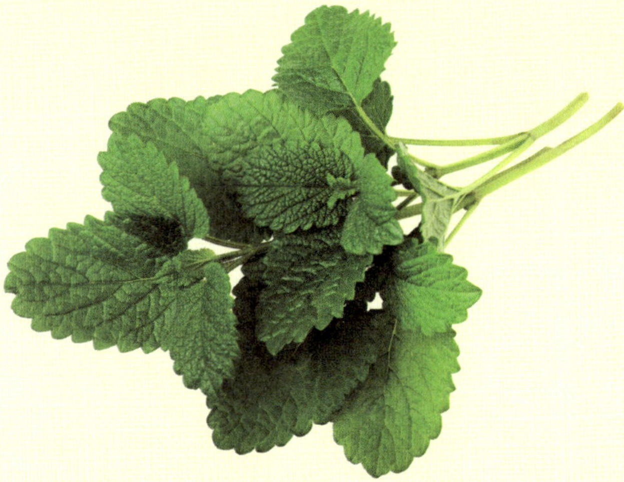

Ein besonderer Aspekt einiger Lippenblütler liegt in ihrer Wirkung auf das Ich des Menschen, auf den Bereich, der Lebens- und Seelenfunktionen zusammenhält und ihn in den geistigen Strom seiner Biographie stellt: eine Massage mit Rosmarinöl, ein Thymianbad oder eine Tasse Bohnenkrauttee „holen uns zurück", machen wach, klären Geist und Sinn, wenn um uns herum Durcheinander herrscht, aber auch, wenn wir unseren roten Faden im Leben nicht mehr finden, bei depressiver Verstimmung, Kummer und Trauerarbeit.

„Melissengeist" nach einem alten Karlsbader Rezept

50 g frische Melissenblätter
20 g getrocknete Erzengelwurz
10 g frische Basilikumblätter
5 g frische Minzenblätter
5 g frische Rosmarinblätter
20 Gewürznelken
Schale einer kleinen Zitrone
Schale einer kleinen Orange
3 Esslöffel Orangenblütenhonig (oder Akazienhonig)
750 ml Alkohol 95%
250 ml weiches Quellwasser

Blätter von Melisse, Basilikum, Rosmarin und Minze an einem sonnigen, trockenen Morgen, möglichst an einem „Lufttag" (nach dem biologisch-dynamischen Mondkalender) ernten. Ausbreiten, Blätter von den Stängeln abzupfen, eventuell „ungebetene Gäste" und welke Teile entfernen. Mit einem scharfen Messer klein hacken, in ein großes Glas füllen und sofort mit der Alkohol-Wassermischung bedecken. Erzengelwurz in Stücke brechen, leicht mörsern oder anstampfen, die Gewürznelken und die Zitronen- und Orangenschale zur Kräutermischung geben, Honig dazu gießen. Glas verschließen und eine Minute lang kräftig schütteln. An einen dunklen Ort stellen, täglich schütteln und nach 4 Wochen abseihen und filtern. In Fläschchen füllen. Vor Gebrauch mindestens 3 Wochen ruhen lassen.

Dieser hausgemachte „Melissengeist" ist ein wertvoller Begleiter im Sommer: Er passt in jede Tasche, ist praktisch auf Reisen und Wanderungen und auch bei der Arbeit. Pur oder verdünnt kann man ihn zum Desinfizieren kleiner Wunden verwenden, um Übelkeit und Kopfschmerzen zu lindern, die Konzentration zu fördern oder schwere Beine zu kühlen. 20 Tropfen in einem halben Glas Wasser klären den Kopf, bringen den Magen in Ordnung und helfen bei Reiseübelkeit.

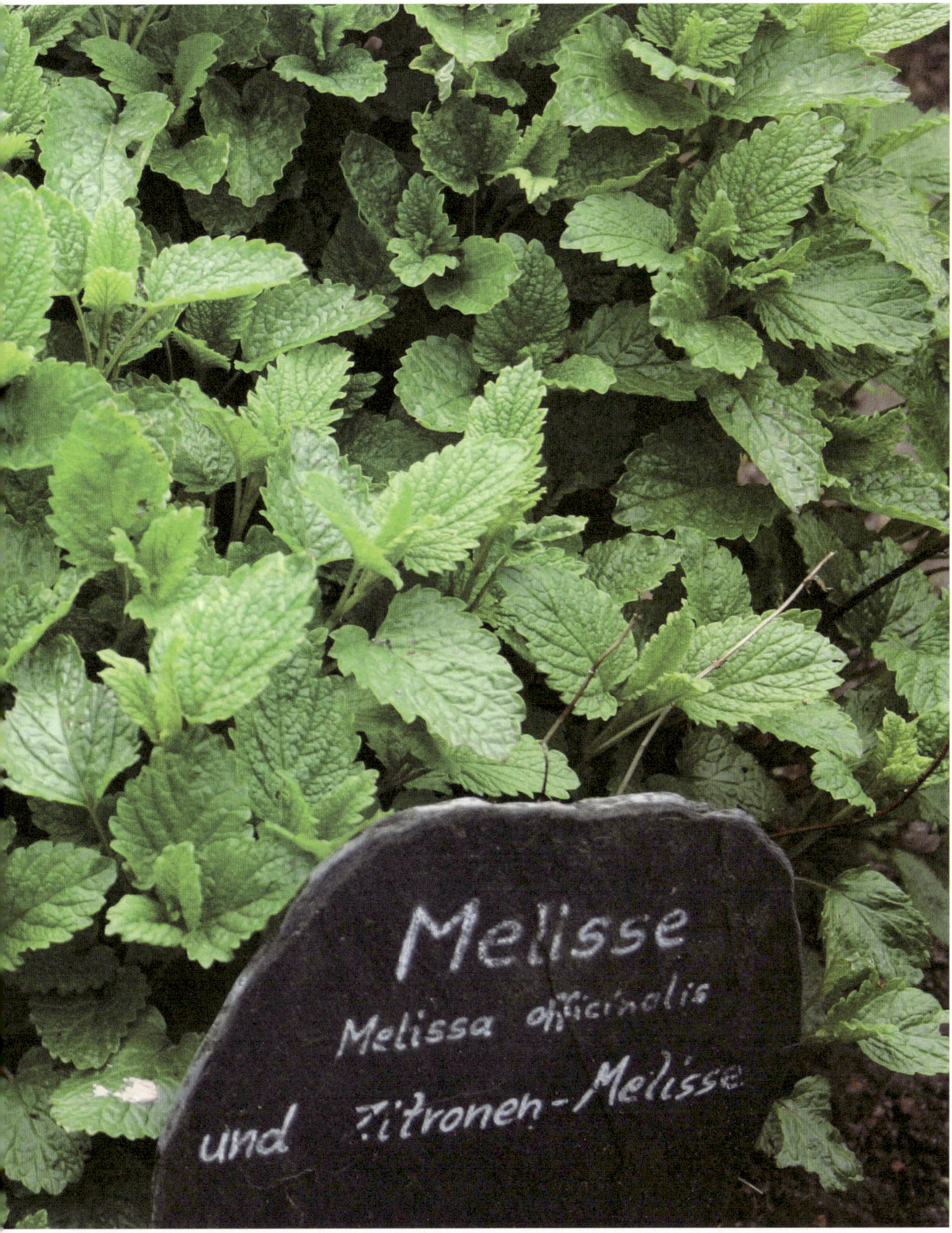
Melisse
Melissa officinalis
und Zitronen-Melisse

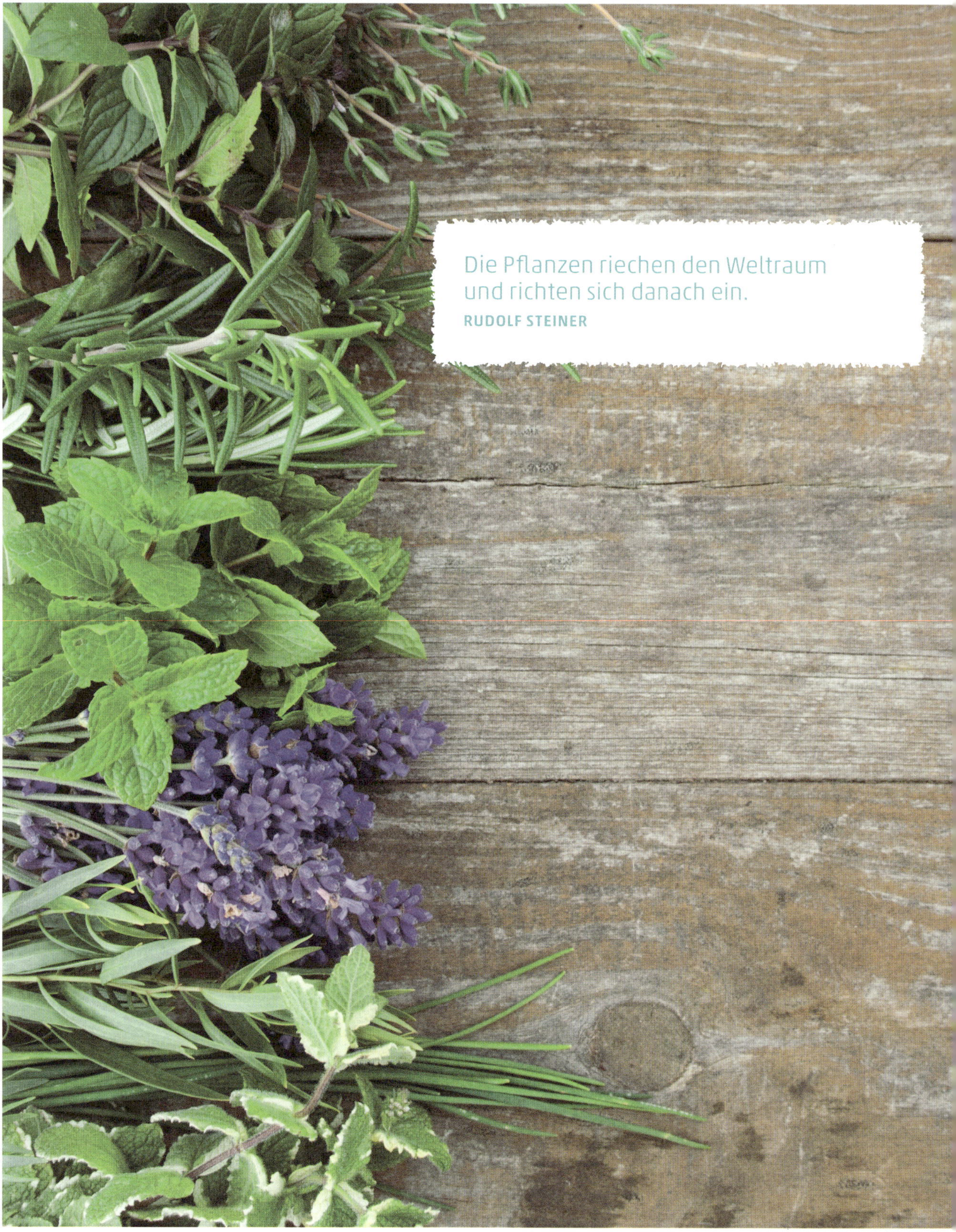

Die Pflanzen riechen den Weltraum und richten sich danach ein.

RUDOLF STEINER

Duftstoffe aus der Pflanzenwelt: die ätherischen Öle

Düfte und Geruchssinn

Ein Spaziergang an einem warmen Juninachmittag, kurz nach der Heuernte: Das Heu liegt ausgebreitet zum Trocknen da, ein intensiver Duft kommt mir entgegen, der typische Heuduft – ein Gemisch aus Essenzen unzähliger Kräuter und Gräser, die in der Sonne welken. Schwingt etwa Kamillenduft im Hintergrund mit, oder befindet sich Honigklee unter den geschnittenen Gräsern? Manche Wiesenblumen und -kräuter duften besonders stark, sie produzieren reichlich ätherische Öle, die noch intensiver wahrgenommen werden, wenn sie trocknen.

Einen Duft, ein Aroma nehmen wir nicht nur durch die Nase wahr, sondern auch im hinteren und oberen Teil des Gaumens. Deshalb können wir bei starkem Schnupfen weder riechen noch schmecken. Duftstoffe werden über die Haut und durch die inneren Organe, die Leber und den Darm aufgenommen. Trägt man reines ätherisches Pfefferminzöl auf die Fußsohle auf, riecht der Atem nach etwa einer halben Stunde nach Minze!

Beim Riechen fällt der Mensch Urteile, er empfindet einen Duft sofort entweder als angenehm oder unangenehm. Der Geruchssinn steht im bildlichen Sinne auch für Scharfsinn: Wer intuitiv und schnell Zusammenhänge erfasst, hat „eine gute Nase“.

Der Geruchssinn ermöglicht das Unterscheiden von Stoffen, hilft uns dabei, uns z.B. eines Vorganges bewusst zu werden. Bemerkenswert ist, wie dies geschieht, also die *Art* der Erfahrung: Schnuppern und Riechen ähneln nämlich *einem inneren Ertasten*. Um die Welt „da draußen“ kennenzulernen, sie zu erfühlen, entwickelt das Baby als Erstes den Geruchssinn. Die Erinnerung an Düfte bleibt ein Leben lang gespeichert, wenn auch unterbewusst. Noch nach Jahren lässt sich ein Parfüm, eine Teesorte, ein Gewürz erkennen. Auch Landschaften haben einen typischen Geruch, den man nie vergisst.

Wir haben also auf der einen Seite den Geruchssinn, der beim Menschen und bei den Tieren verschieden stark entwickelt sein kann. Was aber finden wir auf der anderen Seite, was kommt uns von der Welt der Substanzen entgegen? Welche materiellen Träger der Düfte und Gerüche kennen wir? Im Pflanzenreich sind es die sogenannten „ätherischen Öle“, komplexe Substanzen, die viele Aufgaben bei Pflanzen, Tieren und dem Menschen erfüllen.

Aufgabe der ätherischen Öle in der Natur

Die Pflanze „umgibt sich mit ihrem Duft“, sobald es warm wird, also vom Frühjahr bis zum Spätsommer, in ihrer Vegetationsphase. Rudolf Steiner spricht vom „Geruchskörper“ der Pflanzen.[8] Sie „riechen den Weltenraum und richten sich danach ein“. Als Substanzen entstehen sie eigentlich noch kurz *vor der Blütezeit* und haben folgende Aufgaben in der Natur:

Ätherische Öle sind *Lockstoffe* und stellen einen Bezug zwischen der Welt der Pflanzen und dem Tierreich her. Z.B. Bienen, Schmetterlinge, Käfer und Fliegen werden von Pflanzendüften angelockt, sie laben sich an den Blüten und sorgen für die Befruchtung und Verbreitung der Arten.

Auf einer Melonenplantage, in einem Feldversuch mit dem biologisch-dynamischen Sprühpräparat „Hornkiesel", konnten wir beobachten, dass die Wildkräuter auf dem Acker nach mehrmaligem Ausbringen des Präparats zu blühen begannen und ihren Duft aussandten. Wenige Stunden später öffneten sich auch die Blüten der Kulturpflanzen: das ganze Melonenfeld war von Blüten und Insekten übersät. Die Befruchtung fand zum richtigen Zeitpunkt statt, und im August ernteten wir viele Zentner süße Wassermelonen.

Schutzfunktion: Ätherische Öle schützen die Pflanze vor Pilz- und Parasitenbefall und vor zu starkem Wasserverlust.

Botenstoffe: Laut Vegetationsforschung kommunizieren die Pflanzen durch die Ausscheidung ätherischer Öle. Sie „kündigen einander an", wie weit sie in ihrer Entwicklung sind, ob eine Klimaveränderung ansteht oder ob sie auf sonstige äußere Reize reagieren müssen. Die benachbarten Pflanzen scheinen den Anstieg der Duftausscheidung wahrzunehmen.

Was ist ein „ätherisches Öl"?

Die duftenden und leicht flüchtigen Öle wurden früher fast ausschließlich in kosmetischen Produkten verwendet, denn es war schwierig und kostspielig, sie zu extrahieren. In Ägypten benutzte man verschiedene Essenzen und Harze auch zur Einbalsamierung von Leichen und zur Konservierung von Substanzen, und bei den Arabern wurden ätherische Öle als Heilmittel verwendet.

Die moderne chemische Industrie begann im 20. Jahrhundert künstliche Duftstoffe herzustellen, die viel billiger sind als natürliche Essenzen. Es handelt sich jedoch um Erdölderivate. Sie sind heute in fast allen Kosmetika und Waschmitteln enthalten, aber sie gelten als gesundheitsschädlich, weil unser Organismus diese künstlichen Aromen nicht erkennen kann!

Für natürliche Kosmetika verwendet man ätherische Öle, die aus Pflanzen, seltener aus Tieren gewonnen werden. Als Auszugsmethoden verwendet man die Wasserdampfdestillation, das Extrahieren durch künstliche und/oder natürliche Lösungsmittel und neue Technologien, wie die CO_2-Methode. Reine ätherische Öle sind zum Teil sehr teuer, da sie in geringem Prozentsatz in den Pflanzen enthalten sind. Um z.B. 1 l Melissenöl herzustellen, braucht man 7000 kg Blätter!

Anfang des 20. Jh. wurde die *Aromatherapie*[9] begründet. Ärzte und Chemiker wie René Gattefossé und Paolo Rovesti, Heilpraktiker wie Jean Valnet, Maurice Mességué und Robert Tisserand haben die verschiedensten äußeren und inneren Behandlungsweisen mit ätherischen Ölen erprobt. Heute verwendet man die Öle für Massagen, Inhalationen, Bäder und auch innerlich als Heilmittel. Ätherische Öle, auch sogenannte „neutrale" Öle, z.B. Lavendel- oder Teebaumöl, sollten jedoch nicht ohne therapeutische Aufsicht eingenommen werden. Wie bereits erwähnt, handelt es sich um hochkonzentrierte, komplexe Substanzen, deren Wirkung auf den Menschen zum größten Teil noch unerforscht ist.

Ätherische Öle werden heute nicht nur als Duftstoffe angeboten, sondern auch als „natürliche Heilmittel". Dies führt zur völlig falschen Annahme, ätherisches Kamillenöl habe z.B. dieselbe Wirkung wie ein flüssiger

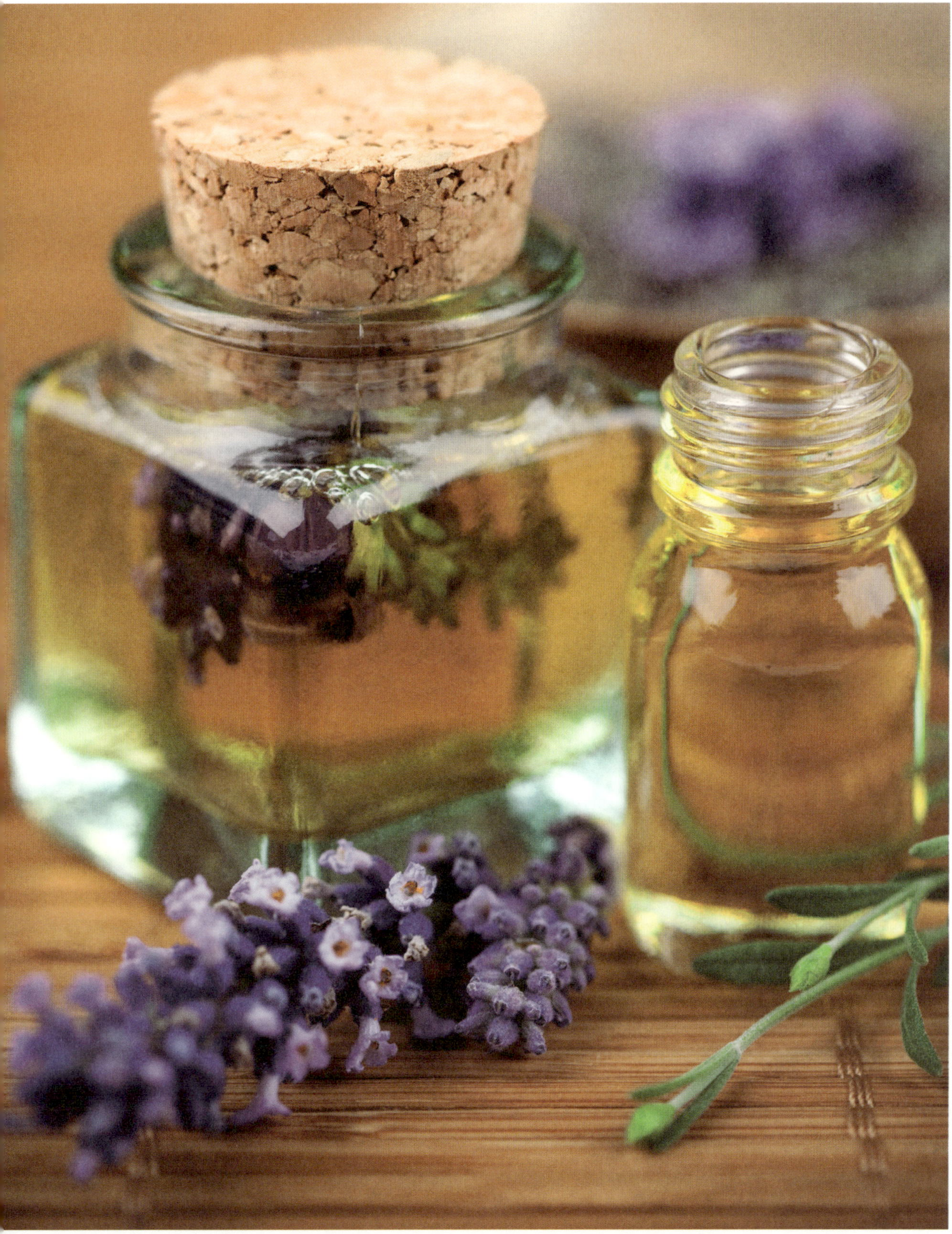

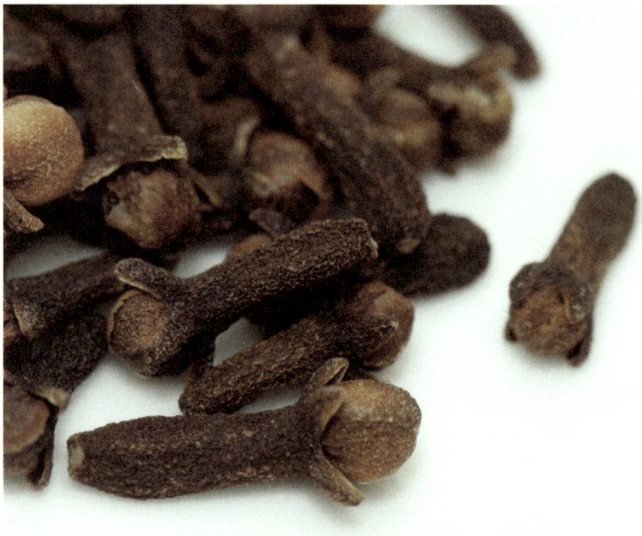

Auszug der Pflanze, wie Kamillen-Urtinktur. Dies ist aber nicht der Fall! Das ätherische Öl der Kamille wird durch Wasserdampfdestillation gewonnen und nicht weiterverarbeitet. Es ist also kein gewonnener „Auszug“ im Sinne der Pharmazie, sondern eine Ursubstanz, die von der Pflanze selbst produziert wird.

Vom chemischen Standpunkt aus gehören ätherische Öle zur Gruppe der Lipide, der Fette. Man bezeichnet sie als „ätherisch“, weil sie flüchtig sind. Sie streben ins Luftige hinaus, in die Peripherie, bleiben nicht bei der Pflanze und verfliegen schnell, wenn man sie auf die Haut einmassiert.

Wo kommen ätherische Öle vor, woraus bestehen sie?

Ätherische Öle können in fast allen Teilen der Pflanze enthalten sein: in Stängeln und Blättern (z.B. Origano, Raute), in Wurzeln (Ingwer) und Rinden (Zimt) und im Holz (Sandelholz), aber auch in Früchten (z.B. Kümmel), in der Fruchtschale (Zitrusfrüchte), in Kernen oder Samen (Schwarzkümmel). Der Zimtbaum bildet sogar verschiedene ätherische Öle: in den Blättern, der Borke und in der Rinde!

Ätherische Öle sind je nach chemischer Zusammensetzung flüssig und sehr flüchtig (wie Speiklavendel, Bergamotte), ölig und schlecht wasserlöslich (Patchouli) oder auch dickflüssig wie Sirup (Benzoebaum). Sie enthalten Terpene, Alkohole, Ketone, Aldehyde. Viele Inhaltsstoffe der ätherischen Öle werden noch erforscht. Je nach Zusammensetzung haben ätherische Öle auch verschiedene Anwendungsbereiche. Sie können *antibiotisch* wirken, stark *desinfizierend* (Thymian, spanischer Oregano, Teebaum, Nelke), auch *entzündungshemmend* und *auswurfsfördernd* bzw. *-lösend* (Eukalyptus, Sandelholz). Bestimmte Öle sind *krampflösend*, *schmerzlindernd*, *beruhi-*

Ätherische Öle	**Fette, Öle**
enthalten viel Wasserstoff strömen von der Pflanze weg, in die Umgebung hinaus, zentrifugale Wirkung im konzentrierten Zustand sind sie ätzend, scharf, brennend streben dem Luftigen zu, verdampfen dehnen sich im Raum aus übertragen Düfte und hormonähnliche Substanzen sind in pflanzlichen oder tierischen Substanzen enthalten Anwendung: Kosmetik, Holzverarbeitung, Heilmittelherstellung, „Aromatherapie“ (vgl. Fußnote 9)	enthalten vorwiegend Fetttriglyceride wirken „hüllebildend“ im Fett, im Öl drückt sich das Wärmeelement aus Fette und Öle sind konzentriert, bleiben in der Pflanze aufsaugende Wirkung, zentripetal wärmend, nährend werden meist durch Pressung aus Früchten und Samen gewonnen Anwendung: als Nahrungsmittel, Lösungsmittel, Kosmetik usw. Können auch mineralischer Herkunft sein (Erdöl)
BEISPIEL: ätherisches Lavendelöl, Minzenöl, Latschenkiefernöl	BEISPIEL: Olivenöl, Sonnenblumenöl, Erdöl

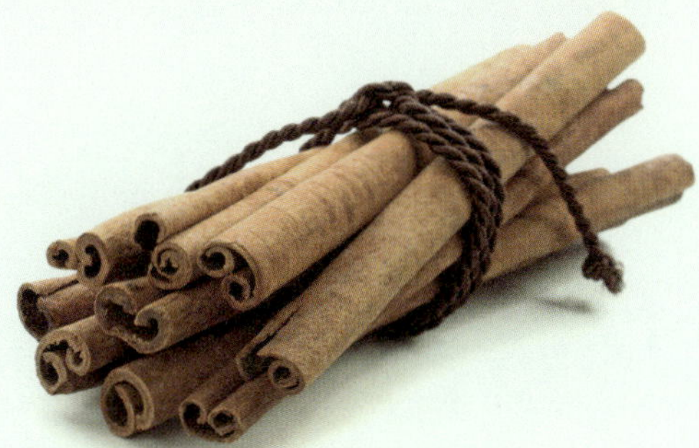

gend (z.B. Geranie, Kamille, Orange). Andere Öle können *menstruationsfördernd* und *blähungswidrig* wirken. Sie regen die Verdauung und die *Wasserausscheidung* an. Öle wie ätherisches Kampferöl oder Wacholderöl werden seit Jahrhunderten zur *Durchblutungsförderung* verwendet.

T *Ätherische Öle wirken auf emotionale Zustände, die oft unbewusst sind. Äußere Anwendungen, z.B. mit ätherischem Johanniskrautöl, Bergamottöl oder Rosenöl, können bei Schocks, nach Trauerfällen, bei Depressionen und Stimmungsschwankungen ausgleichend wirken. Generell können ätherische Öle die psychische Belastbarkeit erhöhen und die Konzentration fördern.*

Sie schaffen eine angenehme Atmosphäre bei Treffen, Sitzungen, Besprechungen: ätherische Öle regen die Kommunikation an.

Bildlich gesprochen könnte man sagen, dass ätherische Öle helfen, der Ich-Tätigkeit eine gesunde, bewusste Richtung zu geben, so dass sie regulierend wirken kann und wir uns emotional und körperlich nicht „verlieren“ und krank werden. Die moderne Aromatherapie hat also eine wichtige Funktion in der Seelenpflege des heutigen Menschen.

„Sommermischung“ für ein gutes Raumklima

Ätherisches Rosenholzöl: 5 Tropfen
Lavendelöl (Echter Lavendel): 3 Tropfen
Myrthenöl: 3 Tropfen
Rosmarinöl: 1 Tropfen
Meerkieferöl: 4 Tropfen

Ätherische Öle in eine große Duftlampe mit etwas Wasser träufeln. Nicht vergessen: Beim Kauf auf Bio- oder Demeter-Qualität Wert legen!

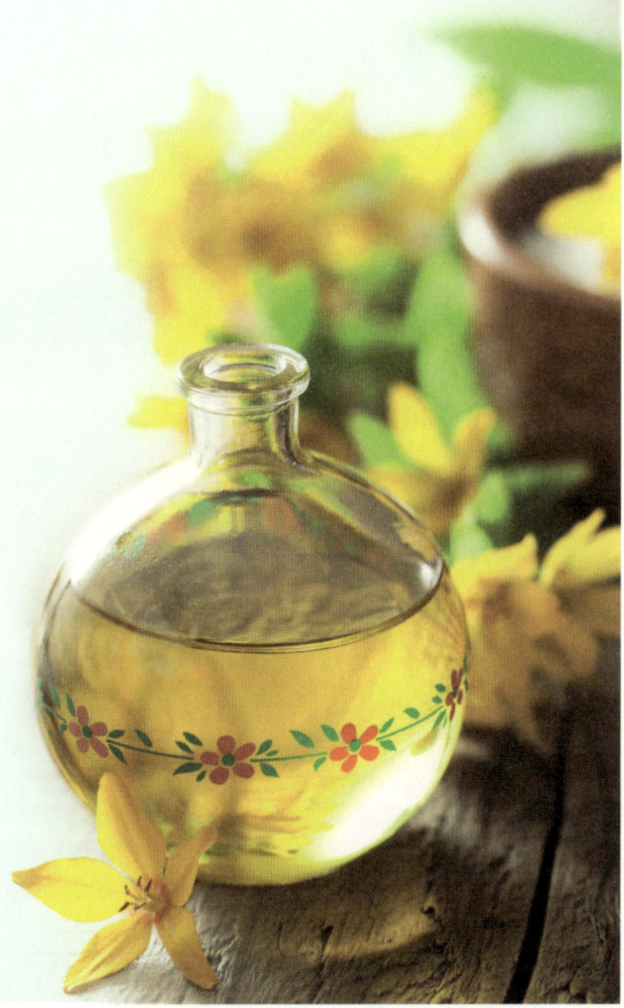

Intermezzo

Im Sommer kann es vorkommen, dass man sich ein bisschen wie im Traum fühlt, nicht ganz „anwesend“, umgeben von der warmen Luft und der wachsenden, wuchernden und blühenden Natur. Am liebsten würde man seinem Körpergefühl folgen, die Wärme genießen und die Seele baumeln lassen. In Süditalien hält man um die Mittagszeit bekanntlich eine lange Siesta, in Mittel- und Nordeuropa hingegen arbeitet man im Sommer oft nach denselben Rhythmen wie im Winter. Da kann es schon passieren, dass man sich nicht mehr „ganz anwesend“ fühlt. Der Blutdruck sinkt, man schläft und verdaut nicht besonders gut, kann sich schlecht konzentrieren und hat Mühe mit dem Alltag.

Wenn zu viel Licht und Hitze auf uns einströmen, zu viele Eindrücke über die Sinne aufgenommen werden und wir uns in unserem Körper nicht gut verankert fühlen, hilft uns eine einfache Übung, uns in uns selbst wiederzufinden und wieder ganz ge-

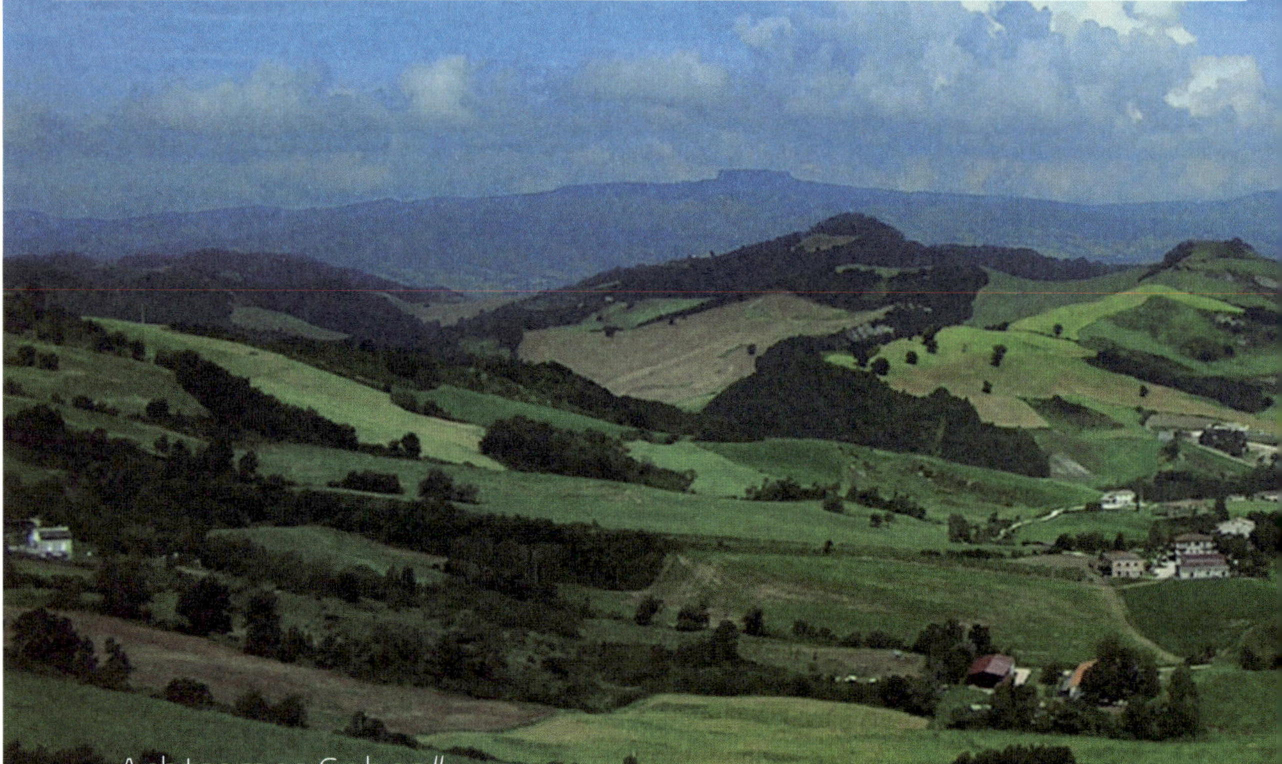

„Achtsames Gehen“

Stehen Sie eine Viertelstunde früher auf als sonst, trinken Sie ein Glas Wasser mit Zitronensaft und gehen Sie hinaus in den Garten oder auf die Straße. Atmen Sie die Luft ein, nehmen Sie wahr, wie der Tag sich seinen Weg bahnt, das Sonnenlicht alle Dinge beleuchtet, wie sich die Wärme oder der Tau anfühlen. Gehen Sie ein paar Schritte und konzentrieren Sie sich dabei auf Ihre Bewegungen. Spüren Sie den Impuls, schneller zu gehen, zu laufen, oder gehen Sie lieber langsam? Suchen Sie sich einen Rhythmus aus und behalten Sie ihn ungefähr 5 Minuten

genwärtig zu sein. Wir gehen einige Minuten lang, ohne Eile, ins Freie und lassen unsere Aufmerksamkeit hin und her pendeln zwischen unseren Bewegungen und der äußeren Umgebung. Wir „schreiten" ganz bewusst und folgen unserem ureigenen Rhythmus. Die Richtung ist nicht ausschlaggebend, wir können kurz um die Ecke laufen oder einen längeren Spaziergang machen. Wichtig ist es, dass wir jeden Tag um dieselbe Zeit nach draußen gehen, möglichst bei jedem Wetter. Nach kurzer Zeit merken wir, wie wir nach wenigen Minuten bewussten Gehens wieder ins Gleichgewicht kommen. Die Atmung wird ruhiger, der Herzrhythmus gleichmäßiger, wir fühlen uns angenehm „anwesend", indem wir auf unsere Schritte achten und gleichzeitig das, was uns draußen begegnet, aufnehmen, ohne es festzuhalten.

Wenn die Übung des achtsamen Gehens im Sommer zur täglichen Gewohnheit wird, verbinden wir uns mit den Qualitäten der Jahreszeit, mit uns selbst. So schöpfen wir Kraft und bleiben ganz gegenwärtig.

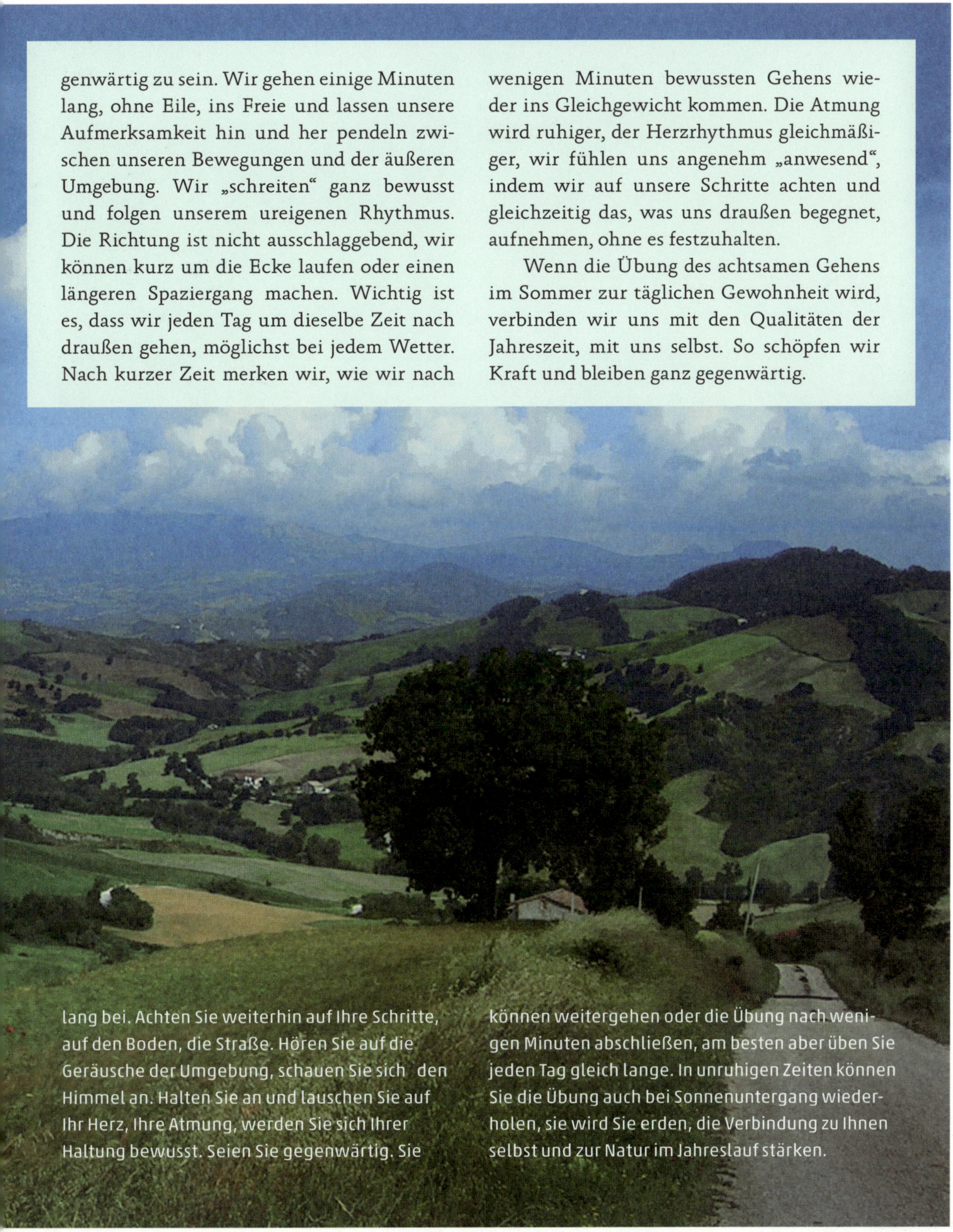

lang bei. Achten Sie weiterhin auf Ihre Schritte, auf den Boden, die Straße. Hören Sie auf die Geräusche der Umgebung, schauen Sie sich den Himmel an. Halten Sie an und lauschen Sie auf Ihr Herz, Ihre Atmung, werden Sie sich Ihrer Haltung bewusst. Seien Sie gegenwärtig. Sie können weitergehen oder die Übung nach wenigen Minuten abschließen, am besten aber üben Sie jeden Tag gleich lange. In unruhigen Zeiten können Sie die Übung auch bei Sonnenuntergang wiederholen, sie wird Sie erden, die Verbindung zu Ihnen selbst und zur Natur im Jahreslauf stärken.

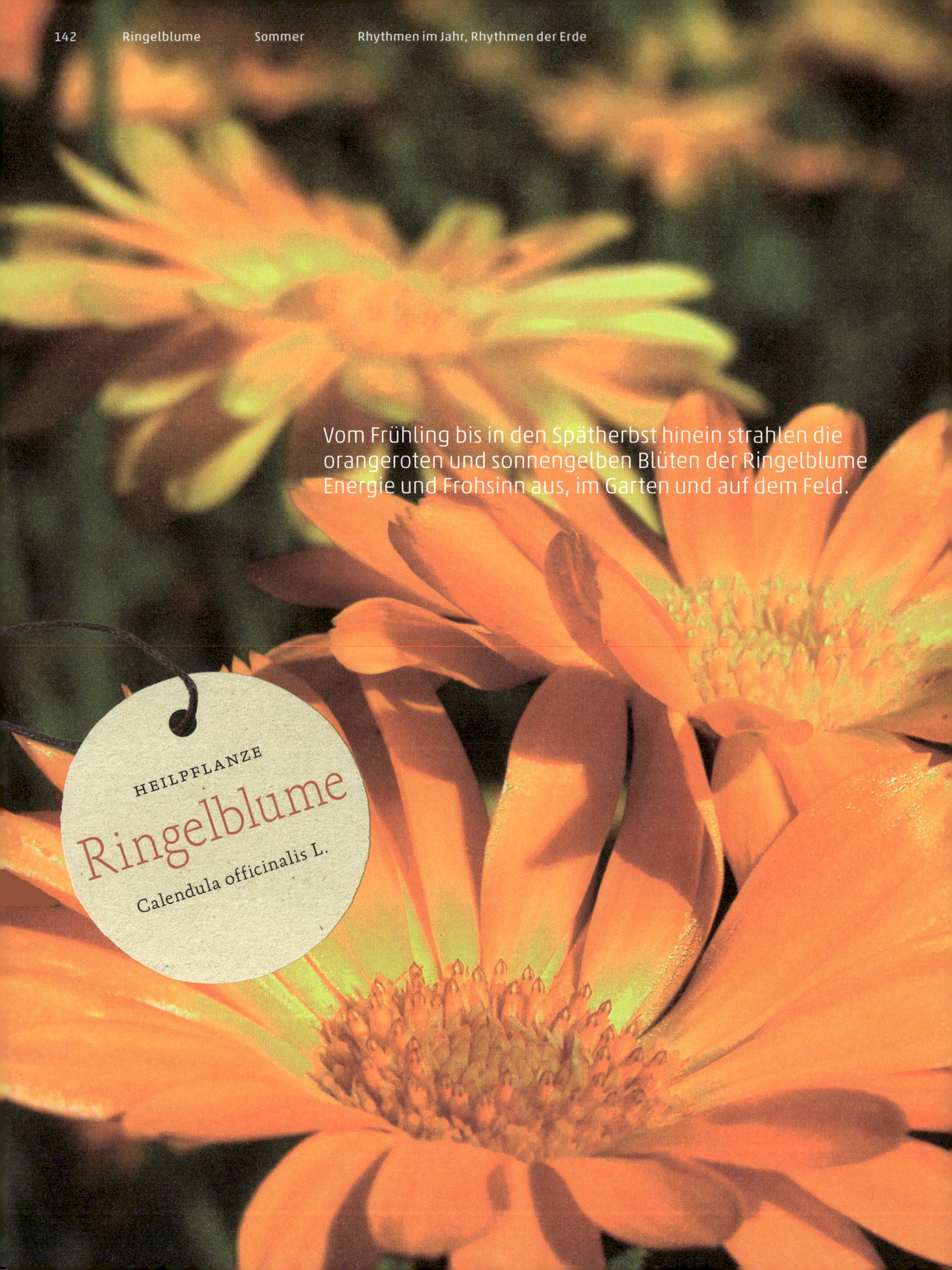

Vom Frühling bis in den Spätherbst hinein strahlen die orangeroten und sonnengelben Blüten der Ringelblume Energie und Frohsinn aus, im Garten und auf dem Feld.

Calendula officinalis ist die botanische Bezeichnung der kultivierten, offizinellen Art. Sie hat gelbe oder orangefarbene, volle oder offene Blüten, je nach Züchtung. Die wildwachsende Art, die man auf Wiesen, Weinäckern und an Wegrändern trifft, heißt Calendula arvensis. Ihre Blüten sind bedeutend kleiner, sie duften harziger als die kultivierte Art.

Die Ringelblume stammt aus dem Mittelmeerraum und ist heute überall auf der Welt heimisch. Im alten Rom nannte man sie „Sponsa solis", Sonnenbraut. Die Blüten der Ringelblume öffnen sich bei schönem Wetter und schließen sich rasch, wenn es dunkel wird oder ein Gewitter naht. Trotz ihres krautigen Aussehens ist sie keine gemütliche, behäbige Pflanze. So schnell sie auf das Tageslicht reagiert, so rasch sendet sie ätherische Öle aus, wenn Gefahr droht. Sie wächst schnell heran, keimt auf schweren und leichten Böden, kommt mit wenig Wasser aus. Stängel und Blätter sind behaart, die samtigen, durchsichtigen Härchen schützen vor Flüssigkeitsverlust. Die Blüten knospen zuerst im Schutz der länglichen Blätter und krönen die voll ausgebildete Pflanze wie kleine Sonnen. Im Vergleich zu Blättern und Stängel vermitteln die Blüten der Calendula officinalis Ordnung und Licht. Wie bei vielen anderen Korbblütlern (Asteraceae), zeigen die Blüten von innen, einem Zentrum, nach außen, in Richtung Peripherie. Bei der offizinellen Art der Ringelblume stimmt die Farbe der inneren Röhrenblüten und äußeren Zungenblüten überein, die Blüte öffnet sich bei Sonnenlicht und verwandelt es in farbige, duftende Substanz.

Die Ringelblume behält über die ganze Vegetationsperiode ein „unordentliches" Aussehen, ein unebenmäßiges Äußeres, dicht an den Boden gedrängt. Die ganze Pflanze ist von aromatischen Substanzen, ätherischen Ölen und Harzen durchdrungen. Sie verleihen den grünen oberirdischen Teilen einen bitteren Geschmack, der Insekten und Schnecken fernhält. Nur die jungen Blättchen und die äußeren Zungenblüten sind essbar, sie schmecken gut in gemischten Frühlingssalaten und feingehackt zu gekochten Eiern.

Die Lebenslust der Ringelblume drückt sich in der runden Korbblüte aus, im Gelb und Rot der Blütenblätter, im Goldbraun der inneren Röhrenblüten. Ihr Duft ist etwas eigenartig, nicht wirklich unangenehm, aber auch nicht honigsüß und einladend wie etwa beim Löwenzahn, der zur selben Familie der Korbblütler gehört wie die Ringelblume. Er erinnert etwas an Rahm oder Butter. In den Alpen bereitet man mit den frischen Zungenblüten eine köstliche „Ringelblumenbutter" zu.

Eine Hausapotheke in der Landschaft

Betrachten wir die Ringelblume in der Landschaft, so können wir leichter verstehen, welche Wirkungen sie auf Mensch, Tier und Pflanze hat. Die wilde Art, zum Beispiel, Calendula arvensis, wächst sehr gerne auf dem Weinacker. Man sieht dort richtige Teppiche, dicht und goldgelb, aus leuchtenden kleinen Ringelblumen. Gleichzeitig wächst dort auch oft das echte Zinnkraut, das ebenfalls die Entstehung von Pilzen im Boden und an den Weinreben verhindert (in der biologisch-dynamischen Landwirtschaft wird Equisetum arvense als Sud verwendet, man versprüht es über die Kulturen, um Pilzkrankheiten vorzubeugen).

Wild wachsende Kräuter werden heute noch „Unkräuter" genannt und chemisch bekämpft, aber wer nach der biologisch-dynamischen Methode anbaut, weiß, dass kein Kraut „sinnlos" an einem Ort gedeiht. Ich bin mir auch nicht sicher, ob es in Europa im konventionellen Anbau überhaupt noch so viele „Unkräuter" gibt, die man austilgen müsste. Auf den Feldern und in den Obstplantagen scheint der Erdboden „tot" zu sein, kaum ein Halm stört die Kulturpflanzen. Es kann vorkommen, dass gewisse Pflanzenarten die Kulturen stören, weil sie sich zu sehr ausbreiten, und die Unkrautsamen mischen sich unter den Ertrag. Man sollte genau darauf achten, *wie sich das betreffende „Unkraut" verhält:* lockert es mit seinen Wurzeln den Boden? Ist das Erdreich zu kompakt? Oder schützt die Pflanze mit breiten Blättern die Erdkruste? Handelt es sich um aromatische Arten, wie Kamille oder Honigklee? Setzen sie Substanzen frei, die dem Boden gar fehlen? Im Falle der wilden Ringelblume und des Zinnkrautes auf dem Weinacker kommt man schnell auf den *„Sinn"* ihres Wachstums: Sie wirken keimtötend bzw. pilzabweisend, in einer Kultur (Weinreben), die durch die intensive Zuckerbildung und den starken Lymphfluss von Viren, Bakterien und Pilzen stark gefährdet ist.

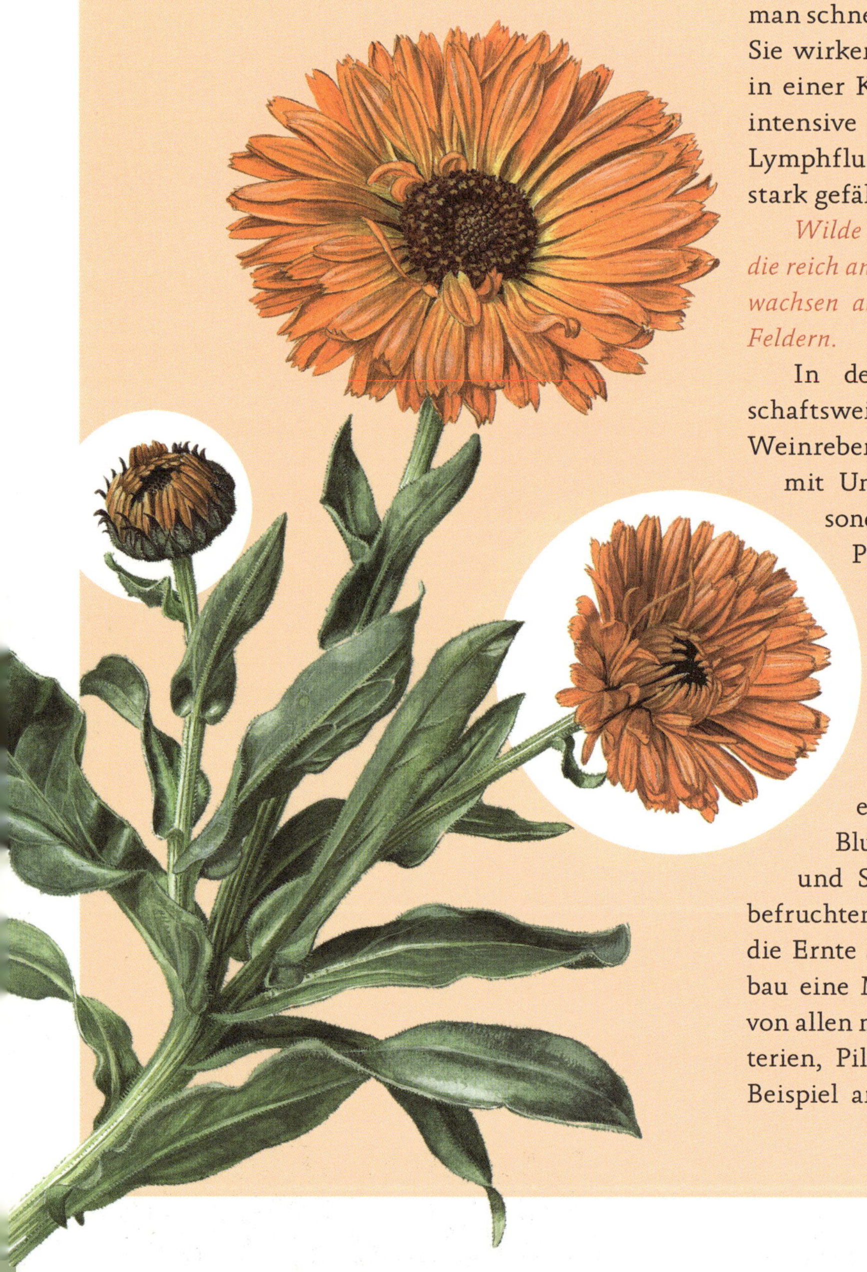

Wilde Blumen wie Calendula sowie Kräuter, die reich an Wirkstoffen sind, wie das Zinnkraut, wachsen als natürliche Hausapotheke auf den Feldern.

In der biologisch-dynamischen Wirtschaftsweise wird der Boden zwischen den Weinreben nicht bearbeitet, also auch nicht mit Unkrautvertilgungsmitteln gespritzt, sondern man lässt das Gras unter den Pflanzen wachsen und mäht es regelmäßig. Eventuell werden auch besondere Kräuter- oder Grasarten ausgesät – sogenannte Einsaaten –, die in der Landschaft fehlen und den Kulturpflanzen guttun. Mit der Zeit bildet sich ein Teppich aus ein- und mehrjährigen Kräutern und Blumen, der von Bienen, Hummeln und Schmetterlingen besucht wird; sie befruchten die Blüten der Weinrebe, was für die Ernte ausschlaggebend ist. Da der Weinbau eine Monokultur ist, wird sie natürlich von allen möglichen Krankheiten, Viren, Bakterien, Pilzen angegriffen. Wenn man zum Beispiel an einem sommerlichen Tag durch

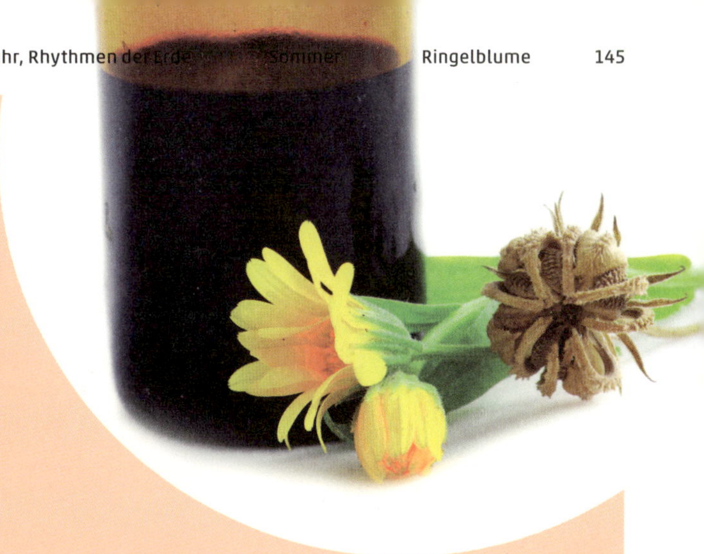

die Reben wandert, merkt man, dass die Luft unter den großen Blättern still steht: Wo kein Wind weht und sich die Feuchtigkeit staut, breiten sich aber rasch Pilzkrankheiten aus!

Was geschieht hingegen, wenn im Weinacker, zwischen den Reihen, eine bunte Gräser- und Kräutervielfalt wächst? Je nach Lage und Klima gedeihen bei guter Pflege (bei regelmäßigem Schnitt und keiner Überdüngung) viele verschiedene Arten, die für den Boden und die Weinreben nützlich sind. Mit zunehmender Wärme senden die aromatischen Arten ihre ätherischen Öle aus, während Salze und Mineralien in den Boden gelangen. Dadurch entsteht ein Mikroklima im Weinacker, in dem schädliche Pilze nichts zu suchen haben!

Als Übung habe ich einmal in einem Weingut alle wilden, heilsamen und essbaren Kräuter gesammelt und einen Tee daraus gekocht: er schmeckte wunderbar und enthielt das Aroma und die Heilkraft der ganzen Wiese!

Die Heilpflanze

In der traditionellen und modernen Phytotherapie wird die Calendula wegen ihrer vielseitigen und zuverlässigen Anwendung geschätzt. Ihre Heilwirkung lässt sich aus dem Gleichgewicht zwischen dem grünen Treiben, dem Sprießen der Blätter und den strahlenden orangefarbenen Blüten ablesen, die reich an Pigmenten und aromatischen Substanzen sind.

Bitterstoffe und Tannin der Ringelblume kräftigen den Lebensleib von Kindern und Erwachsenen, vermitteln einen ordnenden Impuls, wo Chaos entstanden ist, z.B. im Hautgewebe, im Falle einer Verletzung oder Verbrennung.

Flavonoide und insbesondere Karotine, die ja in allen orangefarbenen Blüten, Früchten und Wurzeln (Karotte!) reichlich vorkommen, vermitteln dem Organismus heilsame Licht- und Wärmekräfte, sowohl innerlich als auch äußerlich. Sie sind entzündungshemmend und narbenheilend. Die Schleimstoffe der Ringelblume wirken lindernd und erfrischend, wenn Hitze und Sonne der Haut und den Schleimhäuten zusetzen, während die ätherischen Öle bei Wunden, Pilzkrankheiten und Infektionen Keime töten und die Bildung von gesundem Gewebe fördern. So bringt die Ringelblume „Klarheit“, wenn unsere Hautzellen durcheinanderkommen.

T *Wer eine Verletzung mit Ringelblumentinktur desinfiziert und sie einige Tage lang damit behandelt, sieht, wie sich das Gewebe vom „Schock“ der Verletzung erholt, sauber bleibt und neue Hautzellen bildet. Die Wunde schließt sich, ohne Narben zu hinterlassen.*

Dies ist besonders im Fall von Verbrennungen wichtig. Bei inneren Wunden, einem Magengeschwür oder nach Operationen tragen Ringelblumenextrakte, innerlich eingenommen, zur Heilung bei. Auch bei einer Darmmykose oder Scheidenpilz nimmt man täglich Ringelblumentinktur ein.

Ein Klassiker der traditionellen Kräuterheilkunde ist die Ringelblumensalbe, man sollte immer einen Tiegel davon griffbereit haben, besonders, wenn kleine Kinder im Haus sind.

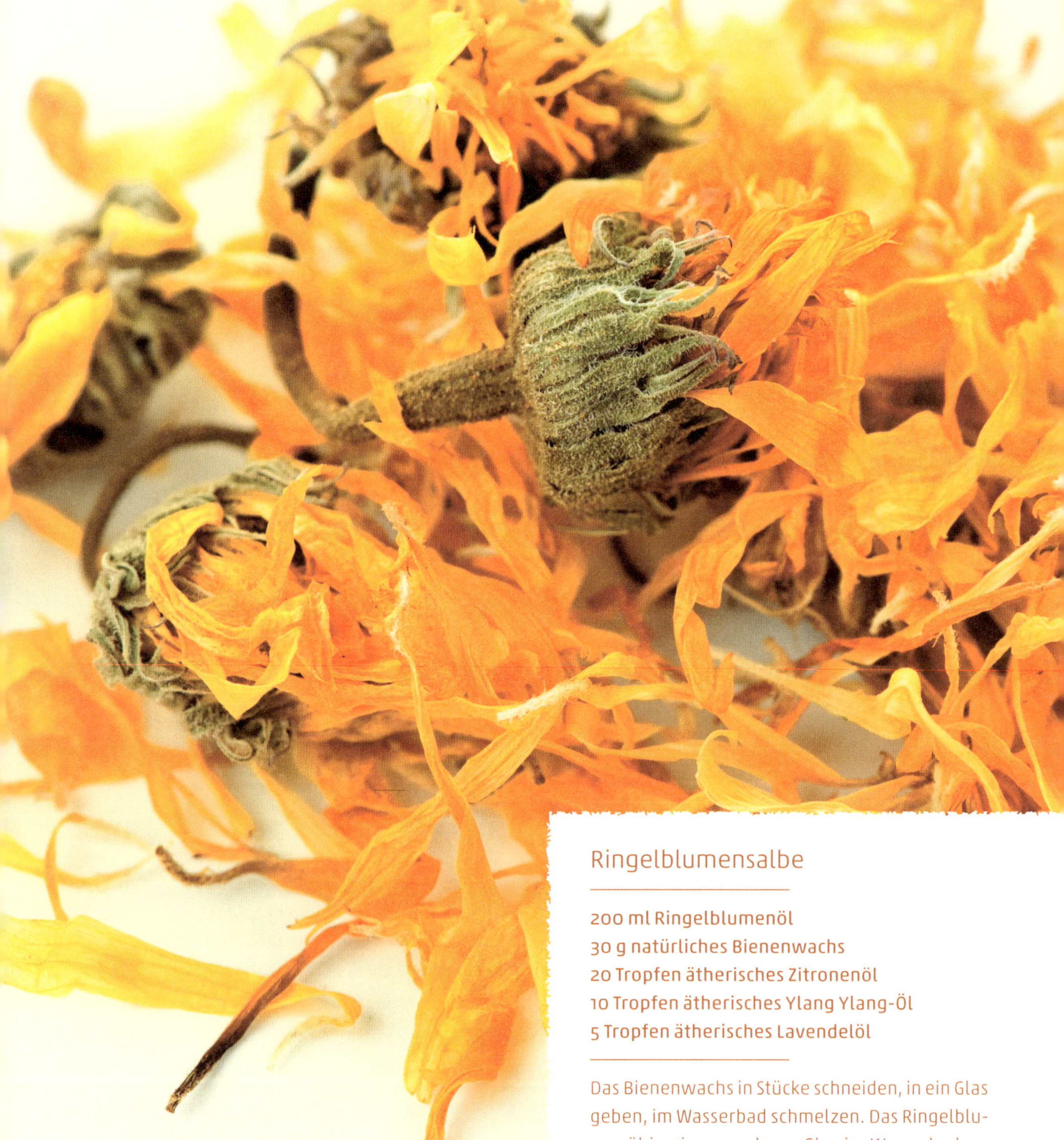

Ringelblumensalbe

200 ml Ringelblumenöl
30 g natürliches Bienenwachs
20 Tropfen ätherisches Zitronenöl
10 Tropfen ätherisches Ylang Ylang-Öl
5 Tropfen ätherisches Lavendelöl

Das Bienenwachs in Stücke schneiden, in ein Glas geben, im Wasserbad schmelzen. Das Ringelblumenöl in einem anderen Glas im Wasserbad erwärmen (nicht über 60 Grad). Kleine Glas- oder Porzellantiegel im Backofen bei 100 Grad desinfizieren, bereitstellen. Flüssiges Bienenwachs

Ringelblumenbutter

250 g frische Sauerrahmbutter aus dem Kühlschrank nehmen und weich werden lassen. Mit einer Gabel so lange bearbeiten, bis eine gleichmäßige Creme entsteht. 10 große orangefarbene Ringelblumen kurz abwaschen, gut abtrocknen. Die äußeren Blüten abnehmen, fein hacken, mit ein paar Tropfen Zitrone beträufeln und unter die Buttercreme heben, Kräutersalz darüber streuen und noch einmal gut durchkneten. Im Kühlschrank hart werden lassen, mit einem Löffel kleine Bällchen formen und zu frischem Vollkornbrot, Pellkartoffeln oder heißer Polenta servieren.

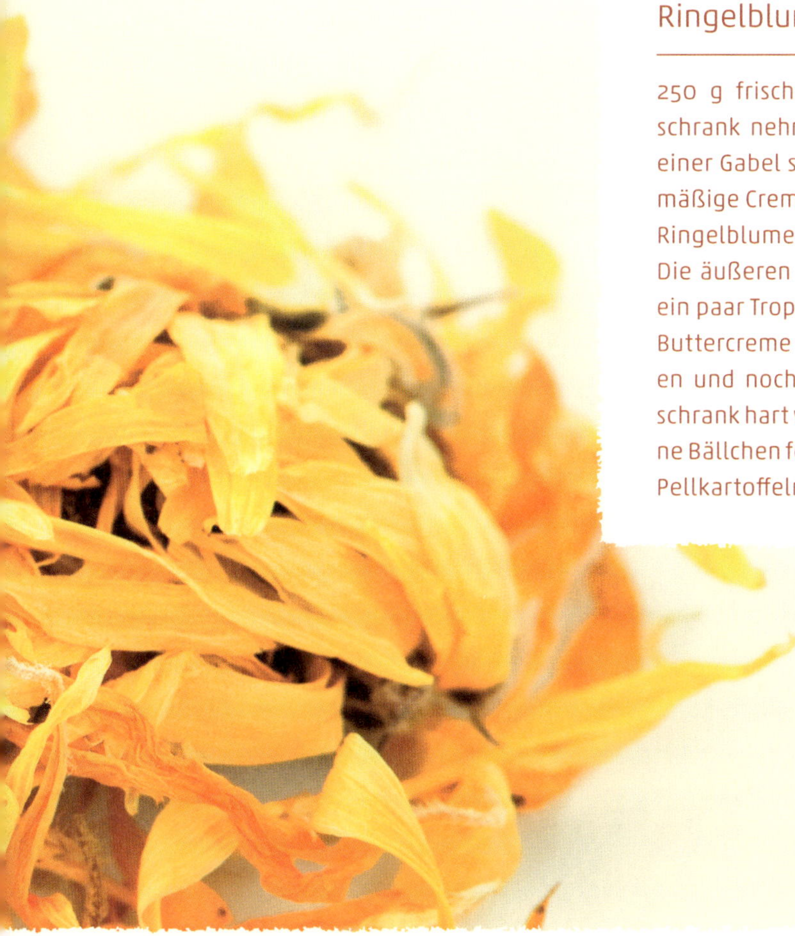

langsam in das warme Öl schütten, gut umrühren, die ätherischen Öle dazuträufeln, noch einmal umrühren. Die Flüssigkeit schnell auf die Tiegel aufteilen, abkühlen lassen und schließen.

Die Salbe hält sich im verschlossenen Gefäß über ein Jahr lang, wenn man sie an einem kühlen Ort aufbewahrt. Einmal angebrochen, sollte man sie innerhalb 6 Wochen aufbrauchen. Deshalb ist es von Vorteil, kleine Gefäße zu wählen, z.B. zu 10 oder 20 ml. Die Salbe macht sehr trockene, rissige Haut weich, man trägt sie regelmäßig auf raue und verhornte Stellen auf. Die Haut an Ellenbogen und Knien, Fersen und Fußsohlen bleibt elastisch, spröde Lippen heilen. Die Salbe ist ideal für alle, die auch in der kalten Jahreszeit im Freien arbeiten (auch als Gesichtscreme), und beim Wintersport. In der Wundbehandlung verwendet man die Salbe, um Narben auszuheilen, bei Krampfadern und entzündeten Schwangerschaftsstreifen. Bei Pilzerkrankungen, z.B. Fußpilz, kommt die keimtötende, „ordnungsschaffende" Wirkung der Ringelblume zum Tragen. Die Salbe wird nach der Desinfizierung mit einer konzentrierten Ringelblumen- und Thymiantinktur aufgetragen.

Man kann die Ringelblumensalbe auch bei ganz kleinen Kinder anwenden – sie schmeckt so gut, dass sie sie am liebsten essen würden!

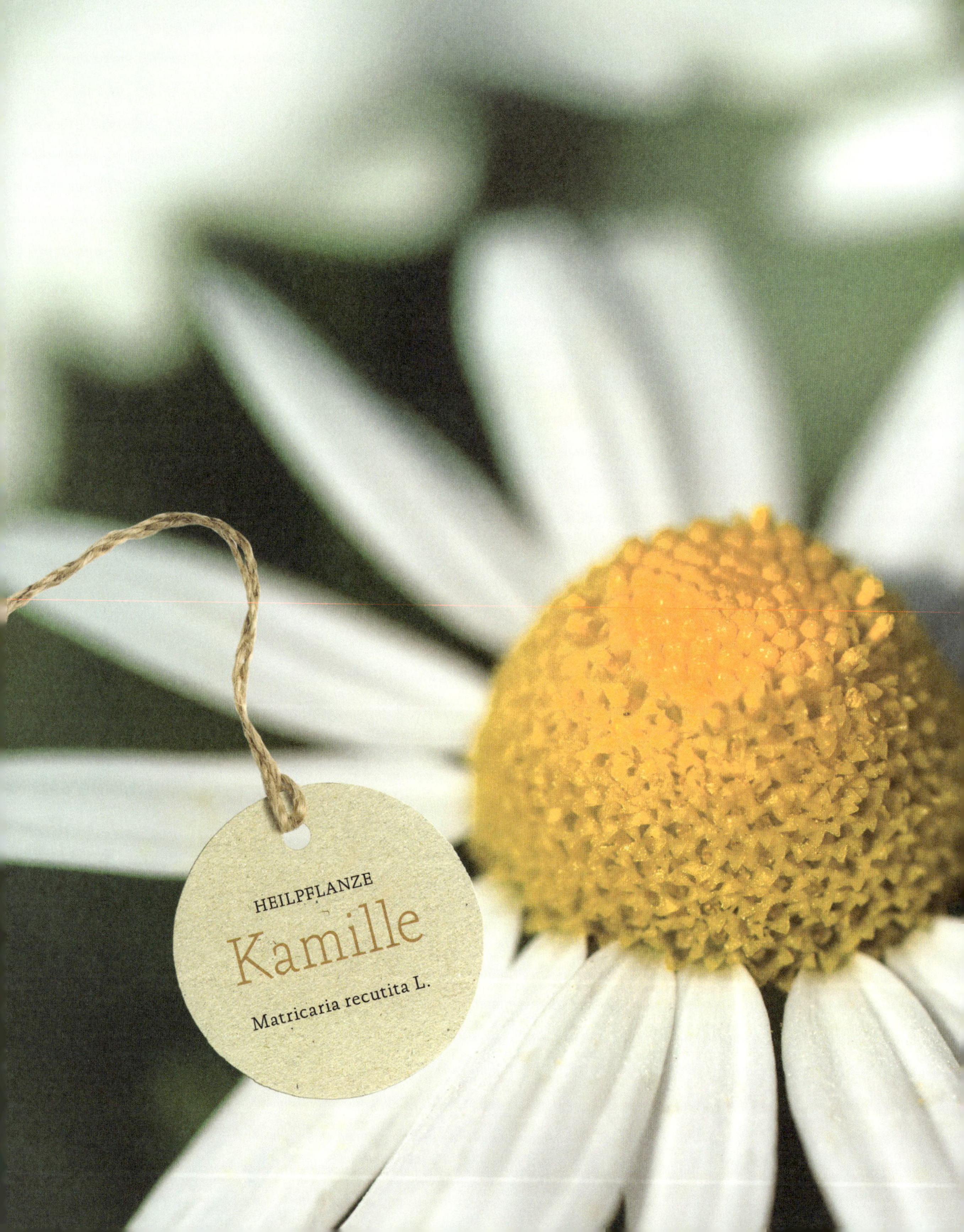
HEILPFLANZE
Kamille
Matricaria recutita L.

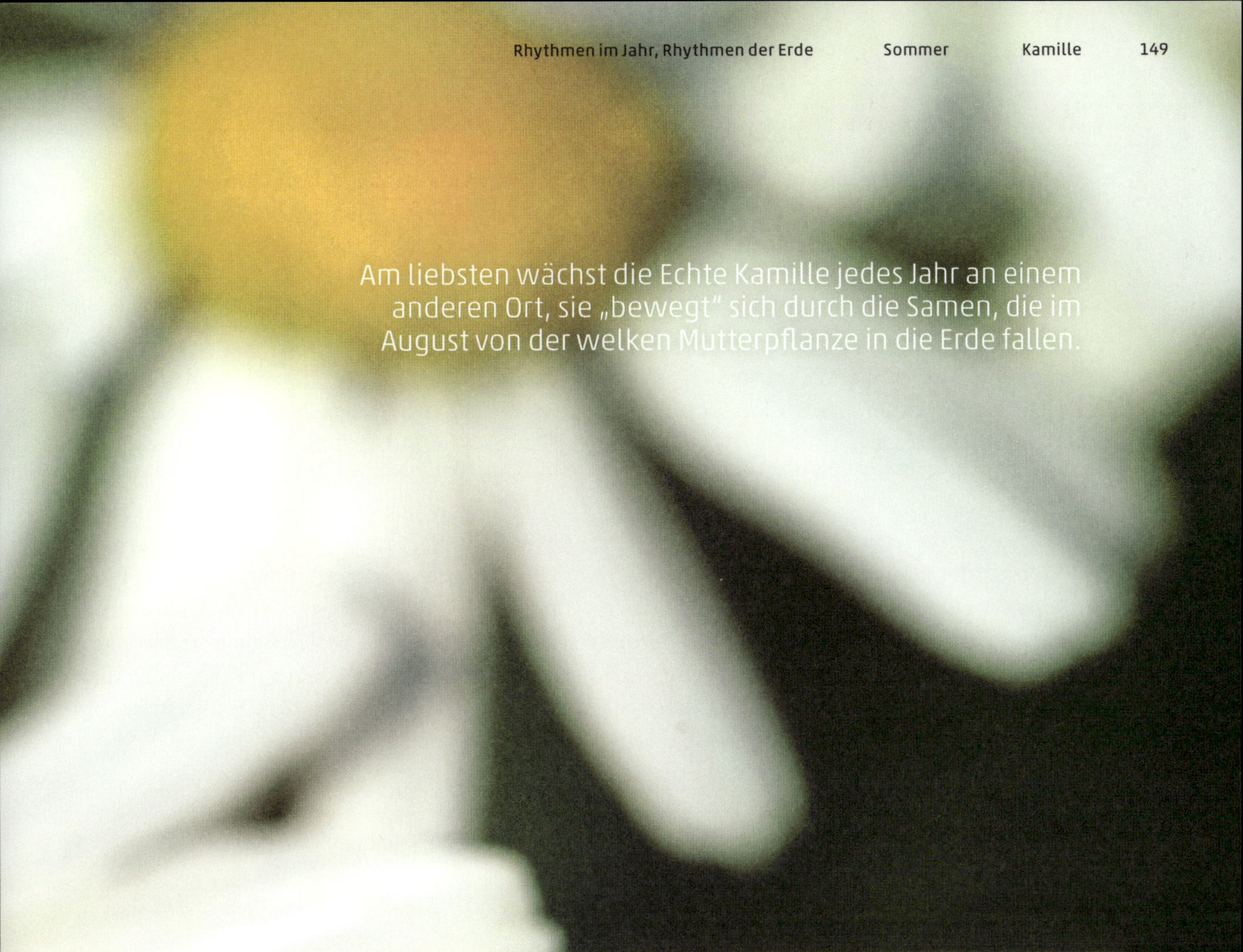

Am liebsten wächst die Echte Kamille jedes Jahr an einem anderen Ort, sie „bewegt" sich durch die Samen, die im August von der welken Mutterpflanze in die Erde fallen.

Sie sucht sich gerne Plätzchen aus, an denen die Erdoberfläche offen und wenig bewachsen ist, wo Hühner scharren oder auch an Schotterwegen. Die Kamille meidet fest getretene Böden, gedeiht aber auf salzigen Böden, in Meeresnähe. Mit ihren starken Wurzeln ergreift sie das Erdreich, lockert es auf, lässt gleichzeitig Wasser und Luft eindringen. Im Frühling kommt die Blattrosette heraus, aus der mehrere Jahre lang Kamillenpflanzen wachsen, bis sie – unerwartet – wieder verschwinden. Bei einem Versuch, dort nachzugraben, wo ich vier Jahre hintereinander, jeden Mai, aromatisch duftende Kamillenblüten gesammelt habe, konnte ich nicht einmal mehr Reste der Wurzelstöcke finden!

Der oberirdische Lebenszyklus der Echten Kamille ist im Vergleich zu anderen Verwandten aus der Familie der Korbblütler (z.B. Schafgarbe oder Rainfarn) ziemlich kurz. Aus der Rosette treibt rasch ein hohler Stängel mit gefiederten und doch anliegenden, fast zusammengedrängten Blättern. Die Kamille liebt die Sonne, benötigt viel Licht zum Blühen und braucht anfangs genügend Feuchtigkeit. Sie fürchtet späte Frostnächte nicht. Die gefiederten Blätter finden in den Frühsommerwochen ihre rechte Stellung, und es bilden sich die Blütenköpfe, die sich am Haupt- und an den Seitentrieben nacheinander öffnen. Trotz des anfangs „unordentlichen" Aussehens findet die Kamille nach und nach zu einer harmonischen Form. Man sieht viel Rhythmisches im Wachsen und Vergehen der Kamille, und diese Eigenschaft weist auf ihre Verwendung als Heilpflanze hin. Die Zungenblüten am Blütenrand sind schneeweiß, beim genauen Hinsehen sogar bläulich schimmernd, während sich im Inneren der gelbe Blütenkorb aus Röhrenblüten zusammensetzt.

Der Blütenkopf der Echten Kamille ist hohl: er birgt einen kleinen Innenraum, der sie von anderen Kamillenarten unterscheidet!

Nach der Blütezeit (Mai–Juni, je nach Höhenlage und Bodenverhältnissen) färben sich die unteren Teile der Pflanze bereits braun. Rasch geht die Pflanze ihrem Vegetationsende entgegen. Will man, dass sie sich selbst aussäht, dann kann man einzelne Pflanzen bis zum Sommerende stehenlassen. Dem angehenden biologisch-dynamischen Gärtner sei geraten, einzelne Triebe der frischen und welkenden Pflanze mit einem Eimer Wasser als Jauche anzusetzen. Man verwendet den kalten Auszug zum Gießen (abwechselnd mit anderen Kräuterjauchen), wenn man das Aroma und die Fruchtbildung der Nutzpflanzen verbessern möchte.

Heil- und Helferpflanze

Wenn man Rudolf Steiners Hinweise über die Verwendung der Kamille in der Landwirtschaft liest, stößt man auf einen äußerst interessanten Aspekt der anthroposophischen Heilpflanzenkunde: Pflanzen enthalten nicht nur Substanzen, sondern sie vermitteln dem Pflanzen-, Tier- und Menschenreich *Wirkungen*, die nicht nur physischer Natur sind. Sie sind heute noch schwer messbar, lassen sich jedoch in ihrer *Beziehung* zu Organen und Lebensbereichen beobachten.

In der biologisch-dynamischen Landwirtschaft kann man gut beobachten, wie die Kamille auf die Fruchtbildung der Pflanzen wirkt, z.B. wenn man Saatgut darin badet (Pflanzen bilden danach gesündere Früchte) oder Kamillentee im Obstbau verwendet. Der Bereich der Pflanze, in dem Blüten und Früchte heranwachsen, entspricht beim Tier und beim Menschen dem Stoffwechselbereich (Bauchorgane wie Darm, Blase und Nieren, aber auch Gebärmutter und Prostata; Magen und Pankreas; hormonelles System). Die Kamille wird traditionell bei Krankheiten angewendet, die von einer „Unordnung" und der Entzündung der Bauchorgane stammen, aber auch als Schutz vor ansteckenden Darmkrankheiten und zur Desinfektion bei Blasenleiden.

T *Die Kamille ist eine der wichtigsten Helferpflanzen für die Gesundheit der Frau: beim prämenstruellen Syndrom und starken Schmerzen während der Regel bietet sich eine Kur mit honiggesüßtem Kamillentee an: Vier Tassen am Tag lindern Koliken, entspannen die gesamte innere Bauchmuskulatur und beugen akuten Bauchschmerzen vor. Der Regelfluss wird harmonisiert, da die Echte Kamille auch ausgleichend auf die Blutung selbst wirkt. Am besten beginnt man mit der Teekur eine Woche vor dem Einsetzen der Regel und fährt bis zum Ende der Blutung fort.*

Bei Magenverstimmungen, Gastritis und Magengeschwür kann die Einnahme von Kamillentinkur und -tee sehr hilfreich sein. In diesem Zusammenhang möchte ich unterstreichen, dass die *kurmäßige* Anwendung der Kamille von einem Arzt oder Heilpraktiker individuell empfohlen werden sollte.

T *Die Echte Kamille passt als Heilpflanze gut zu Menschen, die Schwierigkeiten mit einer „momentanen Unordnung" haben und fürchten, die Kontrolle zu verlieren.*

Sie neigen dazu, übereilt und überempfindlich zu reagieren und schnell zu werten. Sie leiden unter nervösen Magenstörungen, Kopfschmerzen, Reizdarmsyndrom. Diese Menschen empfinden manchmal sogar die milde Kamille als unangenehm, denn als echte „Lebermenschen“ vertragen sie ihren eigentümlichen Duft nicht gut. Ein einfacher Kamillentee oder ein Handbad mit dem Infus helfen, wieder zu einem Gleichgewicht zu finden, damit der Magen, der im Bereich des Sonnengeflechtes, unserer Mitte, liegt, sich entspannen und gesunden kann.

Die Wirkung der Kamille auf den Stoffwechsel umfasst, wie man sieht, auch das Nervensystem, sie beruhigt, wenn die ersten Zähne erscheinen. Matricaria recutita gibt es auch als homöopathisches Mittel und wird generell gut in niedrigen Potenzen (D3–D6) vertragen.

Beschreibungen der Echten Kamille sowie der verwandten Arten füllen viele Seiten der phytotherapeutischen Fachliteratur. Sie enthält ätherisches Öl, Proazulen, Flavonoide, Cumarine, wenig Bitterstoff.

T *Ein weniger bekannter Aspekt der Kamille als Heilpflanze ist ihre Wirkung auf die Haut. Als Bild sei das Ei gegeben mit seiner Kalkhülle, die das Eiweiß und das Eigelb umhüllt. Die Kamille kann als „Eischale“, als „Hülle“ für die empfindliche, verletzte, gestresste Haut empfohlen werden, wenn sie zusätzliche Hilfe benötigt und andere Heil- und Helferpflanzen wie Calendula, Johanniskraut oder Gänseblümchen keine Wirkung zeigen.*

Ölauszüge aus der Kamille enthalten die pflegende Heilkraft der Pflanze, insbesondere die wertvollen ätherischen Öle und Chamazulen, das wegen seiner gewebeerneuernden Wirkungen in der Haut- und Narbenpflege sehr geschätzt wird. Ätherisches Kamillenöl von Matricaria recutita ist übrigens sehr teuer und

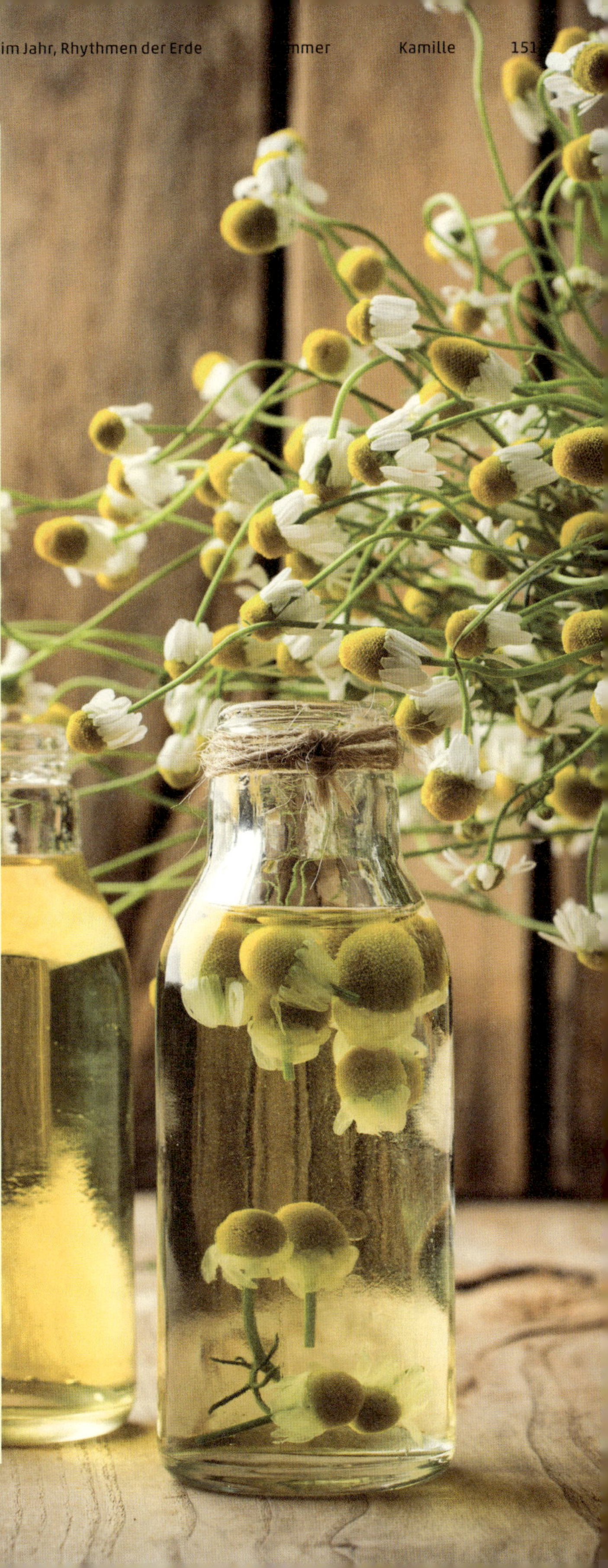

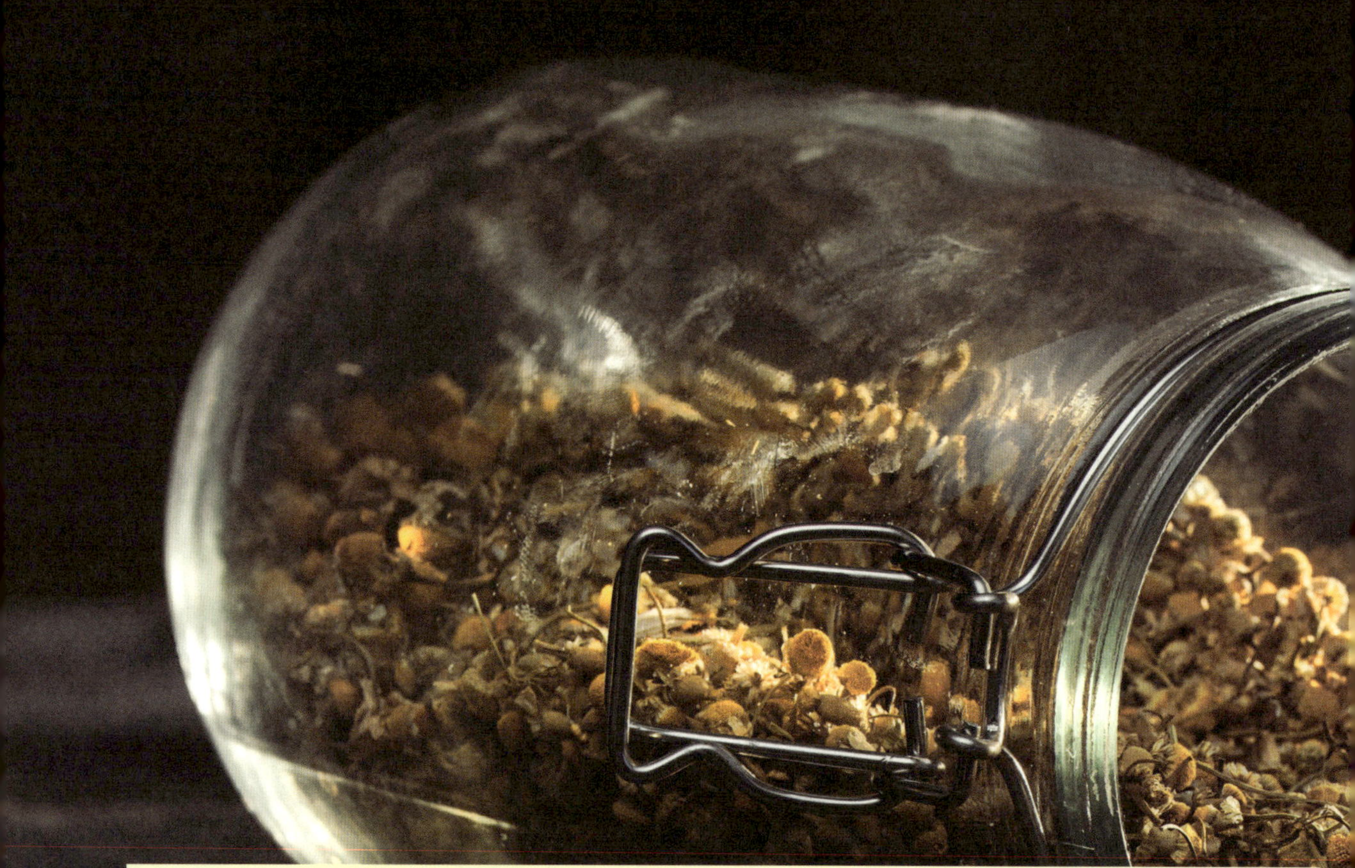

leuchtet *blau*, unterscheidet sich also von Ölen aus anderen Kamillenarten (bzw. Fälschungen!) durch die schöne azurfarbene Tönung.

In der Kamille, einem der wichtigsten und ältesten „Mutterkräuter“, treffen die Sonnenkräfte der ersten Sommerwochen und die Mondkräfte der fruchtbaren Ackererde aufeinander. Wer sich dieses Kräfteweben mit in den Winter nehmen möchte, kann in der Blütezeit aus den vielen Kamillenarten einen Kranz flechten und die kleinen gelb- und weißleuchtenden Köpfchen mit ihrer großen Kraft ins Haus nehmen.

Die Kamille in der biologisch-dynamischen Landwirtschaft

Das biologisch-dynamische Kompostpräparat 503[10] wird aus Kamillenblüten hergestellt. Dazu füllt man die Blütendroge in Rinderdärme und legt sie einen Winter lang unter die Erde. Das Kamillenpräparat wird zusammen mit den anderen Kompostpräparaten dem Misthaufen hinzugefügt, um darin die „rechte Umwandlung“ anzuregen und in der Verwendung „den Boden vernünftig zu machen“ (Rudolf Steiner).

Im „Landwirtschaftlichen Kurs“ meint Rudolf Steiner, man solle die Kamille deshalb verwenden, weil sie eine besondere Aufgabe in der Pflanzenwelt habe. Sie halte die „schädlichen Fruktifizierungswirkungen“ fern.

Die kultivierten Pflanzen erhalten durch die Kamille die Information, ihre Früchte voll und gesund auszubilden. Schwefel, Kalium und Kalzium, die mineralischen Elemente, die in der Kamille besonders zur Geltung kommen, tragen ebenfalls zu einer gesunden Struktur der *Frucht* bei.

Kamillenöl für die Hausapotheke

für die Behandlung von Insektenstichen im Sommer, als Pflegeöl nach einem langen Sonnentag, für Ölwickel bei Bauch- und Regelschmerzen, als Badezusatz im Winter

20 g getrocknete Kamillenblüten mörsern oder fein hacken und in ein sauberes Schraubglas geben (200 ml Füllmenge), mit nativem Olivenöl, Mandelöl und Hanföl aus biologischem Anbau zu gleichen Teilen übergießen, schließen und gut schütteln. An einem warmen Ort 4 bis 6 Wochen ziehen lassen, täglich schütteln. Abseihen, die Ölmenge messen. Demeter-Lavendelöl (ätherisches Öl aus biologisch-dynamischem Anbau) hinzufügen (20 Tropfen auf 100 ml Ölauszug), schütteln und in kleine dunkle Glasfläschchen füllen.

Das Öl lässt sich leicht auftragen, hat einen angenehm würzigen Duft und wirkt zuverlässig bei Mückenstichen, kleinen Schürfwunden und Sonnenbrand, besonders bei Kindern. Im Winter leitet es „ordnende" Wärme an den Organismus weiter und kann bei Wickeln und Bädern als Zusatz verwendet werden, auch als Wickel bei Ohrenentzündung oder Schmerzen beim Zahnen der Kleinen.

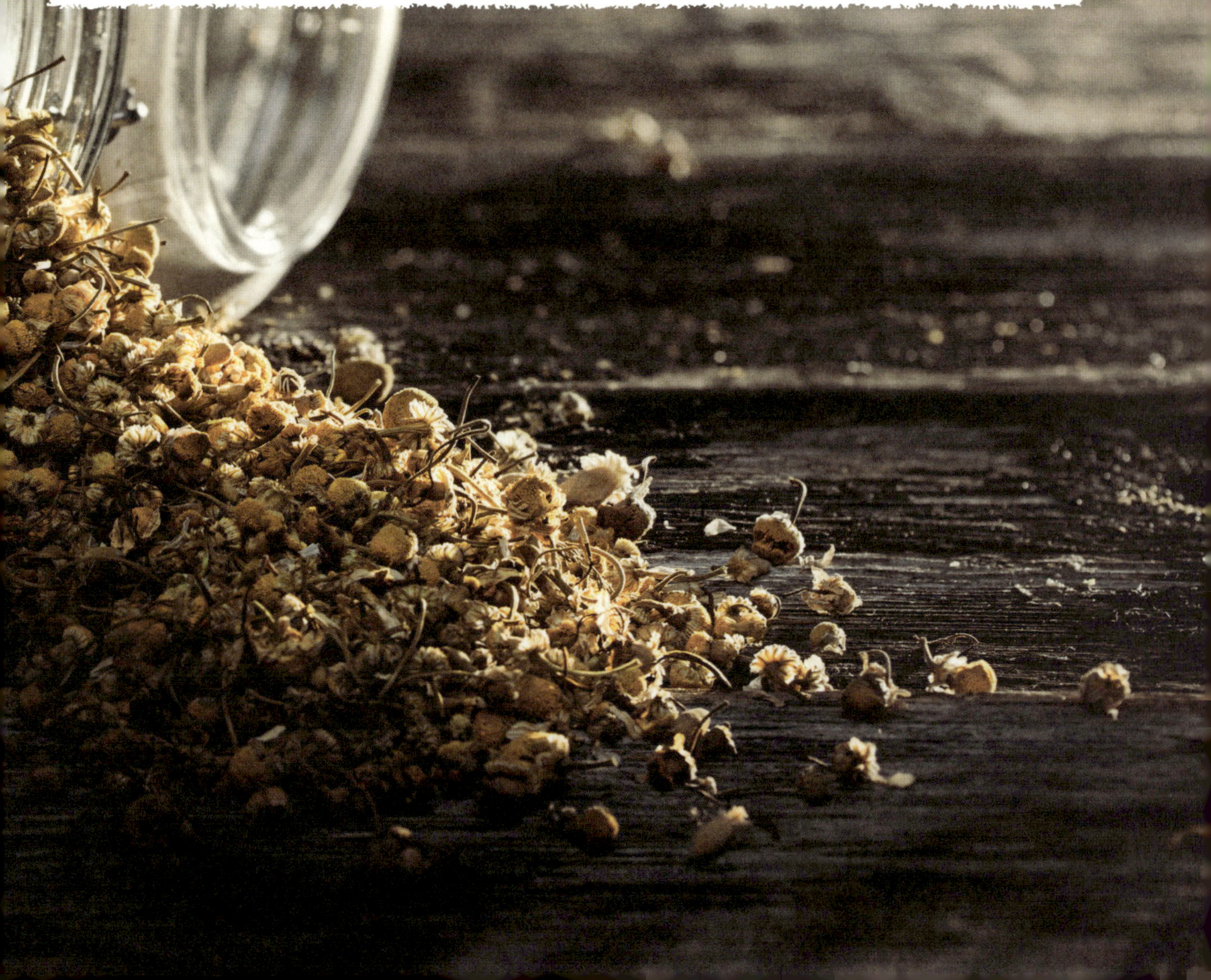

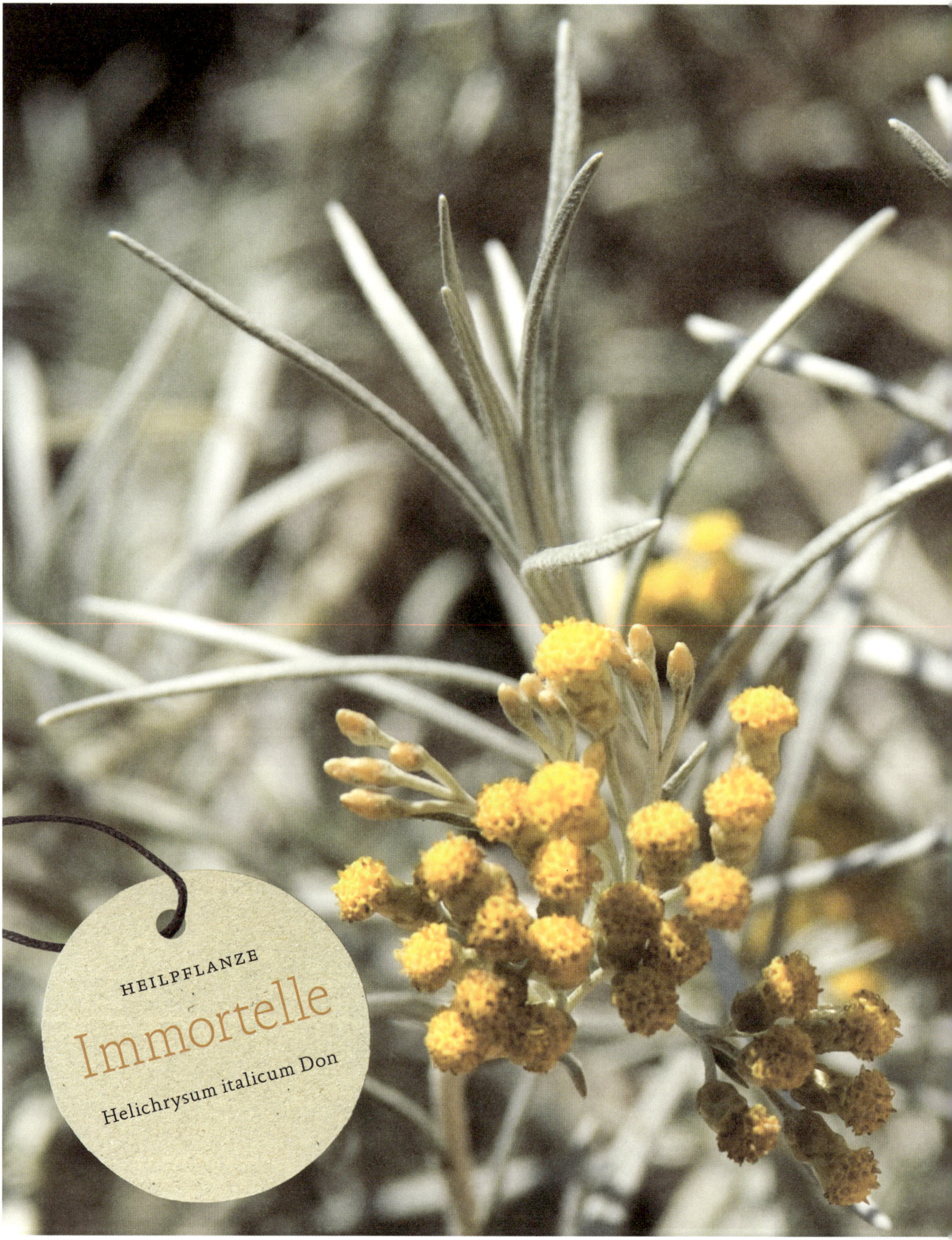
HEILPFLANZE
Immortelle
Helichrysum italicum Don

Zwischen Ende Mai und Ende Juni liegt an den Mittelmeerküsten und im Apennin ein intensiver, würziger, fast salziger Duft in der Luft: Er steigt aus den wilden Helichrysumbeeten empor, unzähligen kleinen blühenden Sträuchern, die zusammen mit Cistrosen und wildem Rosmarin auf trockenem Kalkgestein und Geröll Wind und Wetter trotzen.

In Italien sind mehrere Arten von *Helichrysum* bekannt (auf Deutsch: *Immortelle)*, z.B. Helichrysum italicum, der auf der gesamten Halbinsel gedeiht und eher kleine Blütenstände trägt, und Helichrysum stoechas, der kieselreichere Böden und das Vulkangestein der Westküsten vorzieht. Auf dem Monte Argentario, einer Halbinsel in der Südtoskana, erlebte ich eine Unterart des Helichrysum stoechas in voller Blüte: Die Küste leuchtete vom Schwefelgelb der großen Immortellenblüten und dem Rosenrot der Cistrosen. Ein Fest für die Augen – aber vor allem für die Nase!

Kugel und *Stern* kennzeichnen die Immortellenpflanze in der Gestaltbildung. Wenn man einen kleinen Strauch von oben betrachtet, sieht man, wie er sich seinen Raum erobert, ausgehend von den ersten Astverzweigungen über die höheren Zweige, hinauf bis in die blühenden Stängel. Alles Lineare wird wieder zur Rundheit geführt. Die ersten längeren lanzettförmigen Blätter umgeben quirlartig den kurzen Stamm und reihen sich dann, sternförmig angeordnet, dicht behaart und silbrig glänzend, an die aufstrebenden Stängel. Das ganze Gewächs bleibt leicht und luftig, ohne Stacheln und ohne überschüssiges Holz zu bilden. Der Wind, die Seeluft umspielen alle oberirdischen Organe, während eine außerordentlich starke Wurzel den Strauch fest an den meist unwirtlichen Boden verankert und mineralische Nährstoffe herauslöst.

Gekrönt werden die frühsommerlichen Immortellensträucher durch das jährliche Wunder der Blüte: hell- bis sonnengelbe Blütenköpfchen bilden Trugdolden, die bei einigen europäischen Arten bis zu 5 cm Durchmesser erreichen (kalifornische und australische Arten sind insgesamt viel größer). Obwohl die Hüllkelchblätter silbrig schimmern,

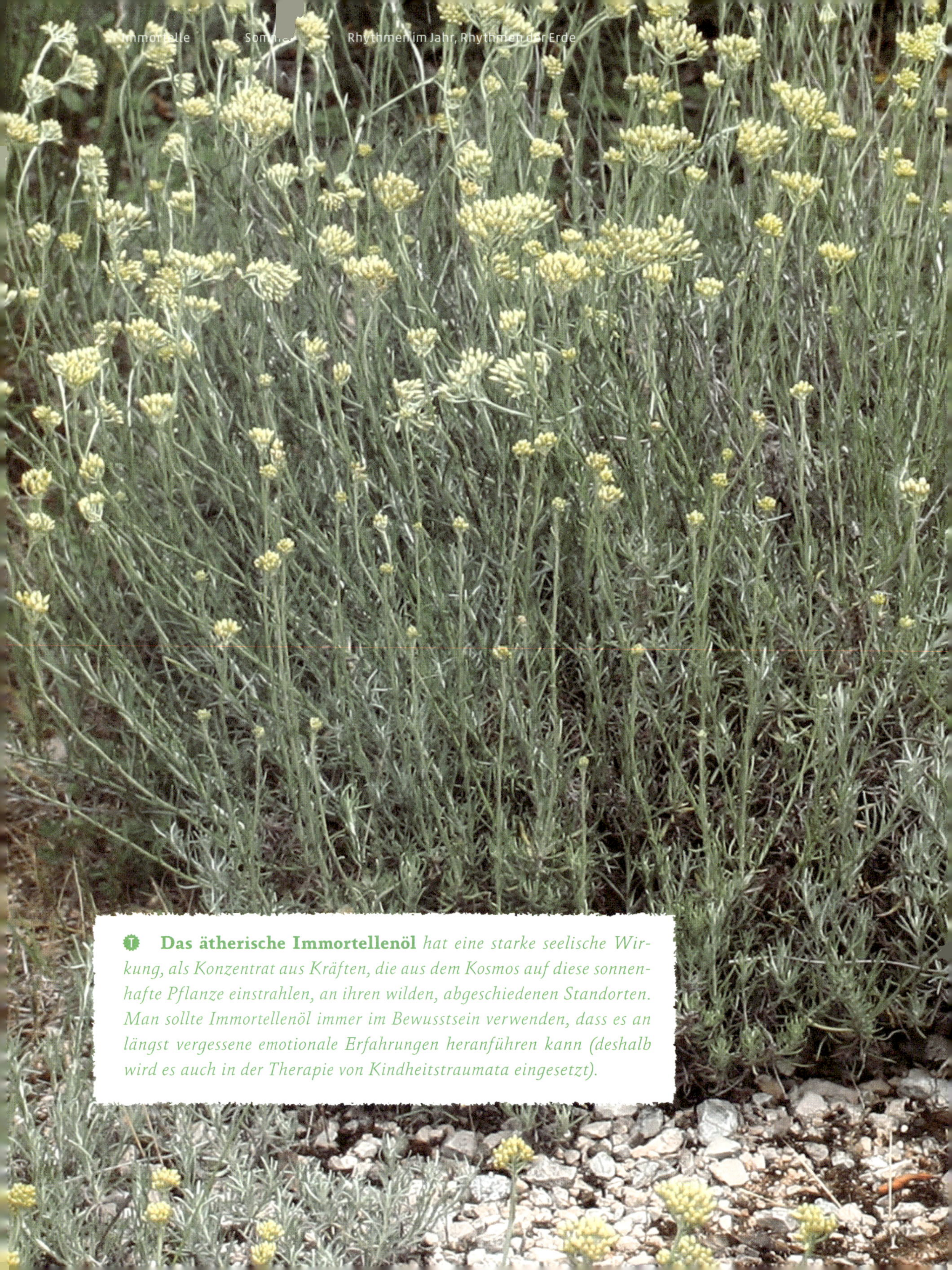

Das ätherische Immortellenöl *hat eine starke seelische Wirkung, als Konzentrat aus Kräften, die aus dem Kosmos auf diese sonnenhafte Pflanze einstrahlen, an ihren wilden, abgeschiedenen Standorten. Man sollte Immortellenöl immer im Bewusstsein verwenden, dass es an längst vergessene emotionale Erfahrungen heranführen kann (deshalb wird es auch in der Therapie von Kindheitstraumata eingesetzt).*

so leuchten die kompakten Röhrenblüten stolz in der Farbe der Sonne – oder auch des Schwefels. Auf Italienisch heißt die Immortelle auch „erba zolfina" (Schwefelkraut)!

Immortellenblüten, auf Englisch „Everlastings", behalten lange ihre Farbe und sind für Trockengestecke geeignet. Um ein mediterranes Duftpotpourri zu mischen, erntet man die Blütenkörbchen an „Lichttagen" und vermischt sie mit Lavendel, wilder Minze, Nelken, Muskatellersalbei, etwas Steinklee und Rosenblüten. Die Immortelle enthält natürliche Fixativa, die Düfte binden. Deshalb wurde sie früher oft in der Herstellung von Parfüms und Kosmetika verwendet, bevor synthetische Fixativa entwickelt wurden.

Das ätherische Immortellenöl

Die Zusammensetzung des ätherischen Öls des Helichrysums ist reichhaltig: Monoterpene (a-Pinene , b-Pinene, d-Limonene, g-Curcumene), Sesquiterpene (b-Carophyllene), Alkohole (Linalol, Geraniol, Nerol, Furfurol), Ester (Nerylacetat, Geranylacetate), Aldehyde (Isovalerin), Ketone (Dione, Italidone, andere b-Diketone) und Phenol (Eugenol). In voller Blüte erinnert der Duft an Vanille, Zitrone, Kaffee, Süßholz und Latschenkiefer. Wenn man an einer blühenden Immortelle riecht, kann man wahrnehmen, dass der Duft, das ätherische Öl, ein „nichtphysisches" Organ der Pflanze ist, an der Schwelle zwischen Substanz und feinstofflichem Wirken.

In Verbindung mit Zitronen- und Rosmarinöl wirkt das „flexible" ätherische Immortellenöl jedoch anregend und ist gut geeignet für Arbeits- und Wohnbereiche. Im Winter passt es ausgezeichnet zu Kiefern-, Tannen- und Fichtenöl und hilft uns, eine wärmende Hülle gegen die Kälte aufzubauen.

Spannend ist es, die Immortelle mit einer verwandten Pflanze zu vergleichen, die nur im Gebirge gedeiht, dem Edelweiß. Sie teilen sich die Vorliebe für einsame, schwer zugängliche Felsvorsprünge, die silbrigen Blätter und die goldfarbenen Blüten. Die Immortelle wird aber nicht in das Erdreich gepresst wie das Edelweiß, sondern strebt mit langen Stängeln der Sonne entgegen.

T *Ähnlich wie Edelweiß enthält auch Helichrysum wertvolle Wirkstoffe, die die Haut bei intensiver Sonneneinstrahlung schützen. Bei Sonnenbrand nimmt man am besten ein kühlendes Vollbad, dem man 4 Tropfen ätherisches Helichrysumöl (in etwas Sahne oder Honig aufgelöst) oder 5 Liter Helichrysumtee (2 Handvoll Blüten mit dem Wasser überbrühen und 20 Minuten ziehen lassen) hinzufügt.*

Weitere Heilwirkungen

Innerlich eingenommen haben Helichrysumblüten eine starke Beziehung zum Stoffwechselsystem, sie fördern die Gallensekretion, die Leberaktivität und den Lymphfluss, „beleben das Blut", wie es in alten italienischen Kräuterbüchern heißt, „leiten Wärme ab" bei entzündlichen Prozessen und Fieber. Neuerdings verwendet man Helichrysumauszüge auch bei Pollenallergie, um die Immunkräfte zu steigern.

T *Als Tee verwendet, passt das leicht bittere Aroma der Blüten gut zu Lindenblüten, Holunderblüten und Zitronenstrauch. Ein kleines Stück Vanilleschote rundet eine hausgemachte „Johanniskräutermischung" ab.*

Helichrysum wird in mediterranen Ländern oft wild gesammelt. Nördlich der Alpen baut man Immortellen an, meistens werden Ableger gepflanzt, die auch den Winter überstehen, wenn man die jungen Pflanzen zudeckt. Immortellen aus den winzigen schwarzen

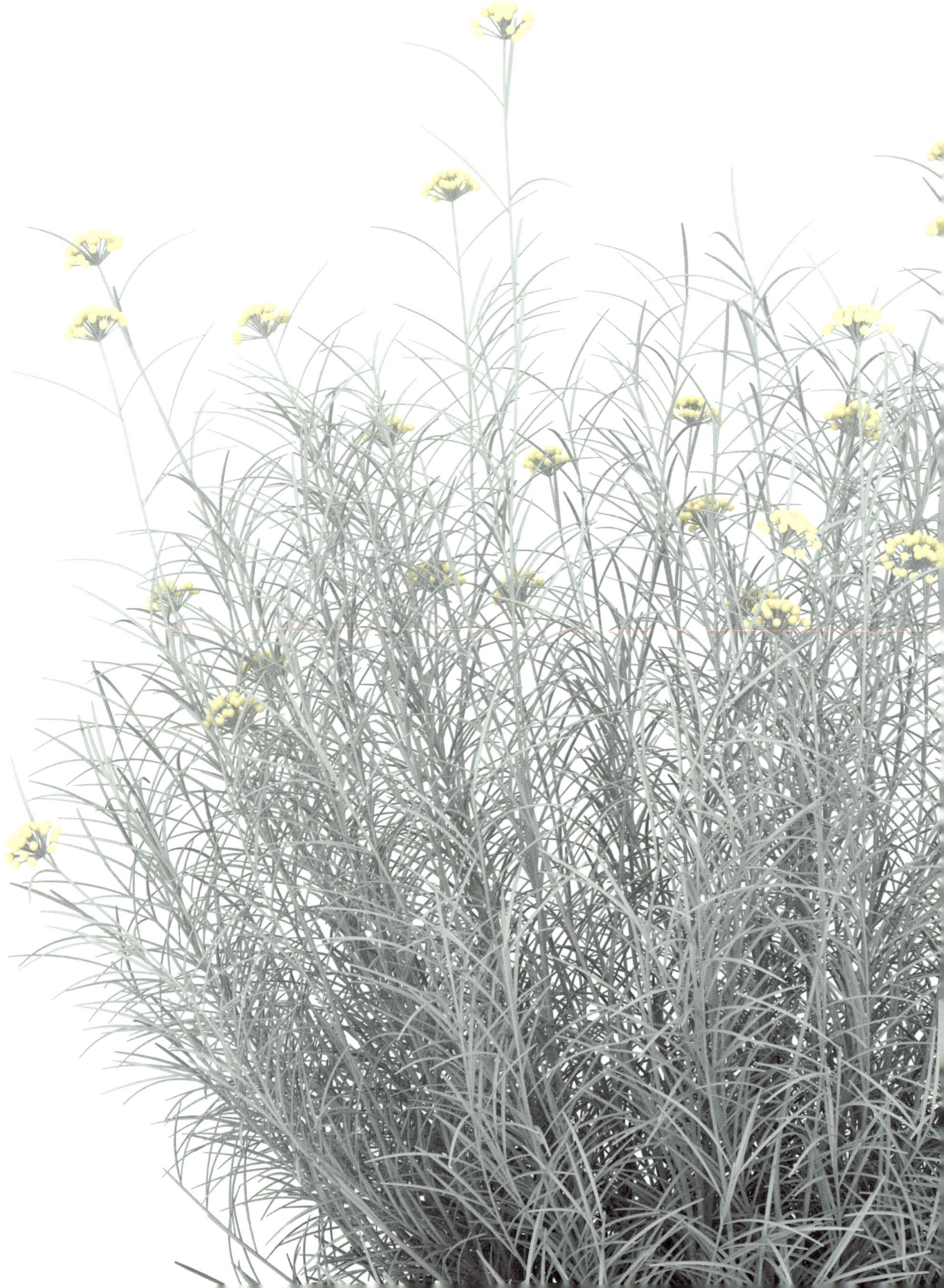

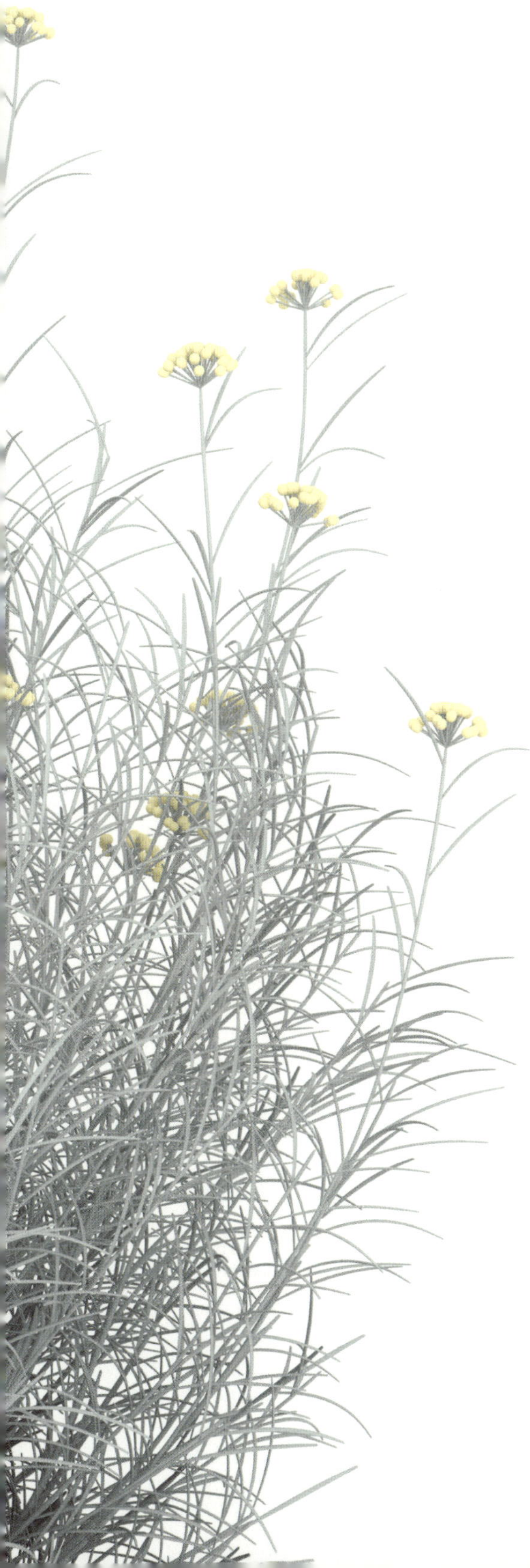

Samen zu ziehen ist hingegen schwieriger, sie keimen ungern in kalten Böden. Die ersten silbrigen Blätter sprießen im Frühling, die Pflänzchen wachsen langsam und blühen oft erst nach 2 Jahren. Wenn man die Pflanzen nach der Ernte zurückschneidet (die Kugel als Form wird beim Schneiden noch einmal ersichtlich), breiten sich die feinen Blätter wieder im Raum aus und nehmen mit zunehmender Kälte eine azurblaue Färbung an, die sich im Winter von den immergrünen Mittelmeergewächsen abhebt. Blaue „Sterne" schmücken dann die ruhenden kargen Hänge und Küstensäume.

Blätter der Immortelle schmecken aromatisch, erinnern an orientalische Currymischungen. Getrocknet und fein zerrieben passt die Immortelle z.B. zu Fisch, Fleisch, Linsen und gebratenen Kartoffeln.

Der *Ölauszug* aus Immortellenblüten lindert leichte Verbrennungen, aber auch Insektenbisse, Nesselausschläge und Ekzeme. Bei Hautausschlägen und Pilzerkrankungen (auch Candida!) nimmt man zusätzlich die Urtinktur ein.

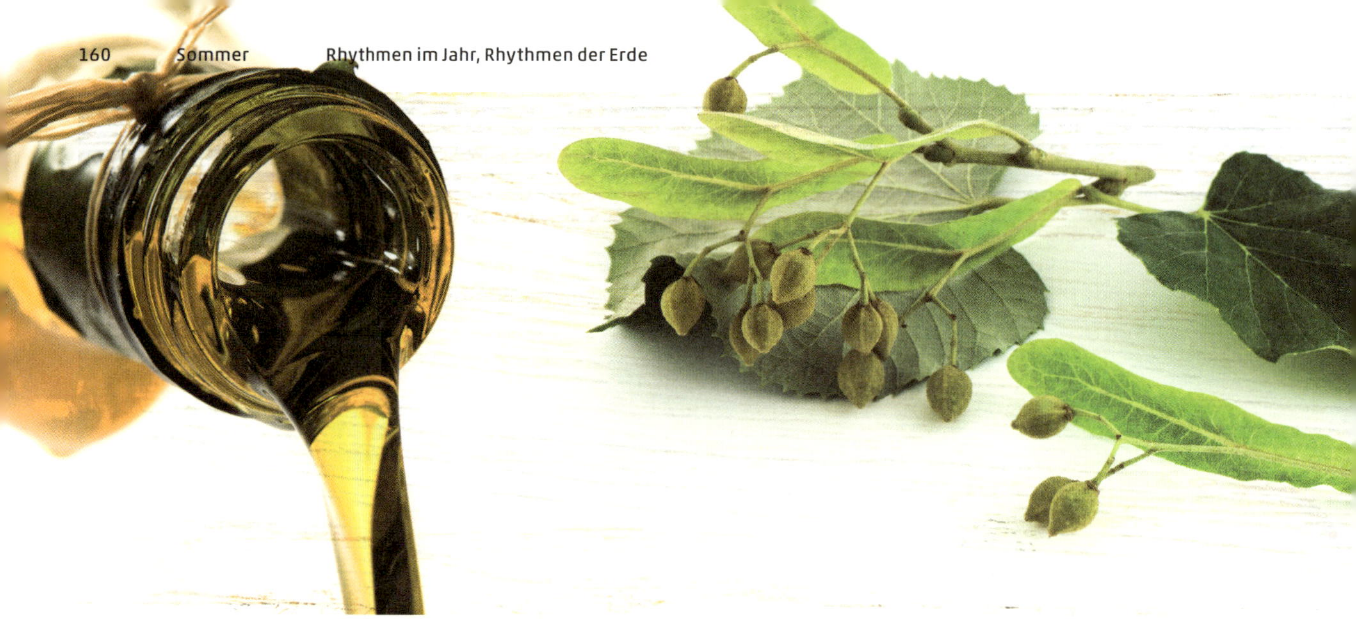

Herstellung eines Ölauszugs

Viele Heilpflanzen enthalten Substanzen, die fettlöslich sind bzw. ihre heilende und pflegende Wirkung erst durch das Ausziehen in Öl oder Fett entfalten können. Ölauszüge sind hochwirksame Präparationen, die man auch zu Hause herstellen kann. Ich empfehle, frische Pflanzen zu verwenden, auch wenn man beim Ausziehen aufpassen muss, dass sich kein Schleim oder Schimmel bildet (manche Pflanzen enthalten ja viel Wasser und Schleimstoffe).

Um einen Ölauszug zuzubereiten, der möglichst viele Wirkstoffe und auch die feinstofflicheren Kräfte enthält, wartet man auf den balsamischen Zeitpunkt, wenn die gewählte Art voll ausgebildet ist und auch Wetter und Jahreszeit stimmen. Man sammelt die Droge möglichst an „Wärmetagen" nach dem biologisch-dynamischen Mondkalender. Man breitet sie zu Hause aus, um sie zu säubern, welke Teile oder kleine Insekten oder Schnecken usw. zu entfernen. Man schneidet die Droge mit einem sehr scharfen Messer fein auf und gibt sie in ein Schraubglas, indem man nach einer Schicht immer wieder natives Olivenöl darüber gießt. Man sollte Olivenöl aus biologisch-dynamischem Anbau verwenden, das keine chemischen Rückstände enthält. Sollte man eine Pflanze zu kosmetischen Zwecken ausziehen, z.B. um Cremes, Körperlotions oder besondere Salben herzustellen, mischt man das Olivenöl mit leichteren Ölen, die keinen Eigengeruch haben, z.B. Mandelöl oder Jojobaöl, oder auch mit Ölen, die sehr pflegend wirken wie Hanföl oder Avocadoöl. Solche Ölauszüge lassen sich leichter einmassieren.

Das volle Glas mit dem Ölauszug wird zunächst nicht zugeschraubt, denn in den ersten 24 Stunden steigen Sauerstoffbläschen auf, die entweichen sollen. Man stellt das Glas in ein Wasserbad und erwärmt es leicht (circa 40 Grad) und rührt den Ölauszug gut um. Durch die Wärme gehen die aromatischen Substanzen leichter in das Öl über, daher empfehle ich, den Auszug auch in der weiteren Zeit (circa 4 Wochen) alle paar Tage leicht zu erwärmen und an einem warmen Ort stehen zu lassen. Ich stelle die Ölauszüge nie ans Sonnenlicht, wie es die traditionelle Kräuterheilkunde vorschreibt,

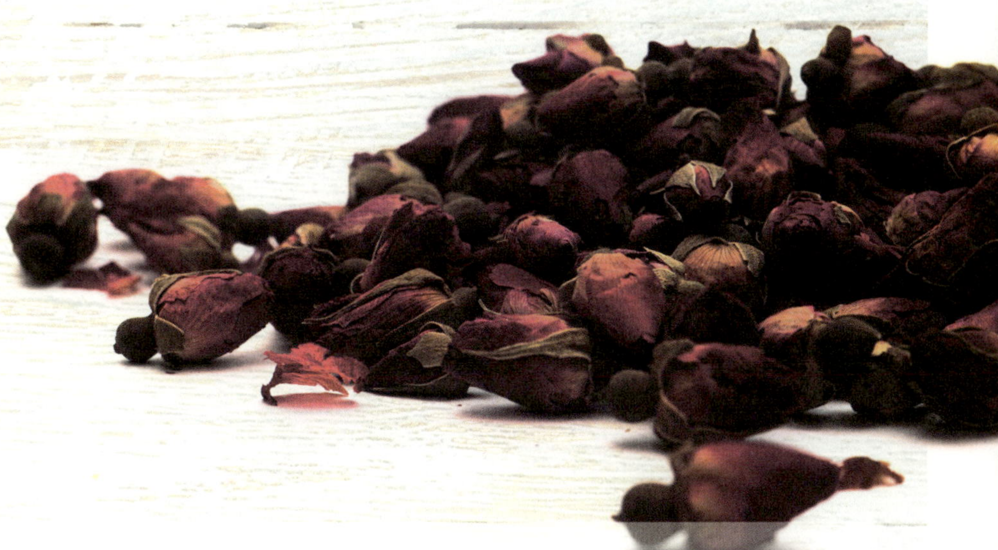

da gewisse Wirkstoffe, z.B. Karotine, Flavonoide und Vitamine, kein Licht vertragen. Nur das Johannisöl, den Auszug aus Hypericum perforatum, setze ich an die Sonne, bis es sich rot färbt.

Nach vier Wochen wird der Ölauszug zum letzten Mal leicht erwärmt, gut ausgepresst, durch ein feinmaschiges Sieb abgeseiht und anschließend durch Filterpapier gefiltert (man kann Kaffeefilter verwenden oder in der Apotheke Filterpapier holen). Der Ölauszug „ruht" noch einen Tag und wird dann in kleinere Fläschchen umgefüllt, die man an einem dunklen, kühlen Ort aufbewahrt. Im Winter sollte das Öl nicht zu kalten Temperaturen ausgesetzt werden, weil es gerne ausflockt.

Nach einiger Zeit bildet sich bei bestimmten Ölauszügen ein „Satz". Wenn man die Droge bei sonnigem, trockenem Wetter gesammelt hat, kommen feine Pflanzenteile mit ins Öl hinein, die der Qualität des Auszugs jedoch nicht schaden. Sollte man bemerken, dass sich die Konsistenz verändert oder sich an der Oberfläche Blasen bilden, hat hingegen eine Gärung eingesetzt, wahrscheinlich, weil die frische Pflanze zu viel Wasser enthält. Dies kann bei Ölauszügen aus frischen Malven-, Rosen- oder Lindenblüten der Fall sein, generell bei allen weichen, wässrigen Drogen. Schleimhaltige Pflanzen sollte man deshalb nur drei oder vier Tage mit einem leichten Öl ausziehen und gut filtern.

Ölauszüge kann man für verschiedene äußere Anwendungen, Massagen und Umschläge verwenden. Mit der Zeit merkt man, dass ein Ölauszug nach einigen Wochen richtig „ausgereift" ist. Kürzlich habe ich ein drei Jahre altes Johannisöl verwendet, das ich mit hochwertigem wildwachsenden Hypericum und biologisch-dynamischem Olivenöl und Mandelöl zubereitet hatte. Es hatte seine wunderschöne rubinrote Färbung und den Duft behalten, und in der Anwendung fand ich es besser als frisch hergestelltes Johannisöl!

Bei fachgerechter Aufbewahrung halten sich Ölauszüge mindestens 2 Jahre, aber man sollte jedes Jahr kontrollieren, ob die verschiedenen Präparate noch einwandfrei sind, indem man ein paar Tropfen auf den Handrücken gibt, kurz einmassiert und daran riecht. Ranzige Ölauszüge gehören sofort auf den Komposthaufen (bitte nicht wegschütten, denn wie alle Öle bilden sie einen Film in den Flüssen, der Fische und Pflanzen gefährdet).

Die Fläschchen mit dem fertigen Ölauszug werden mit Etiketten versehen, auf denen man die Droge, den Sammelort und Zeitpunkt und die Trägersubstanz (Öl) festhält, auch den Mond- und Planetenimpuls. Ölauszüge enthalten das Wesen der gesammelten Pflanzen und der jeweiligen Jahreszeit. Sie vermitteln Wärme, Düfte und Hülle und sind ein wunderbares Geschenk.

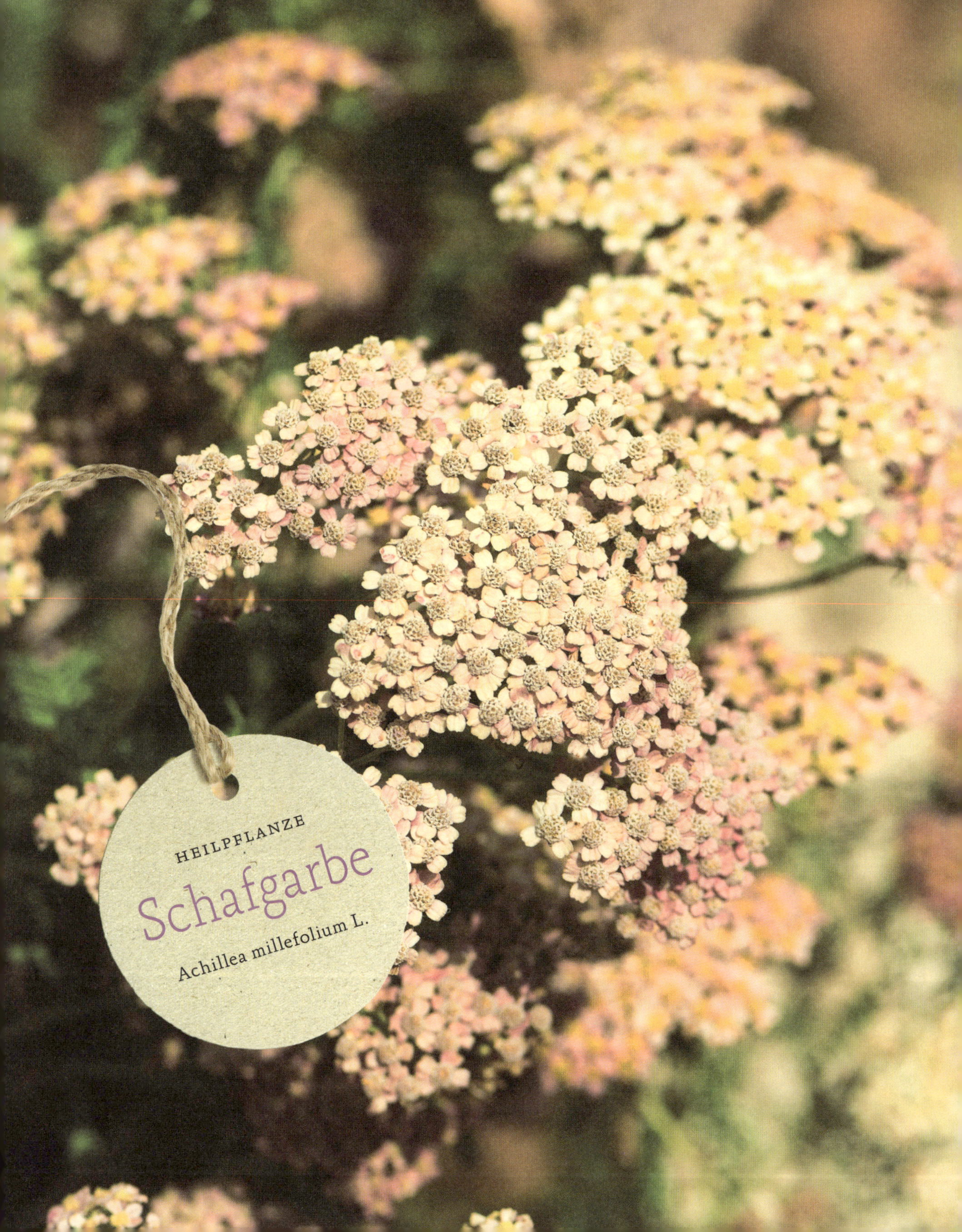
HEILPFLANZE
Schafgarbe
Achillea millefolium L.

Hat die Schafgarbe nicht etwas Königliches an sich, so wie sie Gräser, Ackerwildkräuter und Sommerblumen am Wegrand mit ihren schneeweißen Blüten überragt? Jede einzelne Pflanze schafft sich ihren eigenen Raum und wirkt wie ein Bäumchen, aufrecht und geradlinig, von harmonischer Form.

Die dunkelgrünen Blätter heben sich von der helleren Umgebung ab und berühren den Betrachter, so feingliedrig und graziös wirken sie am Stängel.

Insgesamt erinnert die Schafgarbe (Achillea millefolium) an ein Kunstwerk aus vergangenen Zeiten. Wer versucht, eine Bleistiftzeichnung von ihr anzufertigen, weiß, wie kompliziert das ist! Besonders die Blätter sind so fein ziseliert wie ein Jugendstil-Schmuckstück. Anmut zeichnet sie auch an schattigeren Standorten aus, der Stängel ist gerade, die gesamte Struktur bleibt fest, sogar in feuchten Gegenden. Der Duft der Schafgarbe, eine Mischung zwischen modrig und würzig, erdig und aromatisch, ist stark und wird in Gebirgsgegenden auf über 1000 Metern Meereshöhe, zwischen Quendel, Enzian, Germer und Arnika noch intensiver.

Die Schafgarbe ist eine ausdauernde Pflanze aus der Familie der Korbblütler, gedeiht an Feld- und Wiesenrändern, Feldwegen und Straßen, unter Steinmauern und auf felsigem Gelände. Sie kann eine Höhe von einem Meter erreichen oder auch nur 10 cm groß werden. Anfänglich bohrt sich die Pfahlwurzel in die Tiefe, um sich fest mit dem Erdboden zu verbinden. Später bildet sie sich zurück, und die Wurzeln breiten sich waagrecht aus, so dass aus derselben Pflanze mehrere Ausläufer entstehen, aus denen neue Blätter sprießen. Diese Ausläufer blühen erst im zweiten oder dritten Jahr, kommen oft auch gar nicht zur Blüte. Auf diesem Wege entstehen bodenbedeckende „Schafgarbenteppiche“, besonders an schattigeren Wiesen- und Ackerrändern. Rehe und Wildhasen grasen sie im Spätfrühling ab und laben sich am würzigen Geschmack der Blätter.

Am Stängel wachsen lineal lanzettliche, fiederschnittige Blätter, und am Sprossende erscheinen die Blüten, 4–10 mm breite, in Schirmrispen angeordnete Korbblüten mit schneeweißen bis rosaroten Zungenblüten. Beim genauen Betrachten merkt man, dass die Schafgarbenblüte nicht von einem Mittelpunkt ausgeht wie bei einer Dolde. Sie reiht ihre Köpfchen dicht aneinander, bis eine kompakte, undurchdringliche Ebene entsteht, die man, von oben betrachtet, als strahlend weiße, runde Flächen wahrnimmt. Die Schafgarbe blüht je nach Höhenlage von

Mitte Juni bis Ende Juli. Wer gerne Gestecke und Kränze aus Trockenblumen bindet, sammelt die ersten Schafgarben nach dem biologisch-dynamischen Mondkalender an „Lichttagen" bei Vollmond, damit sie lange ihre schöne weiße Farbe behalten.

Gegen Ende des Sommers stehen die Pflanzen immer noch kerzengerade Spalier, auch wenn die Blüten längst welk sind. Damit im Garten auch im nächsten Sommer besonders schöne Exemplare blühen, schneidet man Blüten und Stängel in Bodennähe ab, lockert den Boden und düngt mit wenig reifem Kompost, den man im Herbst einarbeitet, wenn alle Pflanzen verwelkt sind.

In Europa und Asien ist die Schafgarbe weit verbreitet, die Gattung „Achillea" umfasst circa 200 Arten, die nicht leicht voneinander zu unterscheiden sind. Bekannte Arten in Mitteleuropa sind zum Beispiel die gelb blühende Achillea filipendulina, die großblättrige Achillea macrophylla, die Moschusschafgarbe Achillea moschata und die bittere Schafgarbe, der „weiße Speik", Achillea clavennae.

Die Schafgarbe in der Mythologie und im Brauchtum

Nach einem griechischen Mythos fielen während des Trojanischen Krieges Rostspäne auf das Schlachtfeld, die von Achilles' Speer stammten, und daraus wuchsen Schafgarben. Der Held verwendete sie, um die Wunden des Königs Telephos zu heilen. Jesus soll als Kind Schafgarben gepflückt haben, um eine blutende Wunde Josefs, des Zimmermanns, zu stillen. Deshalb nennt man sie auch Zimmermannskraut! Weitere Namen der Schafgarbe sind Blutkraut, Schafrippe und Tausendkraut. „Schafgarbe" wird vom althochdeutschen Wort „garwe" (Gesundmacher) abgeleitet: Man verfütterte sie an Schafe, die zu wenig Milch für ihre Lämmer hatten.

Die Schafgarbe (Achillea millefolium L.) gehört zu den neun Kräutern, die nach altem Brauch am Morgen des Johannistags gesammelt und zu großen Sträußen gebunden werden.

Sie werden in den Raunächten, den 12 Nächten zwischen Weihnachten und dem Heiligen Dreikönigetag, verbrannt, damit Kräfte für neue, gesunde Pflanzen freigesetzt werden, aber auch, um für eine reiche Ernte im neuen Jahr zu sorgen.

Heilwirkungen der Schafgarbe

Die Blüten der Schafgarbe enthalten ätherische Öle mit Chamazulen und Prochamazulen, Bitterstoffe (Achillein), Flavonoide, Cumarin, Gerbstoffe, Kalium, Phosphor und verschiedene organische Säuren.

Im Stoffwechselbereich wirkt die Schafgarbe krampflösend und verdauungsfördernd, appetitanregend und leicht harntreibend. Bei schmerzhafter Periode helfen Schafgarbenwickel (auf die Leber oder Nieren aufgelegt) und die innere Einnahme von Schafgarbentinktur. Massagen mit Schafgarbenöl verbessern die Lebertätigkeit und sorgen für einen geregelten Hormonhaushalt.

Die Haut, unsere Hülle zwischen Außen- und Innenwelt, spiegelt den Gesamtzustand unseres Organismus wieder. Wenn sich Ausschläge, Pusteln oder gar Ekzeme bilden, will oft etwas Inneres, Seelisches in Erscheinung treten. Meistens ist es eine Maßnahme des Körpers, um sich von Giften zu befreien und belastende Substanzen auszuscheiden. Die Schafgarbe unterstützt diesen Prozess der Ausscheidung, indem sie Leber, Galle, Magen und Bauchspeicheldrüse anregt. Wer jedoch unter Gallensteinen oder Nierensteinen leidet, sollte keine Schafgarbenextrakte einnehmen.

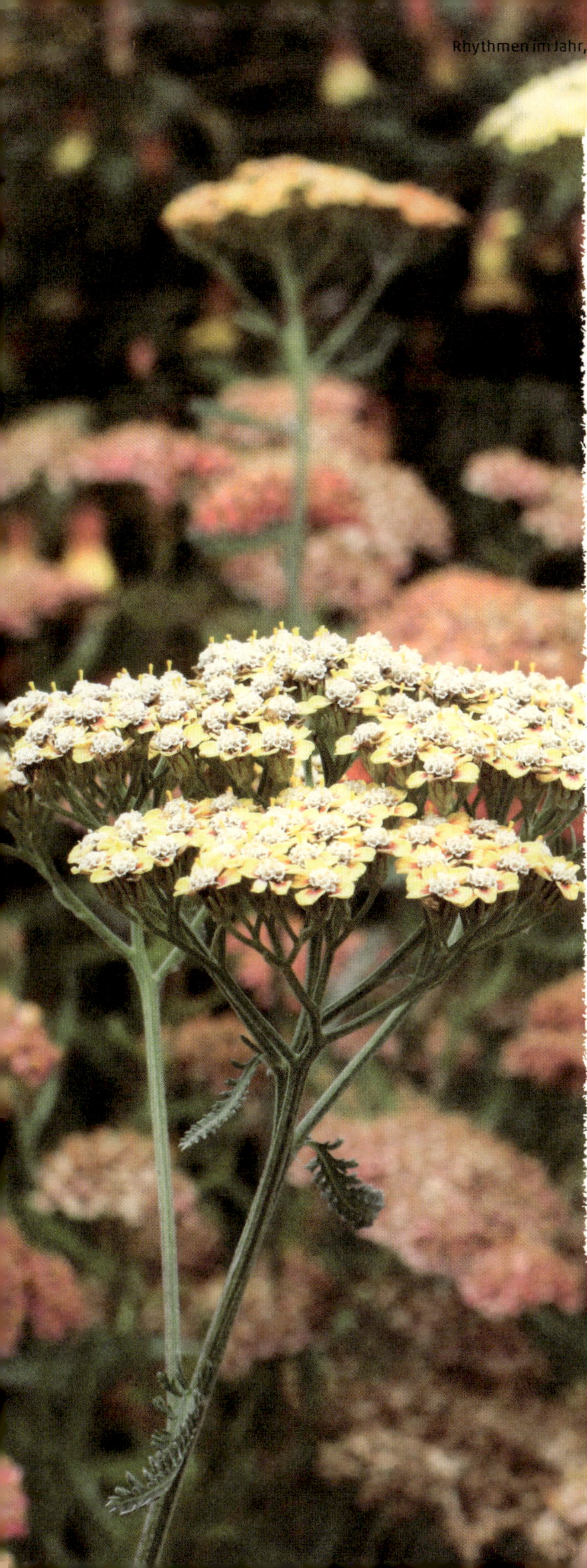

Schafgarbenöl

Die Blüten in ein großes Glas schichten und mit nativem Olivenöl übergießen. Im Wasserbad auf 40 °C erwärmen und mehrere Stunden lang ziehen lassen, an einen schattigen, warmen Ort stellen. Das Olivenöl braucht als Trägeröl mindestens drei Wochen, um die Blüten ganz auszuziehen, und es ist ratsam, den Behälter ab und zu leicht zu erwärmen (ca. 38 °C) und gut zu schütteln. Nach der Mazeration filtern und in dunkle Flaschen füllen.

Das Öl wirkt hautpflegend, wundheilend (z.B. nach einer Waschung mit der verdünnten Tinktur) und narbenheilend. Bei Akne betupft man die betroffenen Stellen morgens und abends abwechselnd mit verdünnter Schafgarbentinktur und Schafgarbenöl. Auch die Einnahme der Tinktur hilft bei Hautausschlag und Allergien. Schafgarbenöl enthält wertvolles Chamazulen und ist sehr konzentriert. Leider ist sein Geruch nicht besonders angenehm. Man kann ihn mit ätherischen Ölen verbessern, z.B. mit Rosenholz, Lavendel, Zitronengras, Pampelmuse, Rose oder Geranie, je nach Anwendungsbereich. Am besten gibt man drei Tropfen ätherisches Öl in 50 ml Schafgarbenöl, schüttelt und prüft, ob man den Geruch mag. Nicht mehr als 10 Tropfen auf 100 ml geben und nur ätherische Öle aus zertifiziertem bio- oder biodynamischen Anbau verwenden!

Die entzündungshemmenden Eigenschaften der Pflanze helfen, chronische Magenreizungen oder Geschwüre zu heilen, Darm und Blase zu beruhigen.

Auf diesem Wege wird der ganze Körper gereinigt, und durch die Bitterstoffe regt die Schafgarbe den Appetit an, vor allem nach einer längeren Krankheit, wenn man sich noch müde und antriebslos fühlt. Schafgarbentee unterstützt als leichtes Bittermittel die Eisenaufnahme und -produktion bei Anämie.

Bis zum Zweiten Weltkrieg war die Schafgarbe als Heilmittel bei Lungenblutungen bekannt, was zu der Zeit noch nicht wissenschaftlich belegt werden konnte. Die blutstillenden Eigenschaften von Blüten und Blättern sind mittlerweile medizinisch erwiesen und werden bei inneren und äußeren Wunden und Geschwüren eingesetzt.

T *Ein Pulver aus Schafgarbenblüten ist ein gutes Erste-Hilfe-Mittel in der Hausapotheke, bei Wanderungen stoppt es Nasenbluten. Auch frische Schafgarbenblätter können unterwegs gesammelt werden. Gekaut helfen sie gegen Reiseübelkeit, frisch aufgelegt lassen sie Blasen abschwellen und desinfizieren Insektenstiche und Schürfwunden.*

Als Letztes soll auch die Wirkung der Schafgarbe auf den seelisch-geistigen Bereich des Menschen hervorgehoben werden. Als Pflanze, die zwischen Himmel und Erde vermittelt und dabei hell und aufrecht bleibt, kommt sie in Ritualen vieler Kulturen vor. In China werden die Stängel heute noch für das I-Ching-Orakel verwendet, in Amerika nahmen Indianer kleine Sträuße rosaroter Schafgarben auf ihren langen Nachtritten mit, um Reiter und Pferd vor bösen Begegnungen zu schützen. In Kalifornien wurde aus der weißen und rosaroten Schafgarbe ein Blütenmittel nach der Bachblütenmethode entwickelt, das Menschen in heilenden und beratenden Berufen unterstützt. Die Schafgarbe hilft, die eigenen seelischen Kräfte zusammenzuhalten. „Lichte" Emotionen und Gedanken stärken besonders Menschen, die oft negativen Situationen ausgesetzt sind. Schafgarben sollen auch vor Erd- und Wasserstrahlen schützen und vor elektromagnetischer Strahlung. Sie gehören zu den Heilpflanzen, die bei radioaktiver Strahlung, auch nach einer Bestrahlungstherapie bei Tumorkrankheiten, empfohlen werden.

Schafgarbenextrakte

T *Die Droge für die Teezubereitung besteht aus den getrockneten Blüten. Für Heilzwecke sammelt man sie mit ca. 10 cm Stängel an trockenen, sonnigen Tagen, sobald sich der Morgentau verflüchtigt hat.*

Die Blüten können im Dörrapparat bei niedriger Temperatur oder in größeren Mengen auf Trockengittern locker ausgebreitet und getrocknet werden, wobei die Warmluftzufuhr keinesfalls 35 °C überschreiten sollte, damit nicht die kostbaren ätherischen Öle verfliegen. Man kann auch kleine Sträuße binden und sie mit den Blüten nach unten an einem schattigen, luftigen Ort trocknen.

Der Schafgarbentee wird als Infus zubereitet, d.h. die Droge wird mit kochendem Wasser überbrüht (besser wäre es, das Wasser kurz vor dem Siedepunkt vom Herd zu nehmen) und nach 10 Minuten abgeseiht. Schafgarbentee sollte ohne Zucker oder Honig genossen werden, damit die Bitterstoffe sich besser entfalten.

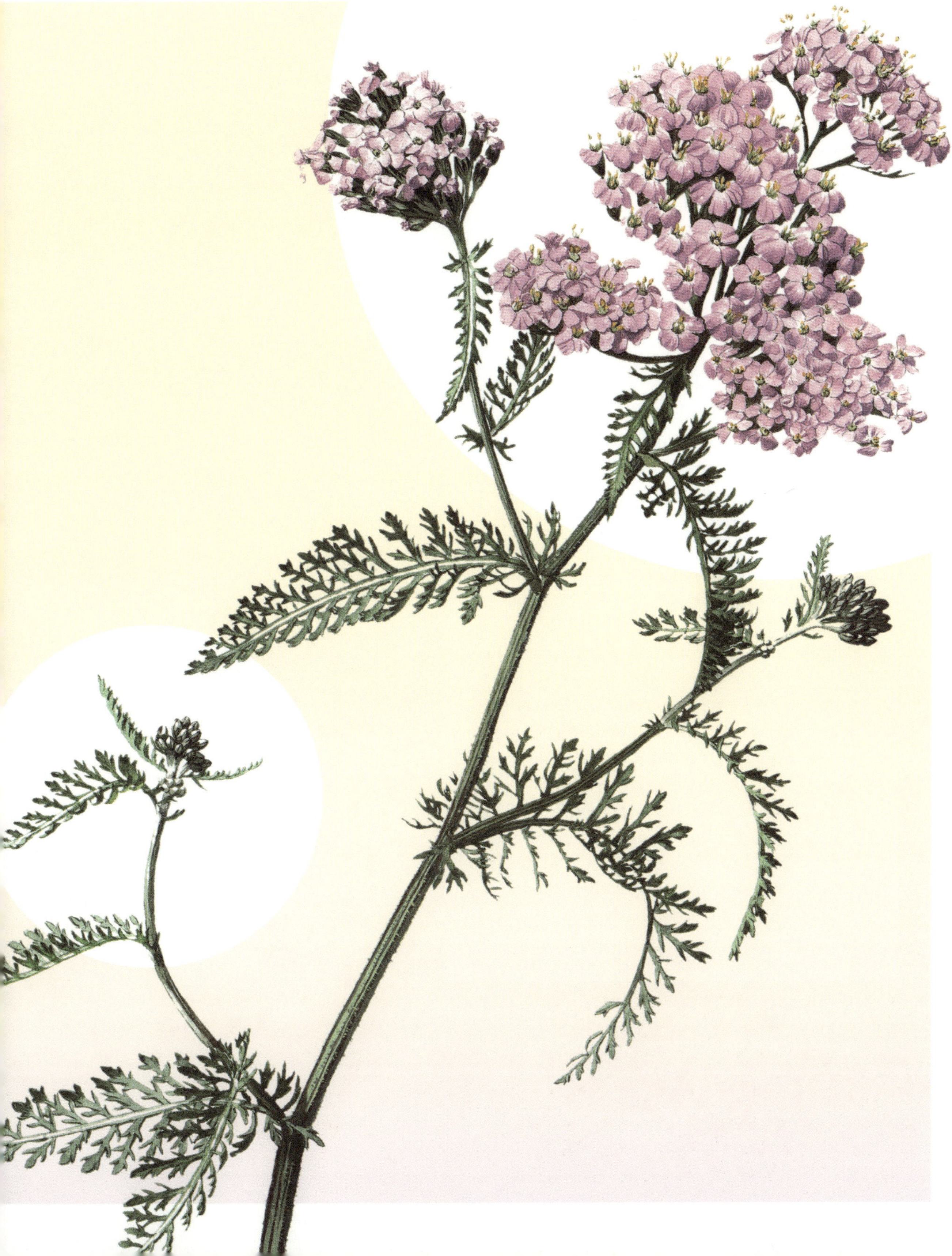

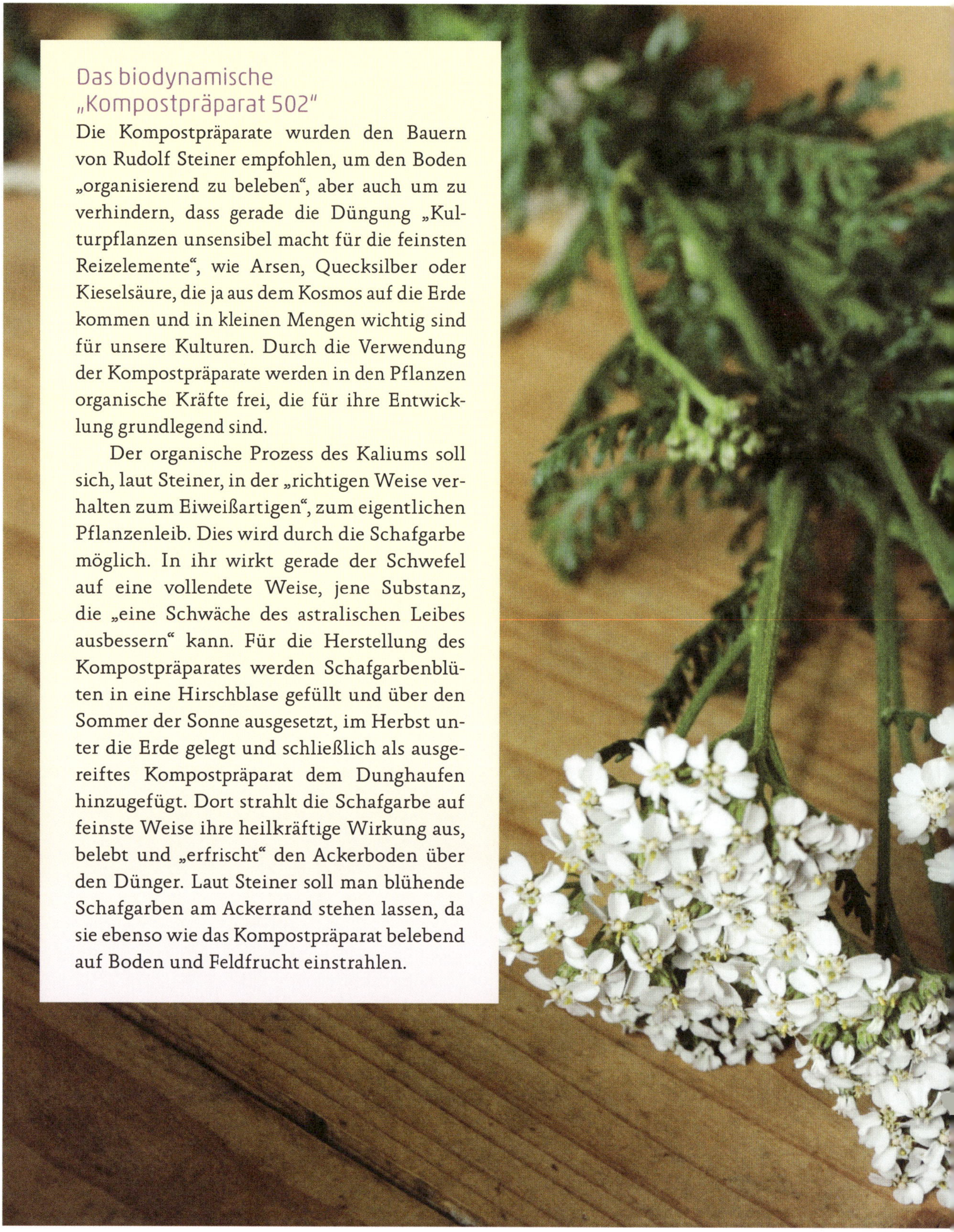

Das biodynamische „Kompostpräparat 502"

Die Kompostpräparate wurden den Bauern von Rudolf Steiner empfohlen, um den Boden „organisierend zu beleben", aber auch um zu verhindern, dass gerade die Düngung „Kulturpflanzen unsensibel macht für die feinsten Reizelemente", wie Arsen, Quecksilber oder Kieselsäure, die ja aus dem Kosmos auf die Erde kommen und in kleinen Mengen wichtig sind für unsere Kulturen. Durch die Verwendung der Kompostpräparate werden in den Pflanzen organische Kräfte frei, die für ihre Entwicklung grundlegend sind.

Der organische Prozess des Kaliums soll sich, laut Steiner, in der „richtigen Weise verhalten zum Eiweißartigen", zum eigentlichen Pflanzenleib. Dies wird durch die Schafgarbe möglich. In ihr wirkt gerade der Schwefel auf eine vollendete Weise, jene Substanz, die „eine Schwäche des astralischen Leibes ausbessern" kann. Für die Herstellung des Kompostpräparates werden Schafgarbenblüten in eine Hirschblase gefüllt und über den Sommer der Sonne ausgesetzt, im Herbst unter die Erde gelegt und schließlich als ausgereiftes Kompostpräparat dem Dunghaufen hinzugefügt. Dort strahlt die Schafgarbe auf feinste Weise ihre heilkräftige Wirkung aus, belebt und „erfrischt" den Ackerboden über den Dünger. Laut Steiner soll man blühende Schafgarben am Ackerrand stehen lassen, da sie ebenso wie das Kompostpräparat belebend auf Boden und Feldfrucht einstrahlen.

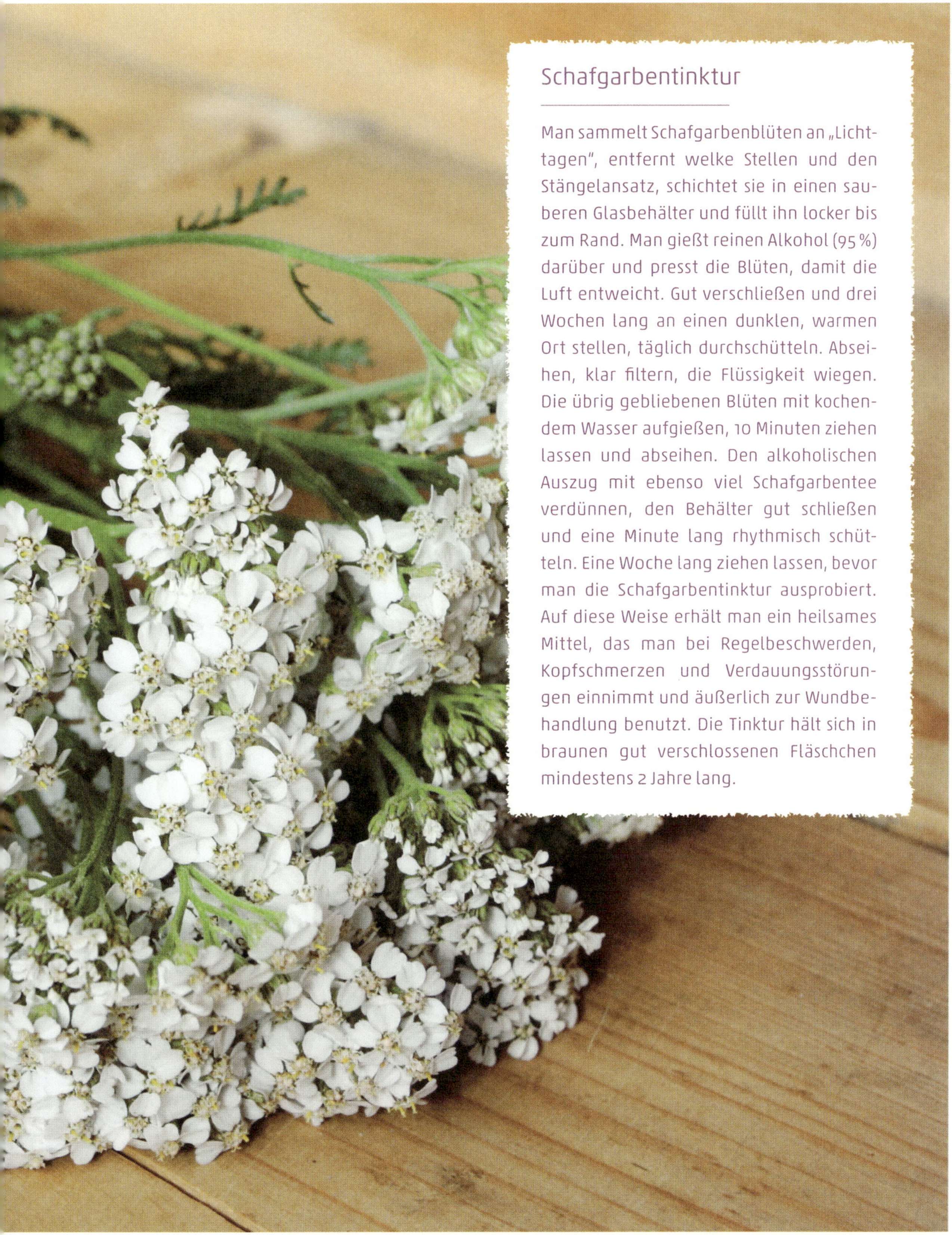

Schafgarbentinktur

Man sammelt Schafgarbenblüten an „Lichttagen", entfernt welke Stellen und den Stängelansatz, schichtet sie in einen sauberen Glasbehälter und füllt ihn locker bis zum Rand. Man gießt reinen Alkohol (95 %) darüber und presst die Blüten, damit die Luft entweicht. Gut verschließen und drei Wochen lang an einen dunklen, warmen Ort stellen, täglich durchschütteln. Abseihen, klar filtern, die Flüssigkeit wiegen. Die übrig gebliebenen Blüten mit kochendem Wasser aufgießen, 10 Minuten ziehen lassen und abseihen. Den alkoholischen Auszug mit ebenso viel Schafgarbentee verdünnen, den Behälter gut schließen und eine Minute lang rhythmisch schütteln. Eine Woche lang ziehen lassen, bevor man die Schafgarbentinktur ausprobiert. Auf diese Weise erhält man ein heilsames Mittel, das man bei Regelbeschwerden, Kopfschmerzen und Verdauungsstörungen einnimmt und äußerlich zur Wundbehandlung benutzt. Die Tinktur hält sich in braunen gut verschlossenen Fläschchen mindestens 2 Jahre lang.

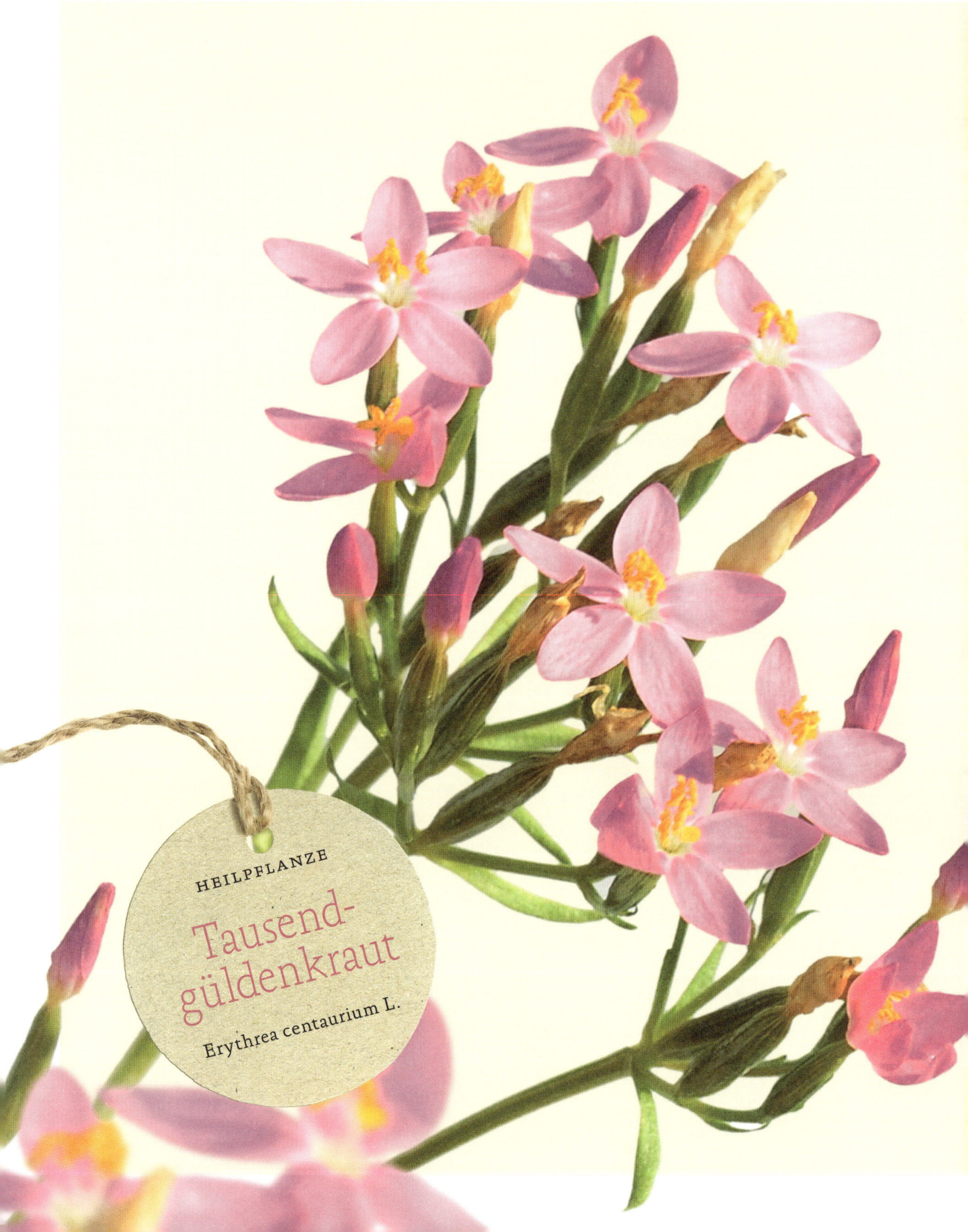
HEILPFLANZE
Tausend-
güldenkraut
Erythrea centaurium L.

Wenn das Tausendgüldenkraut
Offen blüht in Waldgehegen,
Darf gewiß sein, wer es schaut,
Daß es hat bei Nacht gethaut,
Und am Tage kommt kein Regen.

FRIEDRICH RÜCKERT

In der warmen Morgenluft, nach einer Mittsommernacht öffnen sich die Blüten des Tausendgüldenkrauts. Purpurfarbene Kronenblätter und goldgelbe, lange Staubblätter laden Bienen und Insekten ein. Auf pfeilgeraden Stängeln wächst es als einzelne Pflanze oder in kleinen Gruppen dem Himmel entgegen, auf sonnenbeschienenen Wiesen, Trockenfluren und an Waldrändern. Wer Exemplare von Erythraea centaurium (auch Centaurium umbellatum oder Centaurium minor) an einem bestimmten Ort entdeckt, kann sie auch im nächsten Jahr wiederfinden, denn sie säen sich leicht aus und bevölkern eine Gegend viele Jahre lang. Sammeln darf man das Tausendgüldenkraut in vielen Ländern Europas, z.B. in Deutschland, nicht mehr, es ist selten geworden und steht unter Naturschutz. In Mittelitalien findet man große Bestände auf verlassenen Weiden und Feldern, denn in den letzten Jahrzehnten haben viele Bauern ihre Höfe verlassen und sind in die Stadt gezogen. Nördlich der Alpen kann man es im Garten aussähen oder sogar auf dem Balkon als Topfpflanze ziehen. Als Heilpflanze wird es in Nordafrika, Albanien, Mazedonien und Bulgarien angebaut.

Das gesellige Tausendgüldenkraut blüht gerne auf Weiden und Wiesen, an Weg- und Feldrändern, ungefähr zur selben Zeit und an ähnlichen Orten wie die Schafgarbe, das Johanniskraut und das Labkraut, um die Zeit der Kornreife (Juni bis Juli). Als Pflanze, die in einer Art Symbiose mit bestimmten Wildgräsern lebt, leidet sie sehr unter den Auswirkungen der modernen Agrarwirtschaft, z.B. dem wiederholten Einsatz von Herbiziden. Tausendgüldenkraut gilt als Indikator für naturbelassene, zugewachsene Böden, ist aber auch als „Wetterkraut" bekannt: Die Blüten öffnen sich nur bei warmem Wetter und Lufthochdruck und schließen sich, sobald Wolken den Himmel verhängen und ein Gewitter naht.

Im späten Frühjahr sprießen die grundständigen, ovalen Blätter und bilden eine Rosette. Mit zunehmender Wärme wächst aus der Pfahlwurzel der vierkantige, robuste Stängel, mit kreuzgegenständigen, schmaler werdenden Blättern. Der Stängel verzweigt sich erst, wenn die Pflanze zur Blüte drängt und den schirmförmigen Blütenstand bildet. An diesem Punkt wird aus der Senkrechte eine rosa blühende Waagrechte, wobei die Blüten mit den fünf Zipfeln sternförmig aus langen hellgrünen Kelchen hervorleuchten.

Frische Tausendgüldenkrautblüten duften zart, Blätter und Stängel hingegen schmecken unglaublich bitter!

Die Pflanze ist eines der bittersten Wiesenkräuter Europas und gehört zur Familie der Enziangewächse.

Wer in den Alpen einen stängellosen blauen Enzian (Gentiana acaulis) oder einen hochwüchsigen gelben Enzian (Gentiana lutea) betrachtet, nimmt wahr, wie verschiedenartig sich dieser Typus in den verschiedenen Höhenlagen offenbaren kann. In trockeneren Lagen wird das Tausendgüldenkraut schmal, mit wenigen Blüten und erinnert den Betrachter eher an eine Getreidepflanze. Es wird hart wie Heu und schmeckt bei anhaltender Trockenheit unglaublich bitter.

Vom Kentaurenkraut zum „Rothen Aurin"

„Fel terrae", Erdengalle oder Erdensaft nannten die Römer das Tausendgüldenkraut. Der Arzt Dioskurides und Plinius der Ältere, der Geschichtsschreiber, priesen es als Heilpflanze bei Verdauungsstörungen, Gicht, Augenleiden und Schwächezuständen. Auszüge in Wein, Öl und sogar in Bier waren den Kelten bekannt, und in Italien wird es auch „erba dei galli" (Gallierkraut) genannt.

Die wohl berühmteste Schilderung dieser Heilpflanze geht auf den Dichter Homer zurück. In der Ilias beschreibt er, wie der Kentaur Chiron – halb Mensch, halb Pferd, Heiler und Lehrer des Achilles und des Asklepius – von einem Pfeil des Herakles verwundet wird und versucht, seine unerträglichen Schmerzen durch das Tausendgüldenkraut zu lindern. Die Pflanze verdankt jenem Fabelwesen, dem unsterblichen Kentauren Chiron, ihren Namen: Centaurium.

Die lateinische Bezeichnung wird im Deutschen zu einem späteren Zeitpunkt wohl wörtlich übersetzt: Centaurium wird zunächst zum „Hundertgüldenkraut" (centum, hundert und aurum, Gold), später zum Tausendgüldenkraut, aber auch zum „Rothen Aurin". Diese Interpretation aus dem Frühmittelalter hat weitere Hintergründe. Die Menschen empfanden die Natur damals noch als bildhaft und benannten das Kraut nach seiner vielseitigen Heilkraft, genauso, wie sie sie wahrnahmen. Es galt als Mittel, das „tausendfach wirkte" und kostbar war wie Gold. Die Worte „Gulden", „Gold" und „Gelten" (im Sinne von „Wirken") haben eine gemeinsame etymologische Wurzel!

Das Tausendgüldenkraut als Heilpflanze

In der modernen Pflanzenheilkunde haben sich die verdauungsfördernden und magenstärkenden Eigenschaften des Tausendgüldenkrautes bewährt, leider gehört es heute zu den weniger gebräuchlichen Heilpflanzen. Das ganze Kraut und vor allem die Blüten enthalten bittere Substanzen, sogenannte Secoiridoidglycoside, des Weiteren Phenylcarbonsäuren, Xanthonderivate, Flavonoide, ätherisches Öl. Die Droge „Centaurii herba tota" (ganze Pflanze) erreicht einen Bitterwert von 1:3500. Mit dem *Bitterwert* misst man, wie viel Bitterstoff in einer Lösung geschmacklich wahrgenommen wird: Ein Bitterwert von 1000 bedeutet, dass 1 g der Substanz bzw. ein Extrakt aus 1 g Droge in 1000 ml Wasser gerade noch bitter schmeckt.

Sie wird zunächst bei verschiedenen Verdauungsproblemen eingesetzt: Sodbrennen und Magenschwäche, zur Stimulierung der Magensaftsekretion und Appetitanregung. Die Wirkung auf den Verdauungstrakt ist zweifach: einerseits stimulieren die Bitterstoffe durch die Geschmacksknospen auf der Zunge den Nervus vagus und somit die Produktion von Magensäure und Pepsinogen (Enzym) in der Magenschleimhaut. Sobald die Bitterstoffe in den Magen gelangen, wird die Produktion von Gastrin, einem Hormon, angeregt, welches ebenfalls die Sekretion der Magensäfte einleitet. Gleichzeitig stärken Extrakte der Pflanze die Bauchspeicheldrüse und werden bei leichtem Diabetes empfohlen, ebenso als Begleitmittel bei Lebererkrankungen und in der Behandlung von Pilzerkrankungen (Darmmykose).

Die geeignetsten Darreichungsformen bei Verdauungsschwierigkeiten sind die Frischpflanzentinktur und ein *Kaltauszug:* man setzt zwei Teelöffel kleingeschnittener Droge in 200 ml kaltem Wasser an, lässt mindestens sechs Stunden lang ziehen, filtert, erwärmt den Auszug leicht und trinkt ihn ungesüßt vor den Mahlzeiten, indem man ihn gut einspeichelt. Wenig bekannt ist, dass bei Präparaten wie Kapseln oder Tabletten die Bitterstoffe des Tausendgüldenkrautes nicht genügend absorbiert werden und damit ihre Wirkung verlieren.

Eine weitere, wichtige Indikation des Tausendgüldenkrautes ist die allgemeine Stärkung des Organismus, die sogenannte *Tonisierung.* Man hat die kreislaufanregende Wirkung festgestellt, Erythraea centaurium erhöht den Gefäßtonus, regt die Herztätigkeit sowie den gesamten Stoffwechsel an. Extrakte helfen auch bei Eisenmangel, durch die besondere Kombination aus Bitterstoffen und organischen Säuren wird das Eisen, das mit der Nahrung zugeführt wird, leichter absorbiert und gespeichert. Schwächezustände und Kopfschmerzen anämischen Ursprungs können dadurch gelindert werden.

In der italienischen Volksheilkunde wird das Tausendgüldenkraut auch zu äußerlichen Zwecken verwendet. Mit dem Dekokt werden Wunden und Verletzungen ausgewaschen und erfolgreich behandelt. Umschläge helfen bei schlecht heilenden Wunden und

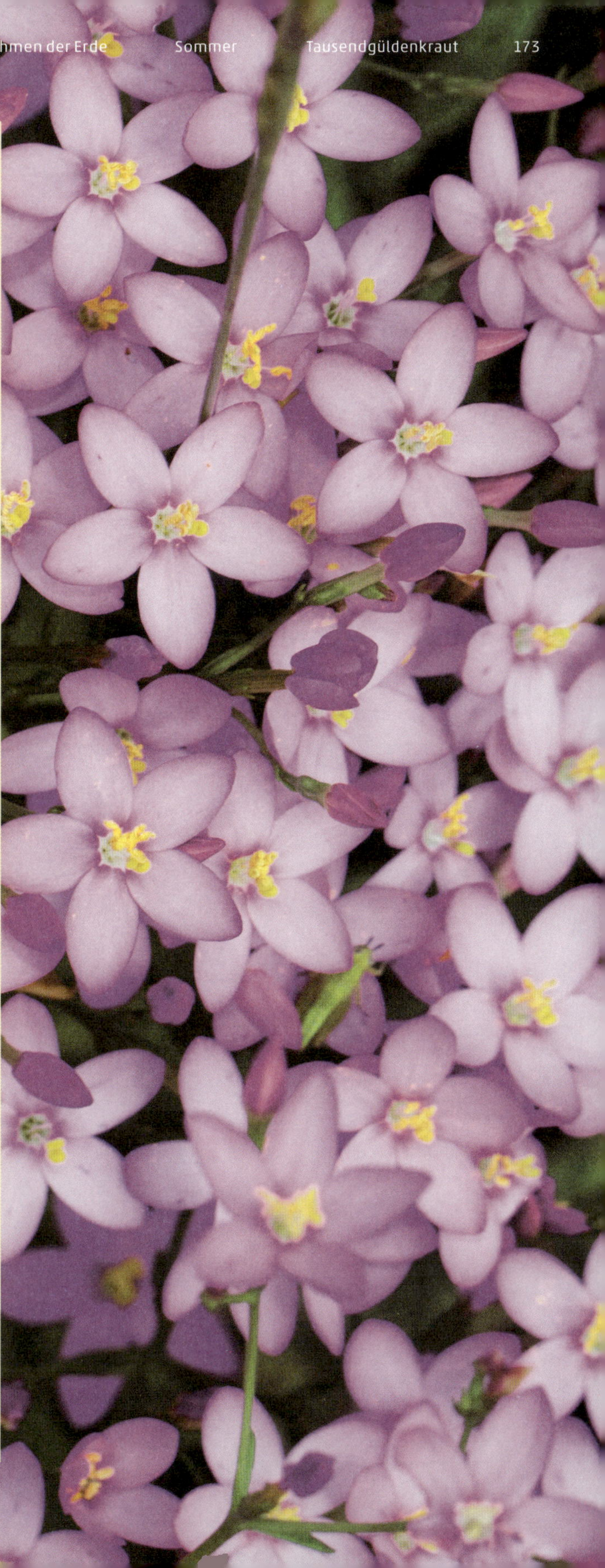

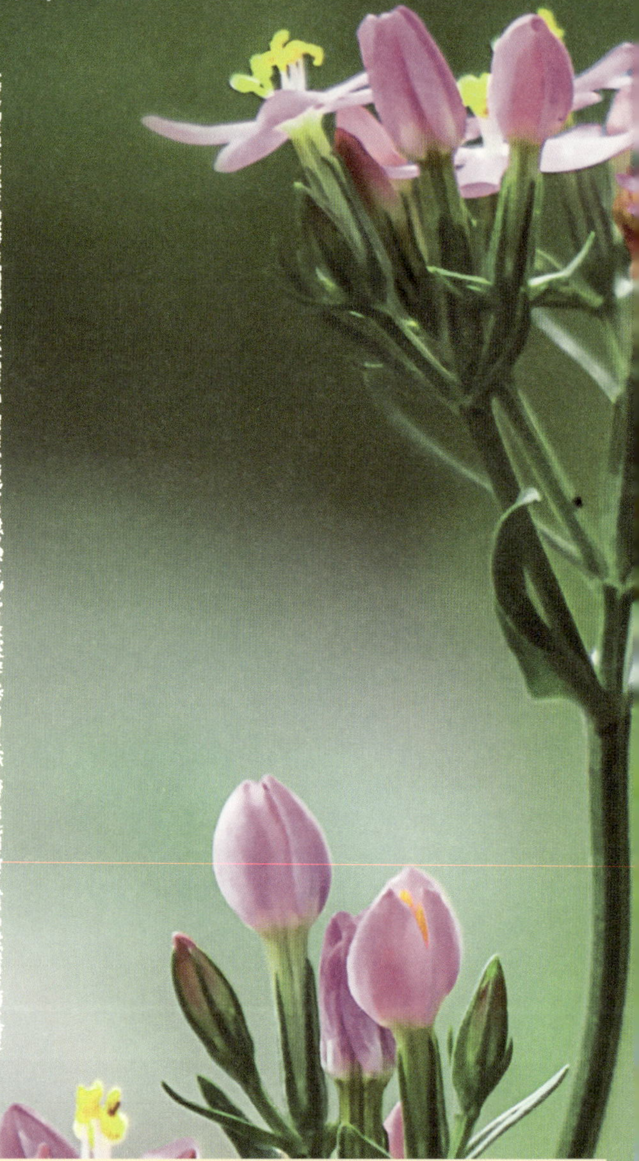

Fiebertee

Das Tausendgüldenkraut ist als „Fieberkraut" bekannt; folgende Teemischung kann helfen, Fieber auf natürliche Weise zu behandeln.

Tausendgüldenkrautblüten	10 g
Kardo-Benediktenkraut	10 g
Enzianwurzel	10 g
Bitterorangenschalen	10 g
Bitterkleeblätter	10 g

Fünf Esslöffel der Teemischung in einem Liter kaltem Wasser ansetzen, nach 2 Stunden aufkochen, 2 Minuten köcheln, vom Herd nehmen und 10 Minuten ziehen lassen, abseihen, in einer Thermoskanne aufbewahren und, den Tag über verteilt, stündlich 2 Esslöffel davon trinken. Nicht süßen!

Keine Selbstmedikation bei hohem Fieber: bei akuten Entzündungskrankheiten sollte man den Arzt konsultieren! Diese Mischung ist für Kinder unter 12 Jahren nicht geeignet.

„offenem Bein" (Ulcus cruris). Auch in der Schönheitspflege findet es Gebrauch: Tausendgüldenkrauttee verleiht kastanienbraunen Haaren einen goldenen Schimmer und soll Sommersprossen und Altersflecken verblassen lassen.

Abschließend sei noch auf die Verwendung in der „Blütentherapie" nach Dr. Edward Bach verwiesen: „Centaury", der Blütenauszug aus dem Tausendgüldenkraut, ist mit den Seelenqualitäten der Selbstbestimmung und der Selbstverwirklichung verbunden. Im negativen Centaury-Zustand ist die Beziehung zum eigenen Willen gestört.[11]

Dieses robuste, heuartige Kraut, fest im Boden verwurzelt, von zartem Duft, jedoch gallenbitter, vermittelt Stärke, Mut zum Durchhalten. Es kräftigt den Ätherkörper, und im Italienischen sagt man zu einem Menschen, der sich durch seine Ausdauer, seine Zielbewusstheit auszeichnet: „Hai fibra": du bist aus einer robusten Faser gestrickt!

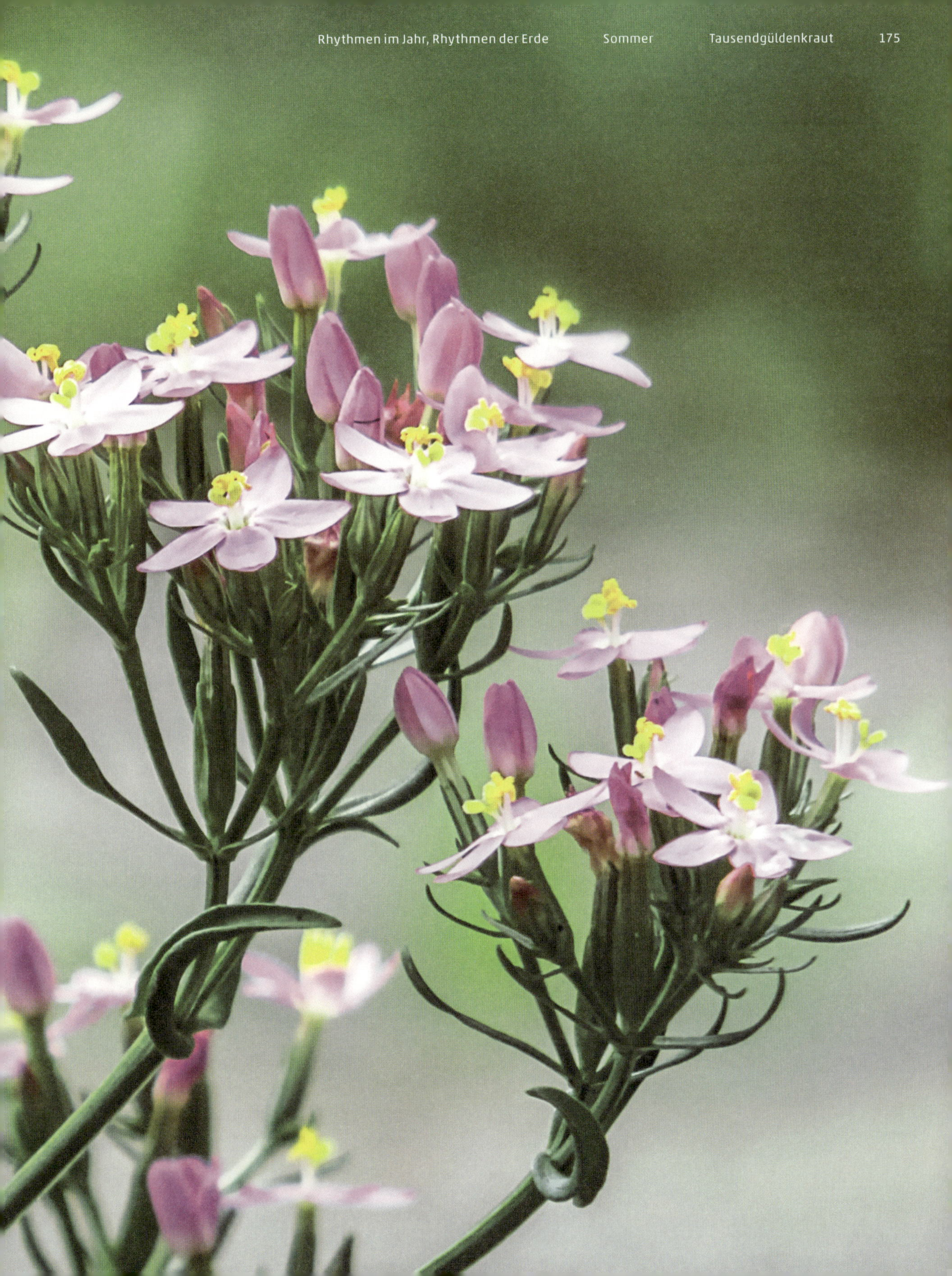

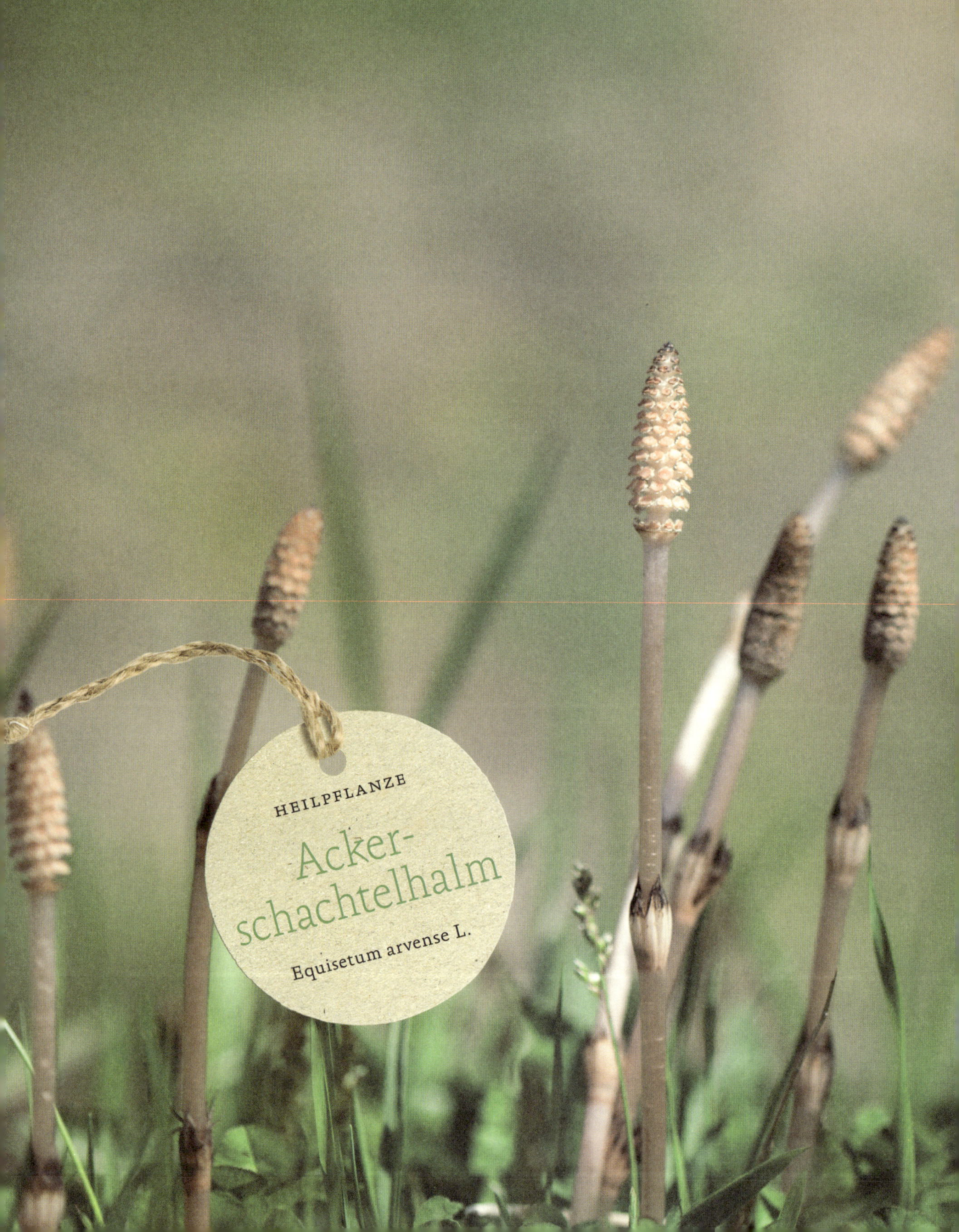
HEILPFLANZE
Acker-
schachtelhalm
Equisetum arvense L.

Eine Urpflanze auf unseren Feldern

„Zinnkraut", „Katzenschweif" oder „Pferdeschwanz", so nennt man den Ackerschachtelhalm (Equisetum arvense) im Volksmund. Er gehört zu den ältesten Gefäßsporenpflanzen der Welt und wächst an Weg- und Waldrändern, Bahndämmen, auf Feldern und Weinäckern.

Seine Vorfahren wurden im Karbonzeitalter, vor rund 400 Millionen Jahren, groß wie Bäume. Im Laufe der Jahrtausende wurden sie, zusammen mit Farnen und Moosen, zu unterirdischen Steinkohlereservoirs.

Heute umfasst die Familie der Schachtelhalmgewächse weltweit circa 35 Arten, von denen 15 in Europa vertreten sind. Bekannt sind der Ackerschachtelhalm, der Sumpfschachtelhalm (Equisetum palustre), der an Bachläufen, Wassergräben oder stehenden Gewässern wächst, der Waldschachtelhalm, der Riesenschachtelhalm und der Wiesenschachtelhalm. Bis auf den Ackerschachtelhalm sind die verschiedenen Arten bei innerem Gebrauch toxisch, sie enthalten Alkaloide, Spuren von Nikotin und Palustrin, ein Gift, das sich auf Nerven und Muskulatur auswirkt und bei Pferden und Rindern die „Taumelkrankheit" hervorruft. Wer seinen Vorrat selbst sammeln möchte, sollte lernen, den Ackerschachtelhalm von anderen Arten zu unterscheiden. Anfangs kann man beim Sammeln einen guten Heilpflanzenführer mitnehmen, um sicher zu sein, dass es sich um den echten Ackerschachtelhalm handelt.

Der Name „Equisetum" stammt aus dem Lateinischen und bedeutet Rosshaar, während sich die deutsche Bezeichnung „Schachtelhalm" auf die röhrenförmigen Glieder der Stängel zurückführen lässt. Im Frühjahr erscheint der pilzähnliche, sporentragende Spross des Ackerschachtelhalms (Sporophyll).

An seiner Spitze trägt er sechseckige Sporensäcke, die mit zunehmender Wärme im März oder April platzen. Nun bildet sich aus derselben Pflanze der grüne, unfruchtbare Sommertrieb. Er wird bis zu 60 cm hoch und hat quirlig angeordnete Seitenäste. Sie werden zur Spitze hin immer kürzer, so dass die pyramidenförmige Gestalt an einen kleinen Nadelbaum erinnert. Im Gegensatz zu anderen Schachtelhalm-Arten stehen die Seitentriebe des Ackerschachtelhalms waagrecht ab, weisen auch nach oben, während sie bei anderen Arten, z.B. beim Wiesenschachtelhalm, herabhängen. Die Haltung ist sehr aufrecht; obwohl die oberirdische Pflanze innen hohl ist, also federleicht, knickt der Hauptstängel auch bei einem Unwetter nicht um. Interessanterweise bilden Schachtelhalme kein Lignin (sie verholzen nicht), sondern Silikate, also Kieselsalze als Stützstoffe. Sie sind sozusagen *pflanzliche Bergkristalle!* Der Ackerschachtelhalm enthält bis zu 15% Silizium, das den grünen Sommerwedeln eine glasartige Beschaffenheit verleiht. Wenn man die Seitentriebe zerreibt, merkt man, wie zerbrechlich sie sind.

Schachtelhalmbüschel wurden früher dazu verwendet, metallische Gegenstände, z.B. Silber- oder Zinngeschirr, zu reinigen, daher nannte man den Schachtelhalm auch Scheuer- oder Fegekraut.

Ackerschachtelhalme wachsen ziemlich dicht beieinander, die Sommertriebe knospen direkt aus der weit verzweigten Wurzel empor. Für manchen Gärtner oder Landwirt sind sie eine rechte Plage, denn es ist nicht einfach, sie aus einem Feld zu entfernen. Schachtelhalme sind „Zeigerpflanzen" und weisen darauf hin, dass ein Boden verdichtet ist, zu wenig Humus enthält und sich Staunässe bildet. Sie vermehren sich vorwiegend durch ihre Ausläufer, neue Pflanzen entstehen nur, wenn die Befruchtung in einem zwittrigen „Gametophyten" stattfindet. Im Stadium der Fortpflanzung sind Schachtelhalme Algen sehr ähnlich, sie brauchen eine wässrige Umgebung. Auch die Ausläufer suchen unter der Erde nach Wasser. Trifft ein Rhyzom auf eine Wasserader, wächst sie waagrecht weiter.[12]

Im Oktober beginnt die Pflanze zu welken. Im Winter kann man in wärmeren Gegenden noch vereinzelte Stängel beobachten, z.B. beim Riesenschachtelhalm (Equisetum telmateia), doch zieht sie sich nun in den unterirdischen Teil, den Wurzelapparat, zurück. Dieser ist sogar mit Reserveknollen versehen, die der Pflanze dazu verhelfen, kurz nach der Schneeschmelze erneut zu sprießen.

Vor dem Sammeln gilt es zu unterscheiden

Der Ackerschachtelhalm ist beinahe geruchs- und geschmacklos. Er wird kaum roh verwendet, sondern zur inneren und äußeren Anwendung vor allem als Tee (Dekokt) zubereitet. Es gibt auch alkoholische und Öl-Auszüge. Die Droge (Equiseti herba) besteht aus den oberirdischen Teilen der Sommertriebe, wird im Sommer gesammelt, luftgetrocknet und kleingeschnitten. Getrocknetes Schachtelhalmkraut stammt aus China oder auch aus mittel- und osteuropäischen Ländern. Da der Ackerschachtelhalm in manchen Gegenden stark verbreitet ist und richtige „Unkrautfluren" bildet, werden vor allem wildwachsende Pflanzen geerntet.

T *Um Ackerschachtelhalm bzw. Zinnkraut von anderen Arten zu unterscheiden, sollte man sich den Stängel genauestens anschauen: beim Ackerschachtelhalm ist das unterste Internodium (Glied) der Seitentriebe („Äste") deutlich länger als die Stängelscheide, beim Sumpfschachtelhalm hingegen kürzer. Außerdem wächst das Zinnkraut lieber auf trockenem, lehmigem oder steinigem Grund, während der Sumpfschachtelhalm mit seinen buschigen Wedeln vorwiegend an Gräben oder Bächen gedeiht, auch Wasserläufe anzeigt.*

Der Ackerschachtelhalm als Heilpflanze

Plinius der Ältere und Dioskurides beschrieben die harntreibende Pflanze und empfahlen sie, um Blutungen zu stillen. Nach dem Altertum geriet der Ackerschachtelhalm in weiten Teilen Europas in Vergessenheit, nur vereinzelt wurde er noch angewendet. Pfarrer Kneipp rühmte seine Wirkung bei Lungenkrankheiten, Gicht und Blasenschwäche. Heute gehört Equisetum arvense zu den an-

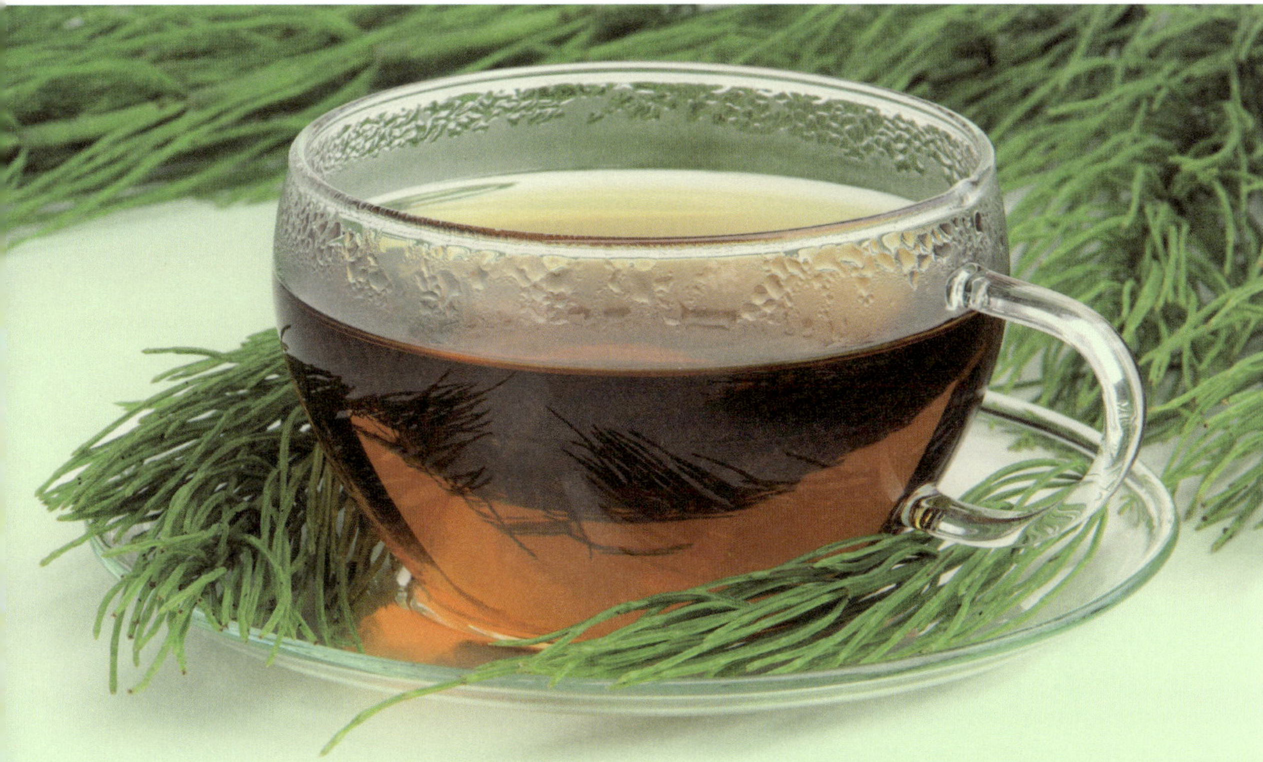

erkannten europäischen Medizinalpflanzen (Monographie der Kommission E, BGA) und wird in der europäischen Phytotherapie sowie in der homöopathischen und anthroposophischen Heilkunde mit Erfolg verarbeitet und eingesetzt.

T *Zwei besondere Eigenschaften des Schachtelhalms führen den Betrachter zum Verständnis seiner Heilwirkungen: einerseits sein offensichtlicher Bezug zum Wasser- und auch zum Luft- und Lichtelement, andererseits der hohe Kieselgehalt sowie der Anteil weiterer Mineralsalze als Ausdruck seines Bezugs zum Erdelement.*

Schauen wir uns zunächst die Beziehung zum Wasserelement an. So wie die Schachtelhalmgewächse das Wasser mit ihren Wurzeln aufspüren – gedeihen sie doch gerne an Wasserläufen und leiten sogar Staunässe ab –, sich sogar algenähnlich im Wasser fortpflanzen, so regen sie im Menschen den Harnfluss an, unterstützen die allgemeine Nierenfunktion, lindern Beschwerden bei Entzündungen der Nieren, der Blase und der Prostata. Sie helfen, Ödeme, also Wasserstauungen im Gewebe, abzuschwellen. Als Hausmittel, auch zur Vorbeugung, eignet sich der Absud (Dekokt).

T *Man lässt 10 g kleingeschnittene Droge in 1 Liter kalten Wasser über Nacht ziehen, lässt am Morgen mindestens 20 Minuten köcheln, seiht ab und trinkt den Tee über den Tag verteilt.*

Der Ackerschachtelhalmtee gehört zu den besten „Aquaretika" (Heilpflanzen zur Durchspülung) und wird auch zur Schwermetallausleitung eingesetzt. Als rechte *Kieselpflanze* andererseits vermittelt der Ackerschachtelhalm Haut, Haaren, Nägeln und auch den inneren Gefäßwänden (Venen, Arterien) Schutz, verleiht dem Menschen eine „zweite Haut". Bei Ekzemen, Hautflechten, Ulcus cruris („offenes Bein"), Psoriasis werden verschiedene Extrakte und Dekokt empfohlen sowie der konzentrierte Absud für äußere Umschläge und Waschungen. Man kann auch frisches Zinnkraut in nativem Olivenöl ausziehen und für Einreibungen verwenden, der Ölauszug hilft bei schmerzenden Krampfadern und geschwollenen Beinen. Dank der aufbauenden und zugleich entzündungshemmenden Wirkung auf das gesamte Bindegewebe hilft der Ackerschachtelhalm auch bei Entzündungen der Gelenke, rheumatischen Beschwerden und Arthrose.

Außer Kiesel enthält er Kaliumsalze, Spuren von Aluminium, Schwefel und Saponinen, Flavonoide und Pflanzensäuren. Rudolf Steiner weist ausdrücklich darauf hin, wie wichtig es gerade beim Ackerschachtelhalm sei, nicht bei der Analyse der Einzelwirkstoffe stehen zu bleiben, sondern sie als Ganzes zu betrachten und die Prozesse zu erforschen.

Auch wenn es dem Betrachter kaum möglich ist, bestimmte Indikationen der Pflanze aufgrund bloßer Beobachtungen nachzuvollziehen (man käme leicht ins „Spekulieren"!), so entsteht im Umgang mit dem Ackerschachtelhalm, gerade wenn man ihn im Jahreslauf erlebt und verwendet, ein inneres Bild der Beweglichkeit, Spannkraft und Anmut. Dies sind Qualitäten, die auch dem gesunden menschlichen Körper zu eigen sind, wenn Erd- und Wasserkräfte einerseits und Licht- und Luftkräfte andererseits ausgewogen ineinander wirken können.

Der Schachtelhalm in der Landwirtschaft

Im „Landwirtschaftlichen Kurs" stellt Rudolf Steiner die feine Wirkung des Ackerschachtelhalms dar, um „die Erde von überschüssigen Mondkräften zu entlasten". Im sechsten Vortrag ist die Beschreibung des sogenannten biodynamischen Präparates 508 leider sehr knapp gehalten. Seither wurde die „Schachtelhalmbrühe" von vielen biologisch-dynamischen Landwirten erfolgreich angewendet und gehört heute zu den meist eingesetzten Mitteln der ökologischen Landwirtschaft. Das Schachtelhalmpräparat lässt sich selbstverständlich nicht mit einem synthetischen Pflanzenschutzmittel gegen Pilzerkrankungen vergleichen. Die Wirkung richtet sich auf den Gesamtzustand von Pflanze und Anpflanzung, auf den Zusammenklang der Elementarkräfte. Wenn die Wasserkräfte in einer Pflanzung nicht ausgewogen sind (Staunässe im Boden, reichliche Niederschläge, zu wenig Sonne) und zugleich die Erde „zu wenig erdenhaft" (z.B. unzureichende Humusstruktur, falsche Düngung) ist, nimmt der Boden die Wirkungen des Mondes zu stark auf. Als Folgen können Pilzkrankheiten, Blattläuse, Fäulnis auftreten, gleichzeitig entwickelt sich weniger Aroma in den Früchten, und sie weisen eine kürzere Haltbarkeit auf.

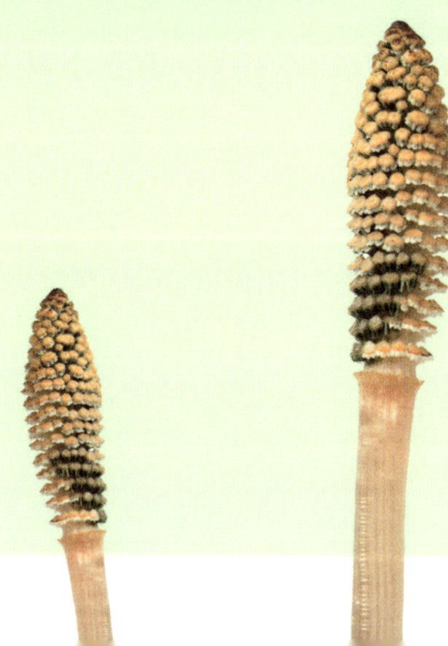

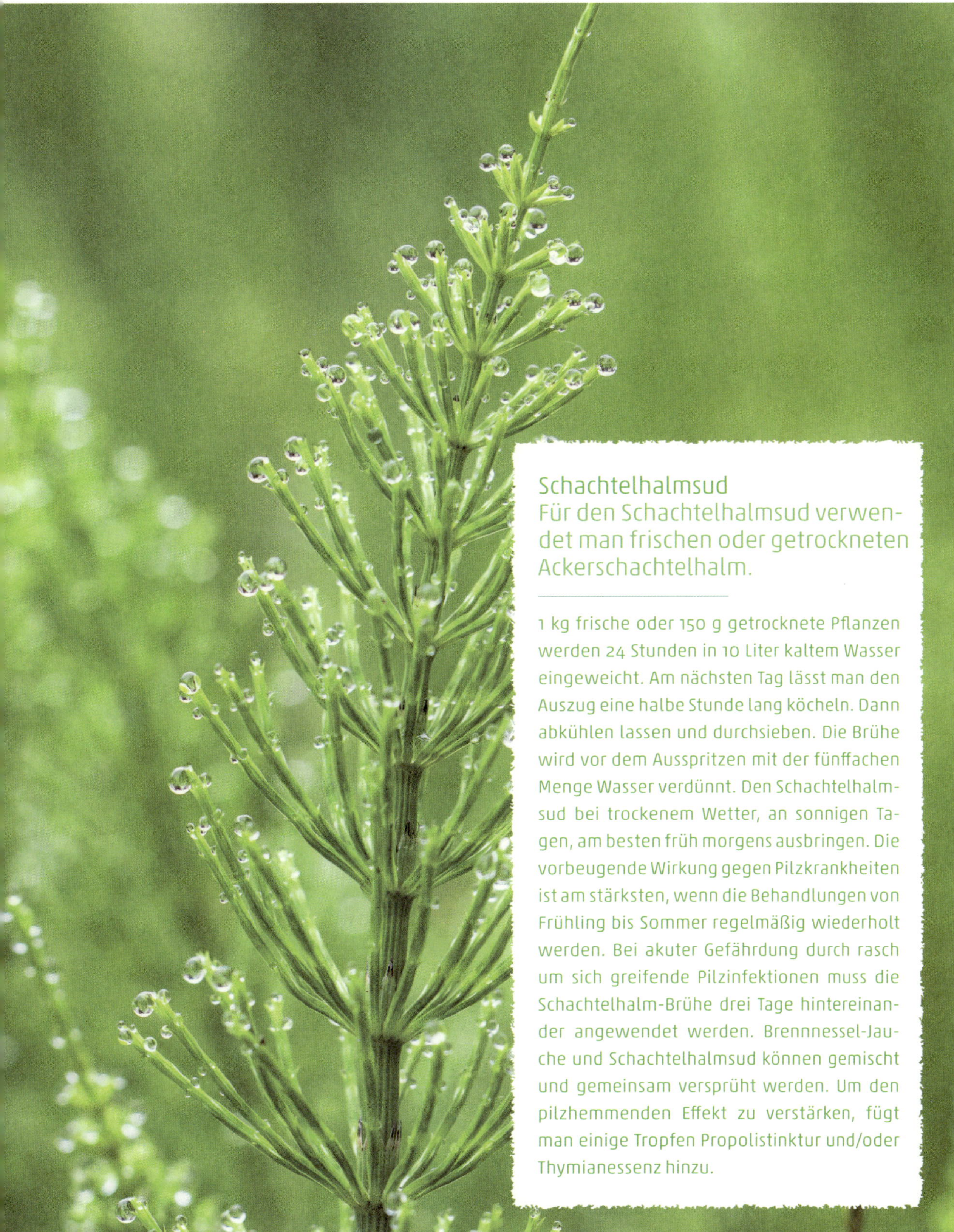

Schachtelhalmsud

Für den Schachtelhalmsud verwendet man frischen oder getrockneten Ackerschachtelhalm.

1 kg frische oder 150 g getrocknete Pflanzen werden 24 Stunden in 10 Liter kaltem Wasser eingeweicht. Am nächsten Tag lässt man den Auszug eine halbe Stunde lang köcheln. Dann abkühlen lassen und durchsieben. Die Brühe wird vor dem Ausspritzen mit der fünffachen Menge Wasser verdünnt. Den Schachtelhalmsud bei trockenem Wetter, an sonnigen Tagen, am besten früh morgens ausbringen. Die vorbeugende Wirkung gegen Pilzkrankheiten ist am stärksten, wenn die Behandlungen von Frühling bis Sommer regelmäßig wiederholt werden. Bei akuter Gefährdung durch rasch um sich greifende Pilzinfektionen muss die Schachtelhalm-Brühe drei Tage hintereinander angewendet werden. Brennnessel-Jauche und Schachtelhalmsud können gemischt und gemeinsam versprüht werden. Um den pilzhemmenden Effekt zu verstärken, fügt man einige Tropfen Propolistinktur und/oder Thymianessenz hinzu.

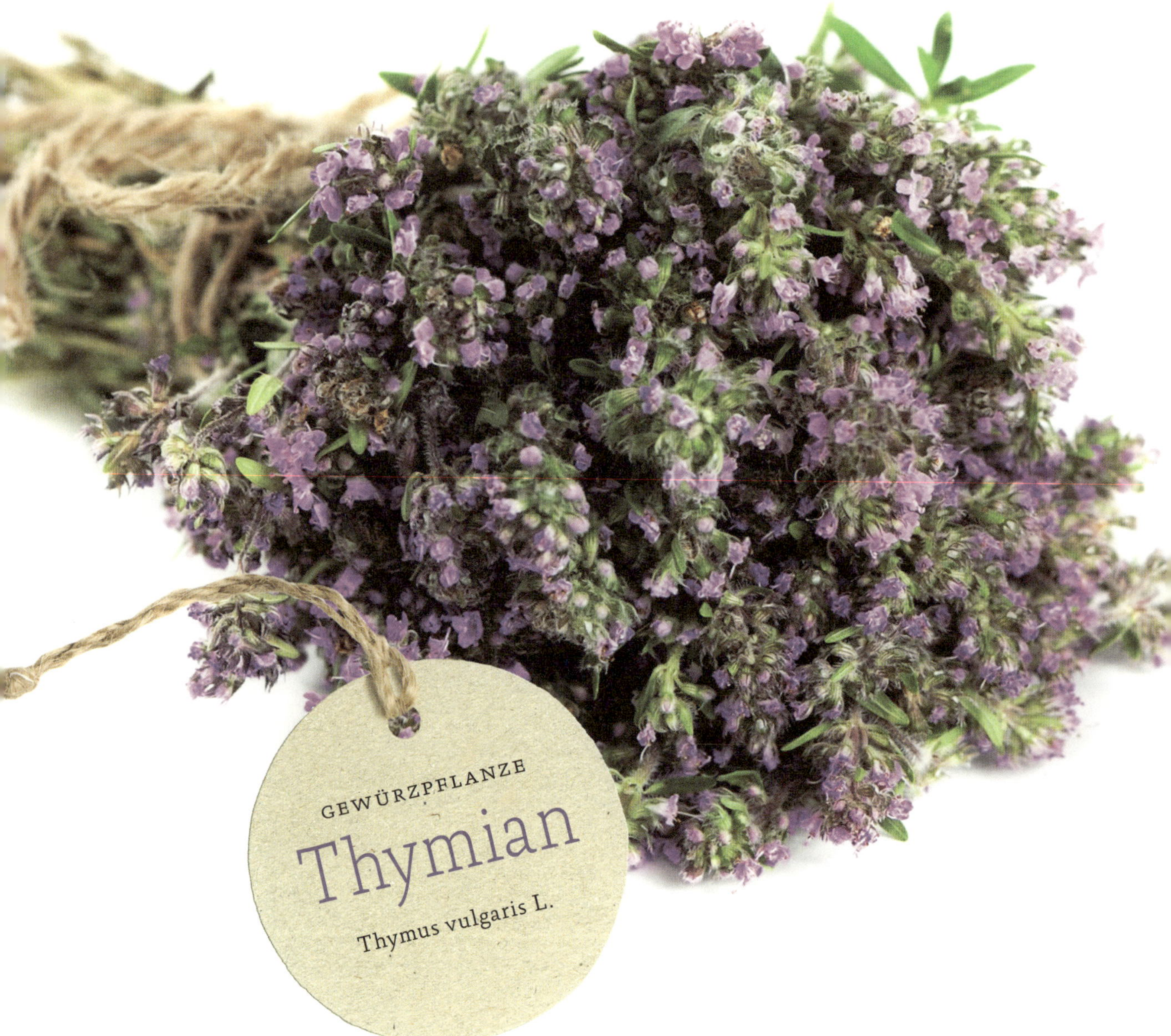
GEWÜRZPFLANZE
Thymian
Thymus vulgaris L.

Der Thymian (Thymus vulgaris L.) ist ein kleiner Strauch mit aufrechten, verholzten Stängeln und lanzettlichen Blättern, die auf der Oberseite mit Öldrüsen versehen und auf der Unterseite behaart sind. Er gehört zur Familie der Lippenblütler und blüht weiß bis rosarot.

Der Thymian stammt aus dem Mittelmeerraum. In allen südlichen Ländern Europas und in Kleinasien wachsen verschiedene Arten auch wild, sowohl an kalkreichen als auch kieseligen Hängen, an Felsenküsten und hoch oben im Gebirge. Meistens meiden sie feuchte Gegenden und schwere Böden. Das Gewürzkraut, das wir in der Küche verwenden (Thymus vulgaris), wird im Balkangebiet, in Portugal und Spanien angebaut. Eine weitere Art, der wildwachsende Quendel (Thymus serpillus), wächst auch nördlich der Alpen. Wenn man ihn trocknet, entwickelt er weniger Aroma, kann aber für Heilzwecke verwendet werden, besonders bei kleinen Kindern.

Beim Betrachten der Pflanze fällt die gedrungene Gestalt des Thymians auf: Er vermittelt Konzentration und Ausdauer, so nah, wie er sich als junge Pflanze an den Boden drängt und bodenbedeckende Teppiche bildet. Der Strauch ist durch sein Wurzelwerk fest im Erdboden verankert und gedeiht auch auf sehr mageren, steinigen Böden. Weder hohe noch niedrige Temperaturen können ihm etwas anhaben, und er hält Trockenperioden stand. Vom mittleren Stamm ausgehend, breiten sich die Äste zuerst in der Peripherie aus, dann aber zeigen sie nach oben, in die Höhe und biegen sich fast in einem rechten Winkel auf der Suche nach Licht und Luft zum Himmel.

Der Thymian blüht als einer der ersten mediterranen Lippenblütler. Die schneeweißen und zartrosa Blüten bilden einen Kontrast zu den dunkelgrünen Blättern und den holzigen Stängeln. Angezogen vom süßen Duft und dem Nektar, den die Pflanze reichlich bildet, werden sie von Bienen, Hummeln und Schmetterlingen gerne besucht. Thymianhonig schmeckt süß und aromatisch und duftet wunderbar. Das ätherische Thymianöl ist hauptsächlich in den Blättern enthalten (2–3%); man nimmt seinen Duft besonders gut wahr, wenn man die frische Pflanze mit den Fingern zerreibt oder ein trockenes Zweiglein mörsert, bevor man es z.B. im Tee verwendet. Der echte Thymian hat mindes-

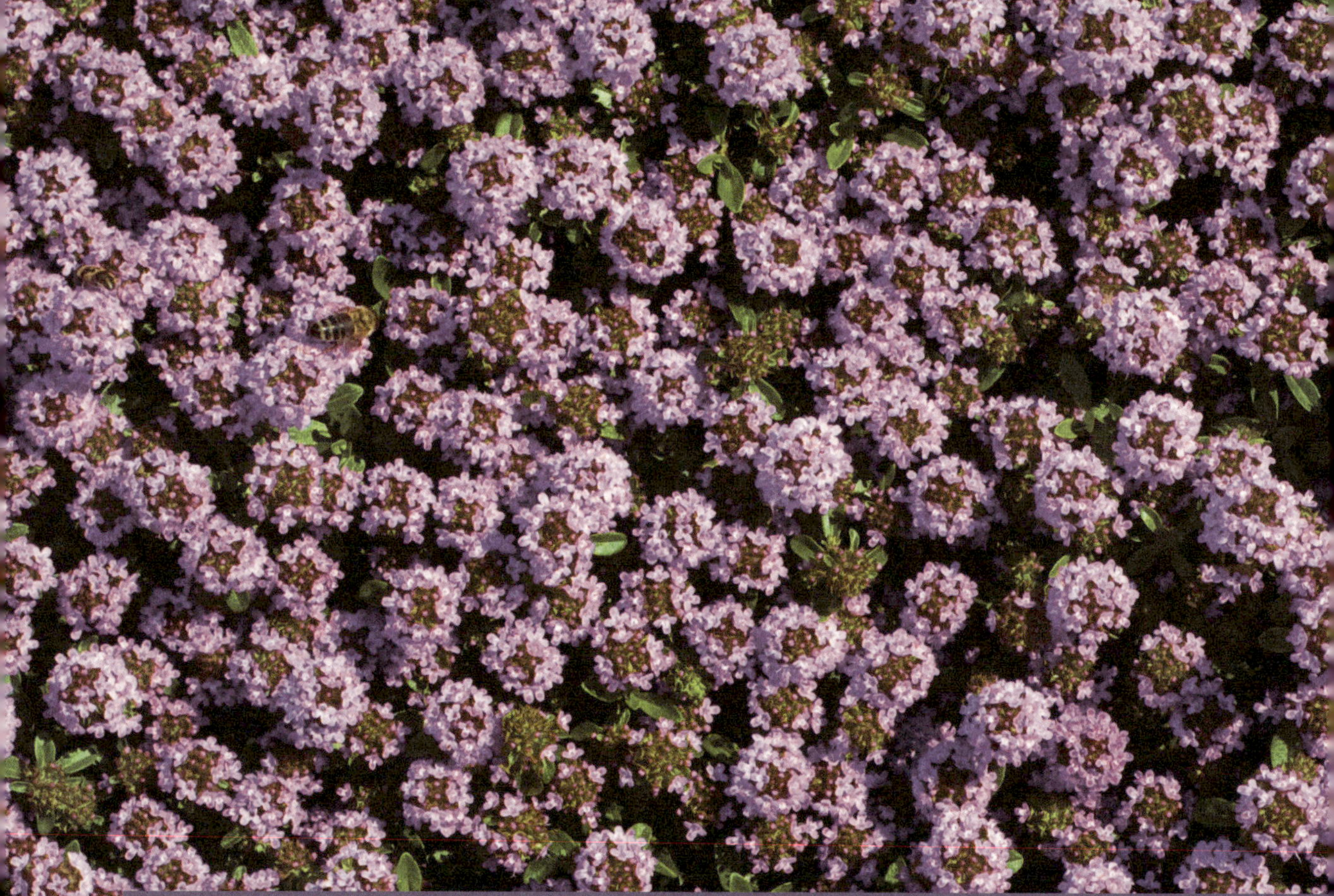

tens sieben verschiedene Chemotypen, d.h. dass im ätherischen Öl derselben Art eine gewisse Substanz vorherrscht, z.B. Thymol, Linolol oder Thujanol, abhängig von Bodenbeschaffenheit, Klima, Erntezeit, Standort usw. In der Aromatherapie unterscheidet man hauptsächlich zwischen „weißem" und „rotem" Thymian. Während das ätherische Öl der weißen Thymianarten stark aromatisch duftet, ist der Geruch des roten Thymianöls geradezu stechend und erinnert an Pfeffer und Erde. Alle Chemotypen wirken stark antibiotisch, können aber hautreizend sein. Man sollte Thymianöl nie unverdünnt verwenden und während der Schwangerschaft ganz darauf verzichten. Der Chemiker René Gattefossé, Begründer der Aromatherapie, entdeckte vor gut hundert Jahren, dass die keimtötende, antibakterielle und antimykotische Wirkung des roten Thymianöls viel stärker ist als herkömmliche synthetische Mittel.

T *Ein schönes Geruchserlebnis ist die Trockeninhalation mit weißem Thymianöl: Man gibt 2 Tropfen Öl (am besten in Demeter-Qualität!) auf ein Baumwolltaschentuch und hält es sich vor die Nase. Beim Einatmen fällt das etwas beißende Aroma sofort auf, dann breitet sich die balsamische Wirkung in den Atemwegen aus, und am Schluss bleibt ein Hauch von Rosenduft in der Luft hängen!*

Der Thymian als ganze Heilpflanze ist reich an Tannin, Flavonoiden und Triterpenen und wird in der modernen Phytotherapie empfohlen, um das Immunsystem zu stärken, bei

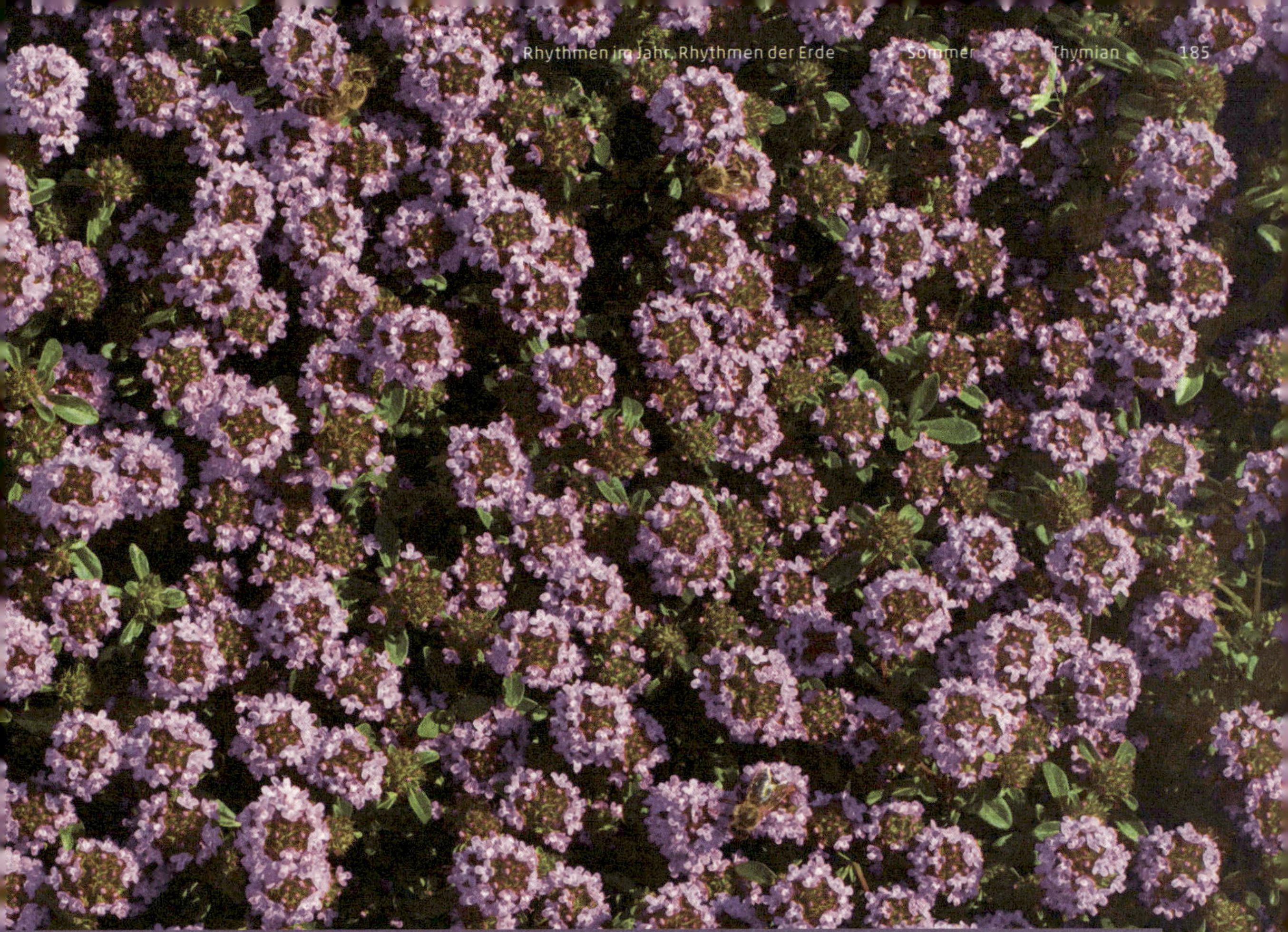

Blutarmut oder bei Grippe. Von April bis Juni erntet man die blühenden Zweige an „Lichttagen", am besten um den Neumond, und trocknet sie rasch. Die Blättchen werden erst vor Gebrauch von den Ästen gezupft.

T *1 Teelöffel Droge wird mit 500 ml kochendem Wasser übergossen. Nach 5 Minuten seiht man ab und süßt den Tee mit Honig oder Tannensirup.*

Thymian hilft, Müdigkeit und Schwäche zu überwinden. Sein Name stammt aus dem Altgriechischen und bedeutet „Mut". Wenn man merkt, dass eine Grippe im Anmarsch ist, kann ein Vollbad mit Thymian die Abwehrkräfte mobilisieren und einer Erkrankung vorbeugen. Dazu bereitet man einen starken Infus vor (40 g Droge auf 1 l kochendes Wasser, schüttet ihn nach 15 Minuten ins lauwarme Badewasser und taucht 10 Minuten ein. Danach mit einem rauen Handtuch trocken frottieren, Füße und Nierengegend mit Johannisöl einreiben und eine halbe Stunde gut zugedeckt ruhen. Die balsamischen Düfte eines Thymianbades vertreiben Kopfschmerzen und wirken entkrampfend.

Seit Jahrtausenden verwendet man Thymian in der Küche, um Fleisch, Fisch, Gemüse, Kartoffeln und Käse zu würzen. Römische Köche legten Wachteleier in eine Thymian-Olivenöllauge ein und streuten das Kraut roh über gebratene Getreidefladen. Thymian hilft Fette zu verdauen und beugt mit seiner antibakteriellen Wirkung sogar Lebensmittelvergiftungen vor. Folgendes Rezept stammt aus den Abruzzen:

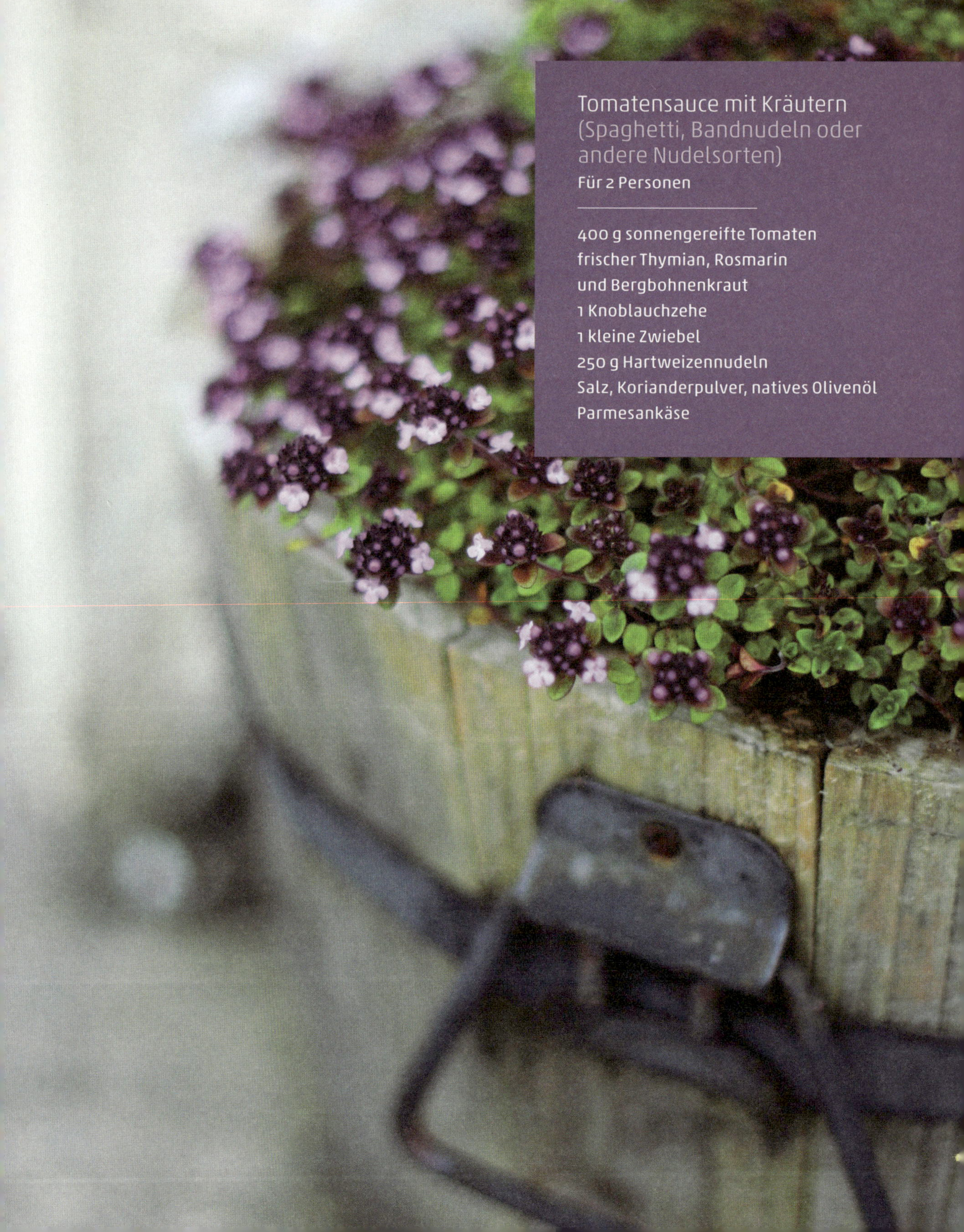

Tomatensauce mit Kräutern (Spaghetti, Bandnudeln oder andere Nudelsorten)

Für 2 Personen

---

400 g sonnengereifte Tomaten
frischer Thymian, Rosmarin
und Bergbohnenkraut
1 Knoblauchzehe
1 kleine Zwiebel
250 g Hartweizennudeln
Salz, Korianderpulver, natives Olivenöl
Parmesankäse

Thymianzweige, Rosmarin und Bergbohnenkraut gut säubern, Blätter abzupfen und mit Knoblauch und Zwiebel anschwitzen. Die gewürfelten rohen, sehr reifen Tomaten dazugeben und bei schwacher Hitze 20 Minuten lang köcheln lassen. Zum Schluss salzen und mit einem Löffel nativem Olivenöl und einer Prise Korianderpulver abschmecken, über die bissfest gegarten Nudeln gießen.

Mit frisch geriebenem Parmesankäse und einem Thymianzweiglein servieren.

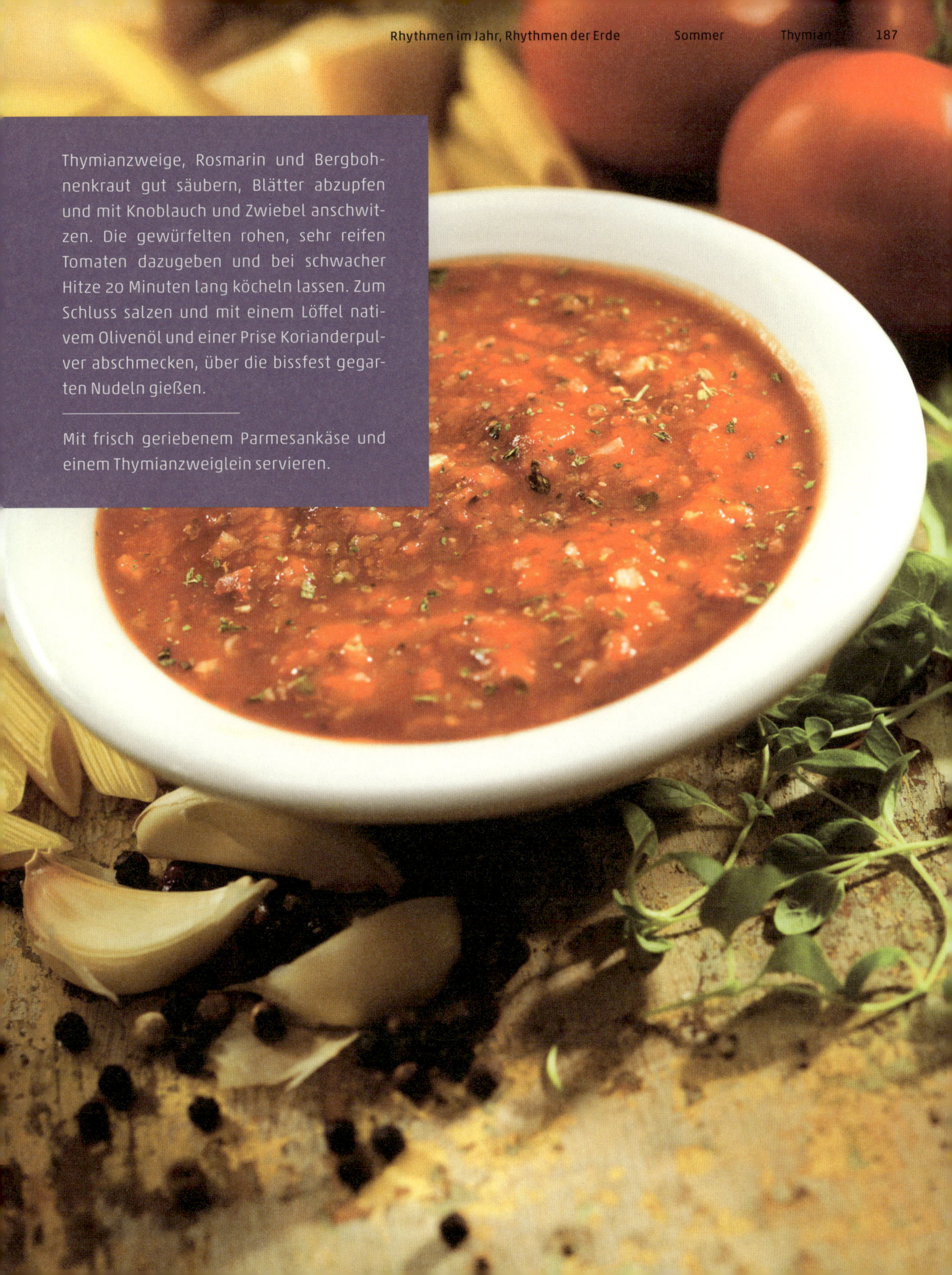

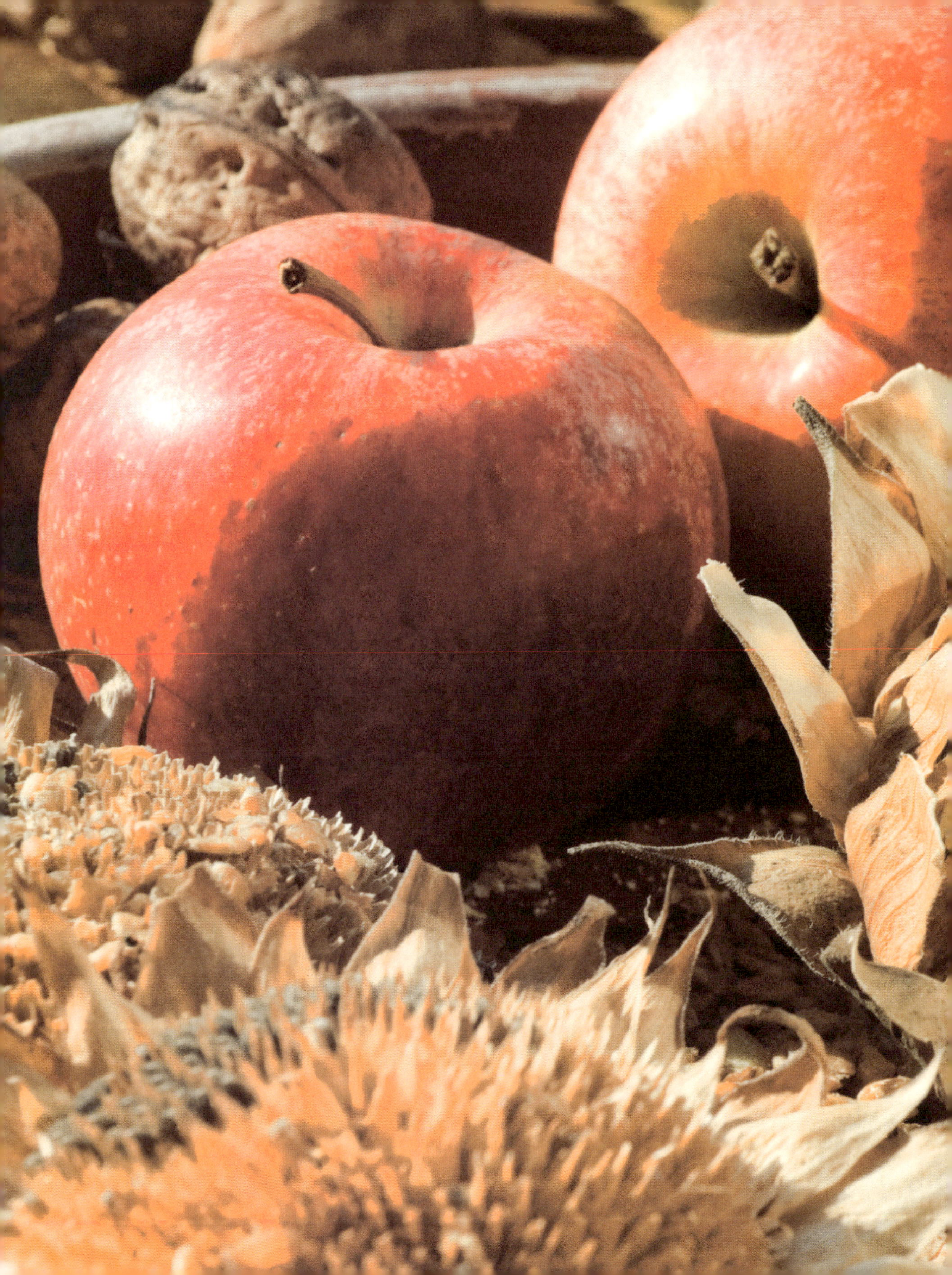

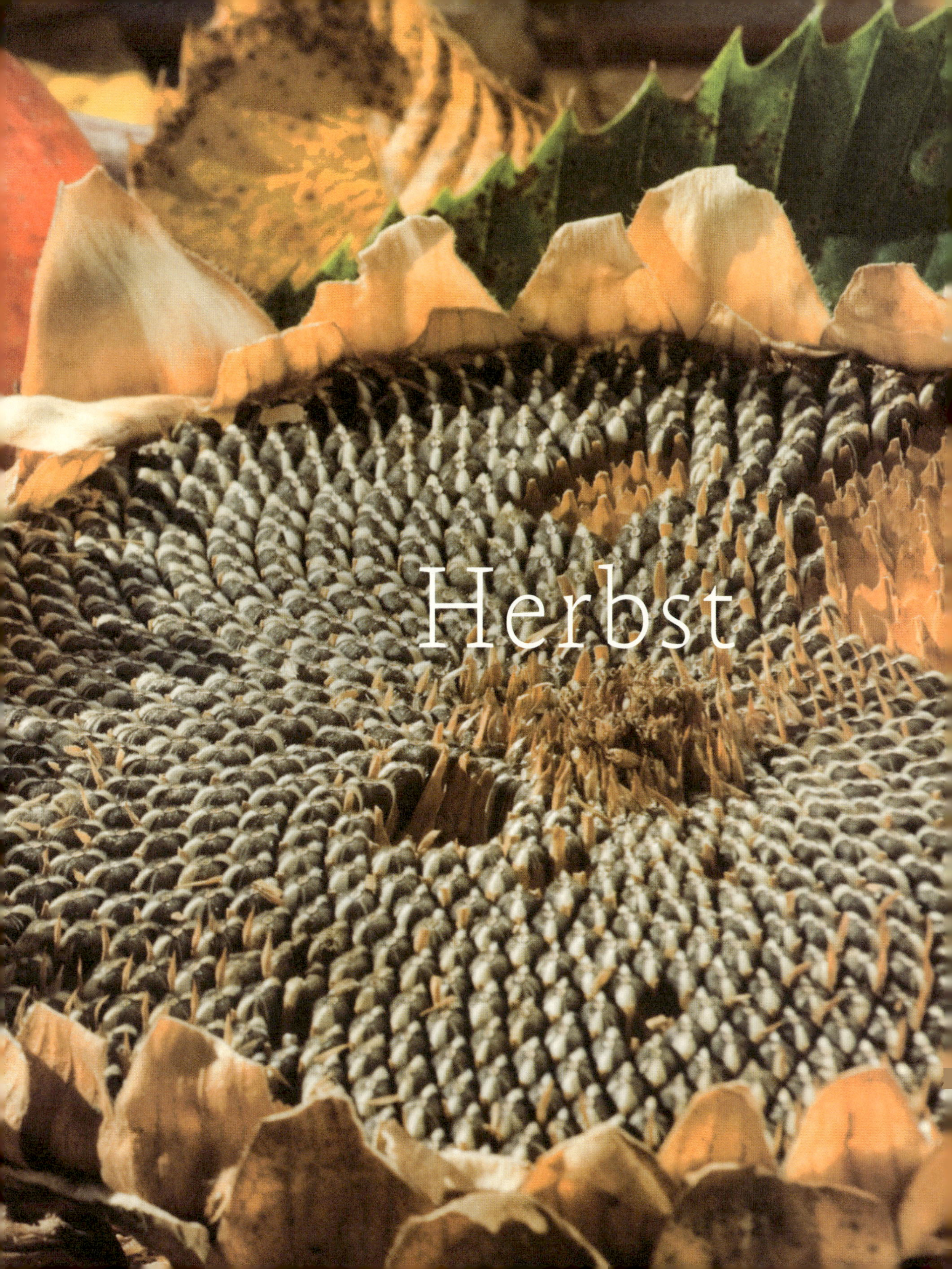

Herbst

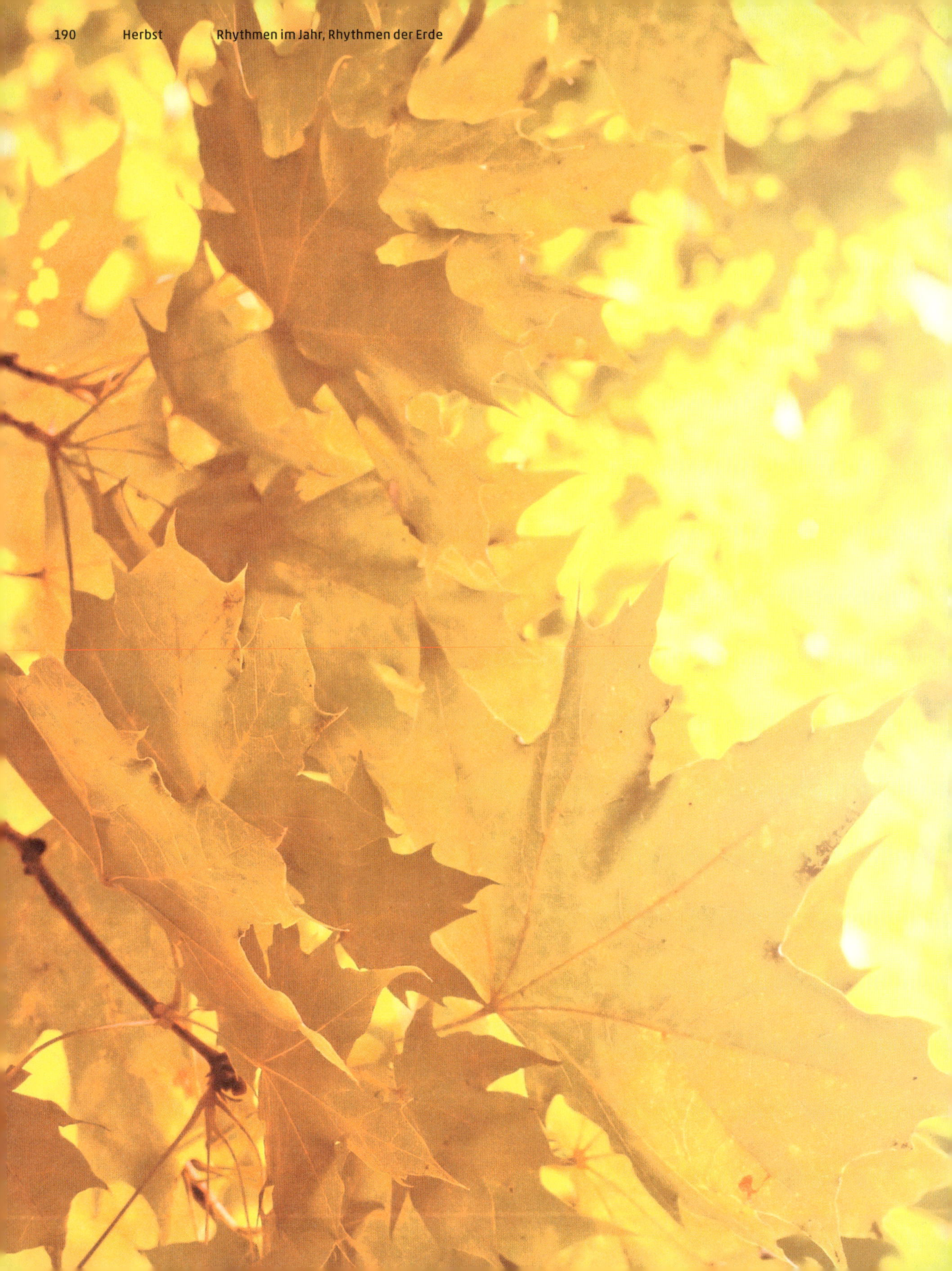

Herbstatmosphäre

Nach den heißesten Tagen des Jahres, den „Hundstagen“ im Juli und den ersten Augustwochen, liegt die Pflanzenwelt auf Äckern und Wiesen wie versengt in der Sonne. Die Blätter der Bäume glänzen, zuckrige Lymphe quillt aus der Rinde, Blumen und Kräuter neigen sich zur Erde hinab, werden immer schwerer. Die Früchte reifen und färben sich, es bilden sich Kerne und Samen. Die Natur verliert ihre satten Farben und nimmt neue Töne an: Jetzt sieht man wieder mehr Gelb und Violett – wie bei den ersten Frühlingsblühern –, aber auch Ziegel- und Rostrot, dunkles Rosa und Nachtblau.

Der schwefelige Sommer geht in wenigen Wochen in den Herbst über. Gewitter verziehen sich nicht mehr so schnell wie im Hochsommer, sondern bringen feuchtere Tage und vor allem kühlere Nächte mit sich. Stürmische Winde zerren an den Blättern, knicken welke Stängel, zerstreuen die Samen in alle Richtungen.

Die Baumkronen beginnen sich zu lichten, leere Vogelnester hängen im Gebüsch, und es wird Zeit, die letzten Äpfel, Pflaumen, Quitten und Birnen hereinzuholen, Kürbisse zu ernten und Beeren zu sammeln. In der warmen Septembersonne lachen die orangefarbenen Früchte des Sanddorns, Schlehen bergen hinter den Stacheln tiefblaue Geheimnisse, und am Waldrand stehen Goldrute, Leinkraut und Wegwarte Spalier. Der biologische Sommer endet viel früher als der astronomische (21. September): Für die meisten Lebewesen beginnt der Herbst bereits im August, fällt mit dem Sternschnuppen-Regen zwischen Anfang und Mitte August zusammen.

Der Übergang von der warmen Jahreszeit auf die kältere wird im Brauchtum symbolisch dargestellt: Kornähre, Brotlaib, Weintraube und Kräuterstrauß sind die Zeichen der eingebrachten Ernte und der harten Arbeit der Bauern. In allen Regionen Europas werden Früchte, Getreide, Heilpflanzen und Nüsse an traditionellen Erntedankfesten wie Kunstwerke vorgeführt und gesegnet.

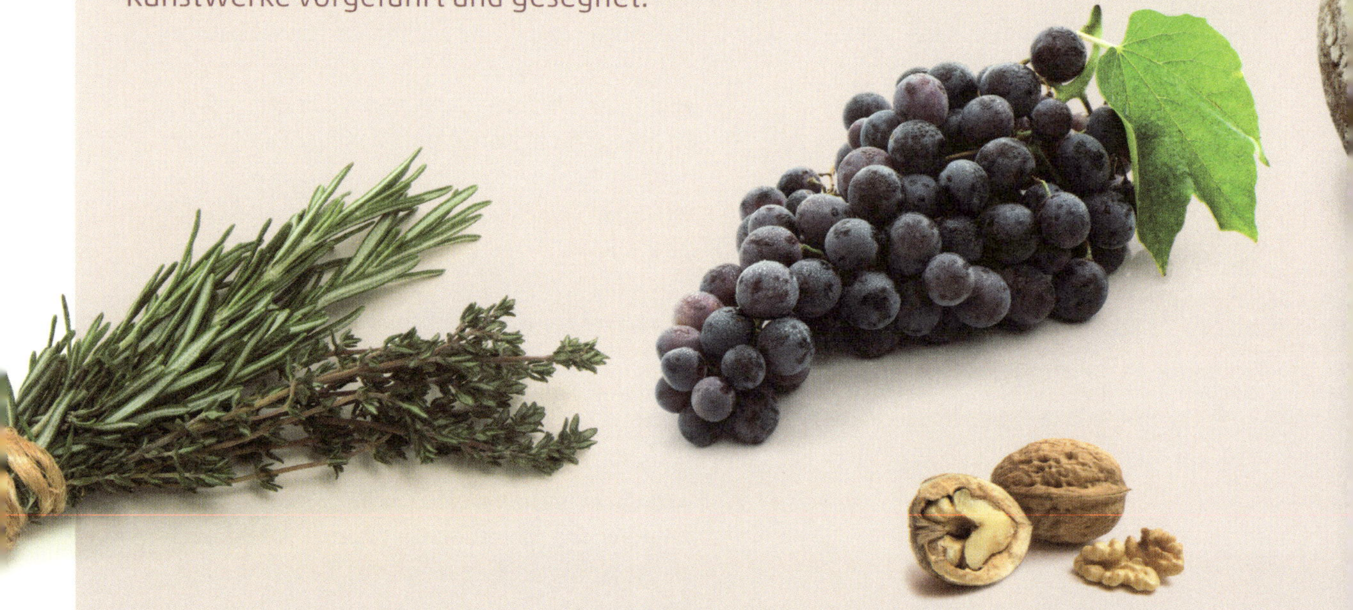

Was für die Menschen vergangener Jahrhunderte der Ausklang des Arbeitsjahres war und im ländlichen Brauchtum, in Feiern und Festen fortlebt, wird heute kaum mehr bewusst wahrgenommen. Der Jahreslauf hat jetzt eher einen gewissen *Takt* und keine Rhythmen, und während der zwölf Monate spielt sich das Leben meistens gleichmäßig schnell ab. Innerlich jedoch spürt man den Jahreszeitenwechsel auf körperlicher, seelischer und geistiger Ebene.

Es ist dies ein Übergang in eine neue Phase voller Qualitäten und Herausforderungen. Bei der Umstellung kann es also durchaus hilfreich sein, „blutreinigende" und stärkende Heilkräuter zu verwenden, z.B. Brennnessel, Artischocke, Goldrute, Hagebutte, Fenchel und Tausendgüldenkraut. Die Ernährung wird von der sommerlichen zu einer eher wärmenden, herbstlichen Kost umgestellt. Man sollte auch nicht vergessen, das Ende des Sommers und seine Früchte zu feiern, sei es allein in der Natur oder bei einem guten Essen mit Freunden und Familie. So kann man auch den Augenblick der „Leere" am Äquinoktium aushalten: Man mag in sie hinein lauschen, sich besinnen und ... kann sich dann mutig auf die dunklere Hälfte des Jahres einlassen. An der Schwelle zum Herbst gilt es ja nicht nur sich von der warmen Jahreshälfte zu verabschieden, sondern auch innerlich loszulassen vom (scheinbar) ewigen Grünen,

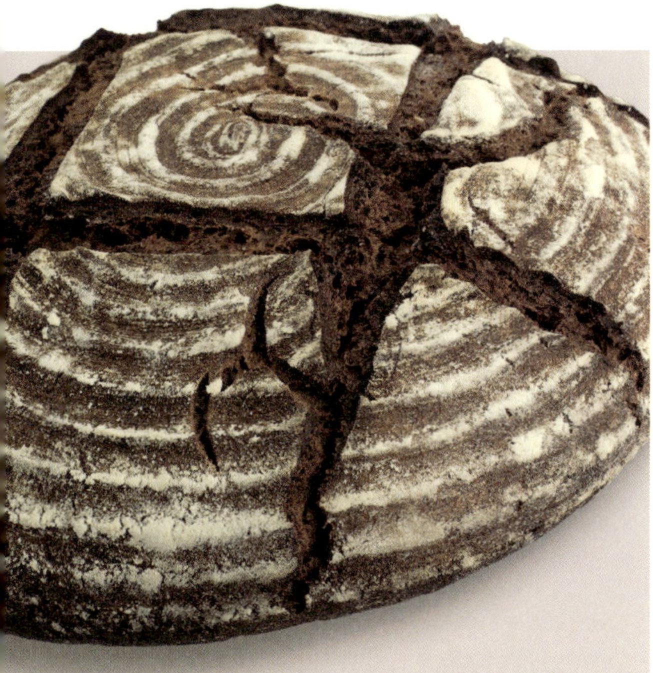

Blühen und Fruchten in der Natur. Unter den symbolträchtigen Festen scheint mir folgendes besonders aussagekräftig zu sein: das jüdische „Laubhüttenfest", welches zwischen Ende September und Anfang Oktober in aller Welt gefeiert wird.

Das rhythmische Wirken der Jahreszeiten prägt das Leben von Pflanze, Tier und Mensch und manifestiert sich an jedem Ort der Erde und in jedem Wesen auf verschiedene Art und Weise. Ein Verständnis der Zusammenhänge zwischen den kosmischen Rhythmen, den Gesetzmäßigkeiten der Natur und dem Menschen als geistiges, seelisches und körperliches Wesen ist eigentlich nur durch eine ganzheitliche Herangehensweise möglich. Rudolf Steiner hat zu diesen Themen 1923 in Dornach verschiedene interessante Vorträge gehalten: „Das Miterleben des Jahreslaufes in vier kosmischen Imaginationen" und „Der Jahreskreislauf als Atmungsvorgang der Erde und die vier großen Jahreszeiten". Darin wird aufgezeigt, wie der Mensch in der warmen Jahreszeit im Licht, in der Wärme und – mit seinem Bewusstsein – im Kosmischen lebt

Das Laubhüttenfest – „Sukkot"

Als Wallfahrts- und Erntedankfest zugleich feiert man im jüdischen Glauben „Sukkot", das „Laubhüttenfest", zur Erinnerung an die Exilzeit in der Wüste, aber auch zum Zeichen der Freude über Gottes Großzügigkeit in der Natur.

Aus Ästen und Blättern werden Hütten errichtet, in denen man die täglichen Mahlzeiten gemeinsam verrichtet und sich mit dem Sternenhimmel verbinden und beten kann. Dabei schwenkt man einen besonderen Strauß (Lulav), der aus Zweigen der Dattelpalme, Myrte und Bachweide und mit Früchten der Zitronatzitrone (Zedernfrüchte) gebunden wird:

„Die Früchte des Zedrat-Zitronenbaumes, die essbar sind und gut schmecken und duften, Zweige der Dattelpalme, deren Frucht essbar ist und gut schmeckt, aber nicht duftet, die Myrtenzweige, die nach nichts schmecken, aber gut duften, und die Bachweidenzweige, die weder gut schmecken noch riechen, aber nützlich sind.

Die Palme entspricht der Wirbelsäule des Menschen, die Weide dem Mund, die Myrte den Augen und die Zedernfrucht dem Herzen."

Das Bauen der Laubhütte soll daran erinnern, dass die Menschen sich in der Welt auf Materielles wenig verlassen können, weil es jederzeit verloren gehen kann. Gott hingegen kann unbedingt vertraut werden, er ist unvergänglich.

Der Mensch drückt seine Verbindung zum Wachsen und Werden (Ätherkräfte) durch die vier Bäume aus, aus denen der Strauß besteht, den er während der Tage ständig bei sich trägt. Die Laubhütte, aus Ästen und Blättern, wird sieben Tage lang zur Hülle, zum (durchlässigen) Schutz und erinnert daran, dass es die Lebenskräfte sind, die den Menschen sicher tragen, aber auch das Vertrauen in das Leben selbst und die Verbindung zu Gott.

und sich im Herbst und im Winter, wenn Licht und Temperatur abnehmen und die Natur scheinbar stirbt, wieder zurückzieht. Im Herbst „spürt“ man sich wieder, man erfährt erneut das Erden-Dasein, und so kann es, laut Steiner, auch zu einem leichten Gefühl der Angst kommen.

An der Herbst-Tagundnachtgleiche, dem Herbstäquinoktium (22. oder 23. September), stehen sich Licht und Dunkelheit gegenüber. Wie auch im Frühling stellt sie eine Schwelle dar, an der wir anhalten können, bevor es Winter wird, um auf die Gaben der Jahreszeiten zurückzuschauen, Werte zu entwickeln und Überflüssiges loszulassen, uns körperlich und seelisch für die kommenden Monate zu stärken und uns auf die Stille der Wintermonate einzustimmen.

Dieser Übergang gelingt nicht immer leicht: Wie gerne bliebe man träumend im Garten sitzen, am See oder am Meer, wie schwer fällt es manchmal, hundertprozentig aktiv und gegenwärtig zu sein. Ein besonderes Metall übt nun seine unterstützende und kräftigende Wirkung auf den gesamten Organismus aus: *Eisen.* Wie bereits erwähnt, gelangt ab Anfang August „kosmisches Eisen“ durch die Meteoriten-Schwärme auf die Erde. Aus demselben Metall soll das Schwert des Erzengels Michael geschmiedet worden sein, des „Fürsten des Lichts“, der das Böse (Drachen oder Schlange) mutig im Zaume hält. Im Christentum wird er am 29. September zusammen mit den Erzengeln Raphael und Gabriel gefeiert. Der Hl. Michael ist Patron vieler Städte Europas und soll in den vergangenen Jahrhunderten an verschiedenen Orten erschienen sein, z.B. am Monte Gargano in Apulien. Durch seinen lichtvollen Geist und seine Beherztheit, das *Schwert* und die *Waage*, geleitet er die Menschheit zur Brüderlichkeit und Freiheit.

Nach Michaeli beginnt das wunderbare Schauspiel der Herbstfärbung. Während sich das saftige Grün aus Blättern und Stängeln zurückzieht, erscheinen helle bis satte Gelbtöne, verschiedenste Rot- und Braunnuancen, sogar leuchtendes Orange und Violett und warme Senf- oder Ockerfarben. Das Phänomen wiederholt sich jeden Herbst im Oktober und im November, je nach geographischer Lage und Klima. Es hängt damit zusammen, dass die Produktion von Chlorophyll (Blattgrün) langsam nachlässt und andere Pigmente wie Karotin, Anthocyane und weitere Flavonoide die Blätter leuchtend färben, bevor sie welken.

Es gibt einen interessanten Zusammenhang zwischen dem Eintreffen des Meteoreisens und der Herbstfärbung bzw. dem Verlust des Blattgrüns. Während die Pflanzenwelt im Herbst auf ihr Wachsen und Grünen verzichtet, werden die Menschen durch das kosmische Eisen genährt und gestärkt. Die Metalle, die am Ende des Sommers aus dem Kosmos auf die Erde gelangen, leiten in der Natur und im Leben des Menschen ein Abklingen der Wachstumskräfte und die Tendenz zur Verinnerlichung ein. Die Blätter, Blüten und Stängel, alle Teile der Pflanze, verlieren gerade jenes Element, das ihnen erlaubt hat, sich zu entwickeln und zu ernähren, das Chlorophyll. Gleichzeitig bilden sie jetzt wertvolle Substanzen, z.B. in den Früchten, die uns die Eisenaufnahme erleichtern: farbige Pigmente, die zur heilkräftigen Gruppe der Flavonoide gehören.

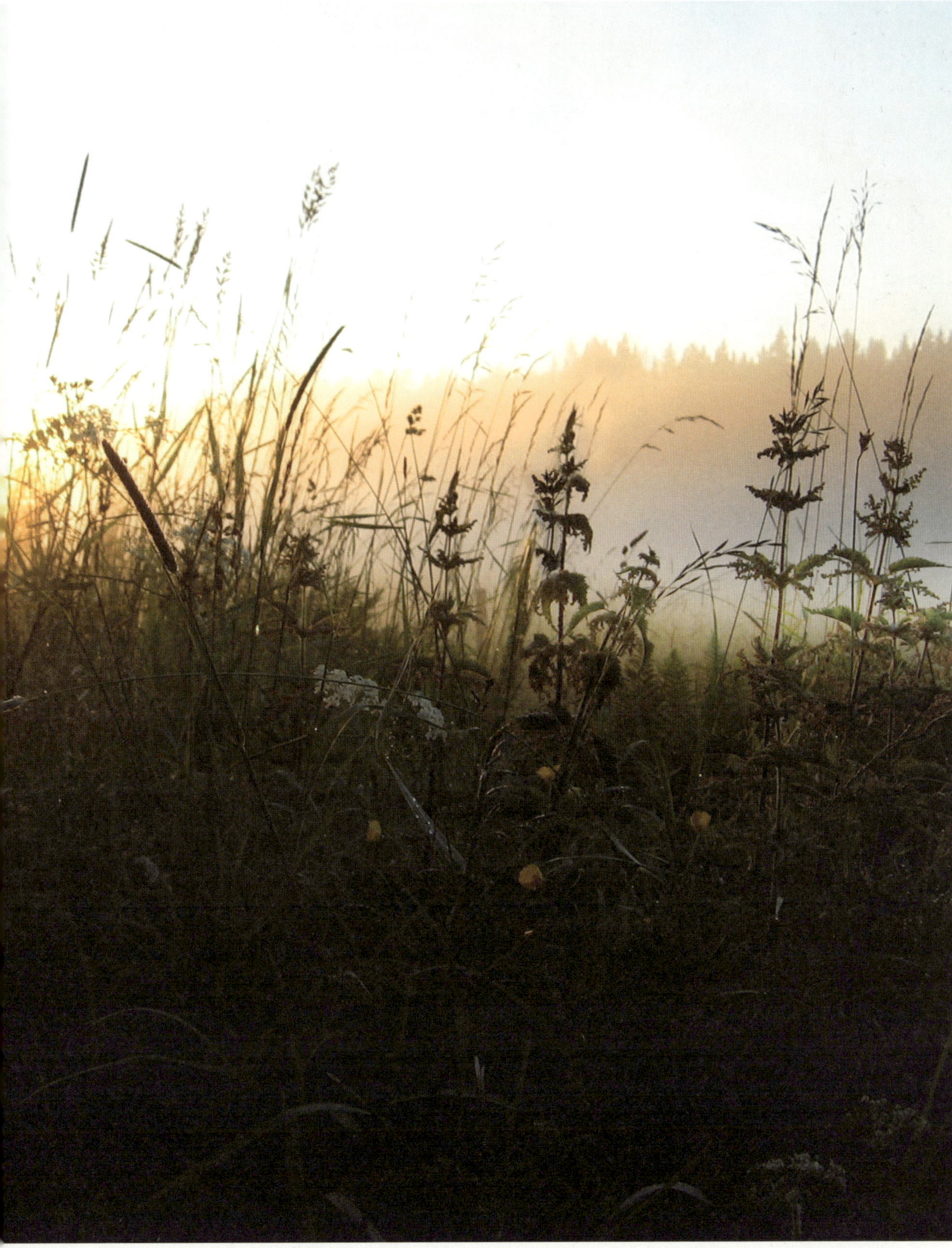

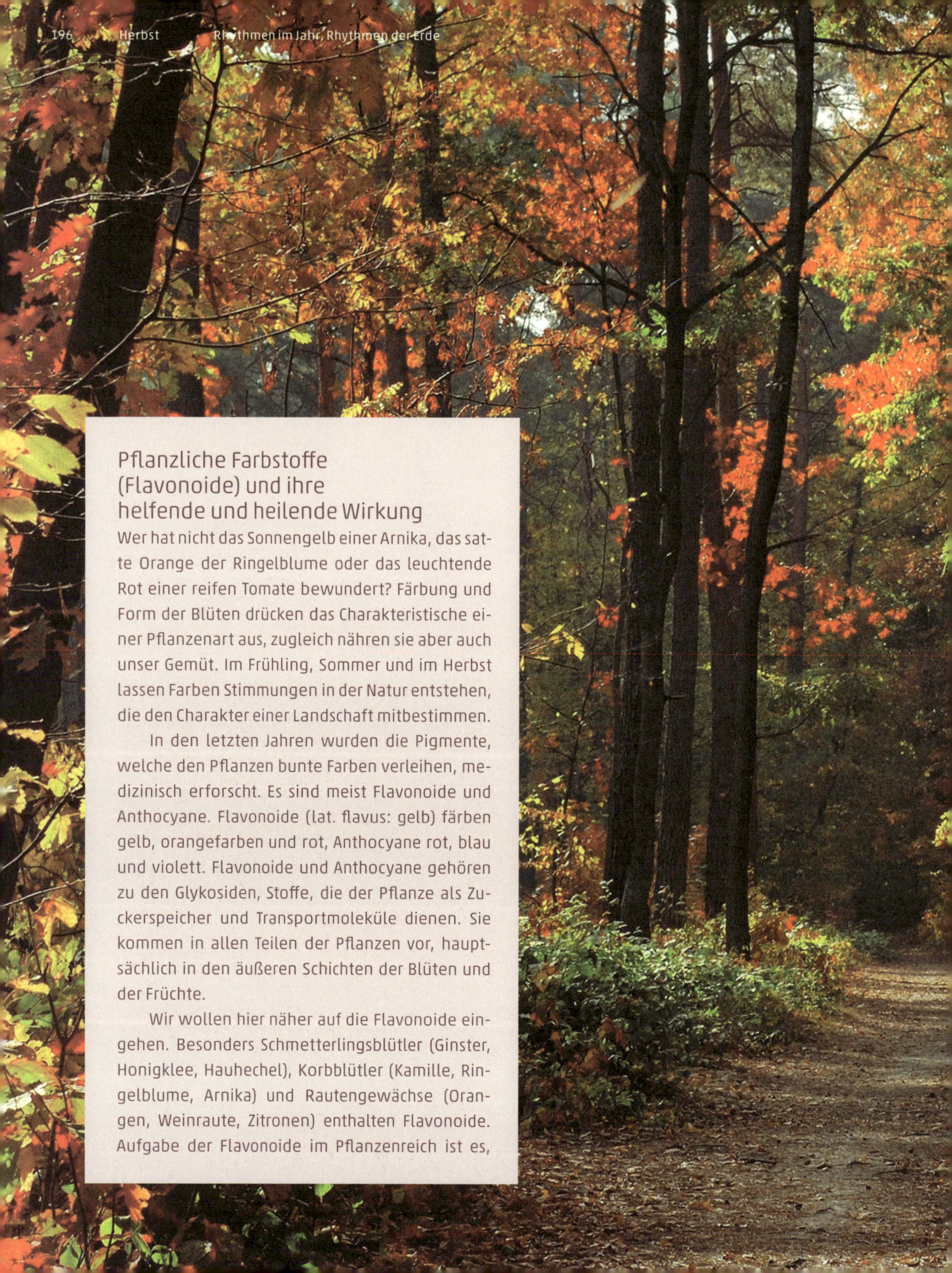

Pflanzliche Farbstoffe (Flavonoide) und ihre helfende und heilende Wirkung

Wer hat nicht das Sonnengelb einer Arnika, das satte Orange der Ringelblume oder das leuchtende Rot einer reifen Tomate bewundert? Färbung und Form der Blüten drücken das Charakteristische einer Pflanzenart aus, zugleich nähren sie aber auch unser Gemüt. Im Frühling, Sommer und im Herbst lassen Farben Stimmungen in der Natur entstehen, die den Charakter einer Landschaft mitbestimmen.

In den letzten Jahren wurden die Pigmente, welche den Pflanzen bunte Farben verleihen, medizinisch erforscht. Es sind meist Flavonoide und Anthocyane. Flavonoide (lat. flavus: gelb) färben gelb, orangefarben und rot, Anthocyane rot, blau und violett. Flavonoide und Anthocyane gehören zu den Glykosiden, Stoffe, die der Pflanze als Zuckerspeicher und Transportmoleküle dienen. Sie kommen in allen Teilen der Pflanzen vor, hauptsächlich in den äußeren Schichten der Blüten und der Früchte.

Wir wollen hier näher auf die Flavonoide eingehen. Besonders Schmetterlingsblütler (Ginster, Honigklee, Hauhechel), Korbblütler (Kamille, Ringelblume, Arnika) und Rautengewächse (Orangen, Weinraute, Zitronen) enthalten Flavonoide. Aufgabe der Flavonoide im Pflanzenreich ist es,

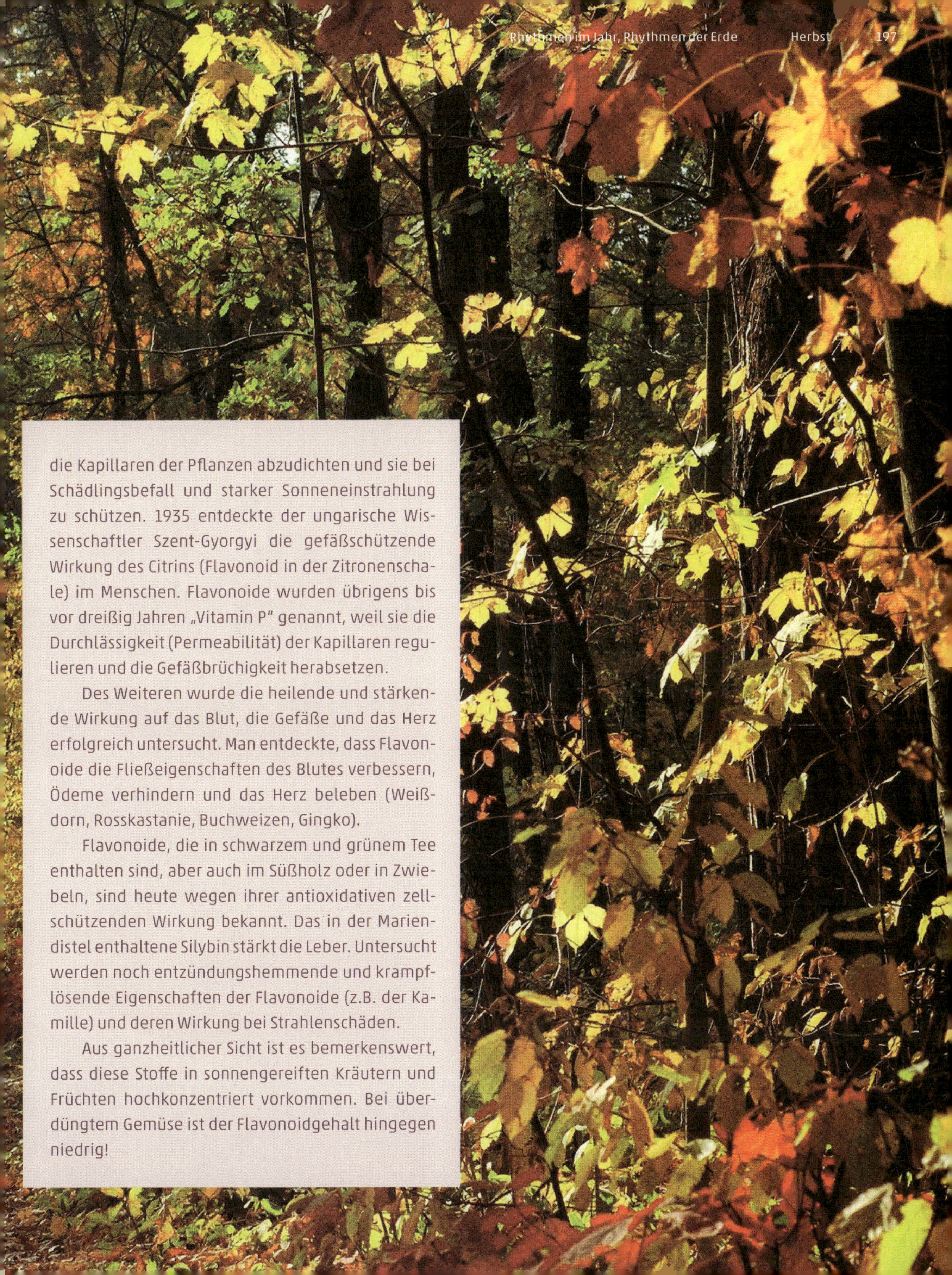

die Kapillaren der Pflanzen abzudichten und sie bei Schädlingsbefall und starker Sonneneinstrahlung zu schützen. 1935 entdeckte der ungarische Wissenschaftler Szent-Gyorgyi die gefäßschützende Wirkung des Citrins (Flavonoid in der Zitronenschale) im Menschen. Flavonoide wurden übrigens bis vor dreißig Jahren „Vitamin P" genannt, weil sie die Durchlässigkeit (Permeabilität) der Kapillaren regulieren und die Gefäßbrüchigkeit herabsetzen.

Des Weiteren wurde die heilende und stärkende Wirkung auf das Blut, die Gefäße und das Herz erfolgreich untersucht. Man entdeckte, dass Flavonoide die Fließeigenschaften des Blutes verbessern, Ödeme verhindern und das Herz beleben (Weißdorn, Rosskastanie, Buchweizen, Gingko).

Flavonoide, die in schwarzem und grünem Tee enthalten sind, aber auch im Süßholz oder in Zwiebeln, sind heute wegen ihrer antioxidativen zellschützenden Wirkung bekannt. Das in der Mariendistel enthaltene Silybin stärkt die Leber. Untersucht werden noch entzündungshemmende und krampflösende Eigenschaften der Flavonoide (z.B. der Kamille) und deren Wirkung bei Strahlenschäden.

Aus ganzheitlicher Sicht ist es bemerkenswert, dass diese Stoffe in sonnengereiften Kräutern und Früchten hochkonzentriert vorkommen. Bei überdüngtem Gemüse ist der Flavonoidgehalt hingegen niedrig!

Zeit für den Erntedank

Im Herbst, besonders in den ersten Wochen, beginnt in vielen Orten auf dem Land eine besonders arbeitsintensive Zeit:

Die Ernte von Äpfeln, Birnen, Quitten, Pflaumen, Feigen und Trauben geht zu Ende, im Gemüsegarten wird geerntet, was man winterfest lagern kann, Kürbisse, Karotten, Kartoffeln, Rüben und Sellerieknollen, oder milchsauer einlegen kann als Sauerkraut. Beerenobst wird eingekocht oder zu Sirup und Saft verarbeitet, Haselnüsse, Mandeln, Walnüsse, Sonnenblumenkerne werden gesammelt und gesäubert, wertvolle ölhaltige Samen wie Lein-, Mohn- oder gar Distelsamen können gepresst werden, am besten schonend, bei niedriger Temperatur, damit die enthaltenen Nähr- und Wirkstoffe nicht verloren gehen.

In der kalten, lichtarmen Jahreszeit vermitteln kaltgepresste Öle aus biologisch-dynamischem Anbau unserem Organismus ihr „eingefangenes“ Licht und die konzentrierte Sonnenwärme. Sie nähren besonders Lungen und Herz und legen sich wie ein Wärmemantel um unsere Haut.

In Italien bereiten sich die Bauern im Oktober auf die Ernte und Pressung der Oliven vor, indem sie große Netze unter die silbernen Baumkronen auslegen. Oliven reifen je nach Lage zwischen November und Januar und werden heute nicht nur von Hand gepflückt. Moderne Anbauer fahren mit speziellen Maschinen durch die Reihen und sammeln die Früchte rasch ein. Allerdings schmeckt das Olivenöl aus traditioneller Ernte weitaus besser! In der biologischen und biologisch-dynamischen Landwirtschaft wird noch oft von Hand geerntet. Ich konnte einige Male an der Olivenernte teilnehmen, meine erste Arbeitserfahrung als „Olivenpflückerin“ fand in der toskanischen Maremma statt. Wir ar-

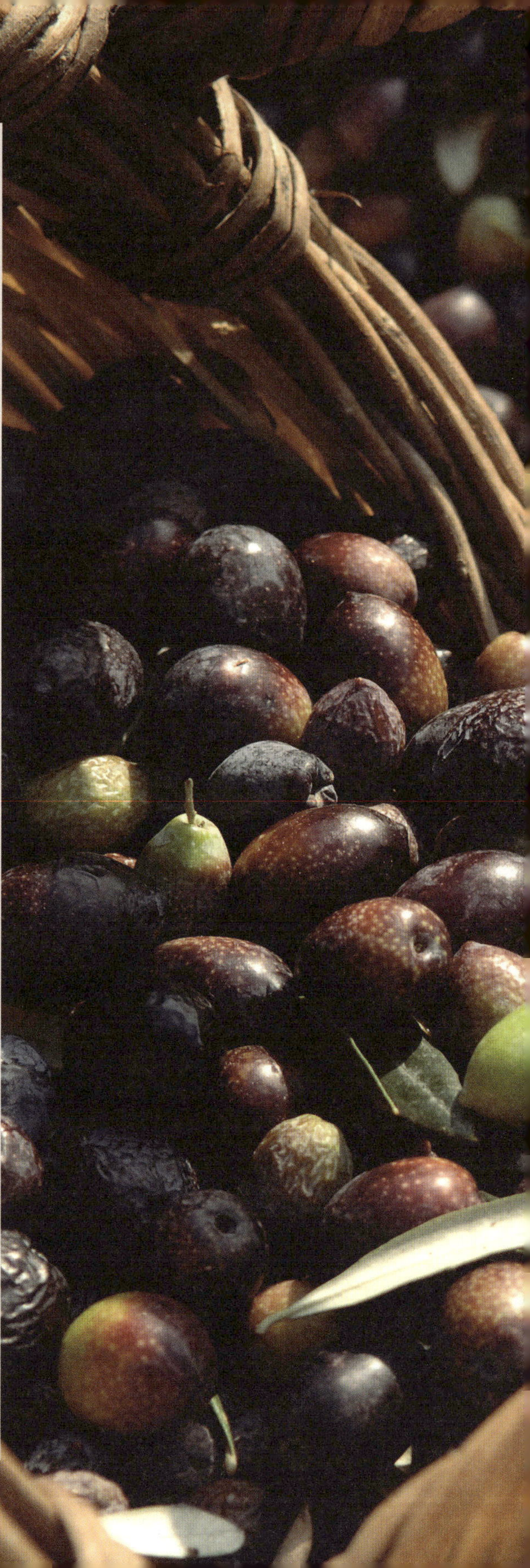

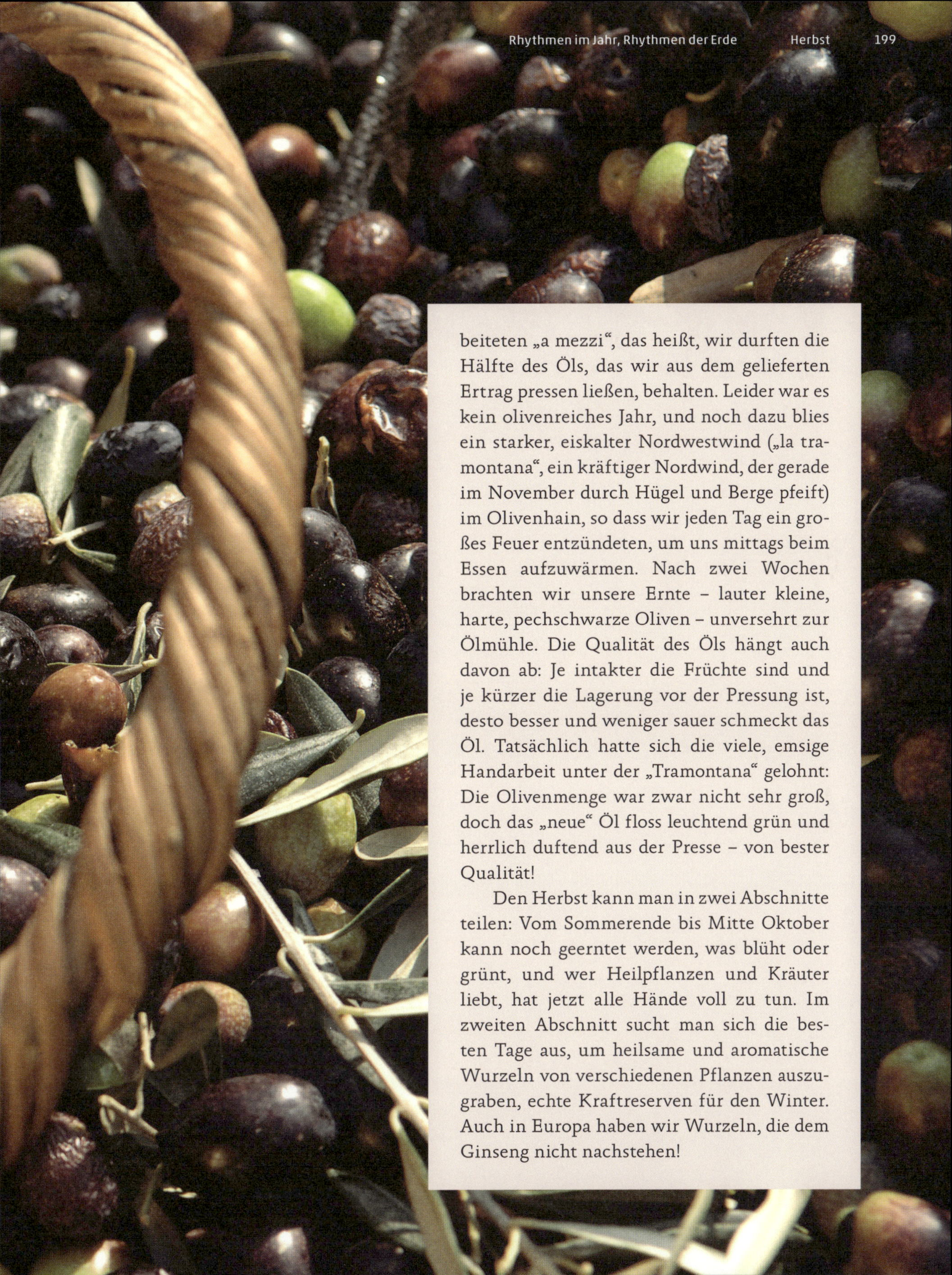

beiteten „a mezzi", das heißt, wir durften die Hälfte des Öls, das wir aus dem gelieferten Ertrag pressen ließen, behalten. Leider war es kein olivenreiches Jahr, und noch dazu blies ein starker, eiskalter Nordwestwind („la tramontana", ein kräftiger Nordwind, der gerade im November durch Hügel und Berge pfeift) im Olivenhain, so dass wir jeden Tag ein großes Feuer entzündeten, um uns mittags beim Essen aufzuwärmen. Nach zwei Wochen brachten wir unsere Ernte – lauter kleine, harte, pechschwarze Oliven – unversehrt zur Ölmühle. Die Qualität des Öls hängt auch davon ab: Je intakter die Früchte sind und je kürzer die Lagerung vor der Pressung ist, desto besser und weniger sauer schmeckt das Öl. Tatsächlich hatte sich die viele, emsige Handarbeit unter der „Tramontana" gelohnt: Die Olivenmenge war zwar nicht sehr groß, doch das „neue" Öl floss leuchtend grün und herrlich duftend aus der Presse – von bester Qualität!

Den Herbst kann man in zwei Abschnitte teilen: Vom Sommerende bis Mitte Oktober kann noch geerntet werden, was blüht oder grünt, und wer Heilpflanzen und Kräuter liebt, hat jetzt alle Hände voll zu tun. Im zweiten Abschnitt sucht man sich die besten Tage aus, um heilsame und aromatische Wurzeln von verschiedenen Pflanzen auszugraben, echte Kraftreserven für den Winter. Auch in Europa haben wir Wurzeln, die dem Ginseng nicht nachstehen!

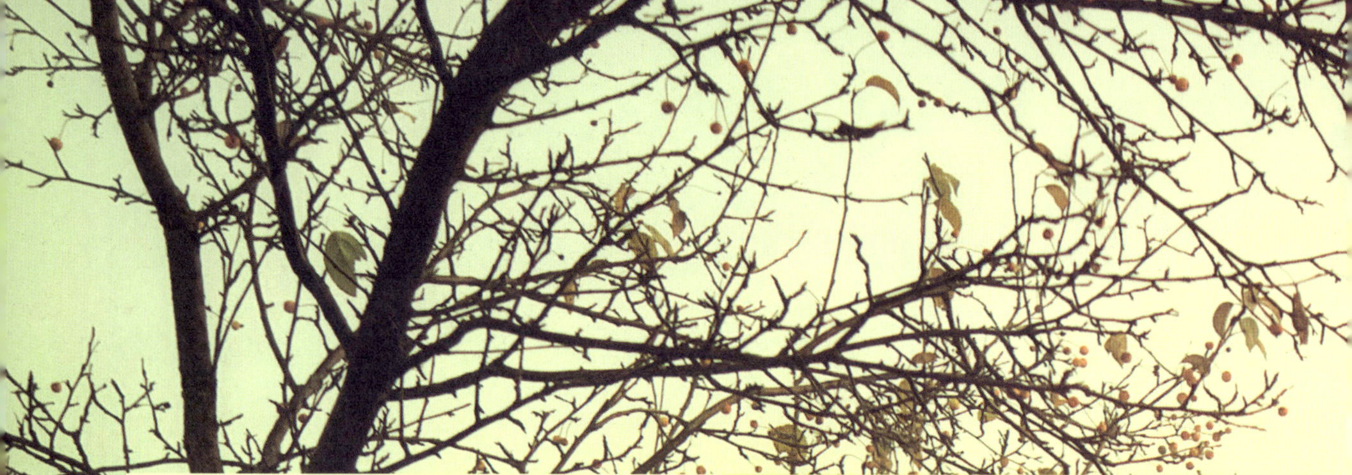

Mitte August bis Mitte Oktober

In den Früchten konzentriert sich die Kraft des Sommers, die Atmosphäre ist erfüllt von ihrem Duft und ihren Farben. Pflanzensamen fallen zu Boden oder werden vom Wind weit verstreut, und die Landschaft leuchtet in bunten Herbstfarben. Das Blattgrün zieht sich zurück, Blätter und Stängel färben sich rot, gelb, violett, braun und bläulich.

Mit dem Herbstäquinoktium geht die Arbeit draußen langsam ihrem Ende zu. Früher zeigten die Menschen ihre Dankbarkeit und ihre Freude über die eingebrachte Ernte, indem sie **Erntedank** feierten, und in vielen Regionen kennt man noch heute diesen Brauch.

In landwirtschaftlichen Betrieben sind jetzt **Flurbegehungen** angesagt, und Wanderungen durch die Herbstlandschaft sind besonders schön: den ersten Frühnebel auf den Feldern zu bewundern oder unter der milden Oktobersonne zu laufen – man erlebt Orte, Bäume, Pflanzen, die Tierwelt unter einem neuen Licht.

Arbeit mit Heilpflanzen und Kräutern und Gewürzen

Gesammelt werden heilsame Beeren und Früchte, z.B.: Sanddorn, Schlehe, Weißdorn, Hagebutte, Berberitze, Eberesche und Lorbeer, außerdem Kerne und Samennüsse wie Walnüsse, Kastanien, Haselnüsse, Mandeln, Leinsaat oder Mohnsamen und Samen von Heil- und Gemüsepflanzen und Blumen.

Ende September werden die Heilkräuter im Garten und auf dem Balkon auf die kalte Jahreszeit vorbereitet: an Lichttagen mehrjährige Kräuter zurückschneiden, kleine Sträucher und Büsche wie Schnittlauch, Majoran, Oregano teilen und umpflanzen, aus den letzten abgeernteten Kräutern Würzmischungen und Kräutersträuße zubereiten, die letzten orangefarbenen Ringelblumen sammeln und in Öl ausziehen, Mulch bereithalten, um frostempfindliche Pflanzen zu schützen. An Erdtagen das biologisch-dynamische Präparat 500 dynamisieren und ausbringen, um die Kräfte im Erdreich zu beleben. Die biologisch-dynamischen Präparate verleihen den Pflanzen die Fähigkeit, Kräfte aus dem Kosmos und Substanzen aus der Erde besser zu verwerten.

Am Waldrand noch Brennnessel, Spitzwegerich und Löwenzahnblätter für den Salat sammeln. Beim Sammeln der Goldrute (Solidago virgaurea) auf den biologisch-dynamischen Mondkalender achten!

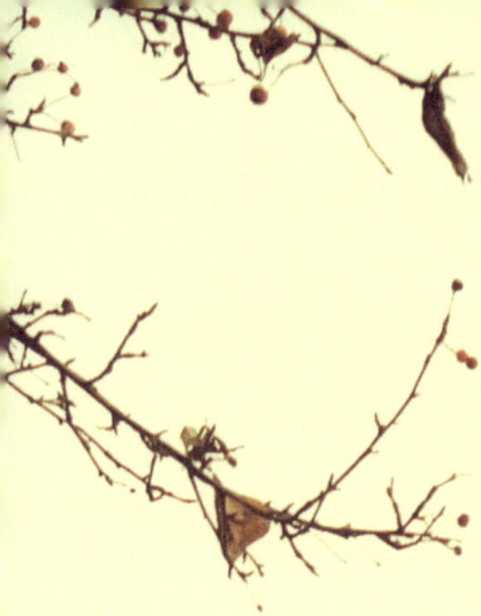

Ende Oktober bis Ende November

Die oberirdischen Teile der Pflanzen sterben ab, die Kräfte richten sich jetzt nach unten. Pflanzensäfte hören auf, nach oben zu fließen, das Leben spielt sich im unsichtbaren, unterirdischen Bereich ab.

Die Tage werden immer kürzer, es wird zunehmend feuchter und kälter, erste Frostnächte künden den Winter an. Um sich gegen die ungewohnte Dunkelheit zu wappnen, regelmäßig Tee aus gelben Sommerblüten aufbrühen.

Arbeit mit Heilpflanzen und Kräutern und Gewürzen

Zeit für die Wurzelernte: an sonnigen Tagen werden Wurzeln von wichtigen Heilpflanzen ausgegraben, z.B. von Angelika, Großer Klette, Wegwarte, Löwenzahn, Sonnenhut, Eibisch, Kren, Iris. Das Sammeln heilkräftiger Wurzeln sollte **sehr sorgsam** ausgeführt werden: Handschuhe anziehen, bitte nur dort ernten, wo genügend Exemplare stehen. Zuerst bürsten, dann abwaschen und **sehr gut** trocknen, wenn nötig im Ofen kurz nachtrocknen bei 80 Grad. Wurzeln sind zuhause schwer zu trocknen, also in Stoff- oder Papiertüten aufbewahren, nicht in Glasbehältern; öfters nachsehen, ob die Droge schimmelfrei bleibt.

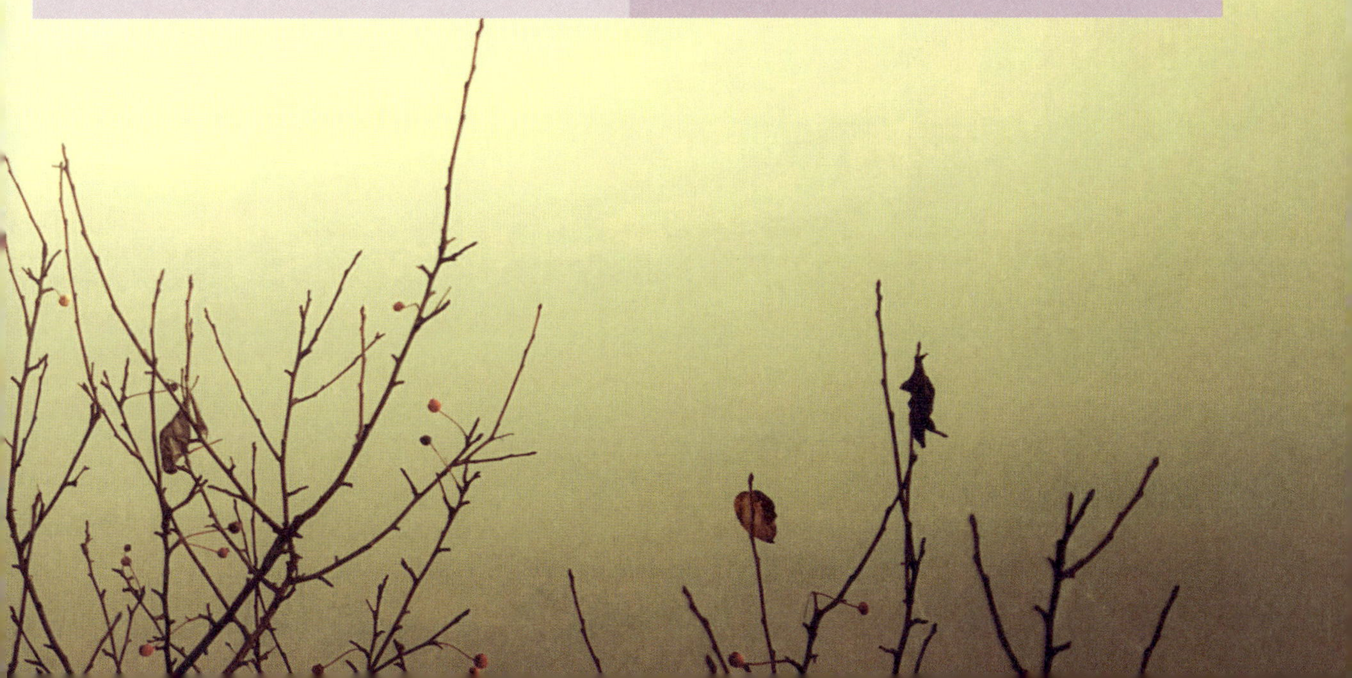

Stachelige Beerenfrüchte

Auf einem Spaziergang durch die Herbstlandschaft, vorbei an Laubwäldern und gemischten Hecken, leuchten uns die reifen, essbaren Früchte verschiedener Sträucher und Bäume entgegen: Schlehe, Weißdorn, Sanddorn und Hagebutte, Kornelkirsche und Eberesche. Die meisten Arten verteidigen ihre Früchte mit spitzigen Stacheln oder Dornen, und es empfiehlt sich, bei der Ernte feste Handschuhe zu tragen!

Leider sind Wiesen und Felder heute immer weniger von natürlichen Hecken umrandet. Sie werden entfernt, weil sie Kulturpflanzen den Platz „wegnehmen" oder die großen landwirtschaftlichen Maschinen nicht daran vorbeikommen. Wo noch Hecken stehen, heißt es aufzupassen, denn sie könnten Schädlingsbekämpfungsmittel, Unkrautvertilgungsmittel und Ähnliches abbekommen haben. Um „ungespritzte" Beeren zu sammeln, sollte man bereits im Frühling und im Sommer Ausschau nach geeigneten Plätzen halten und sich erkundigen, wie die Felder bearbeitet werden. Am besten ist es natürlich, dort zu sammeln, wo man nach biologischen oder biologisch-dynamischen Prinzipien arbeitet. Es kann also sinnvoll sein, z.B. einen Demeter-Bauern zu fragen, ob man sich wilde Beerenfrüchte in seinen Hecken holen darf.

T *Man sollte nur unbeschädigte Früchte ernten, bei trockenem Wetter sammeln, möglichst an Frucht/Wärme- oder Licht/Luft-Tagen, laut Mondkalender. Beerenfrüchte lassen sich zu Heilzwecken zu Sirup und Tinkturen verarbeiten, und man kann sie für wohlschmeckende Teemischungen trocknen. Spannend ist es auch, Beerenrezepte in der Küche auszuprobieren: In jeder Region gibt es Beeren, aus denen sich viel mehr machen lässt als „nur" Marmelade!*

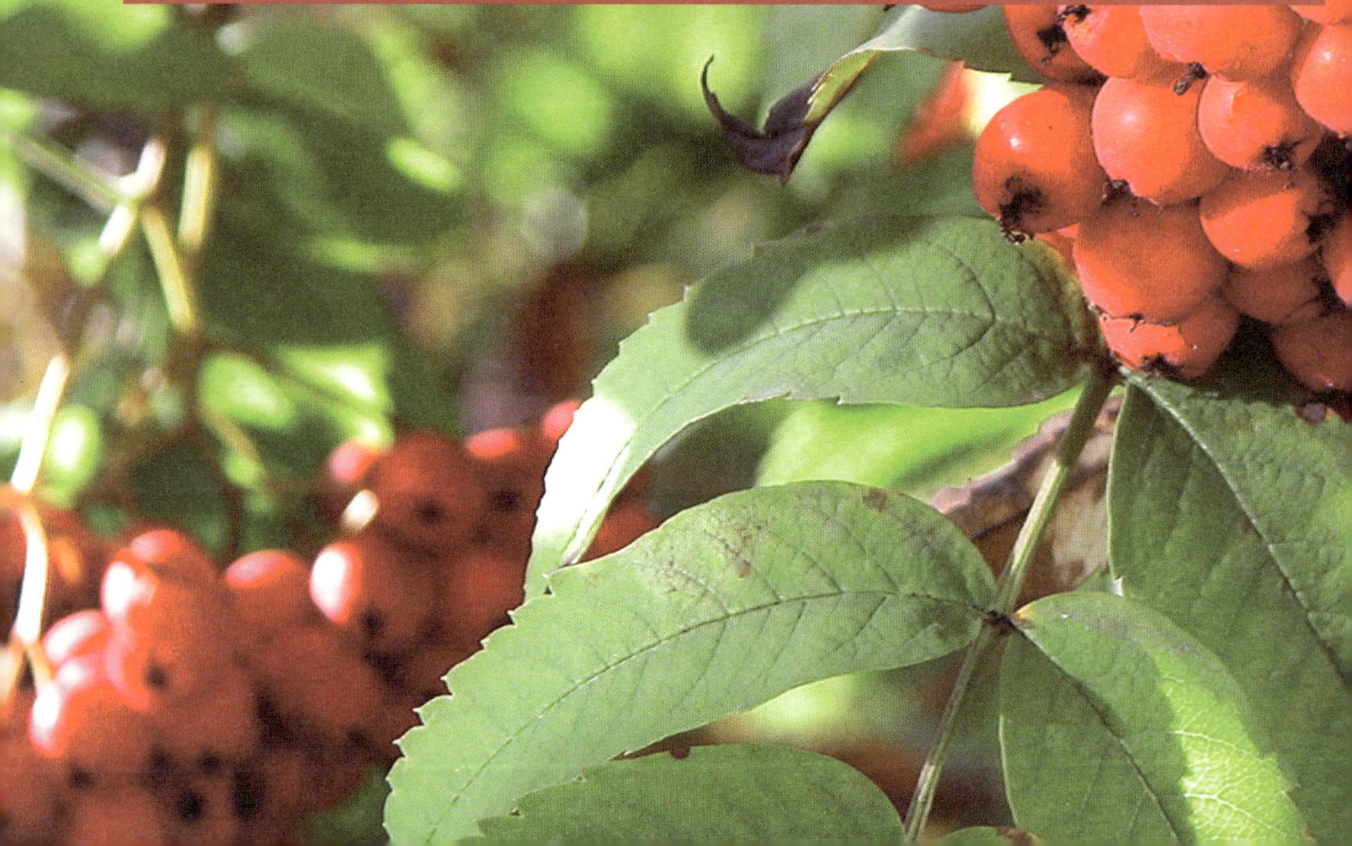

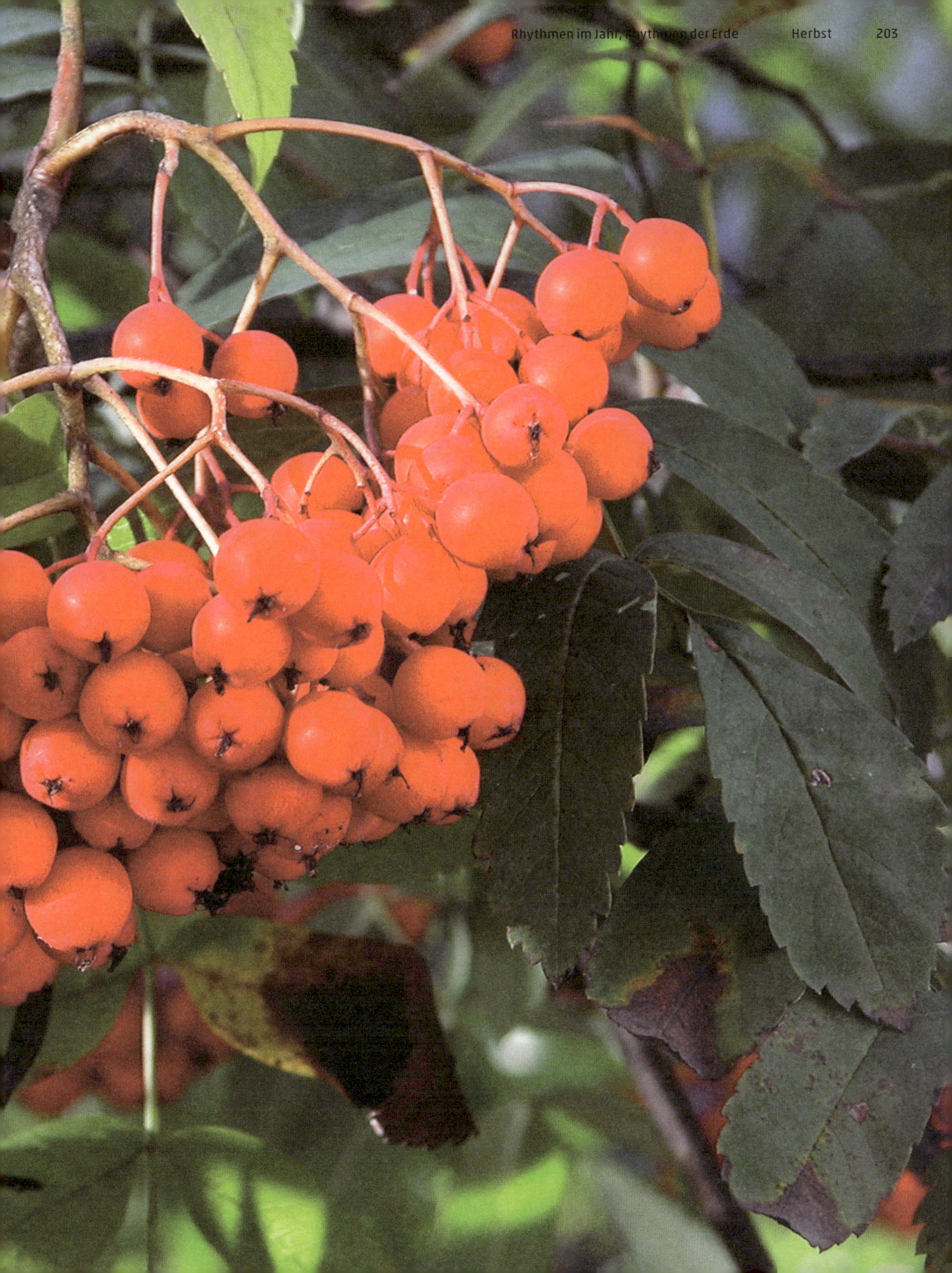

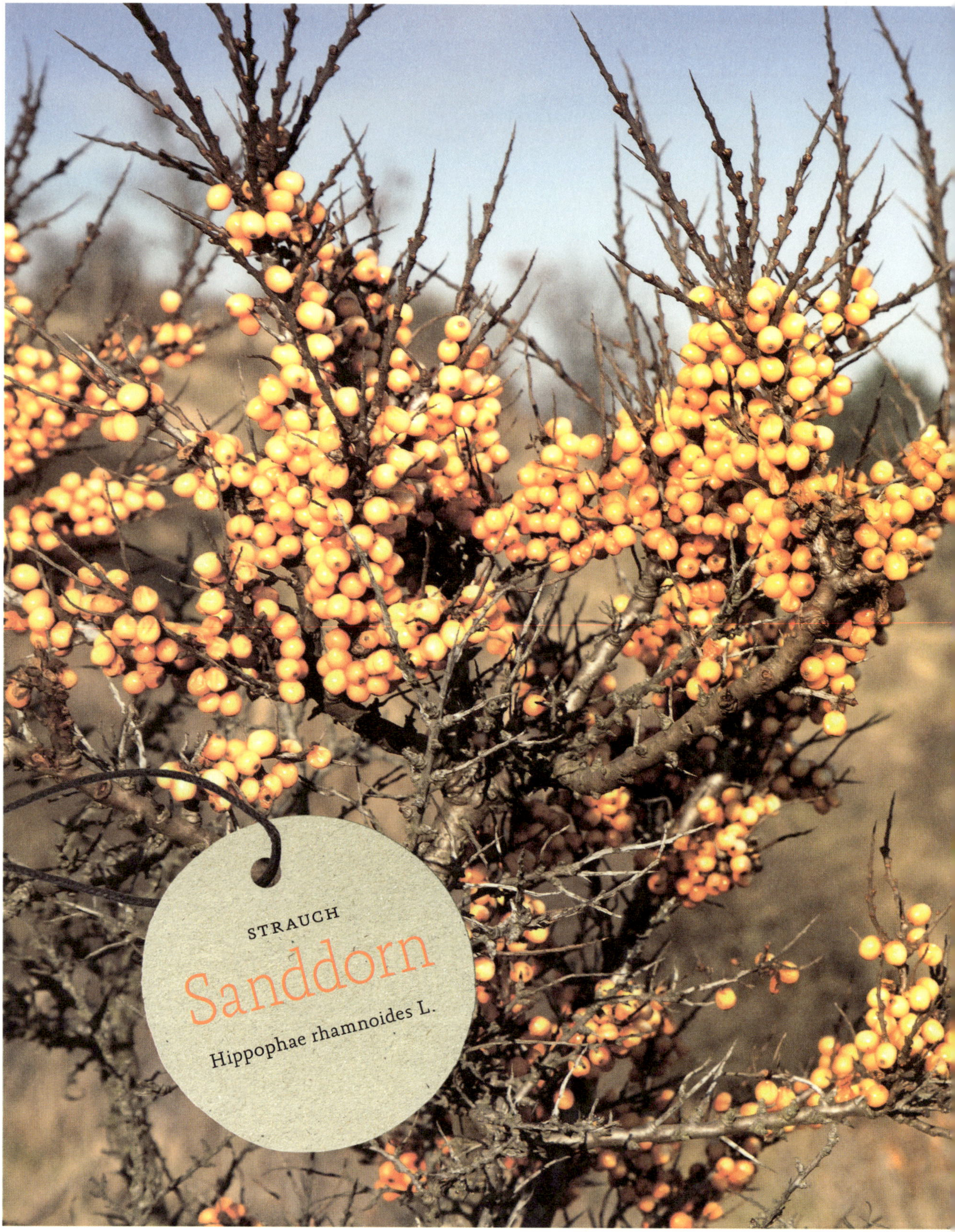
STRAUCH
Sanddorn
Hippophae rhamnoides L.

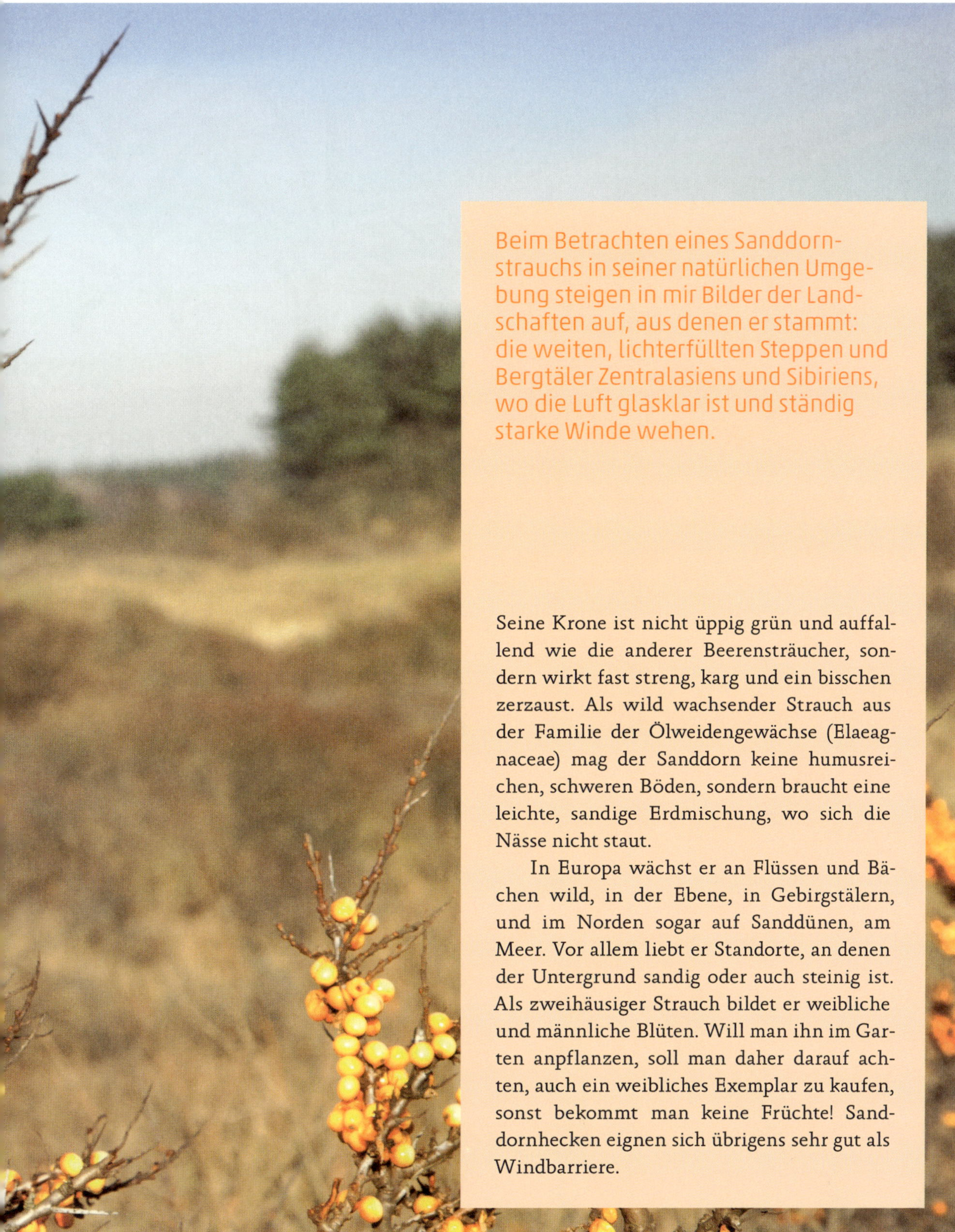

Beim Betrachten eines Sanddornstrauchs in seiner natürlichen Umgebung steigen in mir Bilder der Landschaften auf, aus denen er stammt: die weiten, lichterfüllten Steppen und Bergtäler Zentralasiens und Sibiriens, wo die Luft glasklar ist und ständig starke Winde wehen.

Seine Krone ist nicht üppig grün und auffallend wie die anderer Beerensträucher, sondern wirkt fast streng, karg und ein bisschen zerzaust. Als wild wachsender Strauch aus der Familie der Ölweidengewächse (Elaeagnaceae) mag der Sanddorn keine humusreichen, schweren Böden, sondern braucht eine leichte, sandige Erdmischung, wo sich die Nässe nicht staut.

In Europa wächst er an Flüssen und Bächen wild, in der Ebene, in Gebirgstälern, und im Norden sogar auf Sanddünen, am Meer. Vor allem liebt er Standorte, an denen der Untergrund sandig oder auch steinig ist. Als zweihäusiger Strauch bildet er weibliche und männliche Blüten. Will man ihn im Garten anpflanzen, soll man daher darauf achten, auch ein weibliches Exemplar zu kaufen, sonst bekommt man keine Früchte! Sanddornhecken eignen sich übrigens sehr gut als Windbarriere.

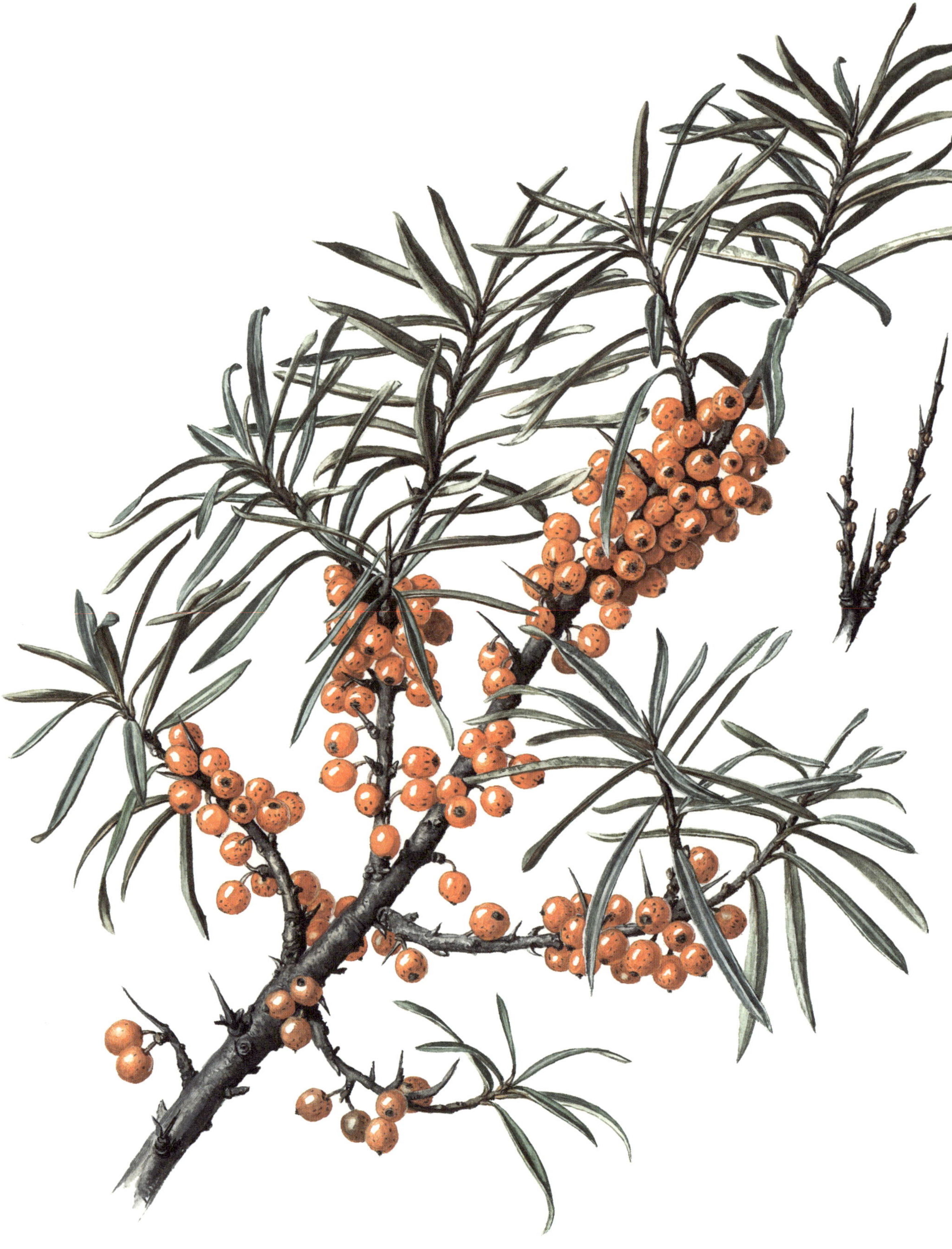

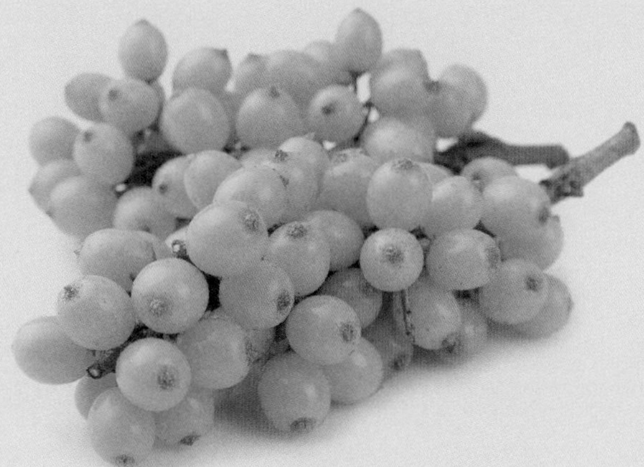

Dass die hellroten, glänzenden Beeren auch für den Menschen, sowohl in der Ernährung als auch als Heilmittel, in jedem Lebensalter, wertvoll sind, ist in Osteuropa und Asien seit langem bekannt. Die kleinen Blütentrauben und die Scheinbeeren bilden sich unterhalb der Blätter, eng an den holzigen Zweigen liegend. Der Sanddorn ist ein dorniger Geselle und gibt seine Früchte nicht nicht so leicht preis, doch ist es der Mühe wert, frische Sanddornbeeren zu sammeln. Sie enthalten viel Vitamin C, Provitamin A (Karotin), Flavonoide, Apfelsäure, Zuckeralkohole. Man erntet sie Ende August und September und presst daraus den hellroten, sauren Saft, der im Geschmack an reife Orangen erinnert. Er wird mit Alkohol oder Zucker konserviert.

T *Der Sirup enthält außer Sanddornsaft auch Honig oder Zucker und ist ein ausgezeichnetes Süßungsmittel für Müsli, Joghurtcremes oder als Sauce zu Vanilleeis. Er schmeckt nicht nur gut, sondern stärkt das Immunsystem, belebt den ganzen Organismus, besonders in den lichtärmeren Monaten und bei Grippeepidemien. Vorbeugend nimmt man zu Herbstbeginn dreimal am Tag einen Esslöffel Sirup, möglichst aus biologisch-dynamischem Anbau.*

Sanddornsamen und das Fruchtfleisch enthalten ein fettes Öl, sind reich an Linolsäure und Vitamin E. Es wird innerlich eingenommen und äußerlich zur Hautpflege verwendet.

T *Sanddornölkapseln helfen Entzündungen der Magenschleimhaut abklingen zu lassen, das goldene, dünnflüssige Öl wirkt auch äußerlich entzündungshemmend und wundheilend bei Narben und Dehnungsstreifen. Es nährt und strafft reifere Haut, verbessert die Durchblutung und lässt den Teint frisch und gesund aussehen. In Pflegecremes für sehr empfindliche, gereizte Haut, z.B. bei Neurodermitis, wird Sanddornöl zum Heilmittel.*

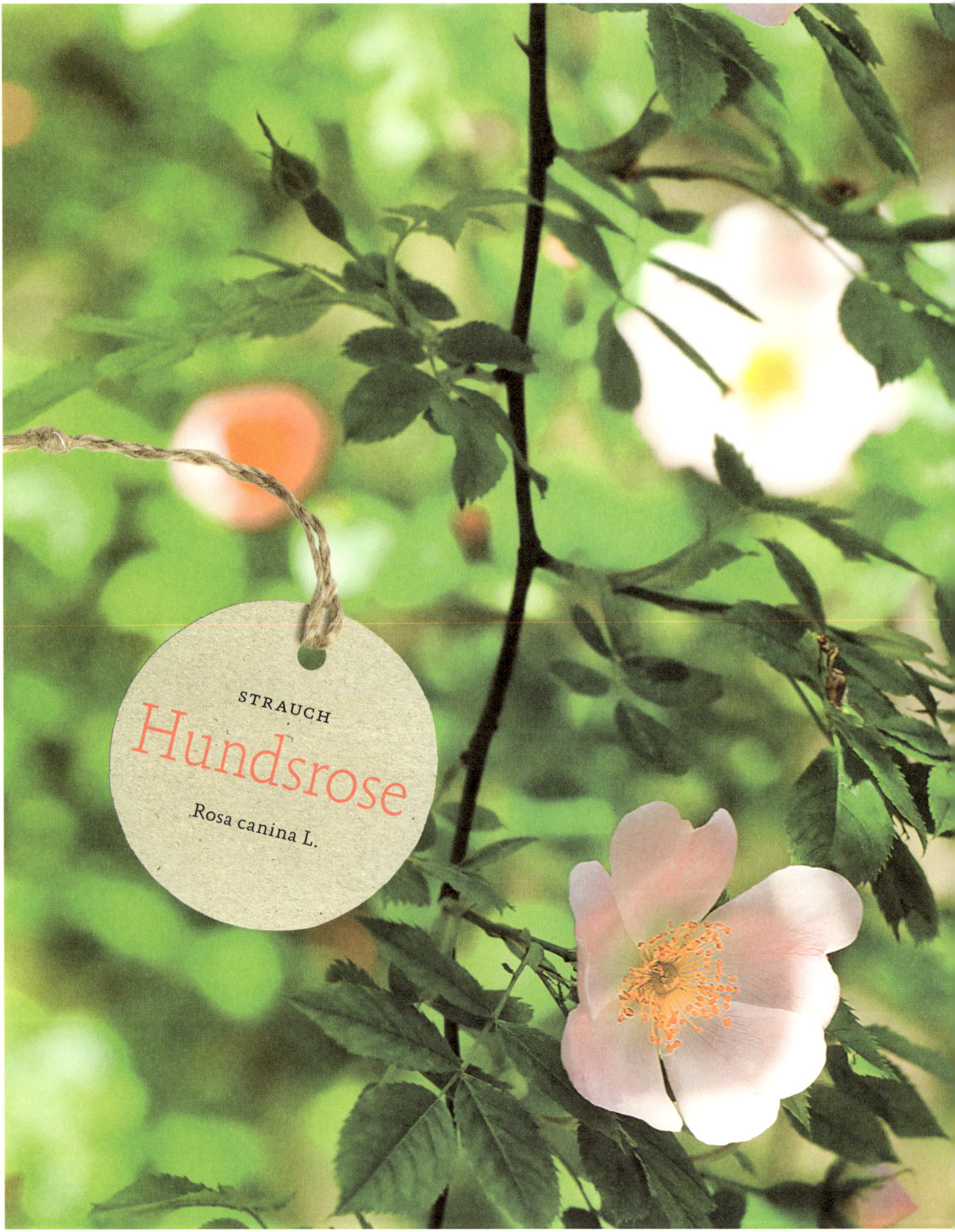
STRAUCH
Hundsrose
Rosa canina L.

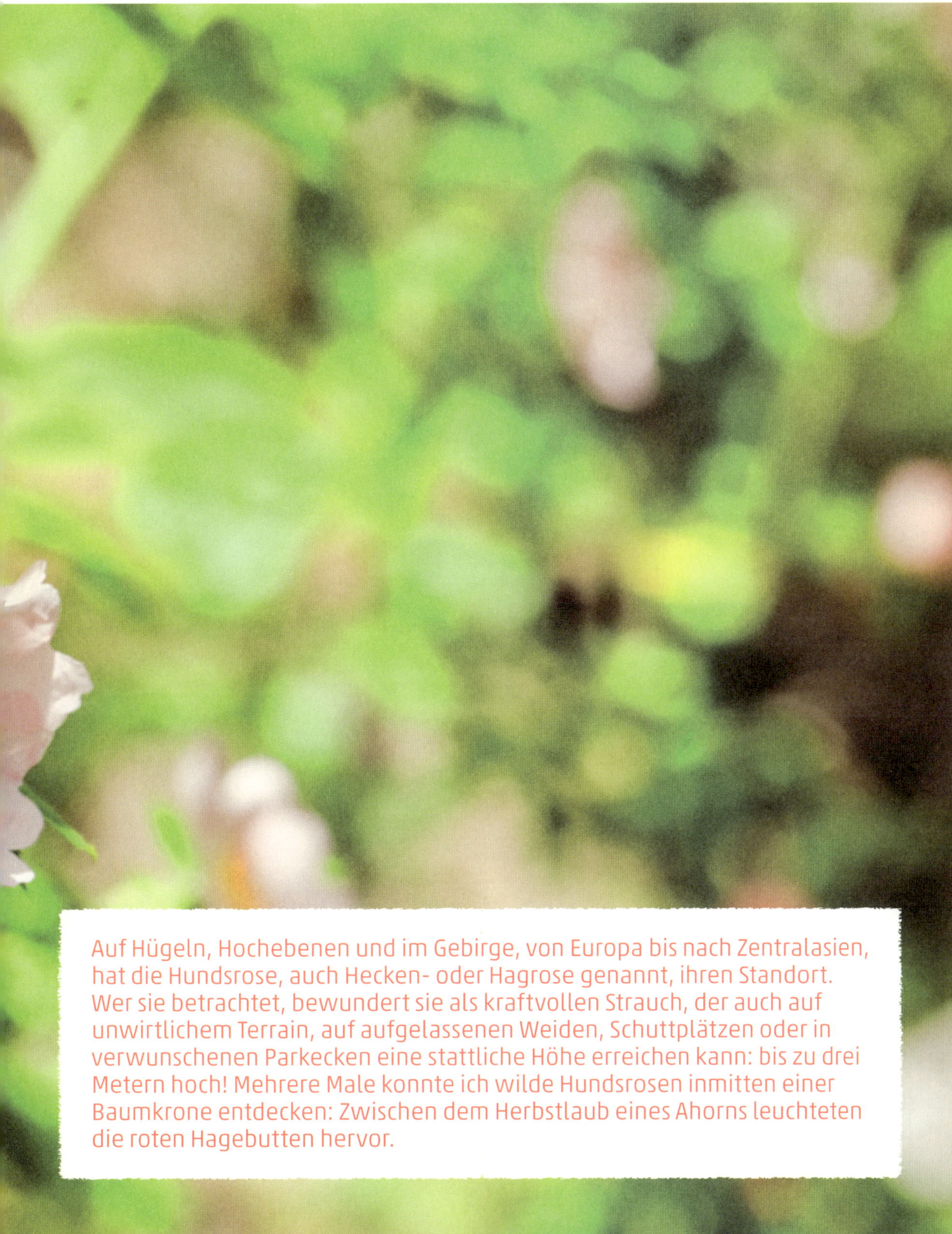

Auf Hügeln, Hochebenen und im Gebirge, von Europa bis nach Zentralasien, hat die Hundsrose, auch Hecken- oder Hagrose genannt, ihren Standort. Wer sie betrachtet, bewundert sie als kraftvollen Strauch, der auch auf unwirtlichem Terrain, auf aufgelassenen Weiden, Schuttplätzen oder in verwunschenen Parkecken eine stattliche Höhe erreichen kann: bis zu drei Metern hoch! Mehrere Male konnte ich wilde Hundsrosen inmitten einer Baumkrone entdecken: Zwischen dem Herbstlaub eines Ahorns leuchteten die roten Hagebutten hervor.

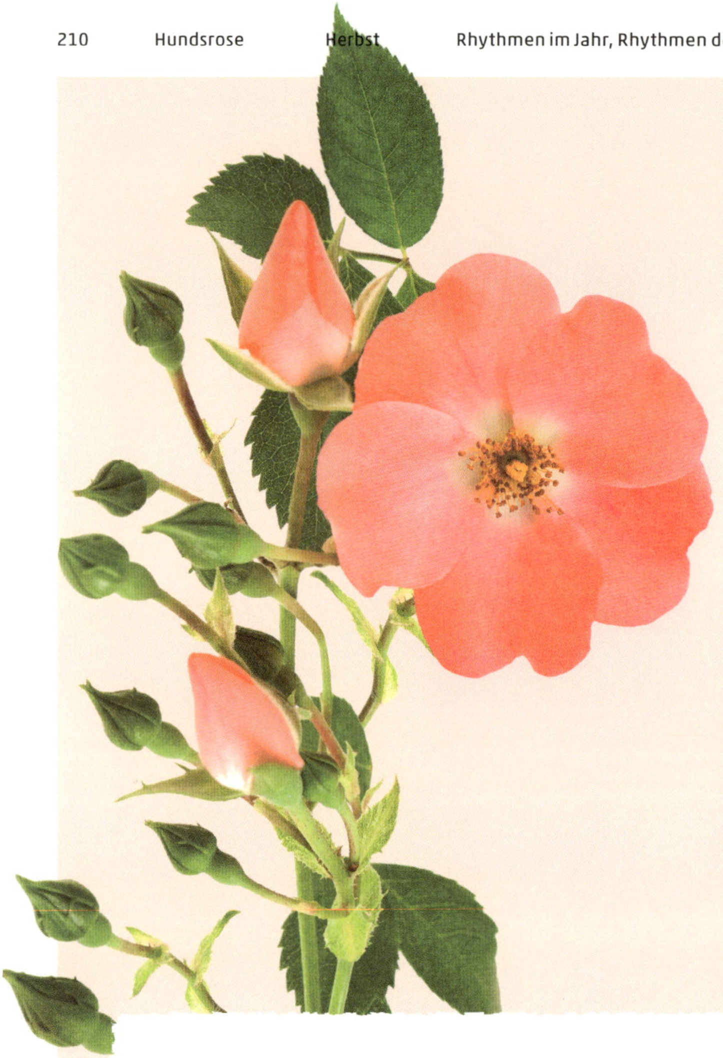

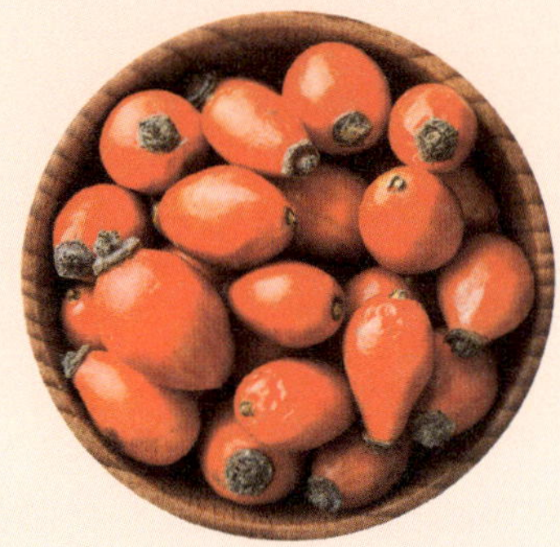

Vom Grundstock ausgehend öffnen sich die langen, überhängenden Äste wie zu einem Springbrunnen. Sie sind von messerscharfen, sichelförmigen Stacheln übersät. Stacheln und Dornen sind übrigens nicht dasselbe: Stacheln wachsen aus der Pflanze heraus, z.B. aus dem Stängelgewebe, wie bei der Hundsrose, während Dornen umgewandelte Pflanzenorgane sind.

Die Hundsrose besitzt eine außerordentliche Lebensenergie, die sie in ihrem Wurzel-

Wildrosen-Wasser

An einem sonnigen Morgen, sobald der Tau verfliegt, sammeln wir zwei Handvoll Hundsrosenblüten.

Als Sammeltag eignet sich ein Licht/Luft-Tag auf dem biologisch-dynamischen Mondkalender, wenn möglich kurz vor oder nach dem Vollmond. Die Blütenblätter werden auf einer hellen Unterlage ausgebreitet und gesäubert: In wenigen Minuten verlassen die mitgesammelten kleinen Gäste (Insekten) das Feld. Die Blüten werden in einen Glasbehälter geschichtet, mit 90%igem Alkohol übergossen und gut verschlossen an einen warmen, dunklen Ort gestellt. Drei Tage lang wird das Glas öfters geschüttelt, dann kann man abseihen und durch Filterpapier klarfiltern.

Der erhaltene Rosenauszug wird im Verhältnis von 1:2 mit echtem Rosenhydrolat verdünnt (zur Not kann man auch destilliertes Wasser nehmen). Dies ist der erste Auszug, das sogenannte Wildrosenwasser. Man lässt es zwei Wochen in einer dunklen Glasflasche ruhen, bevor der duftende Alkoholauszug noch weiter verdünnt und verwendet wird, zum Beispiel als Raumspray, über frische Bügelwäsche gesprüht oder als Erste-Hilfe-Mittel für die Augen nach einem langen Tag am Computer.

Dazu gibt man 10 Tropfen des selbstgemachten Wildrosenwassers in eine kleine Tasse mit kaltem Quellwasser oder Fencheltee, taucht Watte-

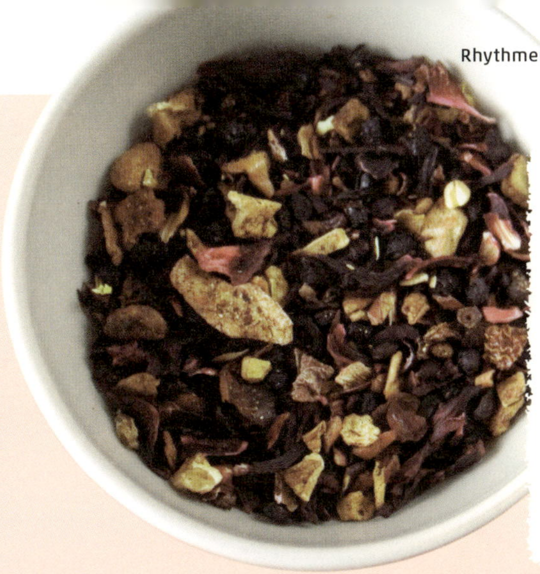

Hagebuttentee

Mit frischen oder getrockneten Hagebutten bereitet man einen fruchtigen, erfrischenden Haustee für die ganze Familie.

Dazu weicht man abends eine Handvoll Früchte in 1,5 l kaltem Wasser ein, lässt sie am Morgen 1 Minute lang köcheln und 10 Minuten ziehen; abseihen und mit Honig süßen und lauwarm trinken.

stock hütet wie ein Rezept für die Unsterblichkeit. Wenn im italienischen Apennin im Sommer großflächige Brände ausbrechen, verbrennen natürlich auch die wilden Rosensträucher. Das Feuer vernichtet aber nur ihre oberirdischen Teile, während sie unter der Erde oft unversehrt bleiben. Schaut man im darauf folgenden Frühling nach, kann man schon die ersten jungen Triebe mit den zartgrünen Blättern sehen, die rasch himmelwärts streben.

kompressen ein und legt sie 10 Minuten lang auf die geschlossenen Augenlider. Die Augen fühlen sich danach entspannt an, Schwellungen gehen zurück, der Druck lässt nach.

Beim Kochen und Backen gibt man einige Tropfen zu Quarkspeisen und in den Muffinteig oder mischt sie mit Holundersirup und eiskaltem Mineralwasser, frischen Melissen- und Rosenblättern: ein herrliches Getränk an heißen Sommertagen.

Mischt man einen Teil des Wildrosenwassers mit zwei weiteren Teilen Rosen- oder Lavendelhydrolat, erhält man ein duftendes Gesichtstonikum, das die Haut morgens und abends erfrischt und pflegt.

Die zusammengesetzten, unpaarig gefiederten Blätter bestehen aus 5–7 eiförmigen, gesägten Einzelblättchen. Sie sind dunkelgrün und fühlen sich ledrig an; Ziegen und Rehe knabbern gerne daran. Im Sommer, wenn es sehr heiß ist, glänzen sie an der Sonne, als würden die Blätter „schwitzen". Dank der harten, wächsernen Oberfläche der Blätter, Stängel und Äste gelingt es den Sträuchern, auch langen Trockenperioden standzuhalten.

Als Wildform bildet die Hundsrose keine gefüllten Blüten wie die gezüchteten Gartensorten. Die zarten, weißen oder hellrosa Blüten mit 5 Kronenblättern und zahlreichen gelben Staubblättern öffnen sich zwischen April und Juni und ziehen mit ihrem zarten Duft die Bienenwelt an. Leider verduften die Blüten rasch, sie eignen sich nicht für getrocknete Duftkompositionen oder Ölauszüge. Es gibt einen wichtigen Grund, warum ich davon abrate, größere Blütenmengen zu sammeln: blühende Hundsrosenstauden sind ausgezeichnete Bienenweiden in Gegenden, in denen oft nicht viel anderes blüht. Wenn man die Kronenblätter pflückt, werden die Blüten nicht mehr bestäubt, und die Sträucher bleiben unfruchtbar. Daher empfehle ich Kräuterliebhabern, für kosmetische und kulinarische Zwecke die gefüllten, stark duftenden Blüten der gezüchteten Arten zu sammeln.

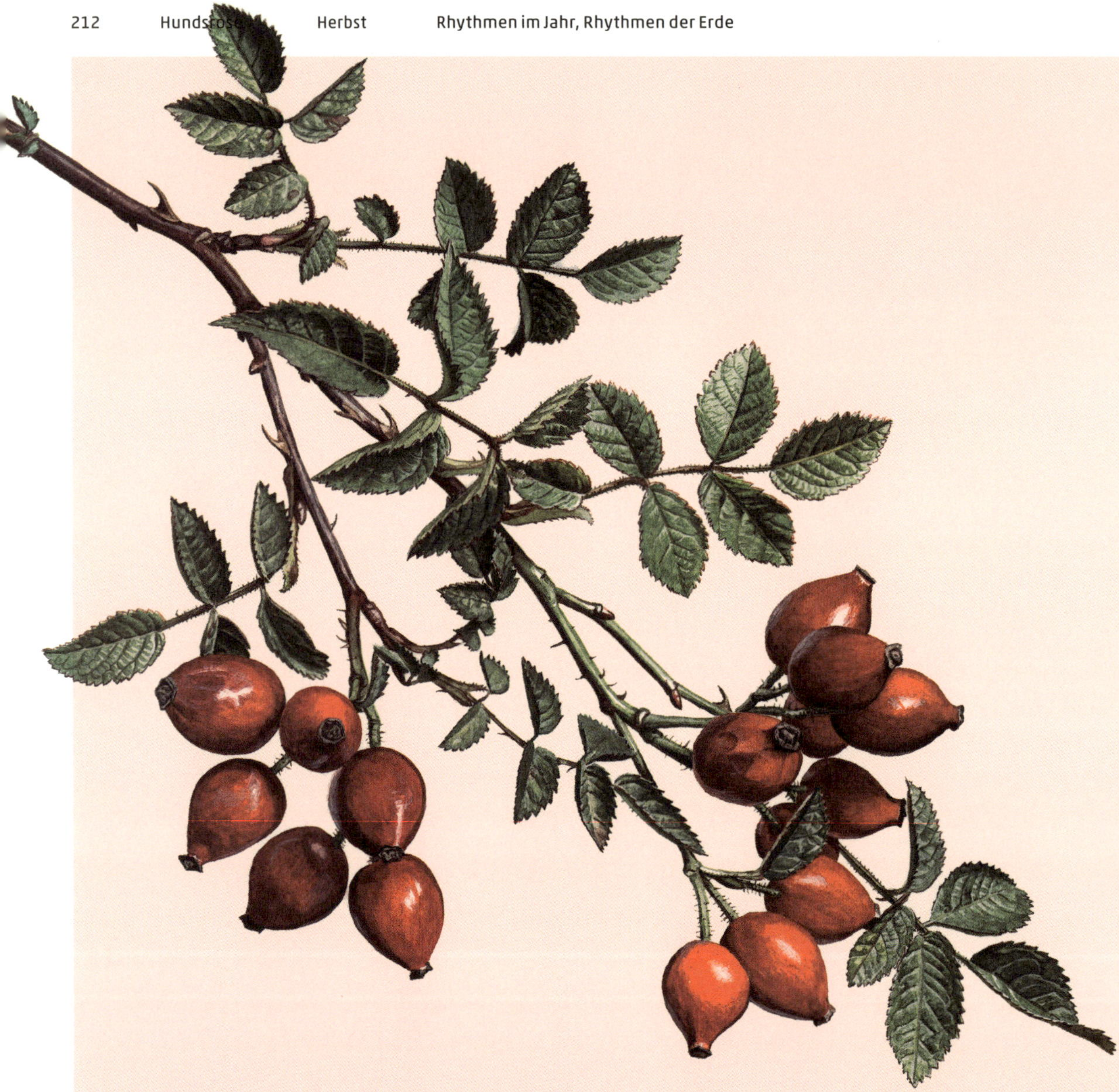

Die roten Scheinfrüchte der Hundsrose reifen zwischen September und November. Im herbstlichen Mischwald, in der Hecke im Garten erkennt man die *Hagebutten* sofort an ihrer leuchtenden Farbe. Sie enthalten kleine gelbe Nüsschen, steinharte Schließfrüchte, die üblicherweise als „Samen" bezeichnet werden. Rohe Hagebutten schmecken sauer und fruchtig zugleich und haben einen hohen Nährwert. Sie enthalten viel Vitamin C, Carotinoide und Flavonoide, Pektin, Minerale, Schleimstoffe, Tannin und Zucker. Sie helfen bei Erschöpfungszuständen und Infektionskrankheiten, wirken eisenbildend und sind harntreibend und haarwuchsfördernd. Hildegard von Bingen empfiehlt sie roh oder gekocht bei Kopfschmerzen, Magenschwäche und Lungenleiden. Wenn man die „Samen" drei Minuten lang köcheln lässt, erhält man einen goldfarbenen Absud, der wunderbar nach Vanille schmeckt und entwässernd wirkt.

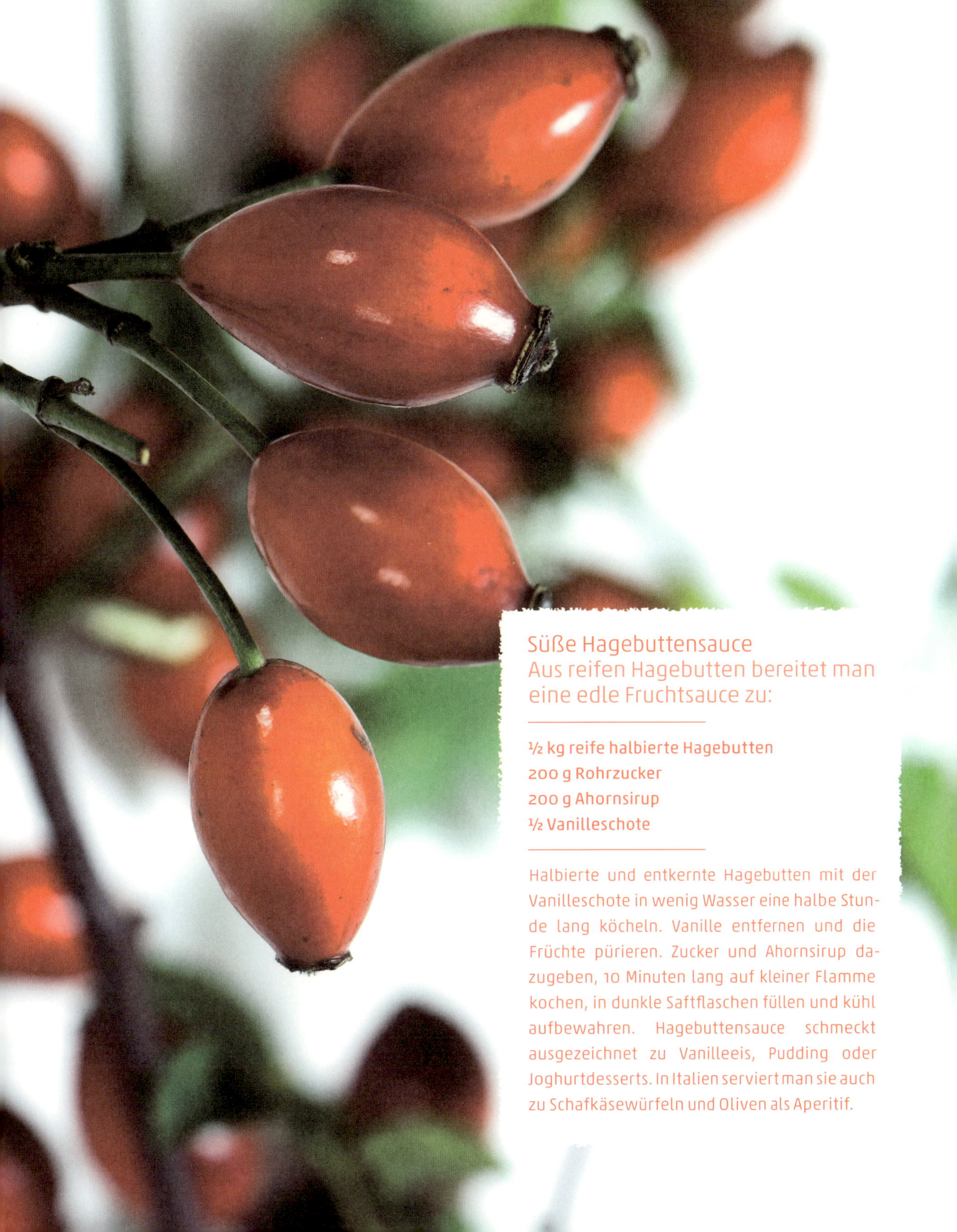

Süße Hagebuttensauce
Aus reifen Hagebutten bereitet man eine edle Fruchtsauce zu:

½ kg reife halbierte Hagebutten
200 g Rohrzucker
200 g Ahornsirup
½ Vanilleschote

Halbierte und entkernte Hagebutten mit der Vanilleschote in wenig Wasser eine halbe Stunde lang köcheln. Vanille entfernen und die Früchte pürieren. Zucker und Ahornsirup dazugeben, 10 Minuten lang auf kleiner Flamme kochen, in dunkle Saftflaschen füllen und kühl aufbewahren. Hagebuttensauce schmeckt ausgezeichnet zu Vanilleeis, Pudding oder Joghurtdesserts. In Italien serviert man sie auch zu Schafkäsewürfeln und Oliven als Aperitif.

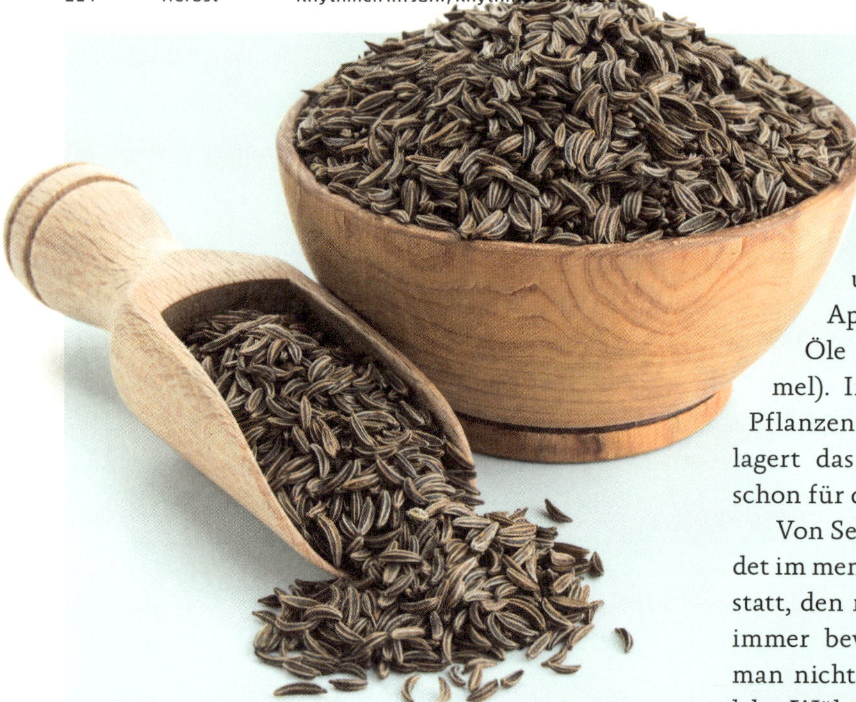

Stärkung in der Übergangszeit: Pflanzensamen

Samen sind Ausdruck von Vollbrachtem, in sich Abgerundetem, und gleichzeitig bergen sie den Keim für eine neue Pflanze.

Im Spätsommer überlässt uns die Pflanzenwelt ein geheimnisvolles Geschenk: Samen. Licht und Wärme des Sommers, aber auch Eigenart, Kraft und Lebenspotenzial jeder einzelnen Gattung werden im Samen konzentriert. Die Samenbildung schließt das Pflanzenjahr ab und weist zugleich auf zukünftiges Leben hin.

Schicht um Schicht wächst der Samen im Schoße der Frucht, erscheint holzig oder glatt, groß wie ein Stecknadelkopf oder ein Ei, rund und glatt oder bucklig, asymmetrisch. Manche Samen duften, wenn man sie zerreibt, andere enthalten wertvolle Speiseöle (Oliven, Mandeln, Haselnüsse, Maiskörner usw.), kosmetische Öle (Avocado, Aprikosenkerne) und heilkräftige Öle (Borretschsamen, Schwarzkümmel). Im Herbst werden die Samen der Pflanzen geerntet, man sortiert sie aus und lagert das Saatgut. Getreidekörner werden schon für das neue Jahr ausgesät.

Von September bis Anfang November findet im menschlichen Organismus ein Wandel statt, den man als „moderner" Mensch nicht immer bewusst miterlebt, vor allem wenn man nicht in engem Kontakt mit der Natur lebt. Während das Leben sich unter die Erde zurückzieht und es oberhalb der Erdoberfläche ruhiger wird, bleiben Abläufe und Rhythmen im heutigen Alltag unverändert. An Bräuchen und Festen im Herbst nimmt man oft nicht mehr teil und lebt weiterhin, auch im Herbst, stark nach außen orientiert. So mag man das Gefühl haben, den Übergang von der lichten in die dunkle Jahreszeit zu „verpassen". Man hat den Eindruck, nicht mehr richtig „im Rhythmus" zu sein, wird nervös und reizbar, die Verdauung streikt, nachts liegt man öfters wach und fühlt sich tagsüber schläfrig. Man ist nicht wirklich krank, und doch lohnt es sich, auf die Signale des Körpers und der Seele zu achten.

Oft genügt es, der Naturbetrachtung etwas mehr Zeit zu widmen, auch in der Stadt, oder herbstliche Speisen zu kochen und sich mehr Schlaf zu gönnen, um wieder in Einklang mit kosmischen und terrestrischen Rhythmen zu kommen. Aus pflanzenheilkundlicher Sicht ist es an der Zeit, heilkräftige *Samen* zu verwenden, zeichnen sie sich doch gerade durch ihre große Widerstands-

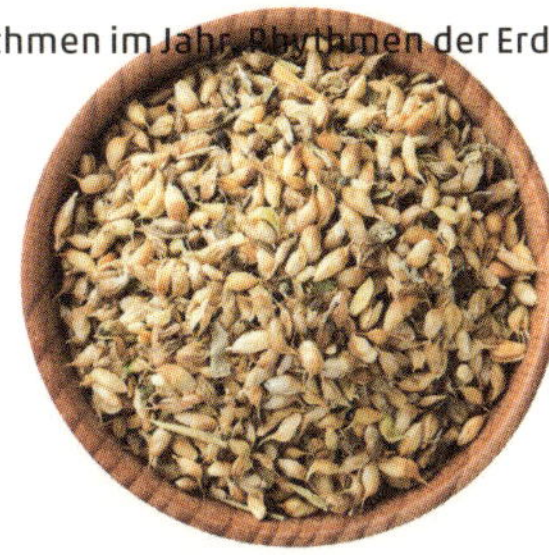

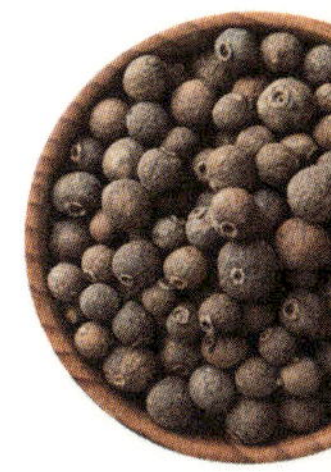

kraft aus: ihre Hülle ist manchmal so hart und die innere Lebenskraft so versteckt, dass man Heilpflanzensamen vor der Aussaat oft sogar einweichen, einritzen oder tieffrieren muss, damit sie überhaupt keimen können.

Als Tee, Absud oder Tinktur vermitteln Heilpflanzensamen ihre wärmende, durchlüftende, vorbeugende und keimtötende Wirkung. Als Gewürz verwendet, ganz oder zu Pulver gemörsert, runden sie den Geschmack der Gerichte ab, unterstützen die Verdauung und stärken den Organismus.

Vor allem die Samen der Doldenblütler, z.B. Kümmel, Fenchel, Koriander, Anis, Petersilie und Liebstöckel, enthalten große Mengen an ätherischen Ölen. Sie helfen bei Verkrampfungen im Verdauungstrakt und im Brustbereich, lindern Blähungen und Krämpfe, mildern Husten und Schleim.

Herbsttee aus heilkräftigen Samen

Im Herbst kann man sich einen aromatischen Aufguss aus verschiedenen Pflanzensamen zubereiten: Er wirkt wohltuend auf Verdauung und Atmung, ist allgemein belebend und steigert die Abwehrkräfte:

20 g Fenchel-, 20 g Anissamen, 10 g Wacholderbeeren, 20 g Hagebuttensamen, 20 Kardamomkapseln (leicht öffnen!) werden vermischt, 2 Messerspitzen Muskatnuss darüber reiben und 20 g getrocknete Orangenschalen hinzufügen, nochmals gut mischen. Die Mischung in einem luftdichten Glasbehälter aufbewahren und in sechs bis acht Wochen aufbrauchen, da die ätherischen Öle leicht verfliegen. Für 2 Tassen Tee einen Esslöffel der Mischung mörsern und mit 400 ml kochendem Wasser übergießen, 7 Minuten ziehen lassen. Mit Blütenhonig süßen und nicht zu heiß trinken, am besten abends, für den Zeitraum von Michaeli (29. September) und Sankt Martin (11. November).

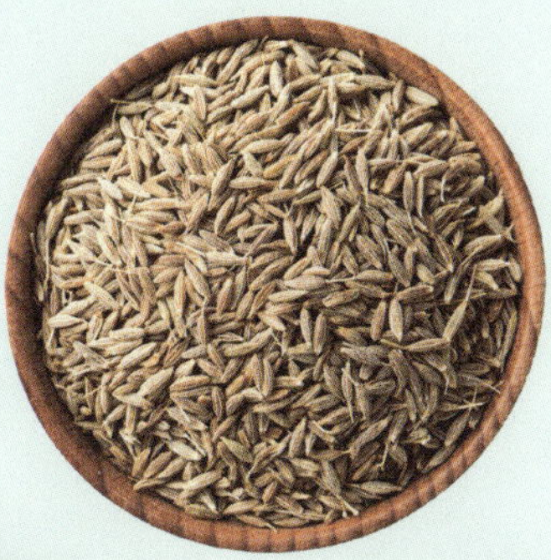

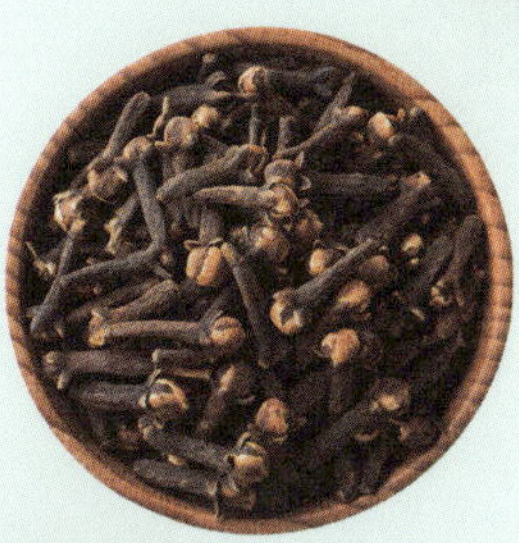

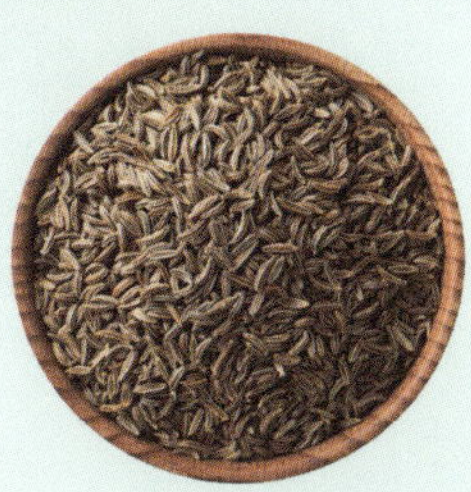

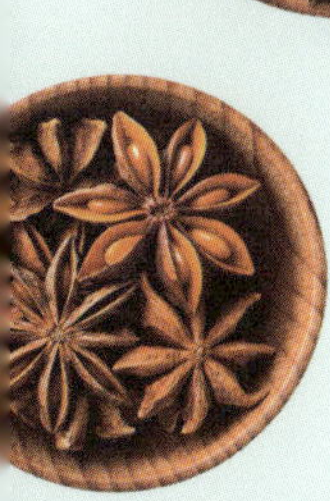

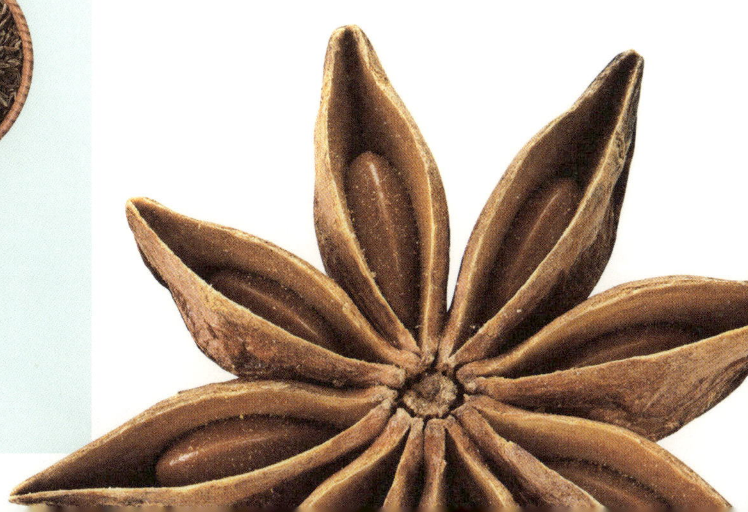

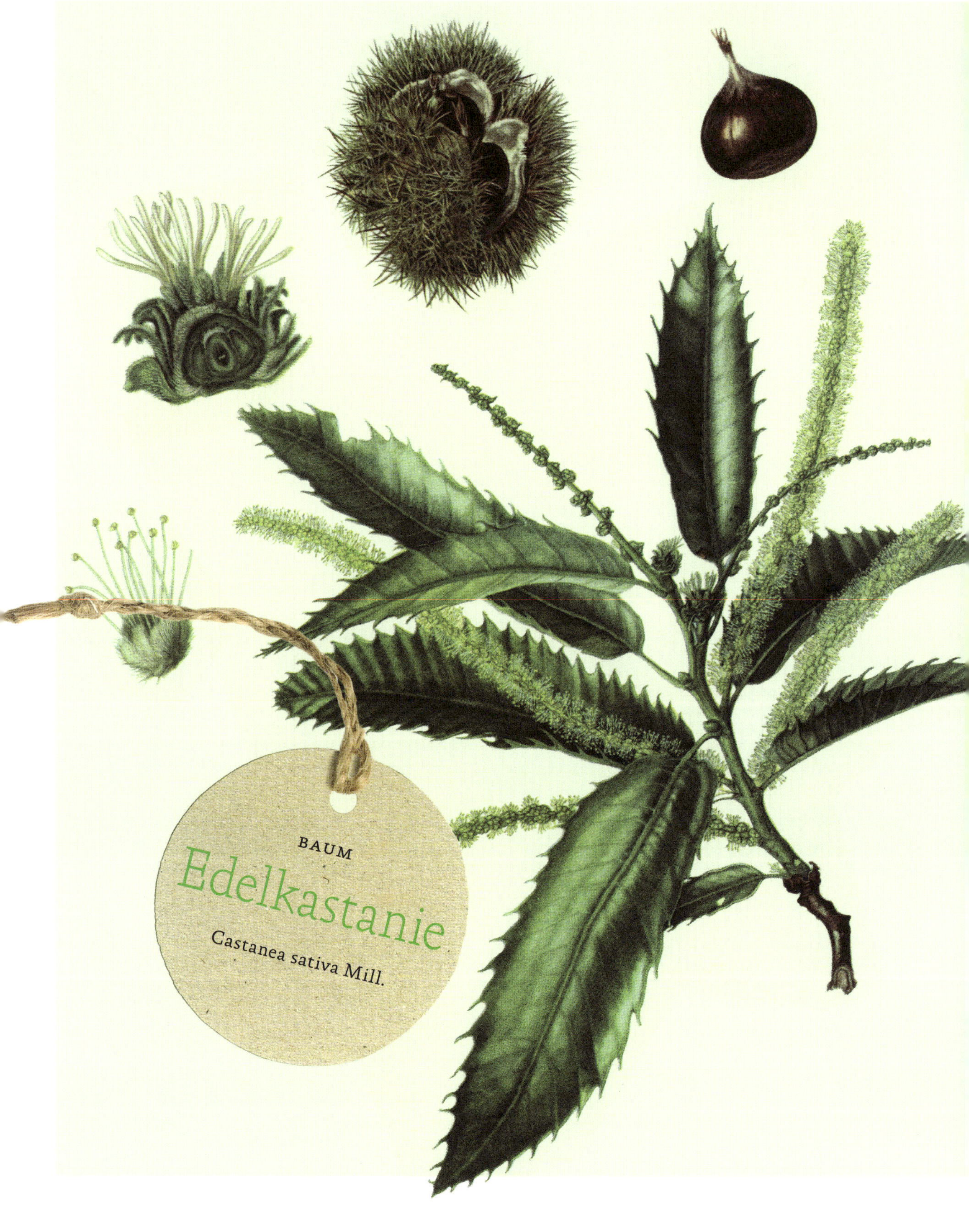
BAUM
Edelkastanie
Castanea sativa Mill.

Und ich lege den Rucksack ins Gras und packe aus, die Malschachtel, den Bleistift, das Papier, ich lege den Karton auf meine Knie und fange an aufzuzeichnen, das Dach, den Kamin mit dem Schatten, die Hügellinie, die hohe, strahlende Villa, die dunklen Raketen der Zypressen, den besonnten, lichten Kastanienstamm, der so wunderbar im tiefen Blauschatten des Gehölzes schimmert.

HERMANN HESSE: „OHNE KRAPPLACK", 1927

Fonte Avellana im Spätsommer: Die hellen steinernen Gebäude des Kamalduenserklosters liegen still in der Nachmittagssonne, umgeben von Laubwäldern an steilen Berghängen. An der Schattenseite des Monte Catria in den Marken, inmitten von Buchen, Eschen und Ahornbäumen, wächst ein Kastanienwald, der während der Renaissance als Nahrungsspender für die Mönche angepflanzt wurde. Noch heute darf man im Herbst dort Kastanien sammeln, wenn auch nur mit ausdrücklicher Erlaubnis, denn in diesem Teil des nördlichen Apennins ist der „Brotbaum" – so nannte Matilde von Canossa die Edelkastanie – rar.

Ich setze mich unter eines der größten Exemplare: anderthalb Meter Durchmesser misst der Stamm, die Krone mit den lanzettlichen Blättern schützt vor der Sonne. Noch hängen verwelkte Blütenbüschel an den Zweigen; sie liegen auch auf dem Boden, goldgelbe lange Kätzchen, die zum Kettenbasteln einladen. Unter diesem Kastanienbaum haben wir viel Raum und viel Licht, die warme Luft bleibt in Bewegung, Spinnweben glitzern, Ameisen klettern den grauen zerfurchten Stamm entlang; er „blutet" an einer Seite, und eine weinrote süßliche Flüssigkeit quillt hervor. Aus den weiblichen Blüten bilden sich bereits kugelige Früchte mit ersten Stacheln, noch sind sie hellgrün. Es werden noch einige Wochen vergehen, bis sich die Blattkrone gelb verfärbt und die reifen, stacheligen Früchte zu Boden fallen. Mit etwas Geduld kann man die braunen glänzenden Samen herausholen, sie für eine Weile in der Hand halten und befühlen: glatt und kühl fühlen sie sich an, am oberen Ansatz sind sie weich behaart, unten sind sie weiß und ledrig.

Der Kastanienbaum, „vereinzelter Sohn des Südens"

Einen „vereinzelten Sohn des Südens" nannte Hermann Hesse den Kastanienbaum, als er, in Erinnerung an die alten Exemplare im Kloster Maulbronn, „Narziss und Goldmund" schrieb.

Die große Familie der Buchengewächse, zu der auch die Kastanie zählt, umfasst insgesamt circa 900 Baum- und Straucharten, darunter laubabwerfende Arten wie Buchen, Eichen und Kastanien und immergrüne Bäume wie Steineichen (Quercus ilex) und Südeichen (Lithocarpus), die in tropischen bis subtropischen Gebieten gedeihen. Die europäische Kastanie (Castanea sativa, auch C. Vesca) gilt als typisch südländische Art und wurde in vorchristlicher Zeit als Kulturpflanze vom Kaukasus nach Kleinasien und später nach Nordafrika, Spanien und Italien eingeführt. Laut neuester Forschungen wuchs sie bereits vor der letzten Eiszeit in Mitteleuropa. Die Kelten brachten sie aus dem Mittelmeergebiet über die Alpen bis ins Innere Europas, und die Römer legten sogar in Südengland Kastaniengärten an, die zum Teil noch heute existieren.

Wer im Frühling einen Kastanienwald besucht, erlebt eine Überraschung: Im Vergleich zu anderen Laubbäumen treiben die Kastanienbäume spät aus, und genauso verzögert tritt die Blüte auf. Männliche und weibliche Blüten öffnen sich je nach Standort im Juni, vorzugsweise in der Johannizeit, wenn die meisten Baumnachbarn bereits Früchte und Samen bilden. Im Sommer erkennt man Kastanienbäume von weitem, denn die Blüten weben weißgelbe, sternförmige Muster ins Kronenmeer.

Reine Kastanienwälder sind sogenannte Wirtschaftswälder. Soweit Bodenqualität und Klima es erlauben, säen sich Kastanien auch in den benachbarten Laubwäldern aus und mischen sich unter Buchen, Ahorne und Linden. Sie bevorzugen kalkfreie, mineralreiche Böden und ein mildes Klima, suchen sonnige, luftige Hügel- oder Berglagen und lieben kieselhaltige Gegenden, sogar Vulkane. Kastanienbäume leben das ganze Jahr über in enger Gemeinschaft mit der Tier- und Insektenwelt: Bienen sammeln im Frühsommer den eiweißreichen Nektar und wandeln ihn zu dunklem, bitterem Kastanienhonig um. Fliegen, Bremsen und Wespen meiden die Bäume, so lässt es sich im Sommer, bei einer Wanderung, gut unter einem „Kastaniendach“ rasten. Nur auf bissige rote Ameisen sollte

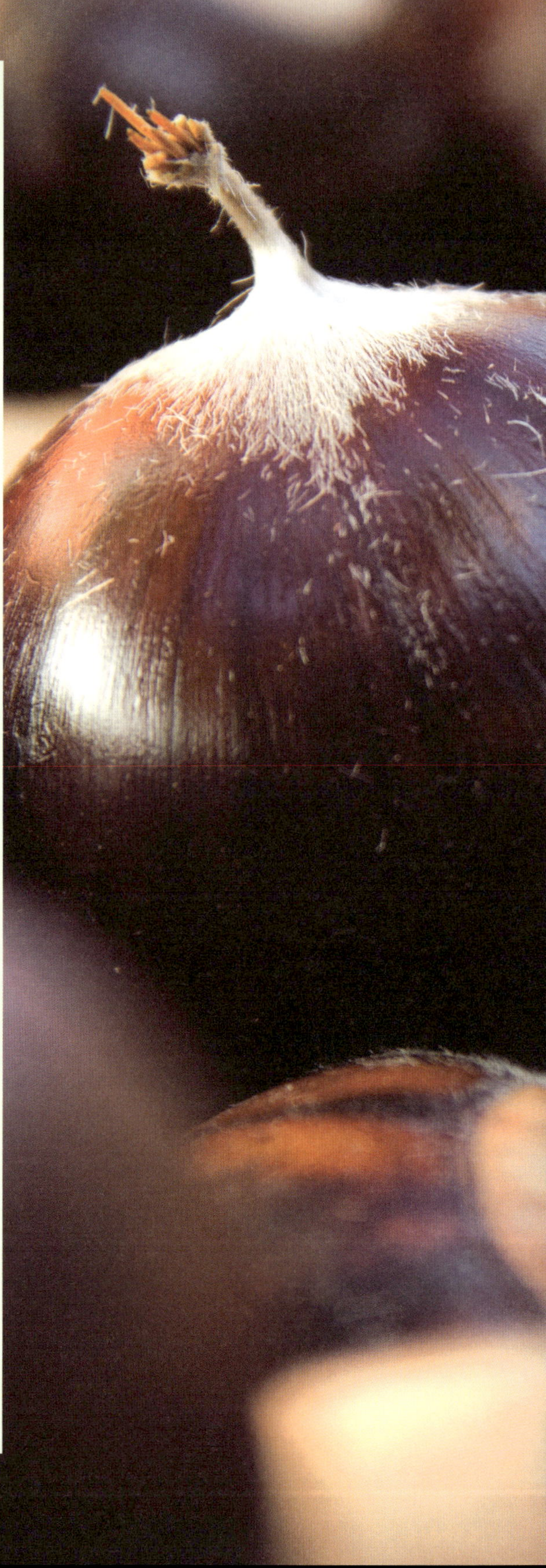

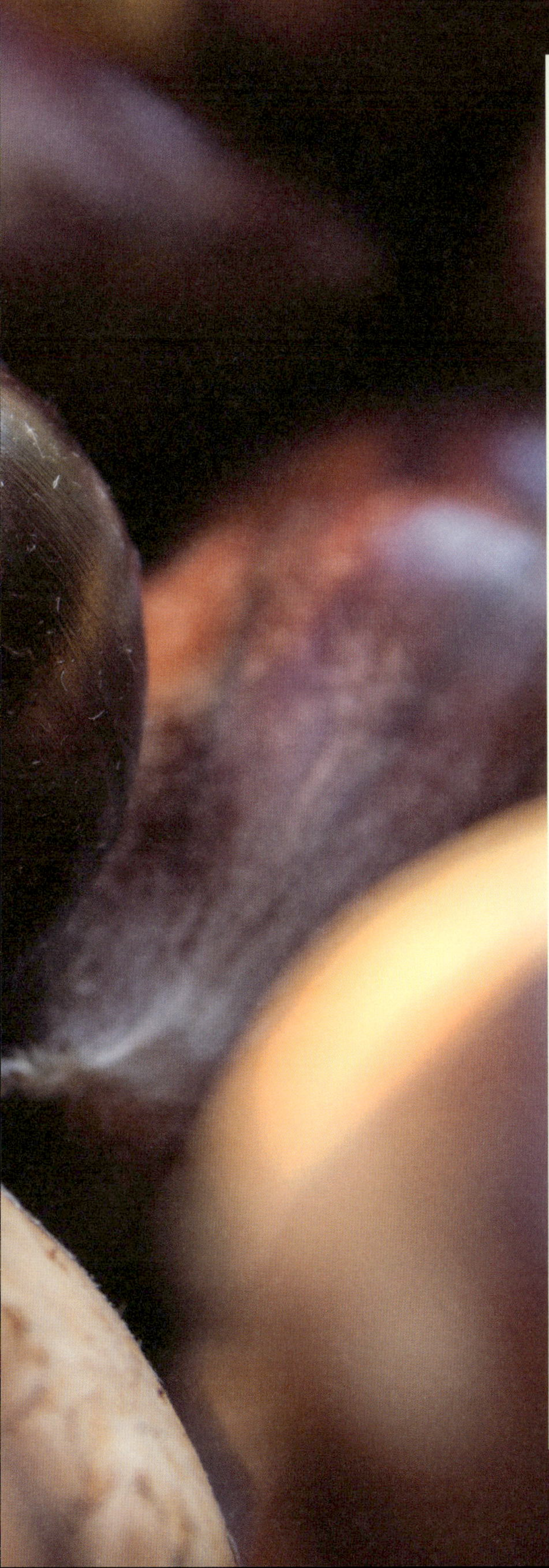

man aufpassen: sie bauen in den Hohlräumen älterer Exemplare gerne ihr Nest!

Sobald der Herbst die Landschaft in Regen und Nebel hüllt, holen sich Eichhörnchen, Siebenschläfer, Rehe und Wildschweine die nahrhaften, wärmenden Nüsse der Edelkastanien und die knorrigen Bäume verlieren alsbald ihr Laub. Kastanien vertragen anhaltende Frostperioden schlecht, ihre Äste halten größeren Schneefällen nicht stand.

Im stets feuchten und fruchtbaren Waldboden treiben die Samen rasch aus. Pfahlwurzeln bohren sich in die Erde und bilden sich später, beim erwachsenen Baum, erneut zurück: Kastanienbäume wurzeln nicht sehr tief. Die Rinde junger Exemplare ist glatt, silbergrau bis olivengrün und wird mit der Zeit immer dunkler und rissiger. An den Stämmen alter Edelkastanien kann man lernen, „Waldgeschichten" zu lesen: Hier sind in einem besonders strengen Winter Zweige abgebrochen und es haben sich runde oder längliche Hohlräume gebildet, dort erscheint die Rinde wie flüssiges Metall, so plastisch hat das äußerste Gewebe des Baumes sein Wachstum im Jahreslauf festgehalten. Selbst die Wurzeln greifen wie knorrige Finger in die Erde, und dort, wo der Baum aus dem Boden ragt, kann man wahre „Landschaften" beobachten. Kleine Farne schießen empor, dunkelgrünes Moos und silbrige Flechten bergen Schneckenhäuser und Ameisenstraßen, bieten Zuflucht für alle möglichen Käferarten und Mäuse. Der ganze Stamm und die Äste enthalten beträchtliche Mengen an Gerbstoffen, ebenso Blätter, Fruchtschalen und Samen.

Die Krone junger Kastanien ist zunächst konisch aufstrebend und öffnet sich erst im Laufe der Jahre, bis sie aus einer lichten Halbkugel aus ovalen, spitz zulaufenden, gezähnten Blättern besteht. An der Unterseite mattgrün, schimmern sie zunächst bronzefarben, dann in satterem Grün bis hinein in den Herbst, wenn die Chlorophyllbildung nachlässt und die typische goldene Tönung erscheint. Die braunen, getrockneten Kastanienblätter wurden früher zusammen mit dem Heu im Stall ausgestreut und manchmal sogar unter das Futter der Kühe und Schweine gemischt, weil es Krankheiten fernhalten und die Milch verfeinern sollte.

Die Kastanie kann eine stattliche Höhe erreichen, bis zu 30 Metern. Das Holz ist zwar an den Jahresringen brüchig, jedoch hart und widerstandsfähig. Kastanienholz ist besonders witterungsbeständig, sogar pilz- und insektenabweisend; es wird für Zaunpfähle, Masten und Weinbottiche verwendet. Dank seiner warmen Färbung gilt es als robustes Möbelholz und edles Material für Kunstgegenstände, Schüsseln und Schnitzereien. Heute ist europäisches Kastanienholz ziemlich teuer, da die alten Waldbestände von einer Krebsart und einem aus China eingewanderten Parasiten bedroht werden.

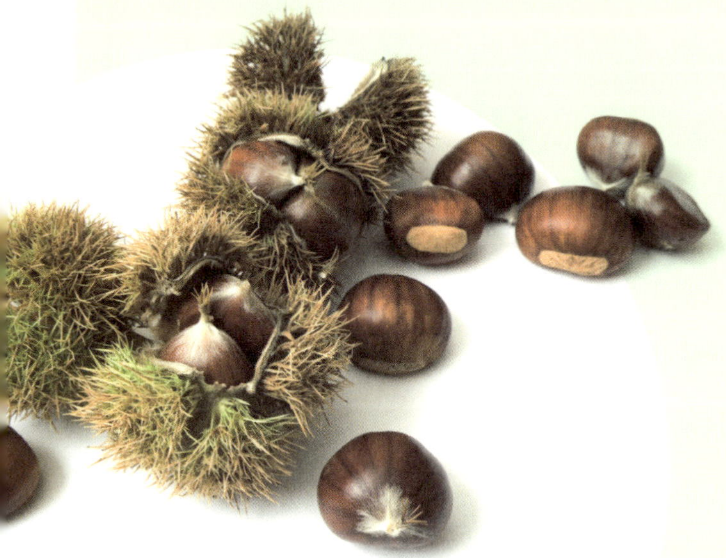

* Die Rosskastanie (Aesculus hippocastanum), ein beliebter Alleebaum, ist nicht mit der Edelkastanie verwandt, sondern gehört zu den Seifenbaumgewächsen; die dunklen Samen in den grünen Fruchthüllen sind sogar leicht giftig.

Die Kastanie als Heilpflanze

Die *Blätter* der Edelkastanie (Castanea sativa foliae) enthalten außer Tannin (Gerbstoff) wertvolle Substanzen wie Flavonoide (u.a. Quercetin), Triterpene, Vitamin C, Phosphor und Magnesium. Sie werden zwar nur noch selten verwendet, eignen sich aber hervorragend für Teemischungen und Armbäder bei trockenem Husten, Keuchhusten, Bronchitis, eventuell auch mit anderen „balsamischen" Blattdrogen vermischt wie Thymian, Eukalyptus, Bohnenkraut und Spitzwegerich.

Kastanienblätter haben eine desinfinzierende Wirkung und helfen bei eiternden Wunden und Geschwüren als Waschung oder Auflage. Auch bei rheumatischen Beschwerden und Muskelverspannungen hilft ein Vollbad mit Kastanientee.

T *Mit Efeu- und Birkenblättern zu gleichen Teilen vermischt braut man einen starken Infus (10 g Droge auf 500 ml Wasser), der bei Orangenhaut, Ödemen und Venenschwäche äußerlich empfohlen wird. Die betroffenen Stellen behandelt man täglich mit dem Tee, indem man einen Naturschwamm in den konzentrierten Sud eintaucht und die Hautpartien mit kreisenden, leicht klopfenden Bewegungen abreibt. Danach wird etwas Arnikaöl einmassiert oder auch Rosskastaniensalbe*.*

Auch in der Gemmotherapie gilt der Auszug aus den *Blattknospen* von Castanea sativa als unterstützendes Mittel bei Krampfadern, schweren Beinen, venöser Insuffienz und Ödemen an den Beinen.

Die Esskastanie

Im Apennin wurden die alten Kastanienbäume während des Zweiten Weltkrieges zu Nothelfern: aus den gedarrten *Maronen* (gezüchtete Kastanienart) oder sogar aus *Wildkastanien* wurde Mehl für Brotfladen, Nudeln und Breispeisen gemahlen. Anstatt sie an die Tiere zu

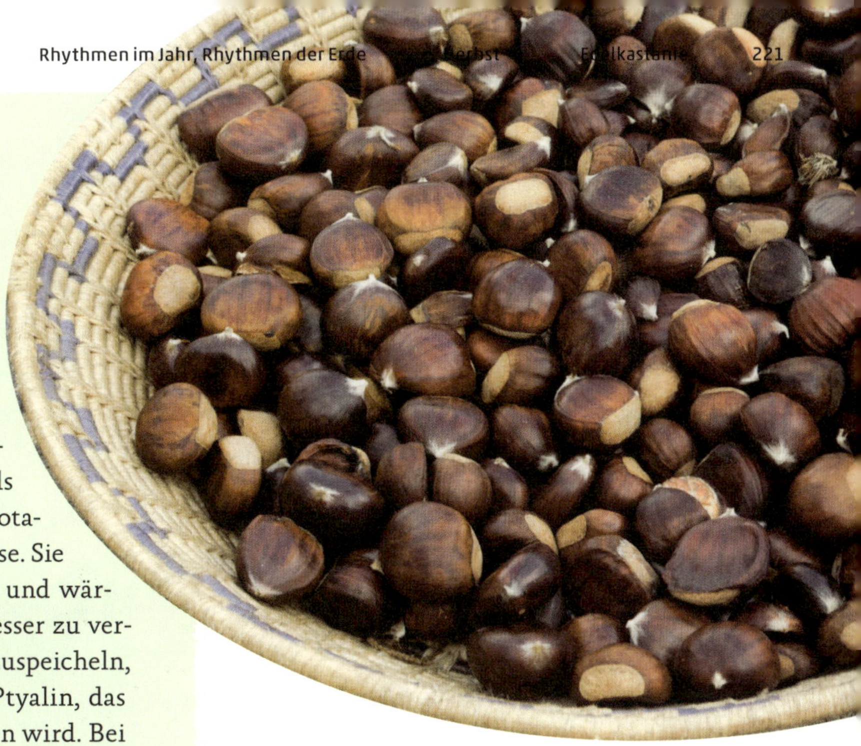

verfüttern, wie es seit Mitte des 18. Jahrhunderts üblich war, fand die Esskastanie erneut ihren Platz auf dem täglichen Speiseplan. Noch heute verwendet man das *Kastanienmehl* für Fladenbrot, und ab Mitte Oktober werden in ganz Italien, von Südtirol bis Sizilien, geröstete Kastanien auf den Straßen verkauft und als Nachtisch oder Imbiss verzehrt. Botanisch gesehen handelt es sich um Nüsse. Sie enthalten viel Stärke, sind sättigend und wärmend und schmecken süß. Um sie besser zu verdauen, empfiehlt es sich, sie gut einzuspeicheln, damit die Stärke durch das Enzym Ptyalin, das im Speichel enthalten ist, aufgespalten wird. Bei Darmbeschwerden sollte man Kastanien fern von den Mahlzeiten essen, um Blähungen zu vermeiden. Die basisch wirkenden Samennüsse wirken sich bei Magenerkrankungen positiv aus.

T *Kastanien sind im Allgemeinen ein bekömmliches Stärkungsmittel und weisen einen hohen Gehalt an Kohlenhydraten, Mineralsalzen (Magnesium, Kalium, Calcium und Phosphor, aber auch Eisen und Schwefel), Vitaminen, Fetten und Aminosäuren auf. Das Mehl ist besonders für Zöliakiekranke geeignet, da es natürlich glutenfrei ist.*

Kastanienhonig schmeckt ziemlich bitter, aber angenehm aromatisch. Er enthält viel Fruchtzucker und bleibt lange flüssig. Bereits im Altertum empfahlen ihn Ärzte bei Leberstauung und Blutarmut, Halsschmerzen und in der Konvaleszenz. Auch in der modernen Naturheilkunde gilt Kastanienhonig als konzentriertes, therapeutisch wirksames Lebensmittel; er soll daher sparsam verwendet werden.

T *Aus weich gekochten und geschälten Kastanien bereitet man eine köstliche Dessertspeise, indem man sie mit etwas Butter und Rosenwasser (Rosenhydrolat) püriert und mit geriebener Bitterschokolade und frischer Schlagsahne serviert.*

Hustentee und Armbad aus Kastanienblättern, Spitzwegerich und Thymian

Getrocknete Kastanienblätter, Thymiantriebe und Spitzwegerichblätter zu gleichen Teilen mischen. Man bereitet einen Infus aus 5 g Droge und 1 l kochendem Wasser. 10 Minuten ziehen lassen, abseihen, mit Waldhonig (Kastanienhonig!) süßen und in einer Thermoskanne warmhalten. Bei starkem Husten über den Tag verteilt schluckweise trinken. Verdoppelt man die Kräutermenge und lässt sie 20 Minuten in 1 l Wasser ziehen, erhält man den Auszug für das sogenannte Armbad. Der gefilterte Tee wird zusammen mit 4 l handwarmem Wasser in eine Waschschüssel gegeben. Man taucht die Arme ein bis zum Ellbogen und verweilt in der duftenden Mischung (nicht länger als 5 Minuten). Anschließend empfiehlt es sich, eine Viertelstunde zu ruhen.

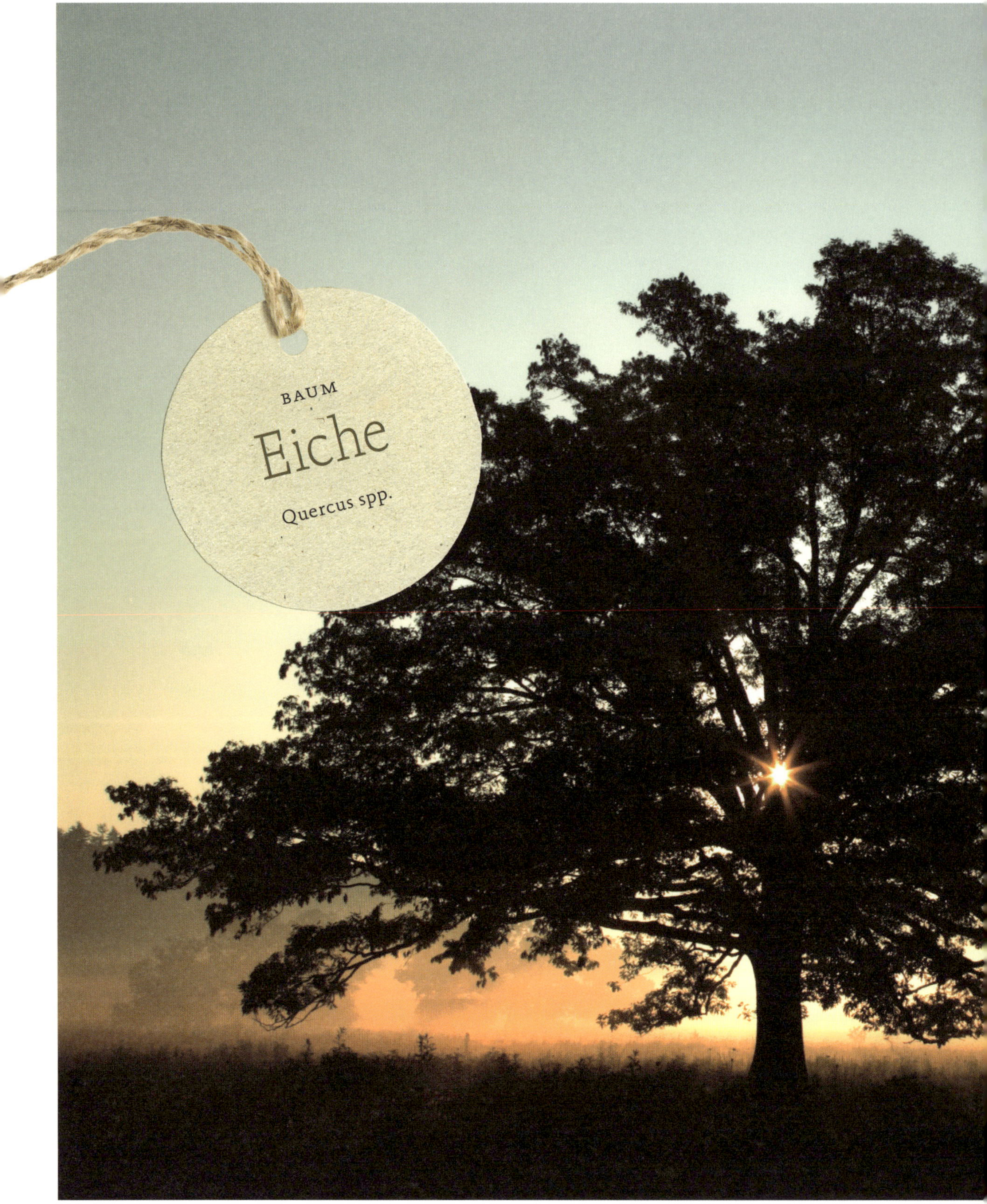
BAUM
Eiche
Quercus spp.

Wer in einer weiten Landschaft einem einzelnen, alten Eichenexemplar begegnet, nimmt gleich wahr, dass der Baum Kraft und Beständigkeit ausstrahlt, auch eine gewisse Macht.
Während die Linde, der Ahorn oder die Ulme die Äste mit einem gewissen geradlinigen Schwung in den umliegenden Raum ausstrecken, krümmt sich die Eiche, sie wölbt sich sogar, als staue sich etwas im Ast, im Zweig, im Trieb. Die Borke am Stamm sieht zerfurcht aus, ist von linienförmigen Rissen durchsetzt, und diese Plastizität begleitet die Bewegungen des Baums, während Tausende von Ameisen diesen Mustern entlang auf und ab laufen.

Im Februar und März schwellen die Blatt- und Blütentriebe an wie kleine geballte Fäuste, leicht behaart und rostrot. Sie öffnen sich spät, erst im April und Mai blüht der Baum. Danach kommen auch die Blätter zum Vorschein: nicht oval und gleichmäßig, sondern am Rande gewellt, unregelmäßig gebuchtet, sogar gezackt, wie bei der Zerreiche. Nur für kurze Zeit bleiben die Blätter weich und biegsam, bereits im Juni erhärtet die Unterseite, und sie fühlen sich ledrig an, nicht „krautig" wie die Blätter anderer Bäume, auch nicht aromatisch.

Das ist es wohl, was den Betrachter mit Staunen erfüllt: der „Baumtitan" Eiche wirkt insgesamt bizarr, als ob etwas *Flüssiges, Strömendes in ihm erstarrt wäre.* Wer erleben durfte, wie Lava zähflüssig aus einem Vulkankrater quillt und ins Tal hinab gleitet, hat auch gesehen, dass sie beim Abkühlen grauschwarz und rissig wird, ohne die Bewegungen, ihr

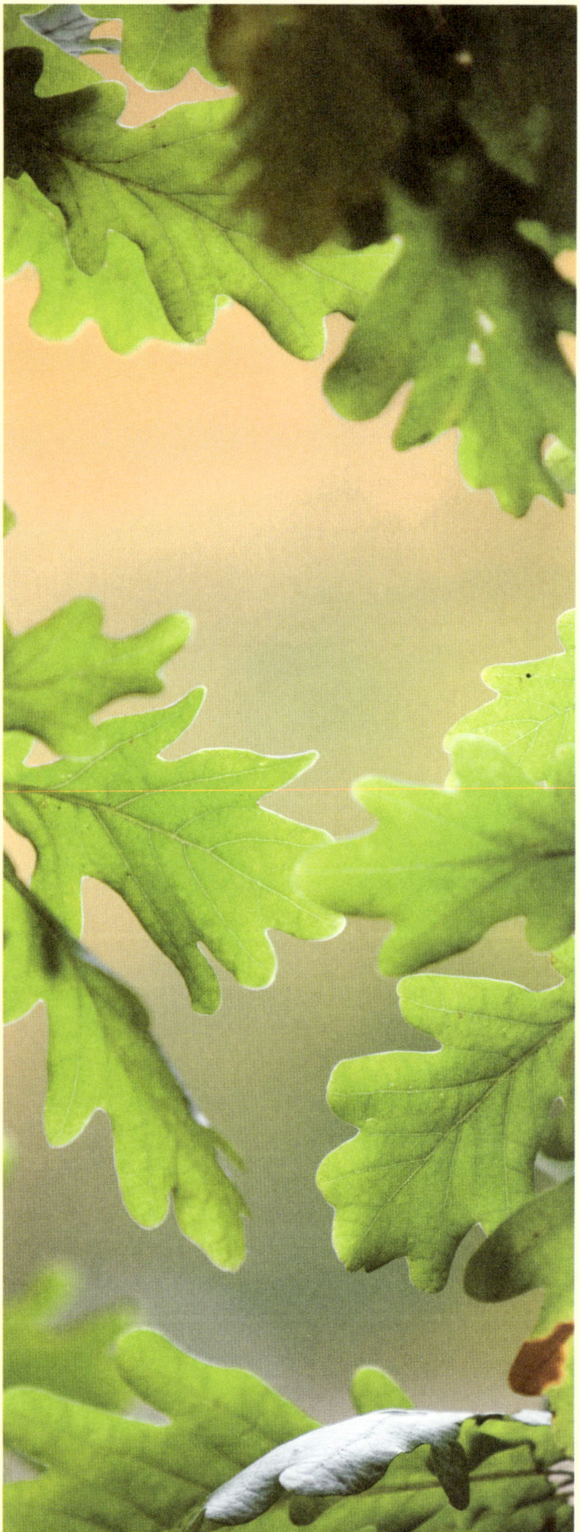

Strömen zu unterbrechen. So ähnlich empfindet man, wenn man eine Eiche anschaut und dabei ihren Bewegungen nachspürt, wie sie vom Boden ausgehend, am Stamm entlang und in den knorrigen Ästen zunehmend mineralischer werden. Und noch weiter begleitet uns die Empfindung des Flüssigen, wenn wir es in den jungen welligen Blättern und später in den runden Samen mit den kelchförmigen Kappen wiederfinden.

Es wohnt der Eiche also ein geheimnisvolles Stauen und gleichzeitig ein immerwährendes Fließen inne. Auf welche Weise beides geschieht, ist ebenfalls charakteristisch für die Pflanze. Mit derselben Kraft, durch die sie in der Erde steht, mit dem Erdelement durch ihre Wurzeln verwächst, es sozusagen in die Höhe schiebt, öffnet sich die Krone der lichtvollen, luftigen Umgebung, dem Himmel – sie verschafft sich Platz, sie *erobert* ihn! Wie eine Weltkugel sieht die ausgewachsene Eiche aus: Wen wundert es, dass unter ihr Beschlüsse gefasst und Menschen gerichtet wurden.

Noch heute gilt im Apennin ein uraltes Hirtenrecht: Jeder Schäfer darf mit seiner Herde unter einer Eiche einen Rastplatz errichten, auch wenn der Ort nicht zu den vereinbarten Weidegründen gehört. Wehe ihm, wenn er von einem Gewitter überrascht wird! Eichen ziehen erfahrungsgemäß Blitze an, und das nicht nur, weil sie andere Bäume überragen und oft einzeln auf Wiesen und Weiden stehen. Sie wachsen gerne auf unterirdischen Wasseradern und sollen auch auf starken Erdmagnetismus hinweisen.

In ganz Europa gibt es Orte im Mittelgebirge, auf Berg- oder Hügelkuppen, an denen man noch auf kleine Eichenwälder trifft. Mitunter bestehen sie aus sehr alten Bäumen, die in respektvollem Abstand wachsen und Besuchern Schatten spenden. Manchmal handelt es sich um uralte Kultplätze, die je nach Kultur besonderen Blitzgottheiten geweiht waren. In den Marken waren die riesigen Zerreichenwälder, die zum Teil noch heute bestehen, dem römischen Nebengott Jupiter Semo geweiht, der im Blitz und im Donner erschien. Etrusker, Römer, Germanen und Kelten fanden in diesen Wäldern geeignete Orte, um sich zu Gebet, Kulthandlungen und Ritualen zu versammeln. Jene riesigen Kuppeln, die Kronen alter Eichen, wurden später im Christentum von Kirchen, Kapellen und Abteien, also Gebäuden aus Mörtel und Stein, ersetzt. In jenen Zerreichenwäldern auf dem Sasso Simone in der Provinz Arezzo wurde im 11. Jahrhundert ein Benediktinerkloster erbaut, das dem heiligen Michael geweiht war.

Die Eiche und ihre Beziehungen zur Tier- und Menschenwelt

In den ersten Jahren wächst die Eiche kerzengerade, auch die Seitenäste. Zerreichen behalten dieses Wachstum bei, andere Arten, zum Beispiel Stieleichen und Traubeneichen, bilden breite, ausladende Kronen mit gewundenen Ästen und rissiger Borke.

Auffällig sind die vielen Äste und Zweige, die alle Eichenarten abwerfen und leicht abbrechen oder verfaulen. Es sieht manchmal fast so aus, als wäre der Baum krank, so viele morsche Teile liegen unter der Krone, und auch im Inneren wird der Stamm vom Hirschkäfer ausgehöhlt. Und doch – er lebt, treibt aus und bildet im Herbst wieder viele Eicheln. Die Eiche, so Wilhelm Pelikan, „lebt ganz im Kambium", der Schicht, in der die Lebenssäfte unablässig auf- und abfließen. Ob dies der Grund ist, warum Mistelgewächse sich so gerne auf Eichen aussäen?

So ehrwürdig eine ausgewachsene Eiche aussehen mag, „allein" ist sie jedoch nie! Ameisen und Käfer wurden bereits erwähnt,

Eine Eiche ziehen

Eine Eiche selbst zu säen und zu pflanzen, ist gerade für Kinder eine besondere Erfahrung:

Im Herbst sammelt man frische Eicheln, steckt zwei, drei davon in einen Topf mit lockerer Blumenerde und Sand, stellt ihn an einen dunklen kühlen Ort (nicht unter 5 °C). Auch im Winter muss man einmal wöchentlich gießen. Im März kann man den Topf ans Fensterbrett oder auf den Balkon stellen und bald darauf sieht man, dass die Samen keimen. Nach kurzer Zeit stehen „Miniatureichen" da, mit einem verholzten Stamm und kleinen gebuchteten Blättern. Wenn die Pflanzen 50 cm hoch sind, kann man sie ins Freie setzen. Wer keinen Garten hat, kann sie im Park pflanzen und sie in jeder Jahreszeit besuchen. Eichen wachsen sehr langsam und blühen erst nach Jahren, bilden weibliche und männliche Blüten an derselben Pflanze. Sie werden je nach Art bis zu 40 m hoch.

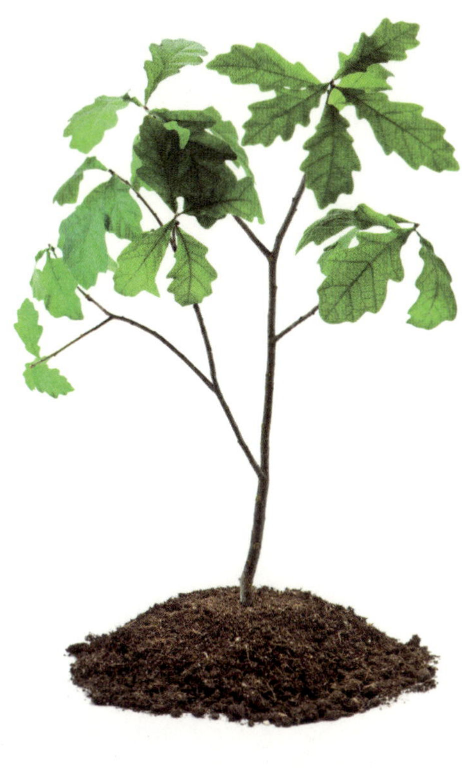

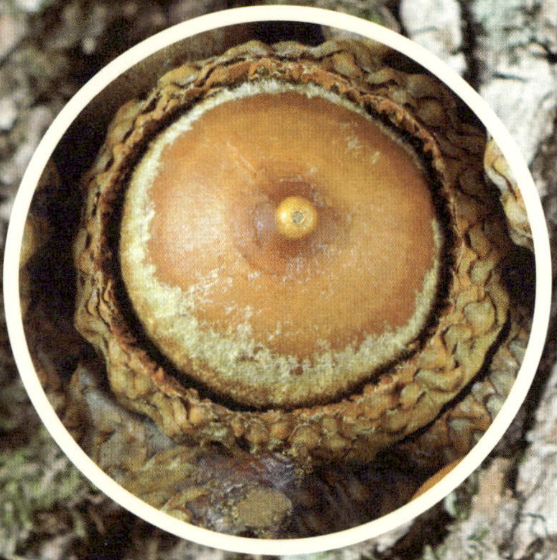

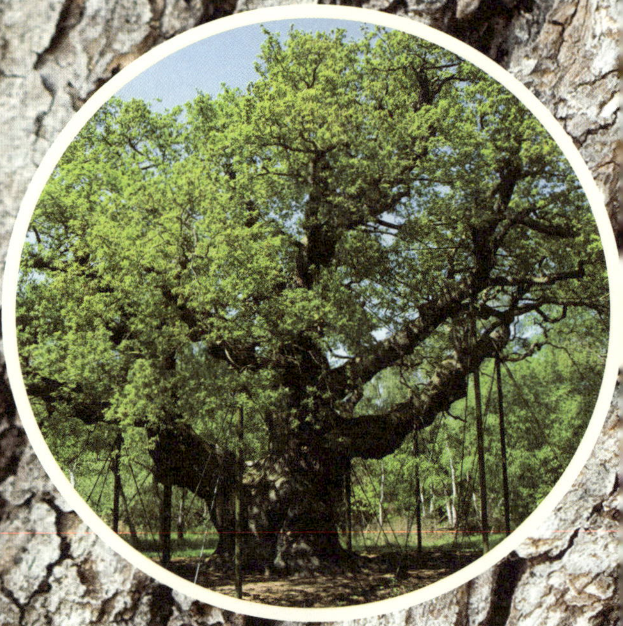

Fliegen, Wespen und andere Insekten laben sich an ihren süßen Säften, *Eich*hörnchen und *Eichel*häher nisten im hohlen Stamm. Rehe, Hirsche und Wildschweine ernähren sich von den eiweißhaltigen Samen. In Symbiose mit den Wurzeln leben der schwarze und der kostbare weiße *Speisetrüffel (Tuber brumale* und *Tuber magnatum),* eine Delikatesse, die von Trüffelhunden oder -schweinen ausgegraben wird. Man verwendet sie roh, hauchdünn über Nudel- und Eierspeisen gerieben oder legt sie in Öl ein und fügt sie Schweinswürsten oder bestimmten Käsesorten hinzu.

Das Holz der Eiche gilt als eines der härtesten europäischen Hölzer und wird für Dachstühle, Tragbalken, Möbel und Weinfässer verwendet. Es ist so stark durchdrungen von Gerbstoffen und Harzen, dass es sich auch für Pfähle eignet, die im Wasser stehen sollen, und im Schiffsbau. Mit Eichenholz lässt es sich sehr gut heizen, denn die Scheite brennen langsam und strahlen wohltuende Wärme aus. Auf dem Lande holen sich die Menschen seit jeher herabgefallene Äste der Eichen, um den Ofen anzufeuern, bis vor wenigen Jahrzehnten sammelte man auch *Eicheln* als Zusatz fürs Mehl und

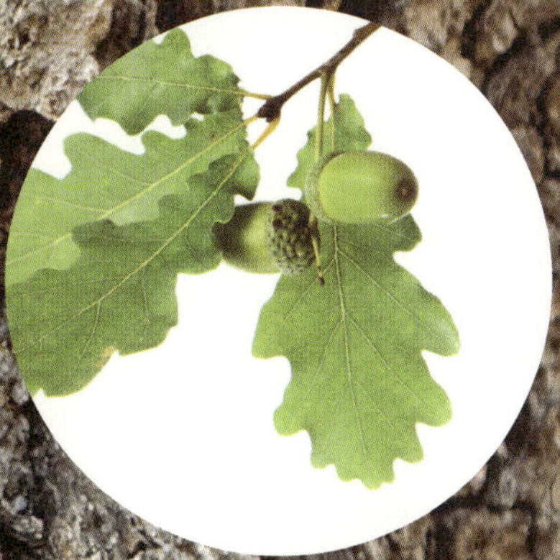

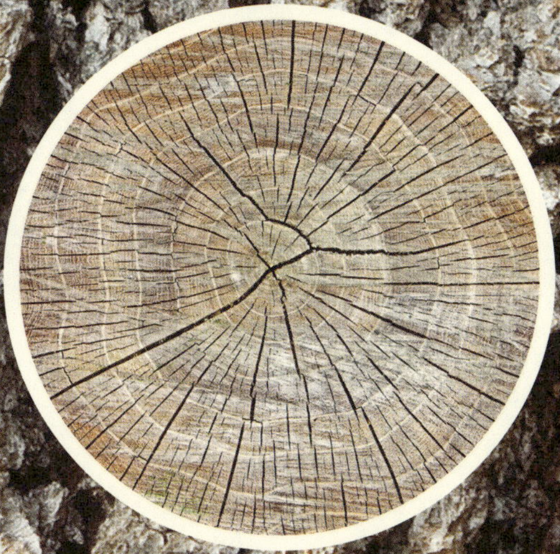

für den „Eichelkaffee", Gallen, um Beize und Tinte herzustellen, Rinde für Waschungen und Salben.

Im Mittelmeerraum sammelt man den *Kork,* jene rötliche, wasserundurchlässige und federleichte Rindenschicht, die von der mediterranen Korkeiche (Quercus suber) gebildet und traditionell von Fischern und Schiffsbauern verwendet wurde. Heute ist Kork schwer auffindbar und teuer. Die alten Plantagen liegen leider oft brach, da das Sammeln zu aufwendig erscheint. Dabei eignet er sich hervorragend zum Isolieren und wird wieder im ökologischen Hausbau verwendet.

Verwendung in der Heilpflanzenkunde

Als Droge verwendet man hauptsächlich die getrocknete Rinde junger Äste, außerdem auch Samen, Blätter und Gallen.

Die *Rinde* enthält bis zu 20% Gerbstoffe, Gallsäure, Flavonoide (Quercitin), Harz, Zuckerverbindungen und Bitterstoffe. Sie eignet sich für äußere Anwendungen (Waschungen, Auflagen, Teil- und Sitzbäder) bei nässenden Wunden und Ekzemen, Hämorrhoiden und Afterfisteln, Weißfluss, Frostbeulen und Juckreiz. Mit pulverisierter Eichenrinde lassen sich Wundpulver und -salben herstellen.

Vollbäder mit Eichenrindenauszug

sind z.B. empfehlenswert, wenn ein Kind nach längerer Krankheit geschwächt ist, wenig Appetit hat und viel Körpergewicht verloren hat.

Für den Absud rechnet man 50 g Droge auf 1 l Wasser, lässt 30 Minuten köcheln und gießt das Konzentrat ins Badewasser.

Eichenrindentee

Ein weniger konzentrierter Absud (Dekokt) wird auch innerlich verwendet, insbesondere bei Durchfall, Magenblutungen und Menstruationsstörungen, auch als fiebersenkendes Mittel.

Dazu lässt man 3 g getrocknete Rinde in 200 ml Wasser kurz kochen, 5 Minuten ziehen; man trinkt den Sud lauwarm vor den Mahlzeiten. Wegen der hohen Gerbstoffkonzentration sollte man Eichenrindentee nicht länger als eine Woche lang trinken. Es gibt sehr gute Fertigpräparate für die innere Anwendung: alkoholische Auszüge der Pflanze, homöopathische Urtinkturen, glyzerinhaltige Extrakte aus den frischen Trieben der Eiche (Glyzerinmazerate der Gemmotherapie nach Pol Henry). Dr. Edward Bach wählte Eichenblüten für seine Sonnenpräparate aus, „Oak".

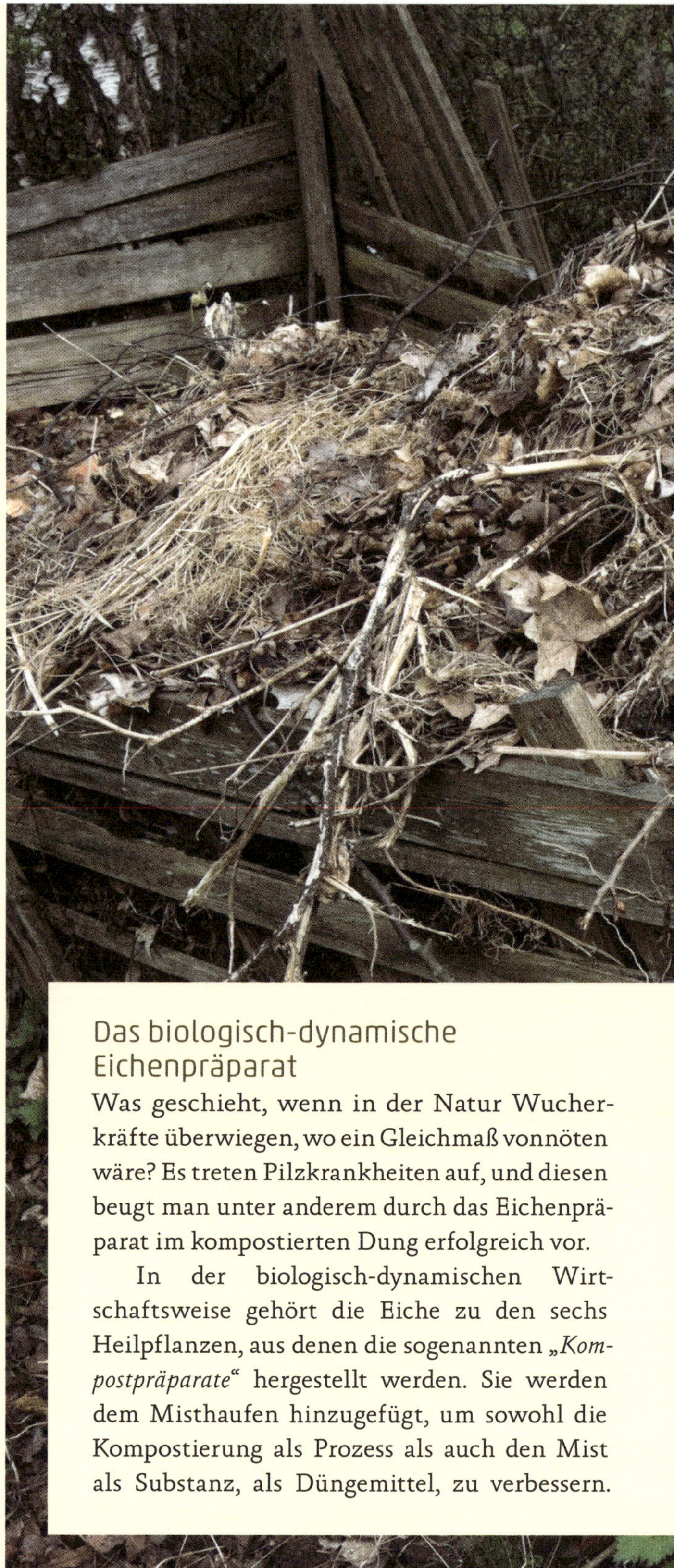

Das biologisch-dynamische Eichenpräparat

Was geschieht, wenn in der Natur Wucherkräfte überwiegen, wo ein Gleichmaß vonnöten wäre? Es treten Pilzkrankheiten auf, und diesen beugt man unter anderem durch das Eichenpräparat im kompostierten Dung erfolgreich vor.

In der biologisch-dynamischen Wirtschaftsweise gehört die Eiche zu den sechs Heilpflanzen, aus denen die sogenannten „*Kompostpräparate*" hergestellt werden. Sie werden dem Misthaufen hinzugefügt, um sowohl die Kompostierung als Prozess als auch den Mist als Substanz, als Düngemittel, zu verbessern.

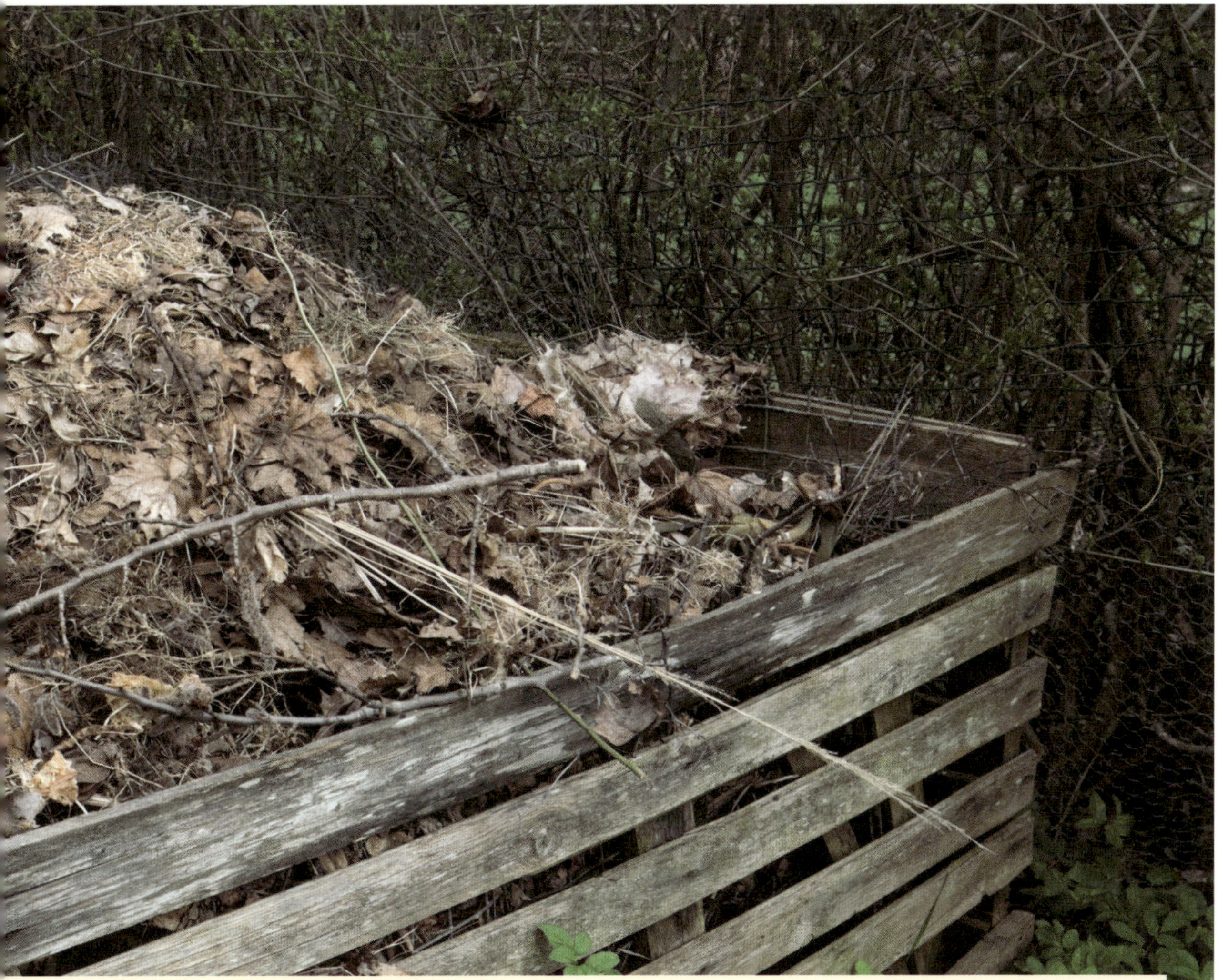

Das Eichenpräparat oder *Präparat Nr. 505* wird aus der Borke (nicht der Rinde) gewonnen! Die *Borke* ist der äußere Teil, der leicht bei älteren Bäumen abbröckelt (sie sollten über dreißig Jahre alt sein).

Im „Landwirtschaftlichen Kurs“ (GA 327) spricht Rudolf Steiner von dem hohen Kalziumgehalt der Eiche in der Asche. Die Borke, die den Kalk enthalte, befinde sich im Falle der Eiche auf einer Zwischenstufe zwischen dem Pflanzlichen und dem „belebten Erdigen“. Die Kalziumstruktur der Eichenborke sei also ideal, um Ordnung zu schaffen, wenn der Ätherleib, der erste feinstoffliche Leib, welcher eng mit dem physischen Körper zusammenhängt, zu stark wirkt und das Astralische, also die planetarischen, kosmischen Wirkungen, nicht herankommen lässt.

Nach 25 Jahren Mitarbeit an biologisch-dynamischen Betrieben und der Teilnahme an aktiven Arbeitsgruppen möchte ich hervorheben, wie wertvoll die Arbeit mit den biologisch-dynamischen Präparaten ist. Das Erdreich, in dem die Eiche so tief wurzelt, und alle Pflanzen, die darauf wachsen, danken es dem Bauern aber immer wieder: Auf einem biologisch-dynamischen Hof erwacht die Natur zu neuem Leben.

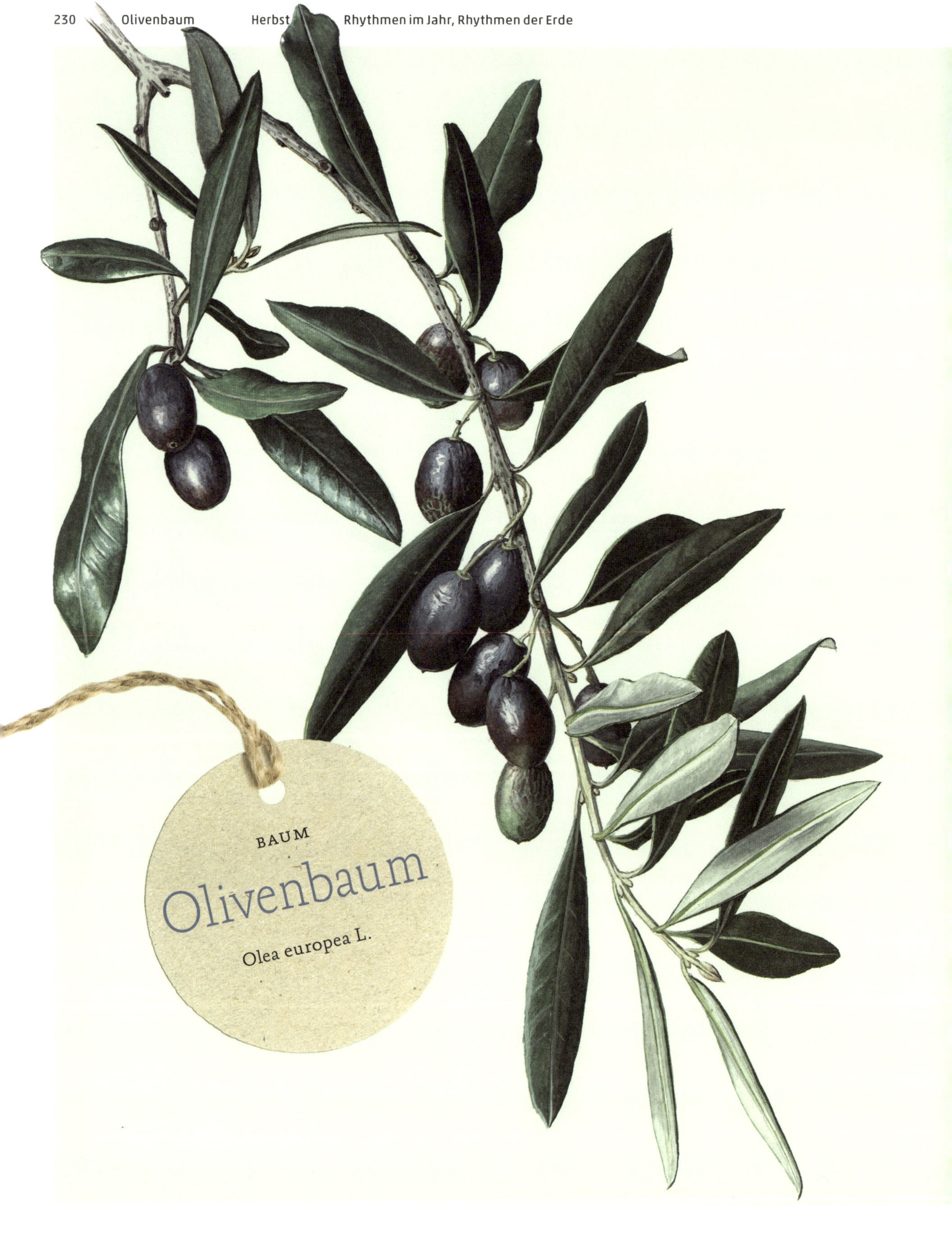
BAUM
Olivenbaum
Olea europea L.

„Acht Jahre, um ein Bäumchen zu werden,
dreißig Jahre, bis er ausgewachsen ist,
und weitere siebzig, um in seiner vollen Kraft zu stehen!"

ITALIENISCHES SPRICHWORT

In uralten Mythen stellt der Baum die Weltenachse, „axis mundi", dar. Er verbindet zwei Ebenen der Schöpfung miteinander, die Unterwelt und den Sternenhimmel. Zugleich trägt er das Himmelsgewölbe.

Unter der immergrünen Krone des Weltenbaums versammeln sich die Götter und entscheiden über die Geschicke der Menschen. Bei den Germanen ist es die Esche, „Yggdrasil", während die Völker des Südens, insbesondere in der islamischen Kultur, den Olivenbaum erwählten. Bemerkenswert finde ich, dass beide Bäume, die Esche aus dem Norden und die Olive der Mittelmeerkultur, zur Familie der Ölbaumgewächse (Oleaceae) gehören, wie auch der Liguster, der Flieder, die Forsythie.

Der Olivenbaum begleitet den Menschen seit Jahrtausenden. Die Urform, ein stachliger Strauch mit winzigen, harten Früchten, wurde in Kleinasien durch Züchtung zur Kulturpflanze und kam über die Phönizier nach Griechenland, Italien, Spanien, Portugal. Heute gedeiht er im gesamten Mittelmeerraum, in Kalifornien, Australien und in Südafrika, wo die Temperatur im Winter nicht unter -5°C sinkt. Frostharte Olivenbäume wachsen aber mittlerweile auch nördlich der Alpen!

Der Baum im Jahreslauf

Olivenbäume werden heute hauptsächlich auf vegetativem Wege vermehrt, entweder durch Stecklinge oder die Veredelung von wilden Olivensträuchern. Der junge Stamm ist kerzengerade, silbergrün und glatt; erst mit der Zeit bilden sich Risse und Knoten in seiner Rinde. Wo der Baum verholzt, drückt sich der verhärtende Impuls zur Mineralisierung aus, und im Laufe der Jahre ähnelt er immer mehr einer Skulptur. Gleichzeitig hört ein Olivenbaum nie auf, junge Triebe am Grund und in der Krone zu bilden, um sein Überleben zu sichern. Nach den heftigen Schneestürmen im Jahre 1985, als in ganz Italien zehntausende von Olivenbäume schwer beschädigt wurden und eingingen, schossen vielerorts im Frühling junge Triebe aus den Wurzelstöcken in die Höhe. Die Bauern sägten die Stämme am Boden ab, entfernten sie jedoch nicht aus der Erde, sondern ließen sie weitertreiben – und heute sind es wieder stattliche Bäume.

Die schmalen *Olivenblätter* haben eine ledrige, dunkelgrüne Oberseite und schützen sich unter der heißen Mittelmeersonne durch eine Wachsschicht vor dem Austrocknen. Die Unterseite ist silbergrau und pelzig. Ein Olivenblatt kann bis zu 30 Jahre alt werden! Die kleinen weißen *Blüten* öffnen sich im Frühling. Wenn man genau hinsieht, entdeckt man die Verwandtschaft zum Liguster, der ähnlich blüht, auch wenn seine Blüten viel größer sind. Olivenblüten duften zart, bilden jedoch keinen Nektar. Daher ziehen sie auch keine Insekten an, und die Bestäubung ist anemophil, erfolgt durch den Wind.

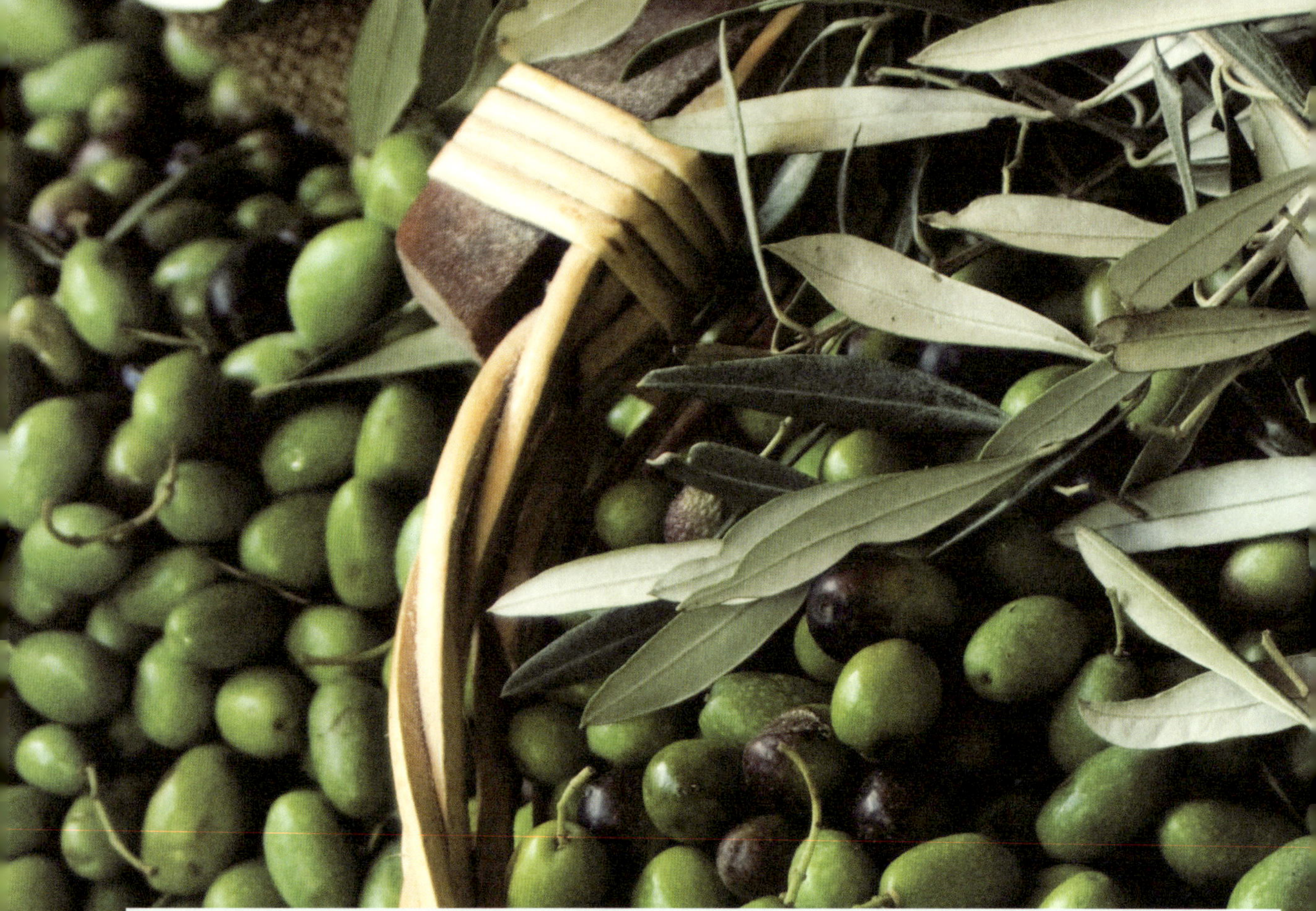

Ab Ende September reifen die grünen Olivenfrüchte. Bei der Ernte sind *Oliven* pechschwarz und glänzend, das rohe Fruchtfleisch ist ungenießbar und bitter. Die Steinfrüchte werden heute maschinell oder, eher selten, von Hand geerntet und so schnell wie möglich zur Ölmühle gebracht, um das Öl zu pressen. Auch hier gibt es traditionelle, schonende Methoden, aber auch Ölpressen, die Wärme einsetzen, um mehr Öl zu gewinnen (was aber der Qualität schadet). Aus reifen, unbeschädigten Oliven gewinnt man natives Olivenöl (olio di oliva extravergine) verschiedener Güteklassen. Der Säuregehalt der Klasse „natives Olivenöl extra" muss nach europäischen Richtlinien unter 0,8 % liegen, während „natives Olivenöl" unter 2 % Säure enthält. Die Farbe schwankt je nach Sorte zwischen goldgelb und laubgrün und hängt davon ab, ob mehr Karotine oder Chlorophyll enthalten sind. Der Duft des Öls ist fruchtig oder blumig, je nach Herkunftsland und Anbau. Sogenannte Öl-Sommeliers können aus Duft und Geschmack, aber auch durch die Farbe und Konsistenz die Qualität eines Öls erkennen, seine Herkunft und sogar den Moment der Ernte!

Oliven bestehen aus Fett (18–25 %), Wasser (50 %), Eiweiß (1,6 %) und Zellulose (20 %). Der Fettanteil enthält gesättigte und ungesättigte Fettsäuren (Oleinsäure, Linolsäure und Palmitinsäure), Phytosterole, Provitamin A, Polyphenole und Flavonoide, Squalen, Terpene).

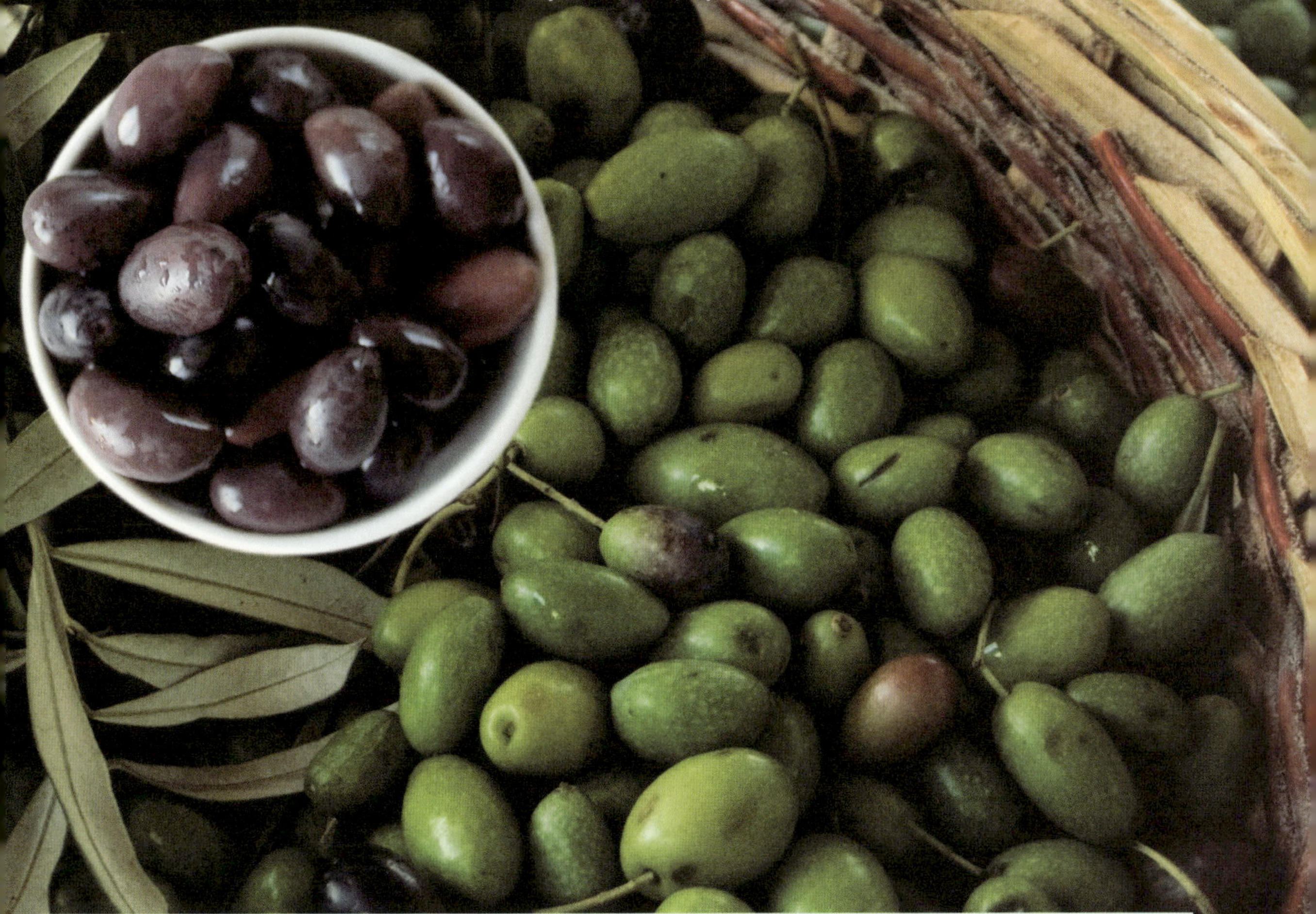

Natives Olivenöl „extra" ist leicht verdaulich, passt zu vielen Gerichten und kann auch zum Braten und Frittieren verwendet werden. Oliven aus biologisch-dynamischem Anbau bilden besonders viele Flavonoide und Terpene, sie verleihen dem Öl besondere Duft- und Geschmacksnoten.

Es soll jedoch auch erwähnt werden, dass in konventionellen Olivenplantagen äußerst toxische Substanzen zur Schädlingsbekämpfung eingesetzt werden. Aus Erfahrung kann ich sagen, dass die sogenannte „Karenzzeit" vor der Ernte nicht immer eingehalten wird und dass das Gift im Olivenöl landet (aber auch in der Olivenpaste und in eingelegten Oliven). Das ist ein weiterer Grund, um zertifiziertes biologisches oder biologisch-dynamisches Olivenöl zu kaufen.

Die Heilpflanze

Im Olivenbaum und seinem wunderbaren Öl, das der Mensch seit Jahrtausenden aus den Früchten presst, sind Urkräfte aus der Erde und kosmische Luft- und Wärmequalitäten vereint. Was an dem Baum hart, fast knöchern erscheint, verwandelt sich im Wachstum zu „flüssigem Gold". Olivenöl enthält konzentriertes Sonnenlicht und vermittelt dem Menschen Wärme und Schutz, sowohl als Nahrungsmittel als auch Heil- und Schönheitsmittel.

Vom Olivenbaum verwendet man nicht nur die Frucht, aus der das wertvolle Speiseöl gepresst wird. Auch Blätter, Rinde und Wurzeln werden in der traditionellen mediterranen und europäischen Phytotherapie bei verschiedenen Krankheiten eingesetzt.

Olivenblätter

Die immergrünen Blätter kann man das ganze Jahr über sammeln und trocknen. Man bewahrt sie am besten in Tüten aus festem Papier auf und verwendet sie innerhalb von sechs Monaten nach der Ernte. Olivenblätter enthalten Bitterstoffe (Oleuropein), Iridoidglykoside, Flavonoide und Chinone. Die blutdruck- und cholesterinsenkende Wirkung ist wissenschaftlich bewiesen, sie sind harntreibend, keim- und pilztötend und stimulieren das Immunsystem.

T *Aus den Blättern gewinnt man auch Trockenextrakte und alkoholische Tinkturen. Sie werden besonders bei hohem Blutdruck empfohlen und um Herz-Kreislauferkrankungen vorzubeugen.*

Auszüge aus Olivenblättern haben eine interessante, wenn auch ziemlich unbekannte Wirkung: sie regen den Körper dazu an, nährende und heilende Substanzen leichter aufzunehmen. Daher verwendet man Olivenblättertee auch bei Magersucht und in der Rekonvaleszenz. Die „Bachblüte" „Olive", die aus Olivenblüten hergestellt wird, hilft Menschen in Zeiten großer seelischer und physischer Erschöpfung, neuen Lebensmut zu gewinnen.

In der Tierheilkunde wird das Pulver aus Olivenblättern als wirksames, geruchloses Insektenschutzmittel für Hunde und Katzen eingesetzt. Man bürstet oder massiert es täglich ins Fell ein und verstreut Olivenblätter auf das Lager. Olivenblattpulver wirkt auch bei Ekzemen und aufgescheuerten Stellen desinfizierend und wundheilungsfördernd.

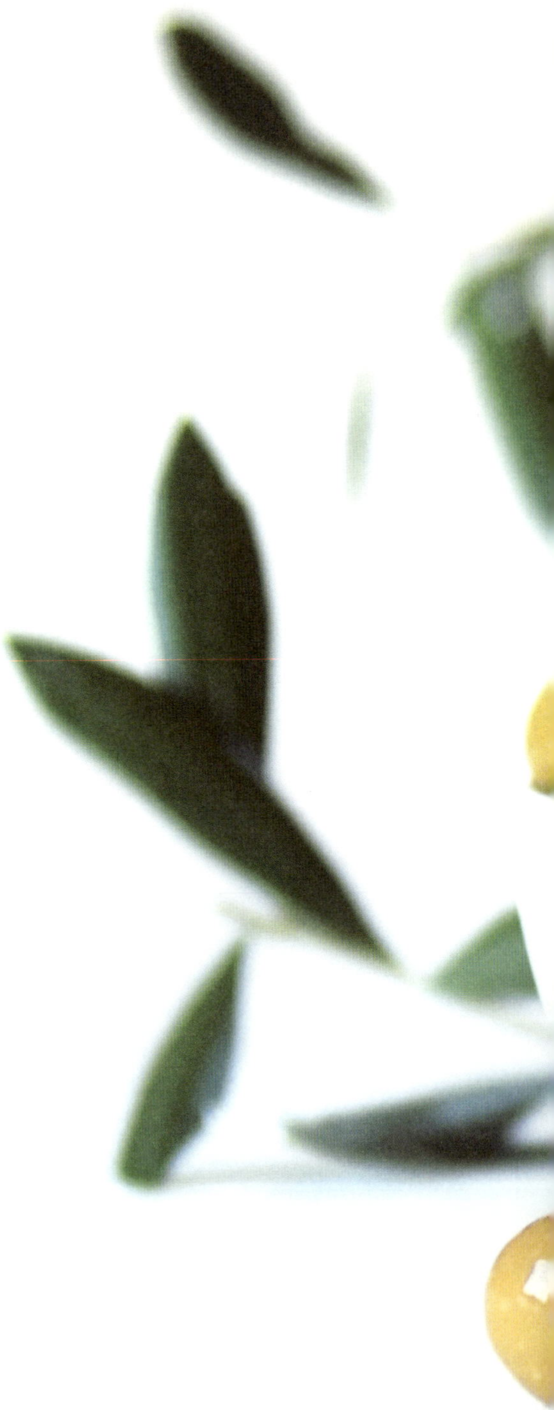

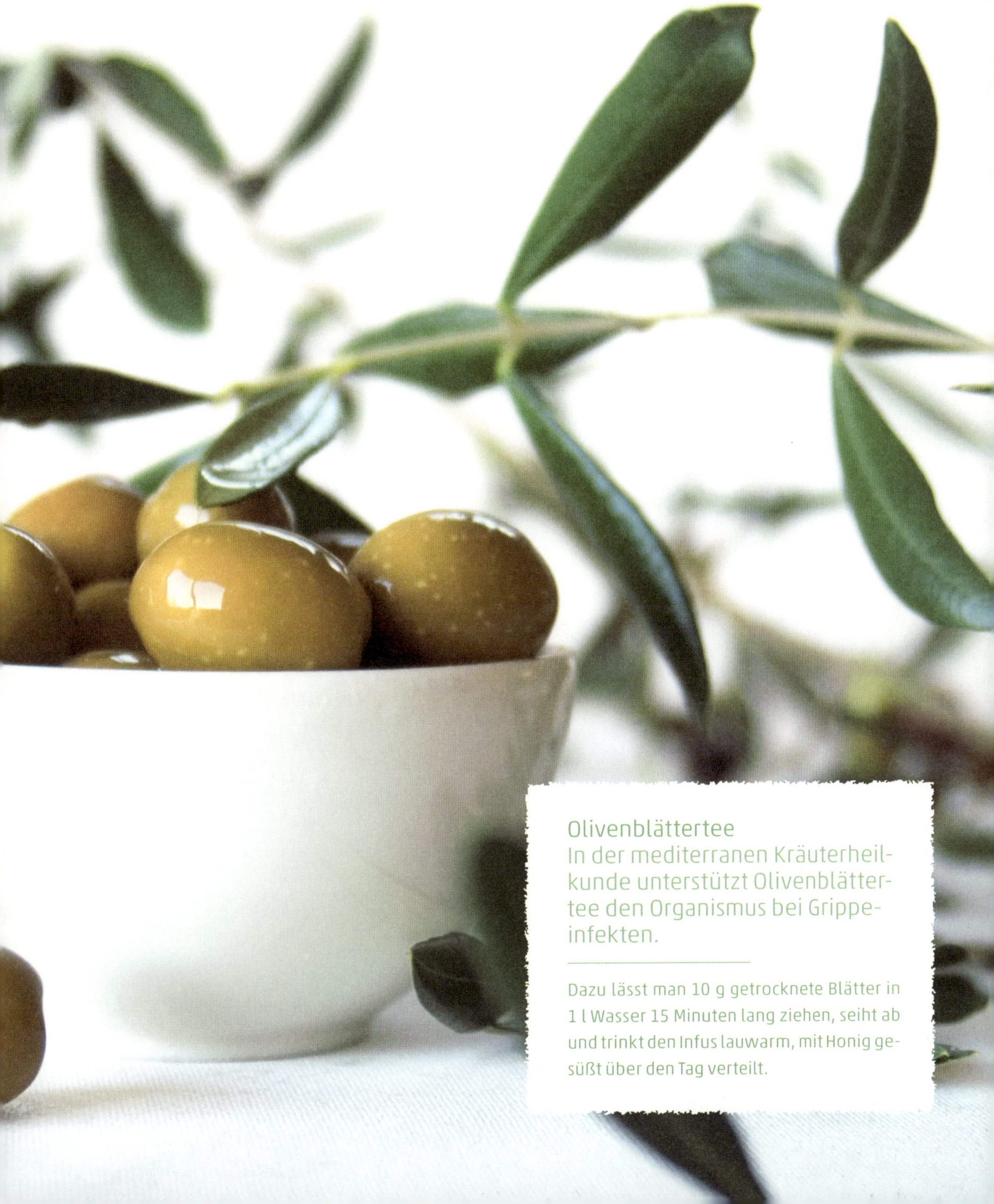

Olivenblättertee

In der mediterranen Kräuterheilkunde unterstützt Olivenblättertee den Organismus bei Grippeinfekten.

Dazu lässt man 10 g getrocknete Blätter in 1 l Wasser 15 Minuten lang ziehen, seiht ab und trinkt den Infus lauwarm, mit Honig gesüßt über den Tag verteilt.

Ölpackung glänzendes, gesundes Haar

Folgende Haarpackung mit warmem Olivenöl stammt aus Marokko.

Zweimal im Monat trägt man leicht erwärmtes natives Olivenöl auf die gesamte Haarlänge auf, lässt es unter einem Handtuch mindestens eine Stunde einwirken und wäscht mit mildem Shampoo aus und spült zum Schluss mit Essigwasser (3 Esslöffel Apfelessig auf 1,5 l kaltes Wasser). Das Haar wird kräftiger und glänzender, Spannungen auf der Kopfhaut und Schuppen lassen nach.

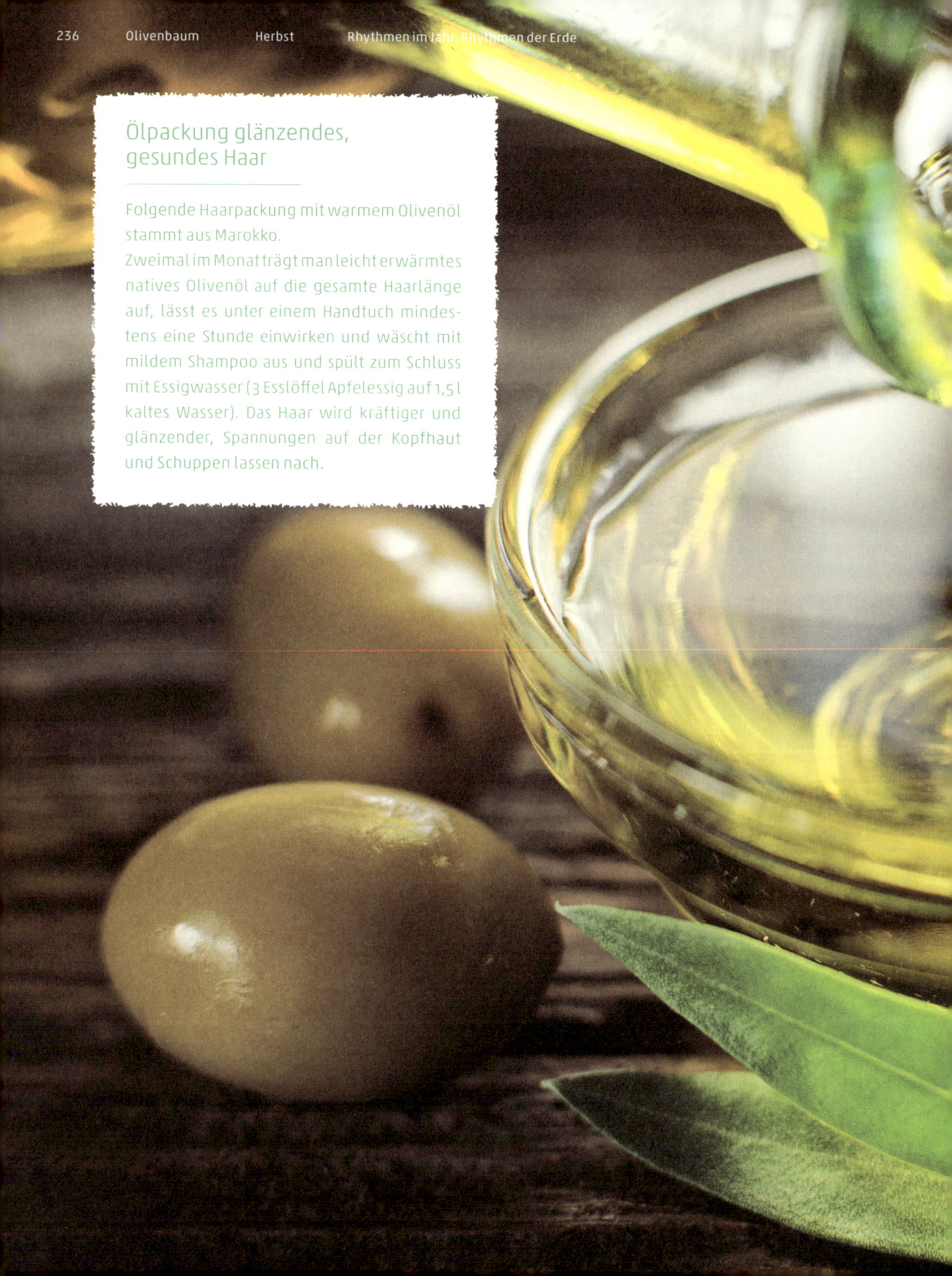

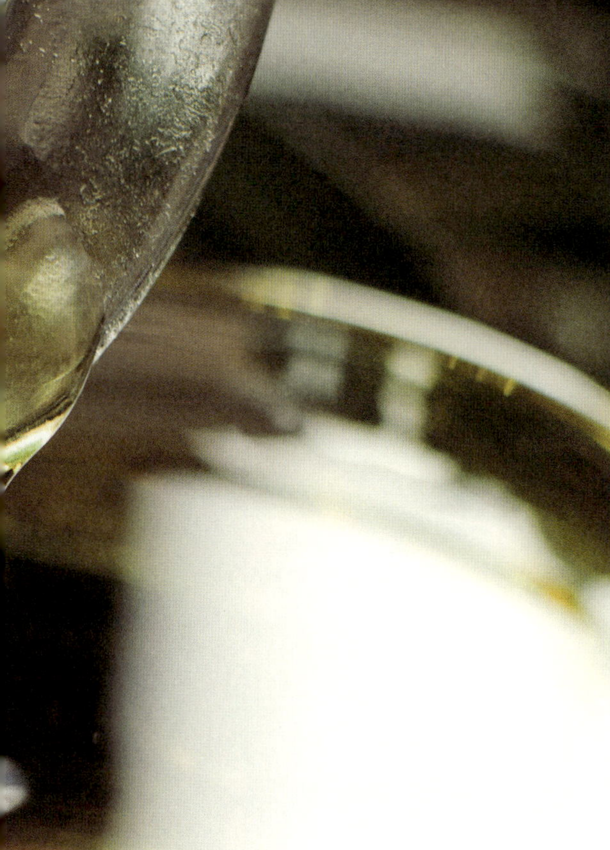

Olivenöl

Natives Olivenöl hilft Hämorrhoiden auszuheilen und unterstützt allgemein die Leber. Besonders bei der Einnahme sollte man nur bestes natives Olivenöl aus biologisch-dynamischem Anbau wählen.

Die äußere Anwendung hat eine jahrtausendelange Tradition, in der *Schönheitspflege*, als Heilmittel und auch bei religiösen Riten. Olivenextrakte und natives Olivenöl sind in Hautlotionen, Cremes und Gels enthalten. Tatsächlich wirkt das enthaltene Squalen – in Verbindung mit dem gesamten Phytokomplex – hautpflegend und entzündungshemmend, narbenheilend und feuchtigkeitsspendend. Olivenöl ist für jeden Hauttyp geeignet. Man kann damit Gesichtsmasken, Körperlotionen oder Peelings verfeinern.

Olivenöl ist ein Auszugsmittel für viele Heilpflanzen. Man stellt damit sogenannte Ölauszüge her. Kräuter wie Schafgarbe, Johanniskraut oder Ringelblume, Lorbeer, Rosmarin oder Lavendel werden mehrere Wochen lang in Öl gelegt und extrahiert. Diese Kräuteröle verwendet man für Einreibungen, Wickel, Massagen und Auflagen (siehe Seite 305 ff.).

T *Aber auch pures Olivenöl kann einmassiert werden, z.B. bei schlecht verheilenden Narben oder stark verhornten Stellen. Olivenöl kann man zur Reinigung der Ohrmuschel nehmen, besonders bei Kleinkindern, die zu Ohrenentzündungen neigen. Man erwärmt etwas Olivenöl, tränkt damit ein Baumwolltüchlein und streift es vorsichtig, mit leichtem Druck, über die ganze Ohrmuschel. Mit seiner wärmenden Hülle beugt Olivenöl auch hier Erkältungen und Entzündungen vor.*

Olivenölkur

Ein bewährtes italienisches Hausmittel bei hartnäckiger Stuhlverstopfung ist die „Olivenölkur".

Man nimmt drei Tage lang, morgens nüchtern und abends vor dem Schlafengehen 1 Teelöffel Olivenöl (Güteklasse „extra") ein und speichelt es vor dem Schlucken gut ein. Nach drei Tagen steigert man die Menge um einen Teelöffel, bis man bei 4 Teelöffeln zweimal am Tag angelangt ist. Dann verringert man wieder, bis zur Einnahme von 1 Teelöffel. Die Kur kann mehrmals im Jahr durchgeführt werden, sie entgiftet den Organismus und hilft, entzündete Schleimhäute (Magen, Darm) zu heilen.

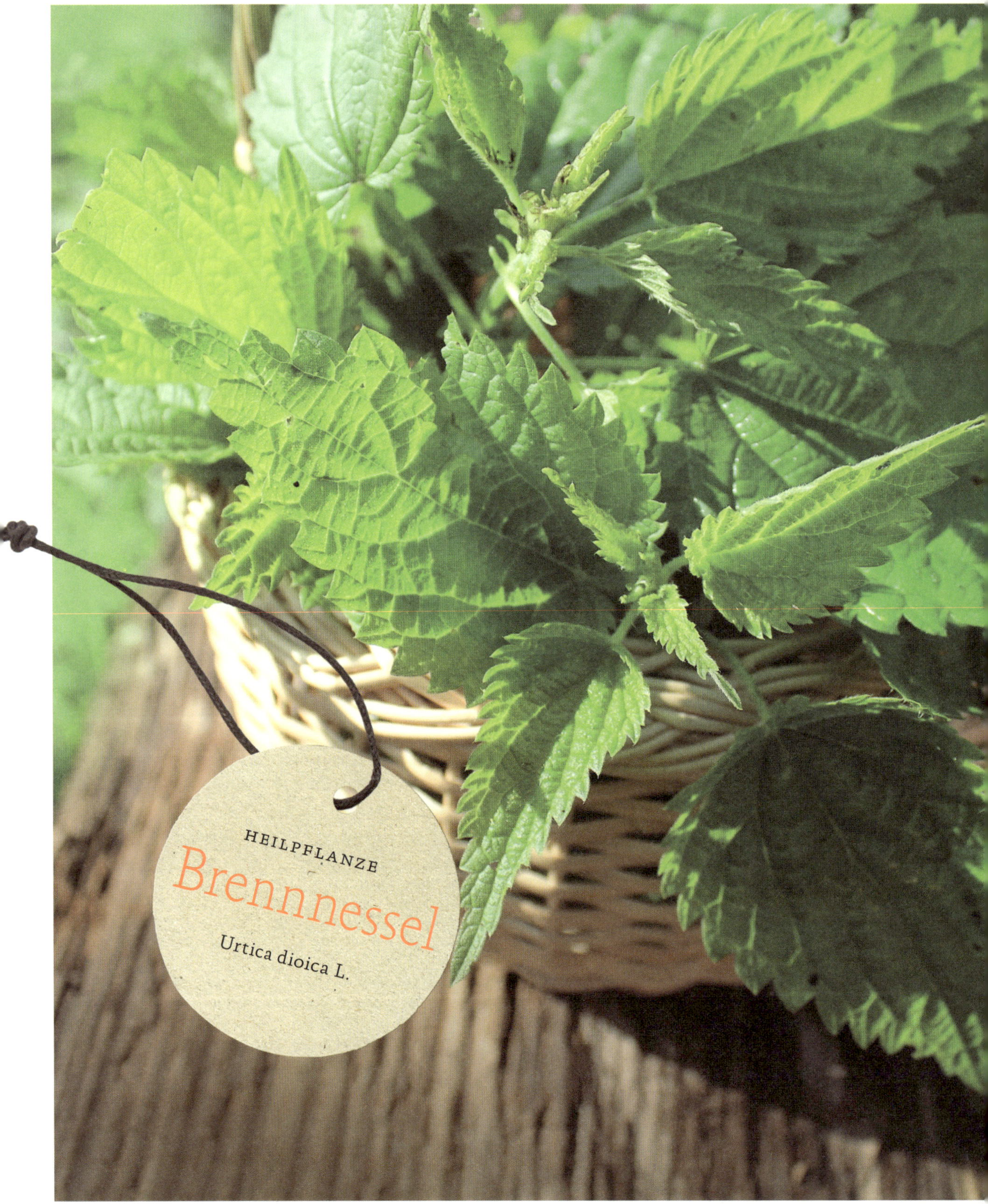
HEILPFLANZE
Brennnessel
Urtica dioica L.

Ein schimmerndes Nesseltuch

Wenn man ein Gewebe aus Brennnesselfasern, ein „Nesseltuch", in den Händen hält, sieht man den besonderen Schimmer, der über dem Stoff liegt. So viel Weichheit und Glanz würde man dieser borstigen Pflanze gar nicht zutrauen!

Die hohlen Stängel der „Gichtrute" oder „Donnernessel", wie die Pflanze im Volksmund auch heißt, wurden bis ins 15. Jahrhundert für die Herstellung von Kleidern, Stricken und Seilen, Säcken und Taschen verwendet, lange bevor die Baumwolle nach Europa kam. „Nessel" stammt aus dem indogermanischen Wort „Nazza", „Nähen". Heute wird die Brennnessel, wie auch Hanf oder Leinen, wieder angebaut und zu naturbelassenen und naturgefärbten Stoffen verarbeitet. Beim Tragen erinnert das Nesseltuch an Seide, es gleicht die Körpertemperatur aus, saugt Feuchtigkeit auf und ist antistatisch, lädt sich also nicht elektrisch auf.

Es gibt zahlreiche Brennnesselarten aus der Familie der Urticaceae, in Mitteleuropa sind hauptsächlich zwei davon bekannt: *Urtica dioica,* die zweihäusige Brennnessel, und *Urtica urens,* die kleine Brennnessel. Eine weitere, wenn auch entferntere, Verwandte ist das kaliumreiche Glaskraut (Parietaria officinalis). Es findet in der traditionellen Pflanzenheilkunde wegen der ausleitenden Wirkung Verwendung.

Urtica dioica, die große Brennnessel, wächst auf Wiesen und Unkrautfluren, an Wegrändern und Gräben, auf Misthaufen und an alten Bahngleisen. Auf den ersten Blick wirken die Pflanzen wie eine kleine Armee, kerzengerade stehen sie da, mit dunkelgrünen, lanzettlichen, gezahnten Blättern. Je höher die Pflanze wächst, desto kleiner sind die Blätter an der Spitze, während sie am Grund immer herzförmig bleiben. Sowohl Stängel als auch Blätter sind mit feinen Brenn- und Borstenhaaren überzogen, die sich bei starker Vergrößerung als raffinierte „Waffen" erweisen: die Härchen stecken in der Blattoberhaut oder Stängelwand und sind am Fuß von einer Kalziumwand umhüllt. Zur Spitze hin verjüngen sie sich, sind außen mit Kieselsäure verstärkt. Wenn man ein Brennnesselblatt berührt, brechen die Härchen ab (die Kieselwand ist zerbrechlich wie Glas!), und die Spitze sticht ein. Biogene Amine wie Histamin, Serotonin, Acetylcholin, Ameisensäure werden dabei freigesetzt. Sie wirken stark hautreizend, fast wie bei einer Verbrennung, und es kommt zu Pusteln und Rötungen, die jedoch meistens schnell wieder abklingen. Als „Erste-Hilfe-Maßnahme" kann man die betroffene Stelle mit einer rohen Zwiebelscheibe einreiben, das wirkt schmerzlindernd und abschwellend.

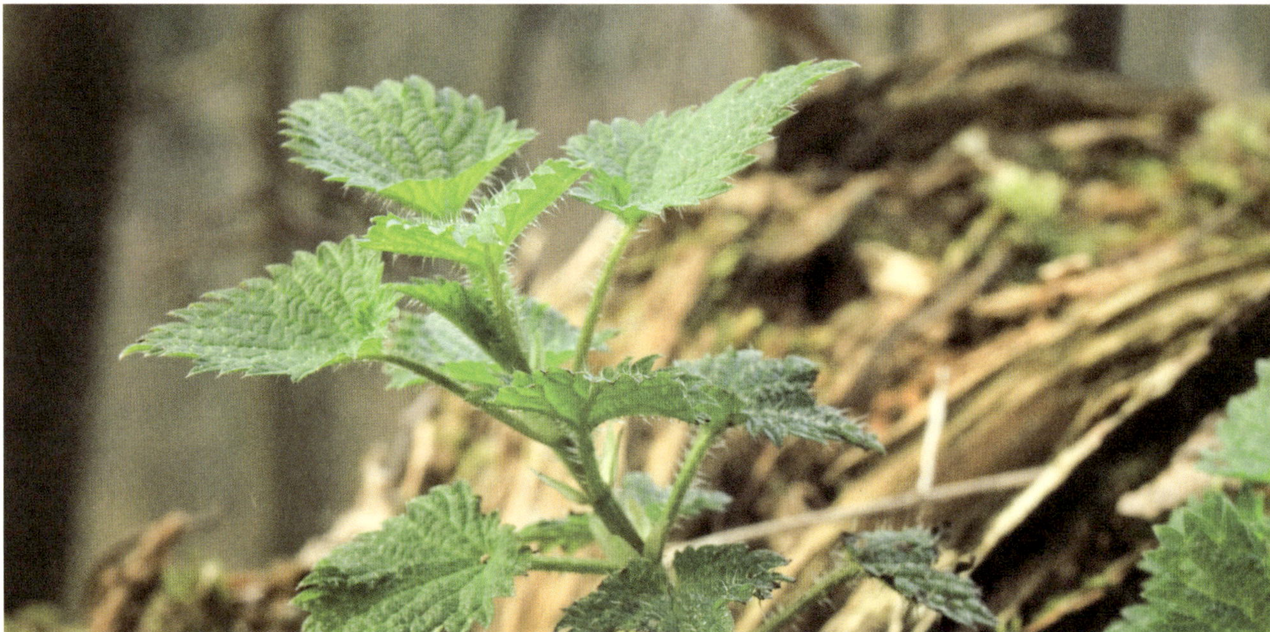

Bereits im März sprießen die ersten Brennnesseln. Die zarten Spitzen sind ein beliebtes Frühlingsgemüse und schmecken ähnlich wie Spinat. Man kann sie fein hacken, mit Zwiebeln oder Bärlauch dünsten, Teigwaren und Omelettes mit den Blättern füllen und zu Suppen und Eintöpfen geben. Brennnesseltriebe enthalten wertvolle Mineralsalze, Vitamine und viel Chlorophyll, sie kurbeln den Stoffwechsel an.

Dort, wo die Nessel wächst (oder als „Jauche" im Garten ausgebracht wird), halten sich zahlreiche *Insekten* auf: Falter, Schmetterlinge, Ameisen, Fliegen, kleine Wespen; unter der Erde, im Wurzelbereich der Pflanze, findet man viele Regenwürmer. Die Brennnessel ist also mit dem Tierreich eng verbunden. Wie lässt sich dies erklären, wo sie doch kaum duftet oder besondere Blüten bildet? Was zieht die Tiere an? Warum halten sie sich gerne in der Nähe der borstigen Gesellin auf? Die Brennnessel riecht weder besonders gut, noch produziert sie süßen Nektar, der die Insektenwelt anziehen würde. Im Gegenteil, ihre Borsten verteidigen sie sehr gut gegen ungebetene Gäste. Wenn man jedoch eine Brennnesselpflanze an ihrem Standort betrachtet, stellt man fest, dass sie auf eine besondere Art *Lebensräume* schafft. Sie steht zwar fest verankert im Erdboden, „ordnet" ihn, macht ihn fruchtbar und entgiftet ihn, strahlt aber dabei ein feines grasartiges Aroma an ihre Umgebung aus. Wo Brennnesseln gedeihen, wird die Erde humusreich, dunkel und wohlriechend, neues Leben wird möglich: Tierleben, Pflanzenleben, fruchtbares Erdreich für die Landwirtschaft.

Im Mai, Juni erscheinen die Blütenrispen. Die männlichen Blüten stehen weit ab. Wenn es im Sommer tagsüber richtig warm wird, senden sie den Pollenstaub stoßartig aus, und es sieht aus, als würde Rauch aus der Pflanze aufsteigen! Bei der weiblichen Pflanze hängen die feinziselierten Rispen traubenförmig herab. Aus der Blüte entstehen nussartige, ölhaltige und doch federleichte Samen, die vom Wind weit in die Umgebung getragen werden.

Bei Feuchtigkeitsmangel welkt die Pflanze rasch, bis nur noch der kräftige Stängel dasteht. Im Herbst zieht sie sich ins Erdreich, in die karotinhaltige Wurzel zurück.

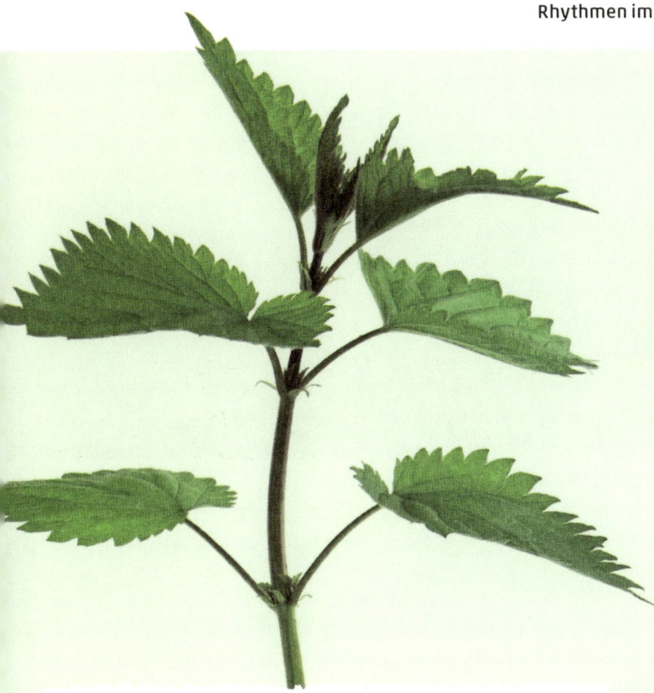

„Auf einem gut bearbeiteten Acker wachsen keine Brennnesseln"
VOLKSMUND

Sammelzeit

Die frischen Triebe (junge Blätter mit 10 cm Stiel) erntet man im Frühling für die Wildkräuterküche; Blätter und weiche Stängelteile für Tees sammelt man von April bis Juni, bevor die Blüten voll entwickelt sind. Die Samen sammelt man im August, die Wurzel wird am besten im März ausgegraben.

T *Bitte beachten Sie, dass Brennnesseln gerne auf nährstoffreichen und eisenhaltigen Böden wachsen. Sie gedeihen also auch auf schadstoffbelasteten oder überdüngten Feldern! Sammeln Sie sie also nur an sicheren Standorten, fernab von Abwässern oder chemisch gedüngten Feldern.*

Breiten Sie das Sammelgut zu Hause aus und untersuchen Sie es vor der Weiterverarbeitung gründlich nach Insekten.

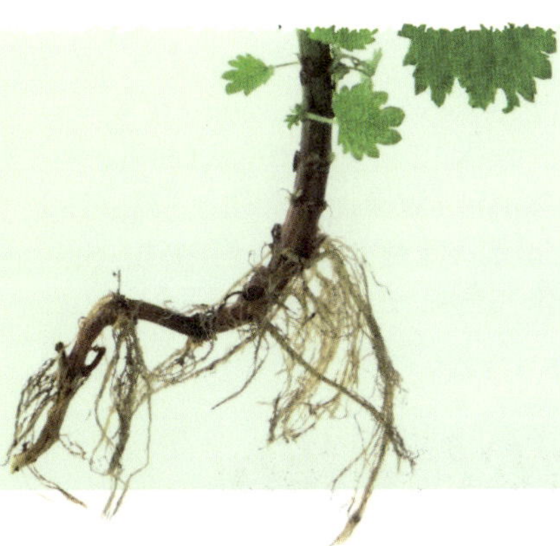

Die Brennnessel in der Landwirtschaft

Im „Landwirtschaftlichen Kurs" (GA 327) sagt Rudolf Steiner etwas sehr Schönes über die Brennnessel: Sie solle „dem Menschen ums Herz herum wachsen". Er nennt sie einen „Allerweltskerl", sie sei imstande, Eisenstrahlungen günstig zu beeinflussen und den Mist „vernünftig zu machen". Im dritten Band der „Heilpflanzenkunde" führt Wilhelm Pelikan diese Aspekte aus und erwähnt Studien, die sich mit der Beziehung der Brennnessel zum Eisen befassen.

Im biologisch-dynamischen Gartenbau verwendet man die Brennnessel häufig. Man setzt sie mit Wasser an, lässt sie ein paar Tage stehen und bringt diese „Jauche" aus, z.B. um Tomaten zu düngen oder auf neuen Pflanzungen.

T *Um erfolgreich Läuse zu bekämpfen, bedeckt man 1 kg frische Blätter mit 5 l Wasser, lässt 24 Stunden (auf keinen Fall länger als 36 Stunden!) stehen, seiht ab, verdünnt (1:10) und besprüht damit mehrmals die befallenen Stauden, Pflanzen oder Bäume. Die Läuse verschwinden dank der enthaltenen Ameisensäure rasch.*

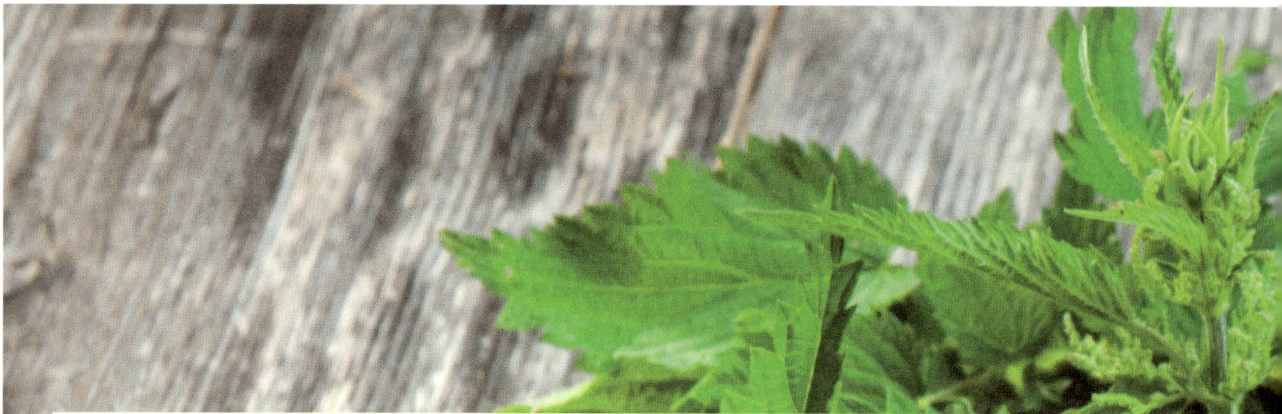

Urtica dioica als Heilpflanze

Wer nach einer längeren Krankheit oder in der Schwangerschaft „blutarm“ wird, unter Eisenmangel leidet, wird nervös, schläft schlecht, hat wenig Appetit und ermüdet leicht. Die Brennnessel bietet in solchen Fällen Hilfe, mit ihrem Bezug zum Eisen und zum Blut. Sie enthält außer Eisen auch Chlorophyll. Wertvolle Flavonoide tragen dazu bei, dass der Organismus das Eisen besser aufnimmt, wenn es mit der Nahrung aufgenommen wird. Brennnesselpräparate helfen, das Speicherprotein *Ferritin* zu bilden. Man trinkt am besten den Frischsaft, den man von Frühjahr bis Herbst aus frisch gesammelten Blättern gewinnt. Sollte man keine frischen Pflanzen zur Verfügung haben, kann man Fertigpräparate (Trockenextrakt, Tinktur) einnehmen. Brennnesselblättertee und Brennnesselwasser (siehe Rezept) unterstützen die Kur.

Dass Brennnesselextrakte sich positiv auf Gelenke und Beweglichkeit auswirken, ist mittlerweile auch schulmedizinisch erwiesen. Langzeitstudien zufolge werden chronische Beschwerden bei Arthrose und Arthritis deutlich gelindert. In der traditionellen europäischen Heilkunde verwendet man Packungen mit frischen Brennnesselsamen oder Brennnesseltee oder die sogenannte „Urtikation“. Dabei behandelt der Arthrosegeplagte die schmerzenden Stellen mehrmals mit frischen Brennnesseltrieben. Die enthaltene Ameisensäure und die Histamine der Frischpflanze sollen bei regelmäßiger Anwendung (in Kombination mit weiteren Therapien) zu guten Erfolgen führen, auch wenn das „Schlagen“ mit Brennnesselbüscheln ziemlich schmerzhaft ist.

Weitere Anwendungsgebiete der Pflanze sind chronische Verstopfung und Appetitmangel. Bei Ekzemen, Psoriasis oder Neurodermitis wird oft das homöopathische Präparat verschrieben. Bei Schuppen und Haarausfall helfen Einreibungen mit Brennnesselinfus oder verdünnter Tinktur.

Abschließend kann man sagen, dass die Brennnessel zu den wertvollsten europäischen Heilpflanzen gehört. Ihre Anwendung ist vielseitig und immer noch nicht vollständig erforscht. Es lohnt sich, in der eigenen Gegend nachzufragen, ob es traditionelle Rezepte mit Brennnesseln gibt, sei es in der Volksmedizin, sei es in der Wildkräuterküche. Im Frühjahr und im Herbst sollte man sie kurmäßig als Tee oder Speise verwenden, auch wenn man unter keiner besonderen Krankheit leidet. Urtica dioica unterstützt unsere Lebenskraft, insbesondere die rhythmischen Abläufe im Stoffwechsel. Sie hilft, alle Speisen so aufzunehmen, dass sie uns körperlich und seelisch stärken können.

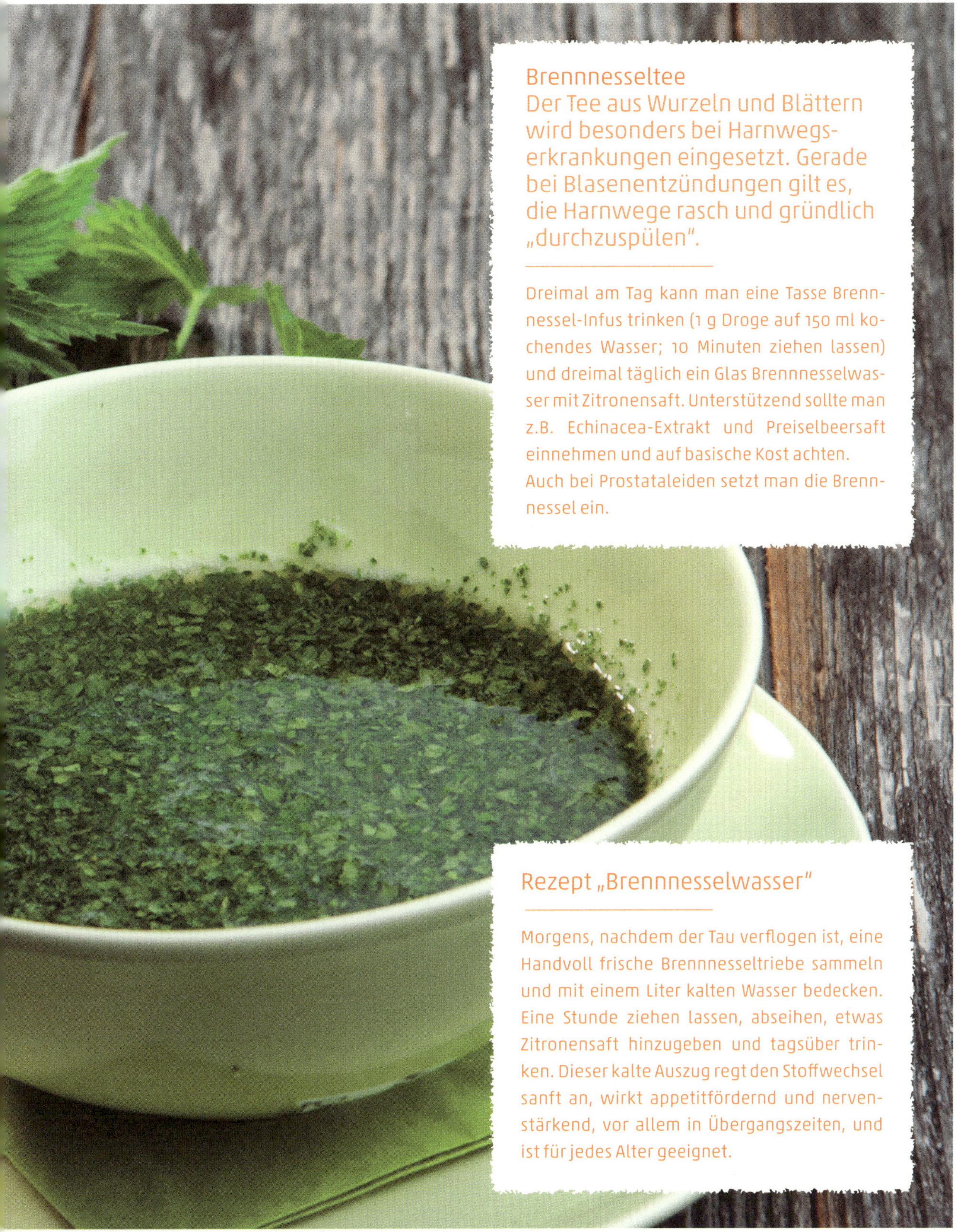

Brennnesseltee

Der Tee aus Wurzeln und Blättern wird besonders bei Harnwegserkrankungen eingesetzt. Gerade bei Blasenentzündungen gilt es, die Harnwege rasch und gründlich „durchzuspülen".

Dreimal am Tag kann man eine Tasse Brennnessel-Infus trinken (1 g Droge auf 150 ml kochendes Wasser; 10 Minuten ziehen lassen) und dreimal täglich ein Glas Brennnesselwasser mit Zitronensaft. Unterstützend sollte man z.B. Echinacea-Extrakt und Preiselbeersaft einnehmen und auf basische Kost achten. Auch bei Prostataleiden setzt man die Brennnessel ein.

Rezept „Brennnesselwasser"

Morgens, nachdem der Tau verflogen ist, eine Handvoll frische Brennnesseltriebe sammeln und mit einem Liter kalten Wasser bedecken. Eine Stunde ziehen lassen, abseihen, etwas Zitronensaft hinzugeben und tagsüber trinken. Dieser kalte Auszug regt den Stoffwechsel sanft an, wirkt appetitfördernd und nervenstärkend, vor allem in Übergangszeiten, und ist für jedes Alter geeignet.

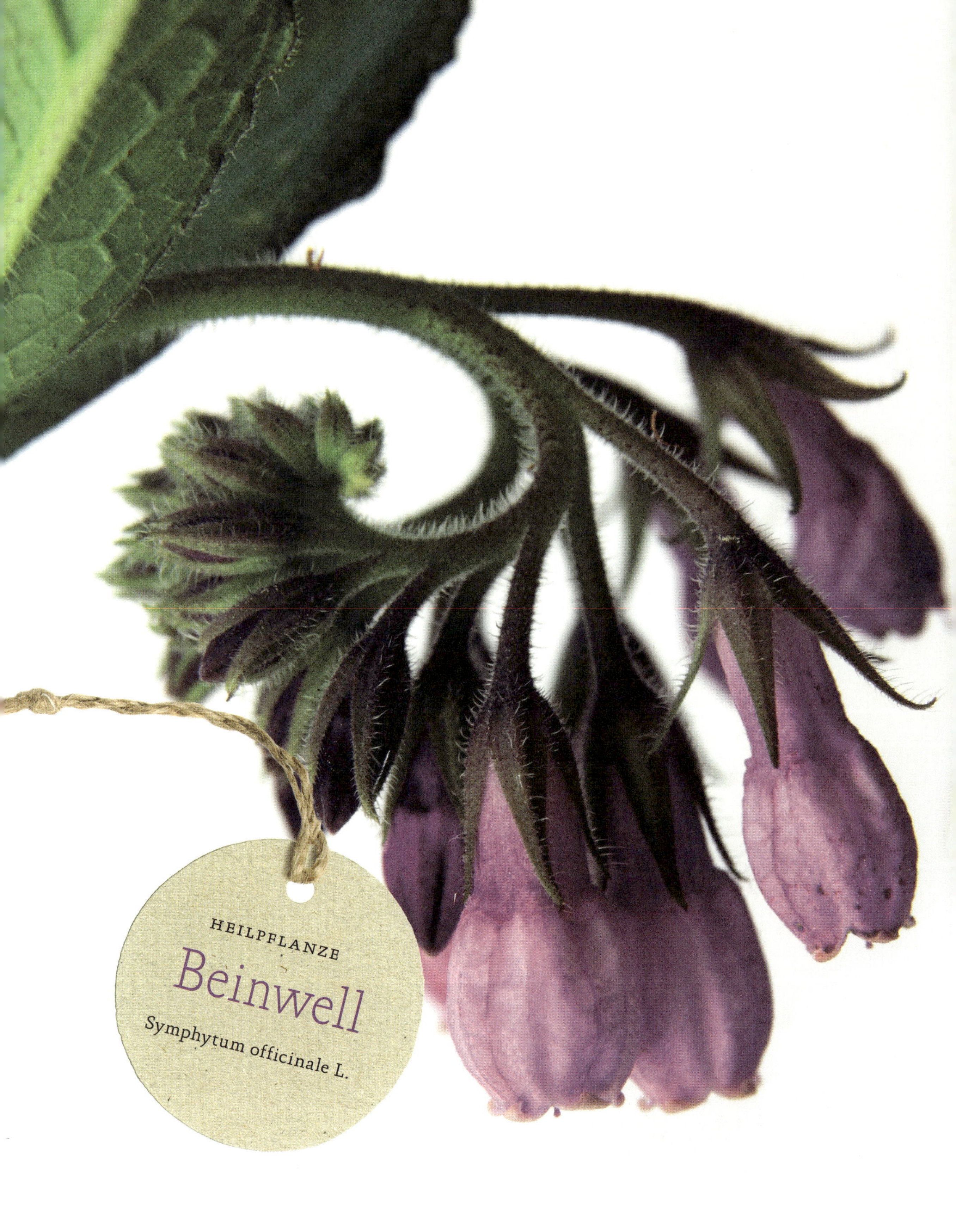
HEILPFLANZE
Beinwell
Symphytum officinale L.

Die ersten sichelförmigen, dunkel- bis graugrünen Blätter des Beinwells (Symphytum officinale L.) sprießen bereits im März auf Wiesen, an feuchten Gräben und am Waldrand, bis zu einer Meereshöhe von 1500 Metern.

Wenn man sie aus der Nähe betrachtet, bemerkt man, dass sie mit durchsichtigen, nadelförmigen Härchen bedeckt sind. Die junge Beinwellpflanze scheint „auf Abwehr" zu sein, so rau und borstig, wie sie sich anfühlt. Sie wird selten von Schnecken befallen, obwohl die Borsten kein Gift enthalten, auch nicht hautreizend wirken wie die Blätter der Brennnessel.

Der Beinwell gehört zur Familie der Raublattgewächse (Boraginaceae) und kann als ausdauerndes Kraut bis zu 10 Jahre alt werden. Jeden Winter zieht er sich in sein mächtiges Wurzelwerk zurück und sprießt im darauf folgenden Frühling aufs Neue. Die dicken spindelförmigen Pfahlwurzeln mit dem weißen Innenfleisch wurden früher ausgegraben und gekocht, da sie sättigend sind und gut schmecken. Heute rät man davon ab, da die oberirdischen und unterirdischen Teile des Beinwells leicht giftig bzw. leberschädigend sind.

Im Mai überragen Beinwellpflanzen bereits ihre Nachbarn auf der Wiese. Mit dem spitz zulaufenden, geschwungenen Blattwerk bilden sie richtige „Büsche". Am Ende der saftigen Stängel erscheint der Blütenstand mit eingerollten blassgelben bis dunkelvioletten glockenförmigen Blüten, reich an Nektar und bei Bienen und Hummeln beliebt. Elegant, fast kunstvoll erscheint ihre Gestalt, inmitten der bunten Wiesenkräuter oder im Kräutergarten wirken Beinwellpflanzen wie von einem Bildhauer erschaffen.

Im Spätsommer, wenn sich die Wachstumskräfte wieder in das Erdreich zurückziehen, hört der Beinwell auf zu blühen. Vom ganzen Blütenstand bleiben lange spitzige Kelchzähne übrig, weiß, abstehend. Sie verleihen der welkenden Pflanze noch einmal etwas Kämpferisches. Der oberirdische Teil verrottet nach den ersten herbstlichen Regenfällen. Zurück bleibt die Wurzel, aus der im Frühling das frische neue Kraut hervorgeht.

Der Beinwell ist in ganz Europa verbreitet. Er meidet übermäßig heißes Klima und benötigt zum Wachsen schweren, fruchtbaren Erdboden. Im deutschen Sprachraum heißt er auch „Wallwurz" (Wallen, altdt., bedeutet „Zusammenwachsen, Heilen"), „Hasenbrot" oder „Speckwurz", lauter Namen, die auf seine nährenden und heilenden Kräfte hinweisen. Der botanische Name „Symphytum" hat ebenfalls mit Zusammenwachsen („symphein" im Altgriechischen) zu tun, und die lateinische Bezeichnung „Consolida" stammt von „consolidare", „Zusammenfügen".

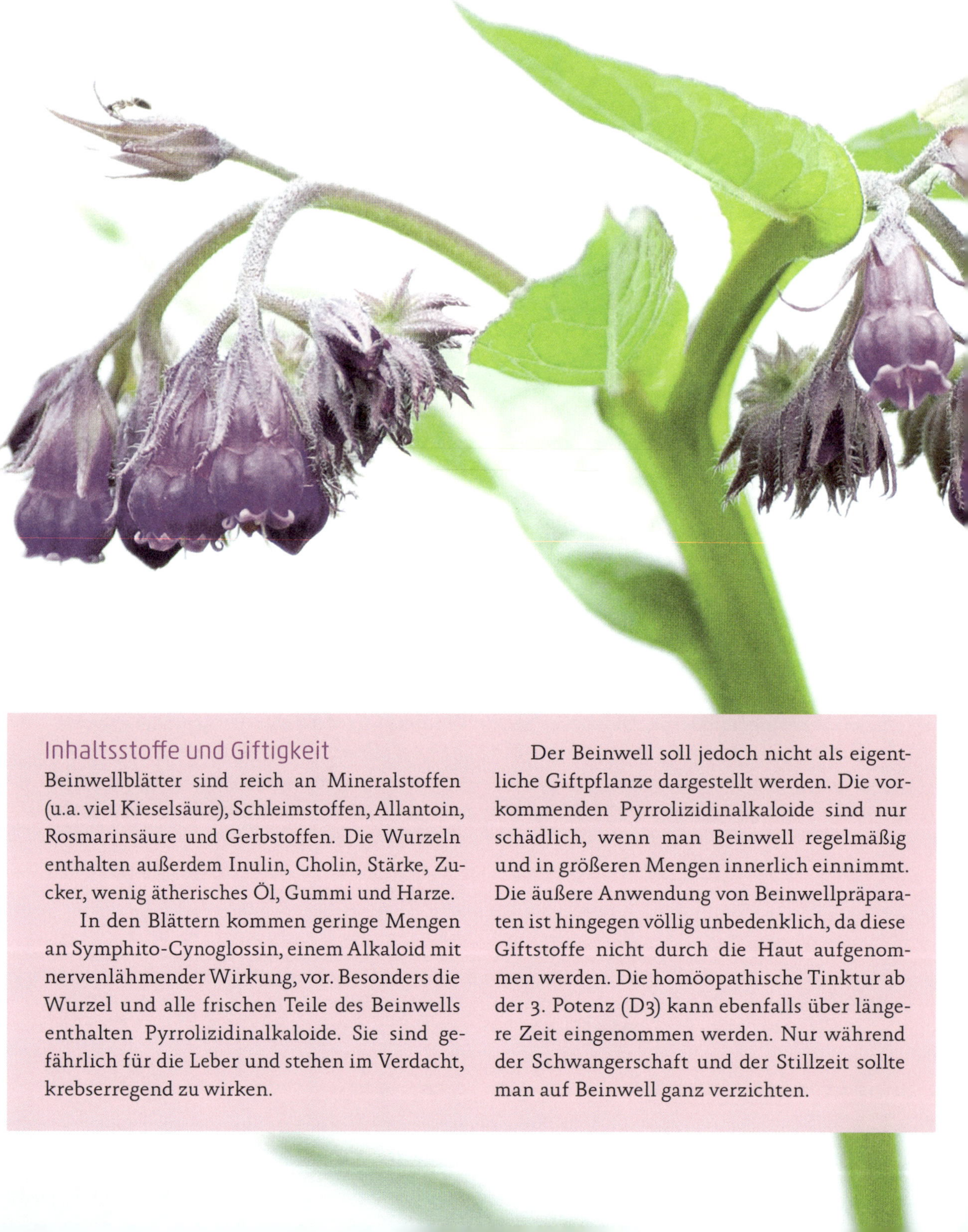

Inhaltsstoffe und Giftigkeit

Beinwellblätter sind reich an Mineralstoffen (u.a. viel Kieselsäure), Schleimstoffen, Allantoin, Rosmarinsäure und Gerbstoffen. Die Wurzeln enthalten außerdem Inulin, Cholin, Stärke, Zucker, wenig ätherisches Öl, Gummi und Harze.

In den Blättern kommen geringe Mengen an Symphito-Cynoglossin, einem Alkaloid mit nervenlähmender Wirkung, vor. Besonders die Wurzel und alle frischen Teile des Beinwells enthalten Pyrrolizidinalkaloide. Sie sind gefährlich für die Leber und stehen im Verdacht, krebserregend zu wirken.

Der Beinwell soll jedoch nicht als eigentliche Giftpflanze dargestellt werden. Die vorkommenden Pyrrolizidinalkaloide sind nur schädlich, wenn man Beinwell regelmäßig und in größeren Mengen innerlich einnimmt. Die äußere Anwendung von Beinwellpräparaten ist hingegen völlig unbedenklich, da diese Giftstoffe nicht durch die Haut aufgenommen werden. Die homöopathische Tinktur ab der 3. Potenz (D3) kann ebenfalls über längere Zeit eingenommen werden. Nur während der Schwangerschaft und der Stillzeit sollte man auf Beinwell ganz verzichten.

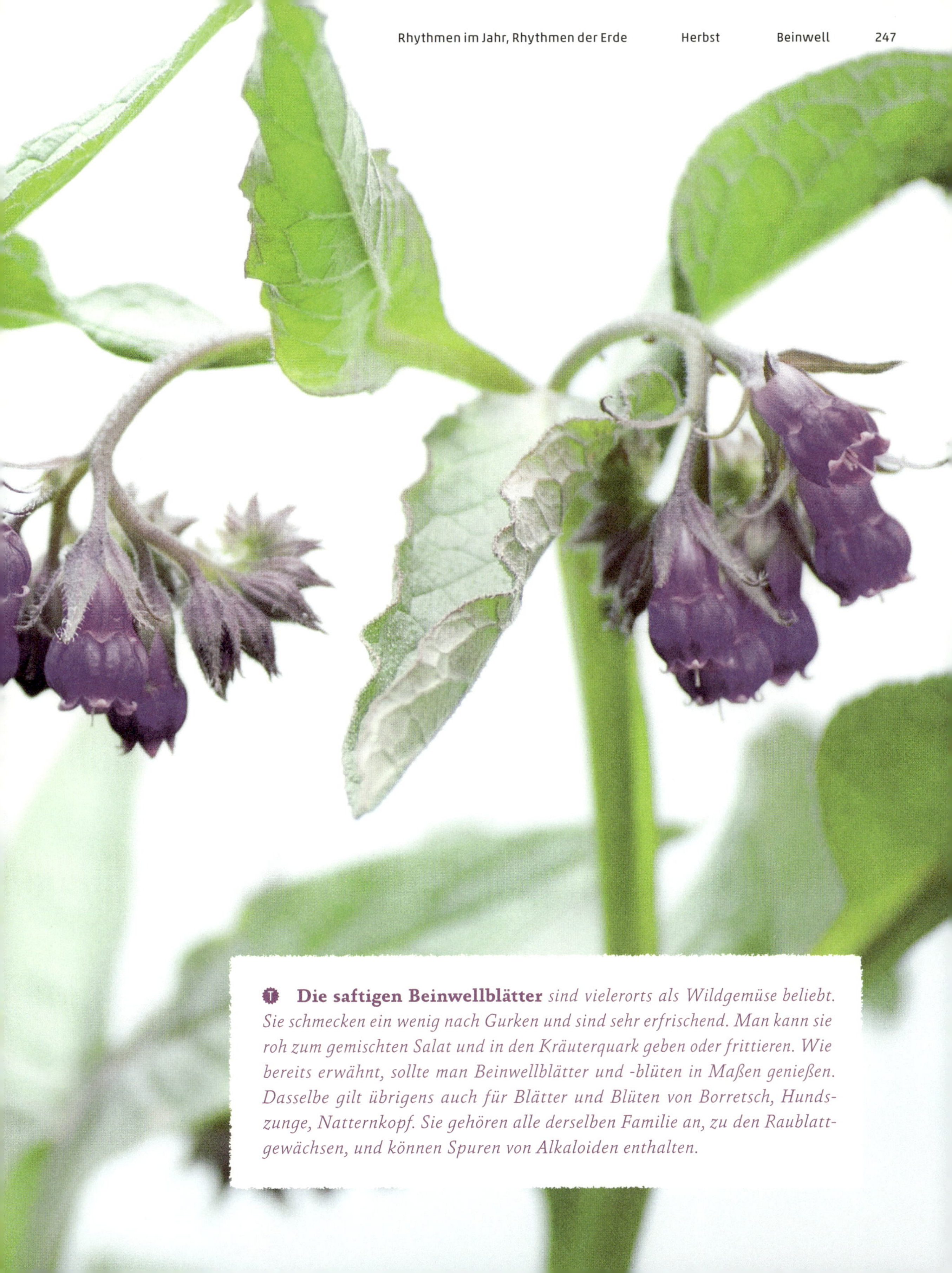

Die saftigen Beinwellblätter *sind vielerorts als Wildgemüse beliebt. Sie schmecken ein wenig nach Gurken und sind sehr erfrischend. Man kann sie roh zum gemischten Salat und in den Kräuterquark geben oder frittieren. Wie bereits erwähnt, sollte man Beinwellblätter und -blüten in Maßen genießen. Dasselbe gilt übrigens auch für Blätter und Blüten von Borretsch, Hundszunge, Natternkopf. Sie gehören alle derselben Familie an, zu den Raublattgewächsen, und können Spuren von Alkaloiden enthalten.*

Comfrey[13]

Ein enger Verwandter des Beinwells ist Comfrey (Symphytum x uplandicum). Es handelt sich hier um eine Kreuzung aus verschiedenen Beinwellarten, u.a. aus Symphytum asperum und S. officinalis. Comfrey wurde im letzten Jahrhundert aus dem Kaukasus nach Nordamerika eingeführt und erhielt daher den Namen Symphytum peregrinum (von „peregrinare", lat. Wandern).

Comfrey bildet größere und krautigere Pflanzen als der Arznei-Beinwell. Sie werden durch Wurzelstecklinge vermehrt und zur Tierfütterung und Gründüngung, Kompostverbesserung und zum Mulchen verwendet. Die Blätter sind reich an Eiweiß, verschiedenen Mineralien und Spurenelementen und Vitamin B 12. Der Absud aus Comfreyblättern, z.B. zusammen mit Brennnessel und Schachtelhalm, wird in der organischen Landwirtschaft seit langem erfolgreich als Düngemittel eingesetzt.

Heilwirkungen

Der Beinwell zählt zu den ältesten Heilpflanzen Europas. In der traditionellen chinesischen Heilkunde findet man 2000 Jahre alte Aufzeichnungen über seine Verwendung. Die heilige Hildegard schreibt über ihn: „Der Beinwell ist kalt. Wenn er nicht in rechter Weise gegessen wird, heilt er die Geschwüre äußerlich, und allerlei Fauliges schickt er nach innen."[14]

Beinwellblätter werden im Frühjahr vor der Blüte gesammelt und leicht angetrocknet. Daraus bereitet man einen Ölauszug als Grundlage von Salben und Cremes, die man bei Ekzemen, Verbrennungen, Hautpilz verwendet. Beinwellöl lindert Schwellungen, Schmerzen bei Krampfadern und ist ein gutes Erste-Hilfe-Mittel bei Muskelkater. Auch Umschläge aus frischen zerstoßenen Beinwellblättern helfen bei einer Verstauchung oder einem Insektenstich.

T *Bei der Selbstmedikation von Wunden mit Beinwell sollte man aber unbedingt darauf achten, die Pflanze bzw. das Präparat nur auf intakte Hautpartien aufzutragen, also nicht auf frische Wunden.*

Die Wurzel des Beinwells ist bekannt für ihre heilende Wirkung bei Verletzungen der Knochen und der Knorpel, auch bei Drüsenschwellungen und Sehnenentzündungen. Fertige Beinwellsalben (heute aus alkaloidfreien Arten hergestellt) werden bei Sportverletzungen, Muskel- und Gelenkschmerzen und sogar bei Phantomschmerzen erfolgreich eingesetzt. Hilfreich sind Umschläge mit warmem Wurzelbrei.

Beinwellwurzelbrei

Man lässt getrocknete Beinwellwurzeln in wenig Wasser kochen, püriert sie und trägt sie als Brei täglich auf die schmerzende Stelle auf. Mindestens eine halbe Stunde einwirken lassen, abwaschen und mit Beinwellsalbe nachbehandeln.

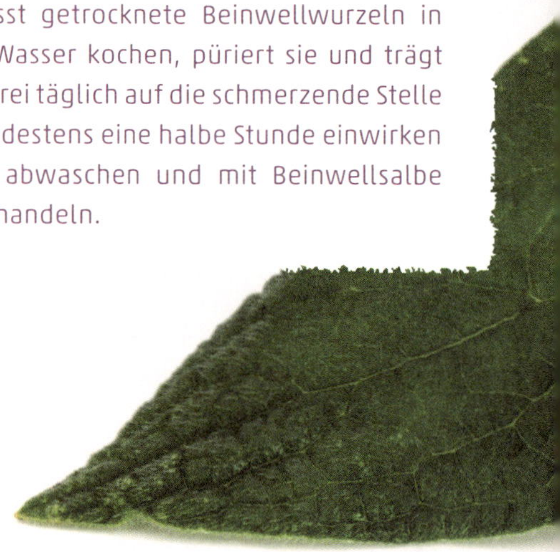

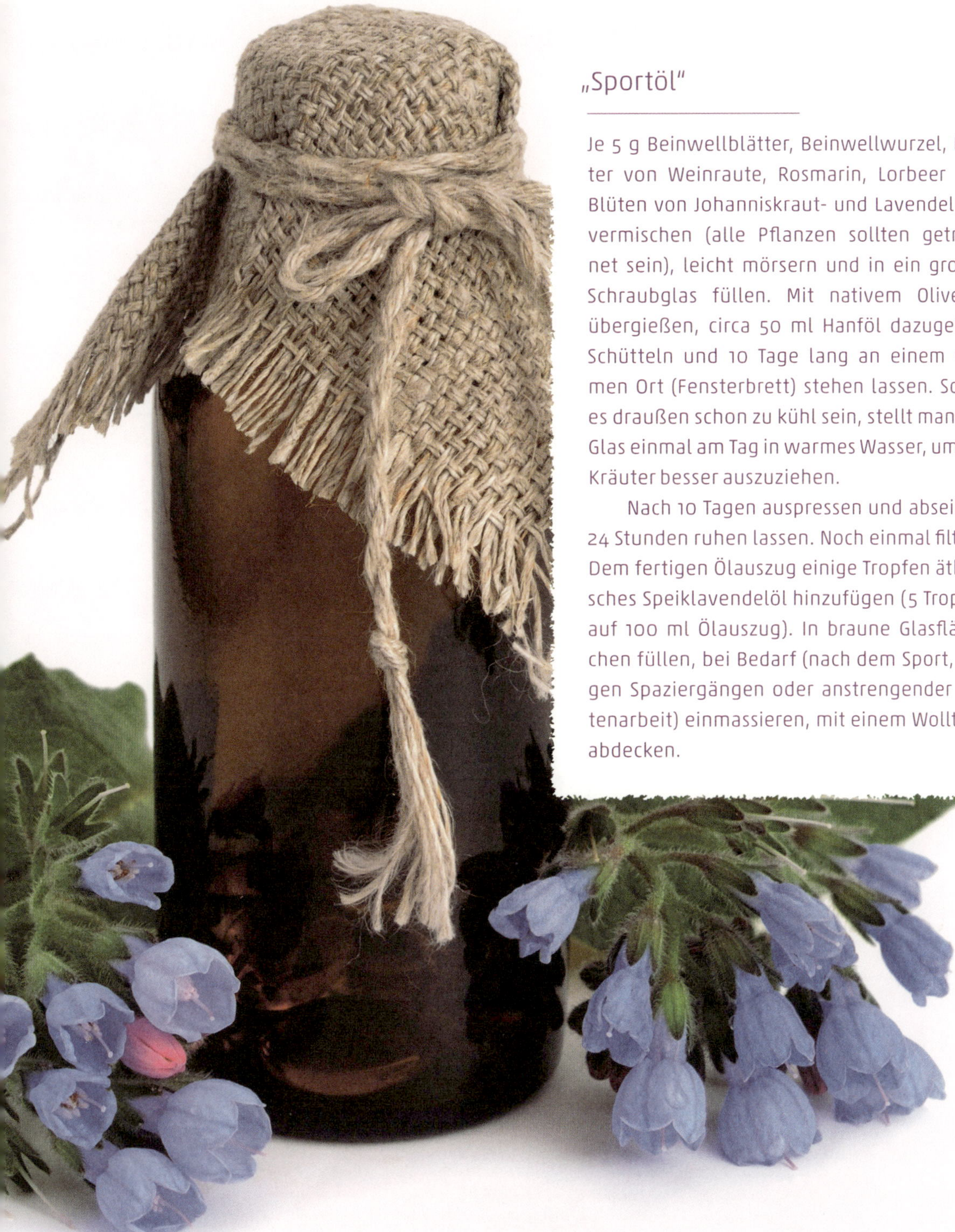

„Sportöl"

Je 5 g Beinwellblätter, Beinwellwurzel, Blätter von Weinraute, Rosmarin, Lorbeer und Blüten von Johanniskraut- und Lavendel gut vermischen (alle Pflanzen sollten getrocknet sein), leicht mörsern und in ein großes Schraubglas füllen. Mit nativem Olivenöl übergießen, circa 50 ml Hanföl dazugeben. Schütteln und 10 Tage lang an einem warmen Ort (Fensterbrett) stehen lassen. Sollte es draußen schon zu kühl sein, stellt man das Glas einmal am Tag in warmes Wasser, um die Kräuter besser auszuziehen.

Nach 10 Tagen auspressen und abseihen. 24 Stunden ruhen lassen. Noch einmal filtern. Dem fertigen Ölauszug einige Tropfen ätherisches Speiklavendelöl hinzufügen (5 Tropfen auf 100 ml Ölauszug). In braune Glasfläschchen füllen, bei Bedarf (nach dem Sport, langen Spaziergängen oder anstrengender Gartenarbeit) einmassieren, mit einem Wolltuch abdecken.

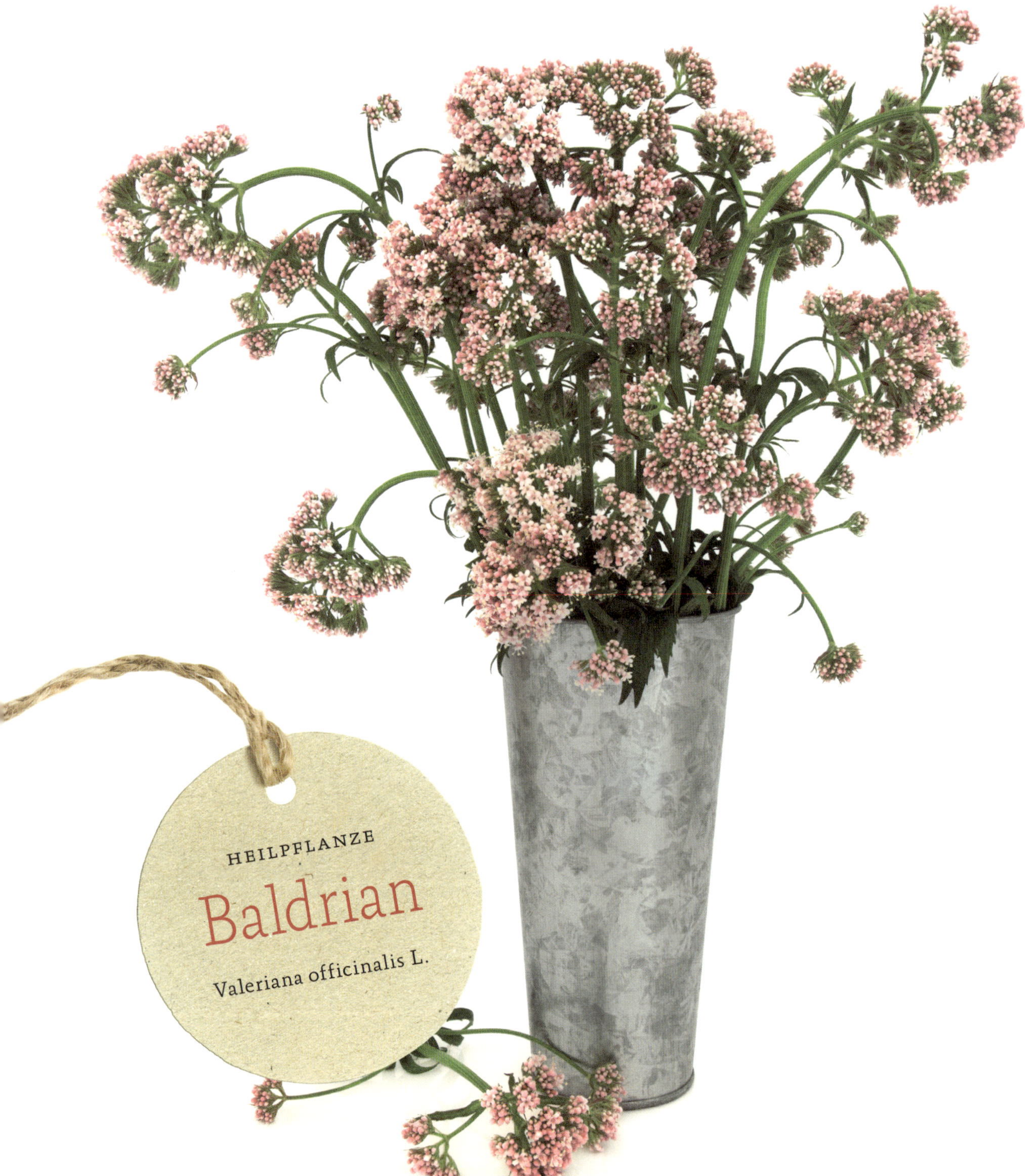
HEILPFLANZE
Baldrian
Valeriana officinalis L.

Der Baldrian ist in Mittel- und Nordeuropa, Mittelasien und sogar in Japan heimisch. Als mehrjährige Pflanze wächst er an Flussufern, auf feuchten Wiesen und Weiden und sucht sich humusreiche, nicht zu schwere Böden aus. Er liebt besonders Standorte, an denen stets ein Lüftchen weht.

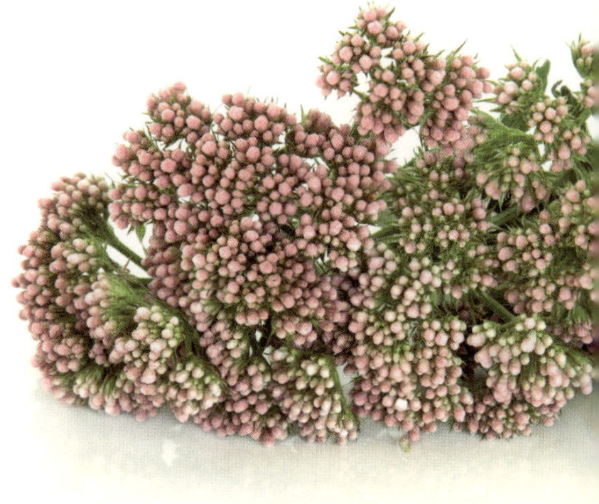

Zur selben Familie gehören auch der Bergbaldrian (Valeriana montana), eine kleinwüchsigere Art, dann der Speik (Valeriana celtica), der nur im Gebirge gedeiht und wunderbar duftet, und die wärmeliebende Spornblume (Kenthranthus ruber), die im Apennin und an der Mittelmeerküste zu Hause ist.

Wer im Juni und Juli nach den weißen oder hellrosa Blütenschirmen Ausschau hält, erkennt den *Arzneibaldrian* schnell: Hell leuchten die Dolden an Bächen oder am Weidenrand und wiegen sich auf kerzengeraden Stängeln im Wind. Die Wurzeln reichen tief in die Erde hinein. Im ersten Lebensjahr bildet der Baldrian eine kurze Pfahlwurzel und dichtes Blattwerk, bleibt jedoch als krautige Pflanze knapp über dem Erdboden und sammelt Wasser und Salze, Kräfte für das darauf folgende Jahr. Er überwintert auch bei frostigen Temperaturen, während die Wurzel sich immer tiefer in das Erdreich gräbt und fingerdicke Seitenwurzeln bildet. Jetzt erst kann die Pflanze in die Höhe wachsen: Sie bildet einen saftigen gerillten Stängel, an dem gefiederte Blätter stehen, zuerst gestielt, dann sitzend.

Die Blütendolde öffnet sich im Juni, und ihr süßer Duft lockt die Insektenwelt an. Steht die Pflanze ganztägig im Sonnenlicht, nimmt sie einen rosaroten Farbton an; im Halbschatten hingegen bleibt sie schneeweiß. Die Samen tragen federleichte Schirmchen und werden vom Wind in die Umgebung verstreut.

Am Sommerende stirbt der Baldrian langsam ab, noch im Oktober sieht man die welken Stauden stehen. Im darauffolgenden Frühling bildet die Mutterpflanze Ausläufer mit neuen Blättern, eine ausgewachsene Baldrianstaude kann bis zu zwei Metern hoch werden.

Um das Präparat herzustellen, das wir in der biologisch-dynamischen Landwirtschaft verwenden, sammeln wir jedes Jahr in einem entlegenen Tal im nördlichen Apennin Baldrianblüten. Auf einer Exkursion stellten wir mit Verwunderung fest, dass an bestimmten Orten nur noch Stängel wuchsen, die Pflanzen waren sozusagen geköpft worden, die Blüten waren abgefressen. Doch gelang es uns, den Dieb zu ertappen: Ein Reh stand am Bachufer, unweit von einer grasenden Kuhherde, und rupfte die frischen Baldrianblüten ab!

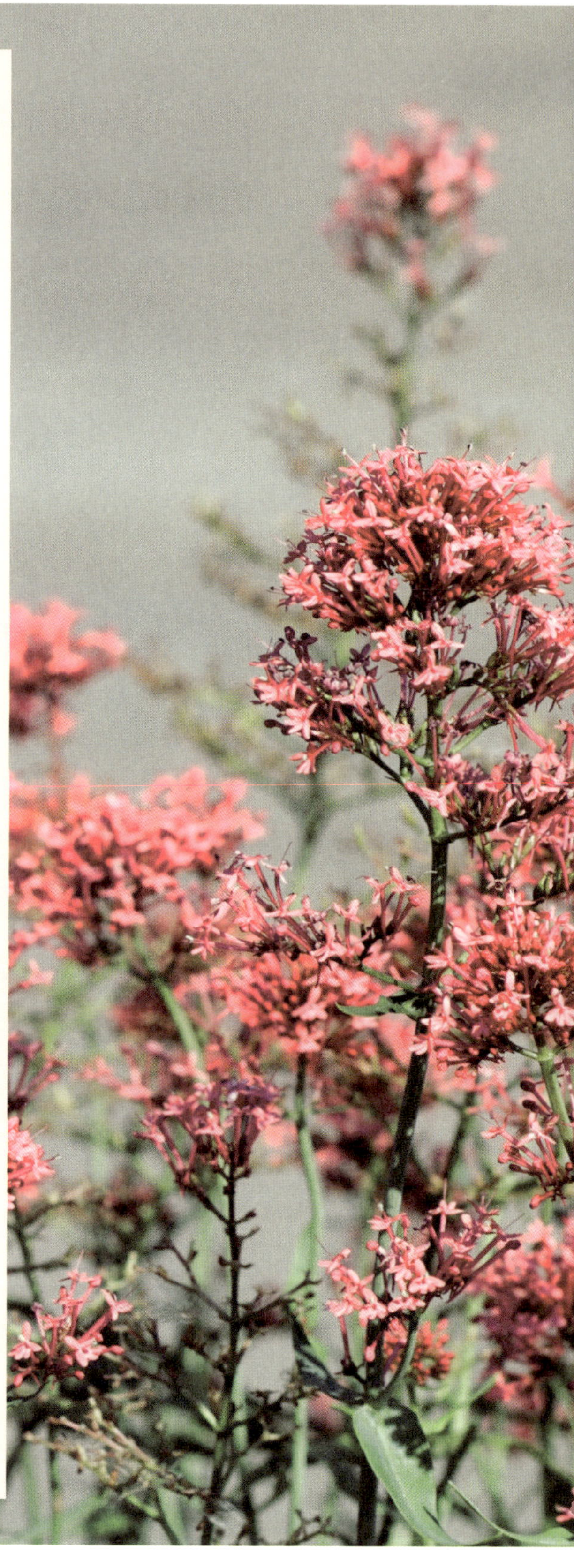

Sammlung, Anbau und das biologisch-dynamische Kompostpräparat

Der sogenannte echte Baldrian steht in vielen Ländern als *Arzneipflanze* unter Naturschutz und darf nur in Apotheken verkauft werden. Im Herbst gräbt man die Wurzeln aus, säubert sie, schneidet sie in Scheiben und trocknet sie sehr sorgfältig bei mindestens 60 °C, um Schimmelbildung zu vermeiden. Im Hochsommer pflückt man die Blüten und trocknet sie an einem luftigen schattigen Ort. Die jungen Blätter werden in manchen Regionen gesammelt, fein aufgeschnitten und zu Eierspeisen und Salaten gegeben.

Der winterfeste Baldrian wird durch Teilung der Wurzelstöcke oder auch durch Aussaat vermehrt. Im Garten passt er gut ins Kräuterbeet, die hellen Blütendolden wachsen höher als andere Kräuter. Man kann ihn sogar in Blumenkübeln auf dem Balkon ziehen, dazu wählt man eine Ecke im Halbschatten, verwendet eine gute Erdmischung und hält sie regelmäßig feucht.

T *In der biologisch-dynamischen Landwirtschaft verwendet man den frischen Presssaft der Baldrianblüten als „Kompostpräparat". Man versprüht es auf dem Komposthaufen, nachdem man ihn neu aufgeschichtet und die anderen Kompostpräparate (Kamille, Schafgarbe, Eiche, Brennnessel, Löwenzahn) hinzugefügt hat.*

Im „Landwirtschaftlichen Kurs" spricht Rudolf Steiner vom Baldrian. Er bringe dem Dung bei, „sich der Phosphorsubstanz gegenüber richtig zu verhalten". Das Baldrianpräparat bildet eine Hülle um den Komposthaufen, so dass Dung und organisches Material sich besser zersetzen. Daraus entsteht dann ein „richtig lebendiger" Dung, der den Acker- oder Gartenboden nährt und empfänglicher für kosmische Einflüsse macht. Man kann sagen, dass im Gegensatz dazu der minerali-

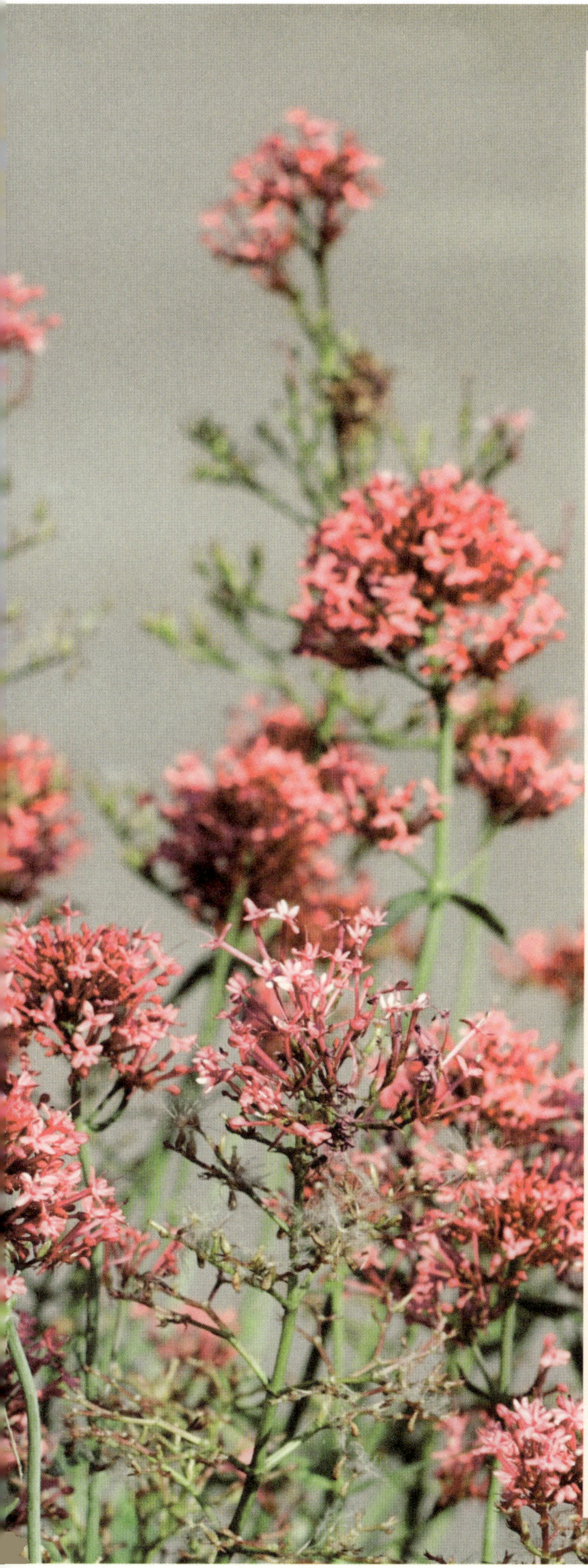

sche Dünger „den Erdboden dumm macht", da er grobe Salze liefert anstatt lebendiger Substanz. Was darauf wächst, ob Feldfrucht, Obst, Gemüse oder Heilpflanze, hat eine mineralische, weniger lebendige Struktur und ernährt den Menschen schlecht. Noch dazu verwittern die Ackerböden, weil sie keinen Humus nachbilden.

Die Beziehung des Baldrians zum Wärmeelement wird im Obstbau mit Erfolg genutzt. Südtiroler Bauern sprühen das biologisch-dynamische Baldrianpräpat vorbeugend auf die blühenden Apfelbäume, wenn im Frühling plötzlich noch Frost droht. Es schützt die offenen Blüten und den ganzen Baum mit seinem wärmenden Schutzmantel.

„Baldrian, Dost und Dill,
kann die Hexe nicht wie sie will!"

So lautete ein mittelalterliches Sprichwort. Baldrian stammt vom Lateinischen *„valeo"*, das bedeutet *„ich bin stark und gesund"*. Volksnamen waren Bullerjan, Feenwurzel, Stinkwurzel. Baldrianextrakte wurden bereits im alten Ägypten hergestellt, sie galten als Wundermittel gegen Skorpionbisse und wurden zum Einbalsamieren verwendet, und später, bei den alten Griechen, als Aphrodisiakum. Auch in Asien, Sibirien und Japan existieren Aufzeichnungen über seine magischen Eigenschaften, und die zarte, geradlinige Gestalt mit den fingerartigen Wurzeln und den strahlendweißen Blüten wurde symbolhaft auf traditionellen Dekorationen und Stickereien dargestellt. In Ungarn rieb man Köder und Angelschnur mit Baldrianöl ein, um möglichst viele Forellen zu fangen. Baldrian zieht Katzen an, sie wälzen sich gerne auf seinem Kraut.

Der Baldrian gehörte vielerorts zum „Hexenbüschel“, das vor heimtückischen Hausgeistern schützen sollte. In Böhmen wurden die Erstgeborenen in Baldrianmilch gebadet, um „alle Seuchen abzuwehren“.

Der Baldrian als Arzneipflanze heute

Um zu verstehen, welche Heilkräfte der Baldrian hat, genügt es nicht, seine Inhaltsstoffe zu kennen. Man sollte auch die Pflanze in ihrer natürlichen Umgebung anschauen, um innerlich mitzuvollziehen, wie sie wächst, gedeiht, auf welche Weise sie sich mit anderen Lebewesen verbindet und was sie von der Landschaft, von ihrem Wuchsort zum Ausdruck bringt.

Der Baldrian wächst am liebsten an *Übergängen*, zum Beispiel an Stellen, die vom schattigen Gebüsch ans helle Licht, vom feuchten dunklen Gehölz ans steinige Bachufer führen. Dort leuchten die Blüten auf und erhellen schattige Ecken. Der Baldrian strahlt Ruhe aus und hebt sich von seiner Umwelt durch die feingezeichnete Form und den geradlinigen Wuchs ab.

Der Bezug zum Übergang vom Dunklen ins Helle, aber auch das Erhellen schattiger Orte, das langsame Heranreifen und der zierliche, aber gerade Wuchs künden von den Anwendungsgebieten des Baldrians. Als uralte Zauberpflanze wurde er einst bei Epilepsie, Krämpfen und Koliken, auch gegen Pest und Seuchen eingesetzt. Seine entspannende Wirkung wurde erst in den letzten hundert Jahren erforscht und erprobt, als man seine Inhaltsstoffe näher untersuchte. Valeriana officinalis enthält in allen Pflanzenteilen ätherisches Öl und insbesondere in der Wurzel Valerensäure, Valeropotrate, Bitterstoffe, Gerbstoff, Harze und Alkaloidspuren.

Aus den Wurzeln stellt man alkoholische Auszüge, Trockenauszüge und Ölauszüge her. Auch die Blüten werden für Tees, Schlafkissen (siehe Rezept) und Sirupe gesammelt.

Nach Pfarrer Weidinger[15] *ordnet der Baldrian das Tagesbewusstsein*, wenn Frustrationen, Ängste und übertriebenes Grübeln überhandnehmen wollen und die innere Ruhe und gesunder Schlaf gefährdet sind. Baldrian wirkt beruhigend auf Körper und Seele, entspannt, ohne das Bewusstsein zu dämpfen. Es „nimmt dem Yang-Pol die Spitze“, besänftigt erregte Gemüter und harmonisiert das Liebesleben.

T *Die körperliche und seelische Wirkung des Baldrians auf Nerven und Sinnestätigkeit und den ganzen Organismus ist vielfältig. So hilft Baldrian bei Neurodermitis, nervösen Hautausschlägen, Akne (auch äußerlich angewendet ist er stark entzündungshemmend), innerlich bei Reizblase, Schilddrüsenüberfunktion, Rückenschmerzen, Platzangst und Prüfungsangst, bei nervösen Herzstörungen und Bluthochdruck. Baldrianpräparate können auch bei Darmgrippe, Bauchschmerzen, Magenschleimhautentzündung (ab D1) hilfreich sein. Hildegard von Bingen empfahl ihn bei Brustfellentzündung.*

Aus ganzheitlicher Sicht spricht der Baldrian Gesundungskräfte in uns an, wenn Übergänge bewältigt werden wollen und Veränderungen auftreten, in denen das gewohnte Alltagsleben durcheinanderkommt. Zweifel und Sorgen können einem wortwörtlich den Schlaf rauben, man spürt, dass man weniger Energie hat, und fühlt sich oft müde. Jedes Mal, wenn sogenannte stressbedingte Symptome auftreten, wenn wir uns innerlich zerrissen und angespannt fühlen, trägt der Baldrian zu mehr Selbstsicherheit und Gelassenheit bei, indem er Entspannung, Entkrampfung und leichteres Einschlafen fördert.

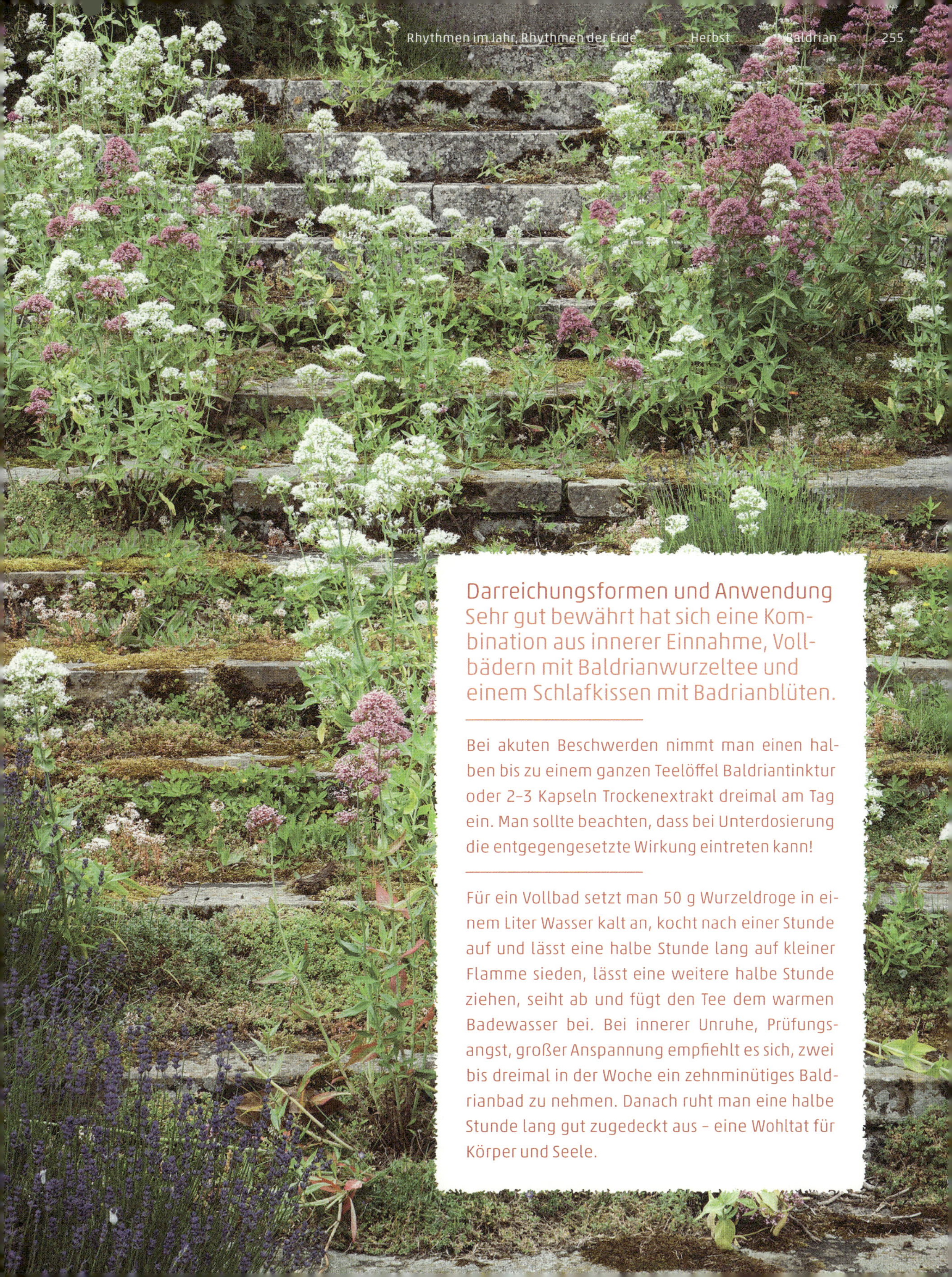

Darreichungsformen und Anwendung

Sehr gut bewährt hat sich eine Kombination aus innerer Einnahme, Vollbädern mit Baldrianwurzeltee und einem Schlafkissen mit Badrianblüten.

Bei akuten Beschwerden nimmt man einen halben bis zu einem ganzen Teelöffel Baldriantinktur oder 2–3 Kapseln Trockenextrakt dreimal am Tag ein. Man sollte beachten, dass bei Unterdosierung die entgegengesetzte Wirkung eintreten kann!

Für ein Vollbad setzt man 50 g Wurzeldroge in einem Liter Wasser kalt an, kocht nach einer Stunde auf und lässt eine halbe Stunde lang auf kleiner Flamme sieden, lässt eine weitere halbe Stunde ziehen, seiht ab und fügt den Tee dem warmen Badewasser bei. Bei innerer Unruhe, Prüfungsangst, großer Anspannung empfiehlt es sich, zwei bis dreimal in der Woche ein zehnminütiges Baldrianbad zu nehmen. Danach ruht man eine halbe Stunde lang gut zugedeckt aus – eine Wohltat für Körper und Seele.

Kräutermischung für ein beruhigendes „Einschlafkissen"

Ein Schlafkissen aus Baldrianblüten ist ein gutes Mittel, um Kinder zu beruhigen, z.B.wenn sie an einem ungewohnten Ort übernachten müssen, auf Reisen, aber auch bei längerem Unwohlsein, einer Grippe oder einer Kinderkrankheit. Erwachsenen tut das Kissen gut bei Kopfschmerzen, Einschlafstörungen und Beschwerden in den Wechseljahren.

Man verwendet Baldrianblüten aus biologisch-dynamischem Anbau oder Wildsammlung, trocknet sie und mischt sie zu gleichen Teilen mit getrockneten Lindenblüten, Honigkleeblüten, Kamillenblüten und Melissenblättern. Die Kräutermischung zerkleinern, wenig Muskatnuss darüber reiben und in ein Säckchen aus dünner Baumwolle füllen, circa 20x30 cm groß. Der Kissenbezug sollte ebenfalls aus leichtem Material bestehen, am besten aus Naturseide. Man kann das Einschlafkissen nachts neben das Kopfkissen legen und auf längeren Reisen, im Zug und im Flugzeug zur Entspannung verwenden.

Sehr gut hilft das Kissen auch als „trockener Wickel". Bei Bauchschmerzen, Koliken, Anspannung legt man das Kissen direkt auf den Bauch, gibt ein Wolltuch und eine handwarme Bettflasche darüber, deckt gut zu und lässt es wirken, so lange man es als angenehm empfindet. Das Kissen sollte jedes Jahr mit neuen Blüten und Blättern aufgefüllt werden.

Wohlschmeckender Abendtrunk aus Baldrianwurzel und Orangenschalen

Dazu nimmt man 70 g zerkleinerte Baldrianwurzeln und mörsert sie zusammen mit 30 g getrockneten Orangenschalen, füllt sie in eine Flasche mit breiter Öffnung, gießt 1 Liter biologischen Rotwein darüber (wenn man den Alkoholgehalt verringern möchte, lässt man den Wein zuerst etwas köcheln) und lässt den Auszug mindestens zehn Tage lang an einem warmen dunklen Ort stehen. Dann seiht man ab, füllt in eine Likörflasche und lässt weitere zehn Tage stehen. Ein Gläschen Baldrianwein am Abend ist besonders dann angesagt, wenn man tagsüber zu stark „mit dem Kopf" arbeiten musste.

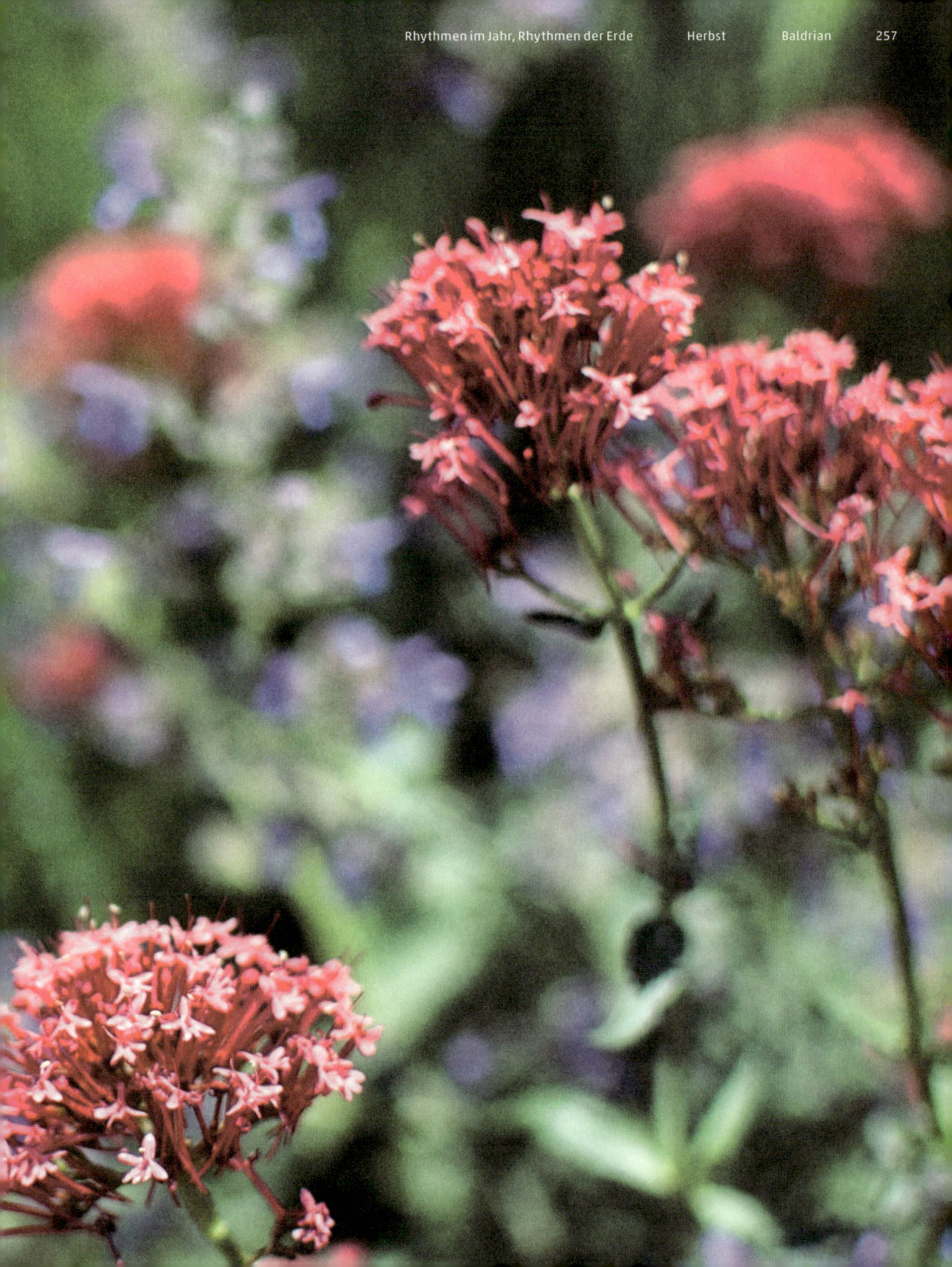

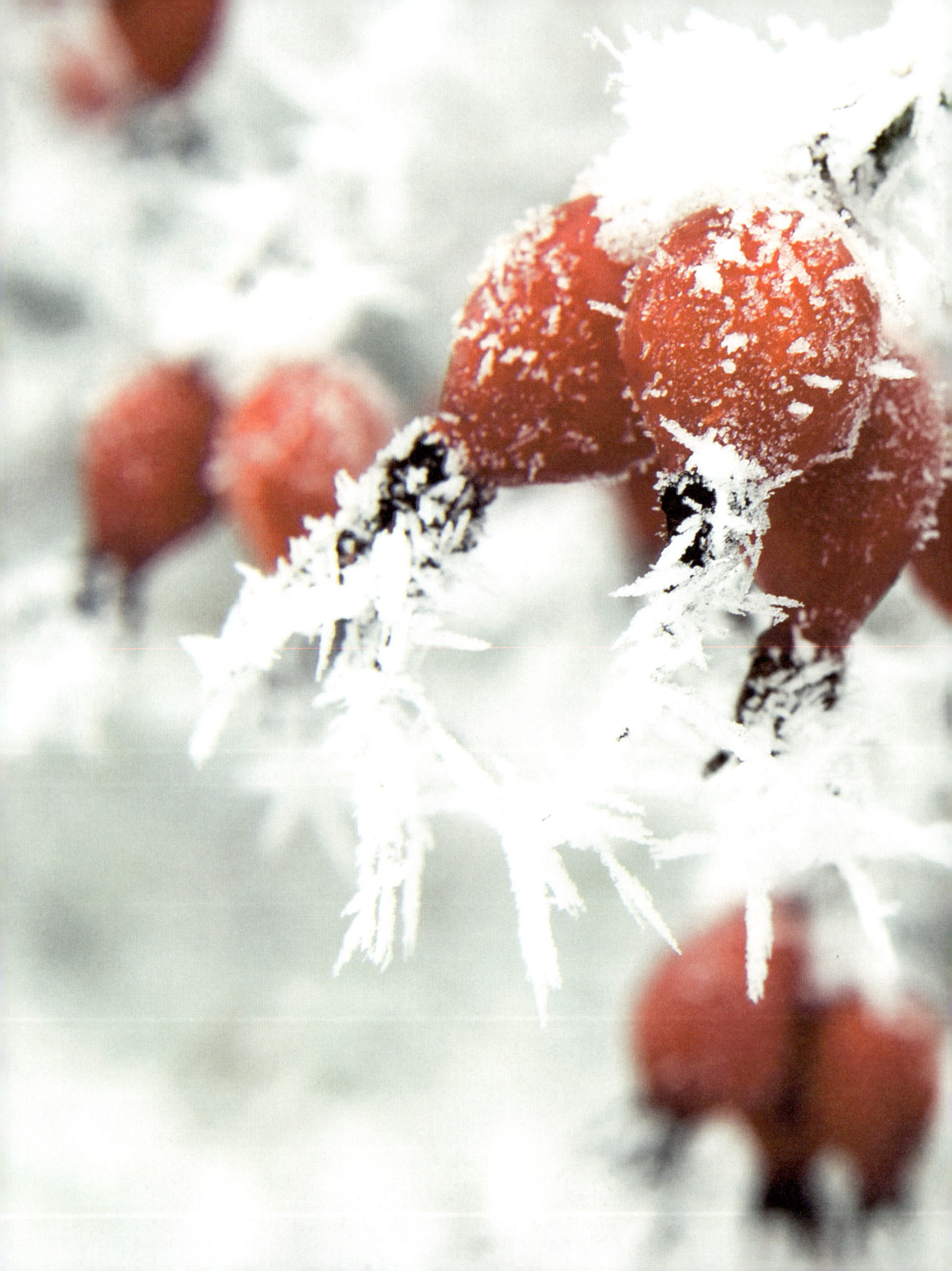

Winter

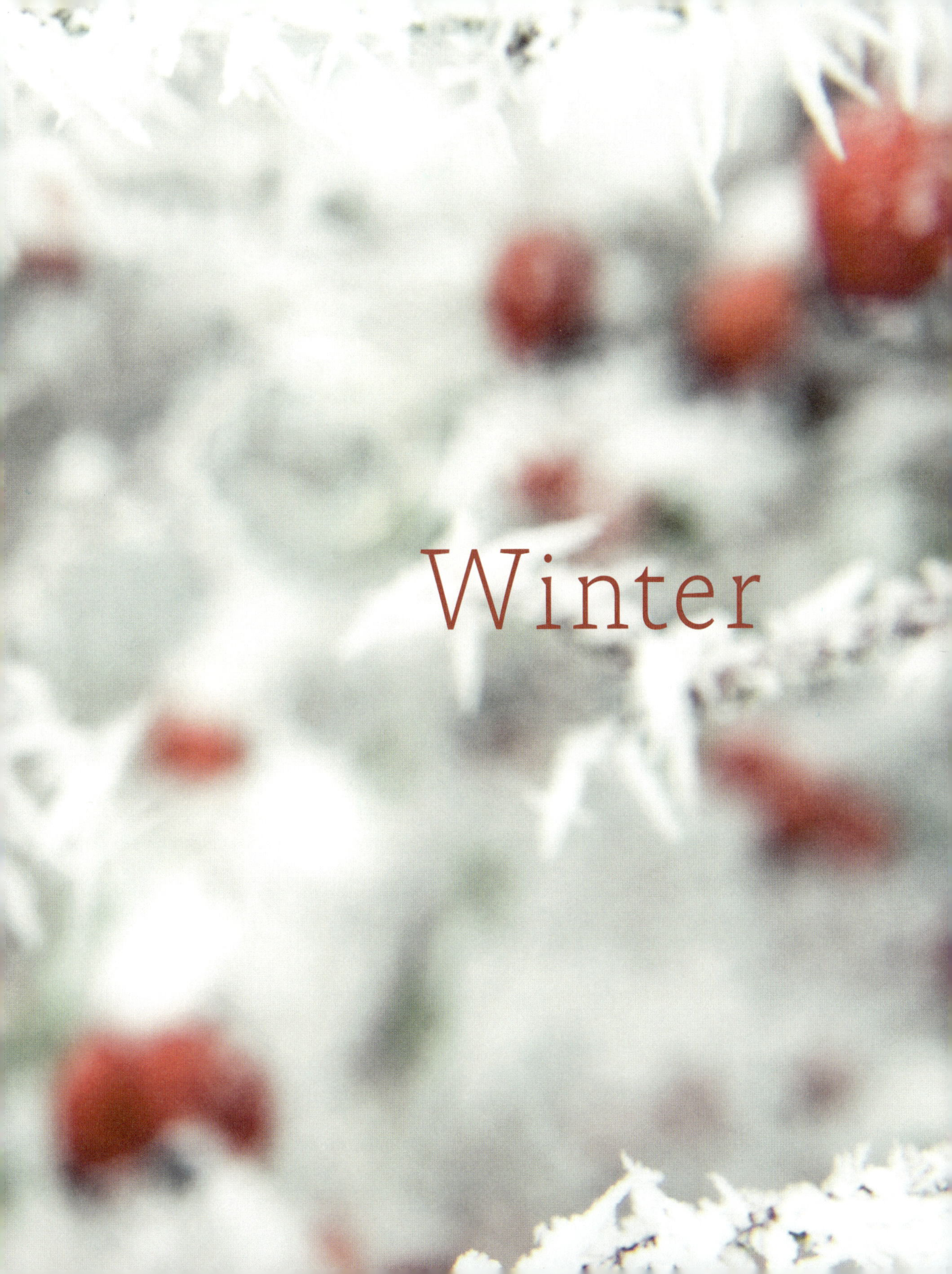

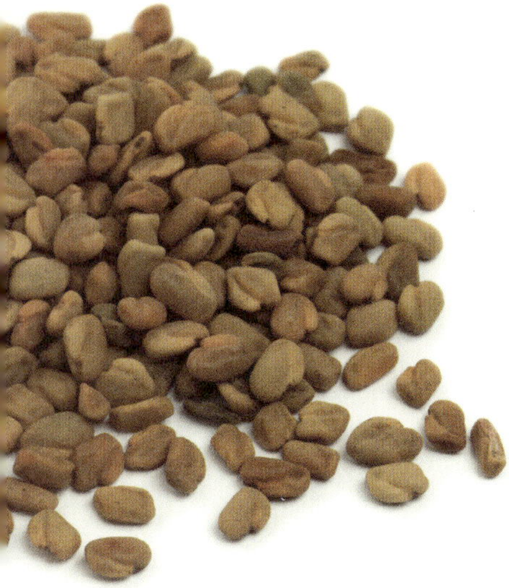

Es keimt und sprießt die Pflanze im Licht des Frühlings, sie gedeiht in der Wärme des Sommers und reift im Herbst. Ende November ruhen ihre Samen im Erdboden, der Zyklus des Jahres schließt sich. Nebel breitet sich wie ein Mantel über die Erde, es naht der Winter mit Eis und Schnee. Während die Samen der Wildpflanzen den Frühling abwarten, um zu keimen, erscheinen bereits vor Weihnachten die ersten zartgrünen Halme von Dinkel, Gerste und Weizen auf den Feldern.

Im Samen ist die Essenz der Pflanze enthalten: Im runden, eiförmigen, länglichen oder eckigen Körnchen liegen alle Informationen der Mutterpflanze, aber auch die Lebenskräfte, die den Samen keimen lassen.

Im Herbst wird der Samen von der sonnendurchwärmten Erde empfangen. Er trifft auf die fruchtbare Humusschicht, auf Mineralien und Metalle und begegnet der unsichtbaren Welt der Mikroorganismen, die im Boden unablässig tätig ist. Tau, Nebel und Regen lassen den Samen am Winterbeginn aufquellen, und während die Nächte immer länger und die Tage kürzer werden, weicht die Samenhülle langsam auf, wird weicher, wird zum Gel. Wasser, Schnee und Eis wirken als Katalysatoren im Erdboden. Dank ihrer Wirkung wird unter der Erde, im Samen, der Prozess der „Chaotisierung“ eingeleitet: Die organische Substanz wird aufgeschlossen, löst sich auf, verbindet sich mit dem Mineralreich, kann sich nun umwandeln und im Frühling neu entstehen, keimen. Die Phase des Chaos überwindet der Same durch die ordnenden Kräfte der Kristallisation im Winter. Samen und Wurzeln richten sich nach ihnen, folgen ihnen in Richtung Erdmitte. Das ordnende Prinzip der Kristallisation erkennen wir in jeder Schneeflocke, jeder Eisblume: Flüssiges wird auf kunstvolle Weise fest und findet zu seinem Zentrum.

Diese Vorgänge vollziehen sich unter der Erde, also für das menschliche Auge nicht sichtbar. Während wir „im Umkreis“ leben (Rudolf Steiner), auf der Erdoberfläche, und Licht, Luft und Wärme benötigen, kehren die Pflanzen jeden Herbst in den Schoß der Erde zurück, überwintern dort „träumend“ und nehmen Kräfte und Substanzen auf. Könnten wir ihnen unter die Erde folgen und dieselbe Chaotisierung und Neuordnung miterleben, jene Umkehr, die sich in der dunklen Jahreszeit in der Pflanzenwelt vollzieht, würden wir die Urquelle des Lebens selbst spüren!

Rudolf Steiner berichtet auch, dass diese unterirdischen Abläufe im Winter für die Menschheit vergangener Epochen eine große Bedeutung hatten. Schüler, die sich auf dem Weg zur Einweihung befanden, lernten, sich bewusst durch Meditation, Gebet und rechte Lebensweise mit den Kräften der *Umkehr* zu verbinden. Sie verloren ihren Bezug zur lichtvollen Erdoberfläche und begaben sich innerlich „unter die Erde", auf die Suche der Quelle universeller Weisheit. Im altgermanischen Mythos sehen wir das Bild von Odin, wie er neun Tage und neun Nächte am Weltenbaum hängt, mit dem Kopf nach unten, bis er vierundzwanzig Runen auf dem Boden verstreut liegen sieht. Er lernt sie zu lesen und wird dadurch zum Herrscher über die Elemente.

Heute feiern wir kurz nach der Wintersonnenwende Christi Geburt, die Ankunft des Heilands. Sie findet gerade dann statt, wenn der dunkelste Moment des Jahres überwunden und die längste Nacht vom zunehmenden Licht abgelöst wird.

In den Nächten „zwischen den Jahren" spürt man in der winterlichen Landschaft eine Art Nacktheit. Auch wenn sich ein gewisses Gefühl von Verlassenheit, von Einsamkeit einstellen mag, es liegt ein besonderer Zauber in den zwölf „Raunächten", zwischen Weihnachten (25. Dezember) und Epiphanie (Heilige Drei Könige, 6. Januar).

Laut Tradition ist dies die beste Zeit der Orakel und Voraussagungen: Träume in jenen Nächten weisen auf Zukünftiges hin, das sich im kommenden Jahr bewahrheiten soll. Bekannt sind auch Rituale wie das Bleigießen in der Silvesternacht in angelsächsischen Ländern oder das Lesen von aufgeschlagenem Eiweiß in Südamerika.

Der Winter setzt seinen Weg fort. Vierzig Tage nach dem Solstitium lächelt uns die irische Heilige Brigid entgegen: Sie wird an Lichtmess gefeiert (2. Februar) und gilt als Beschützerin aller Quellen und Brunnen. In diesen Tagen ändert das Licht tatsächlich seine Intensität, und wer im Wald spazieren geht und hier und dort ein Schneeglöckchen (Lichtmessglöckchen!) blühen sieht, weiß, das das Leben auch dieses Jahr wieder aus unbekannten, winterlichen Tiefen an die Oberfläche kommen wird.

Fliegen die Marienkäfer im Oktober im Garten, gibt es Eis und Schnee im Jänner.

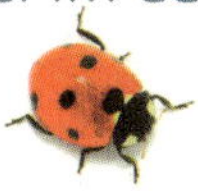

AUS EINEM TIROLER BAUERNKALENDER

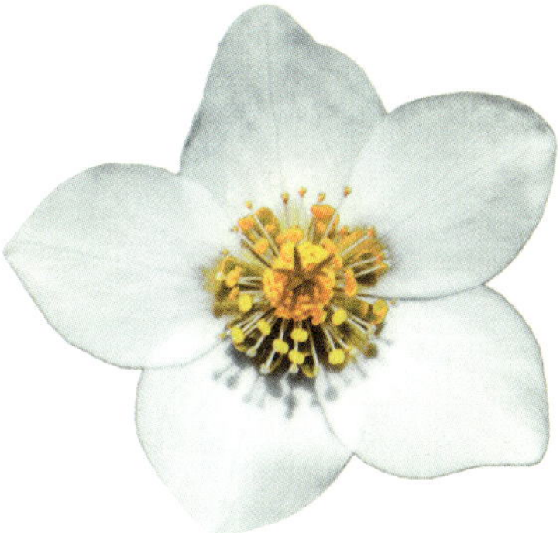

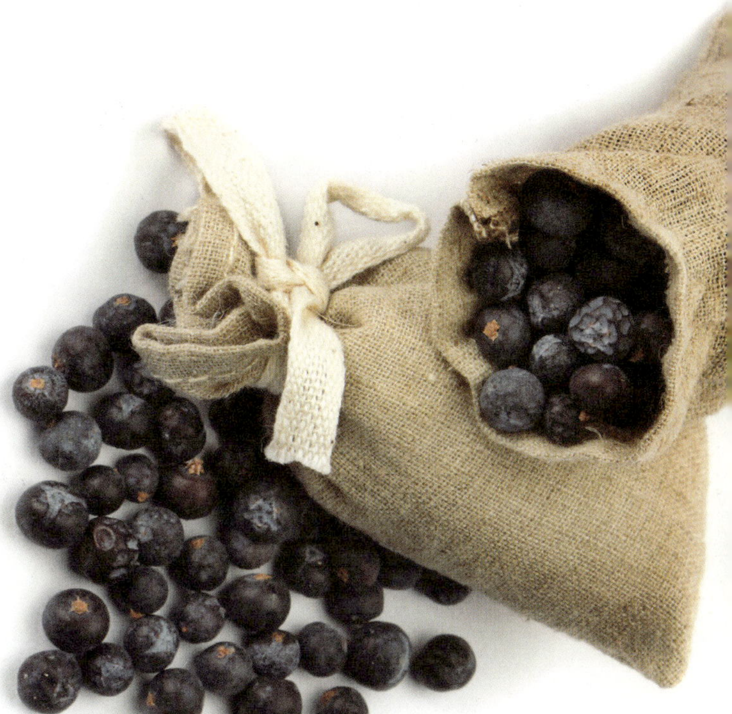

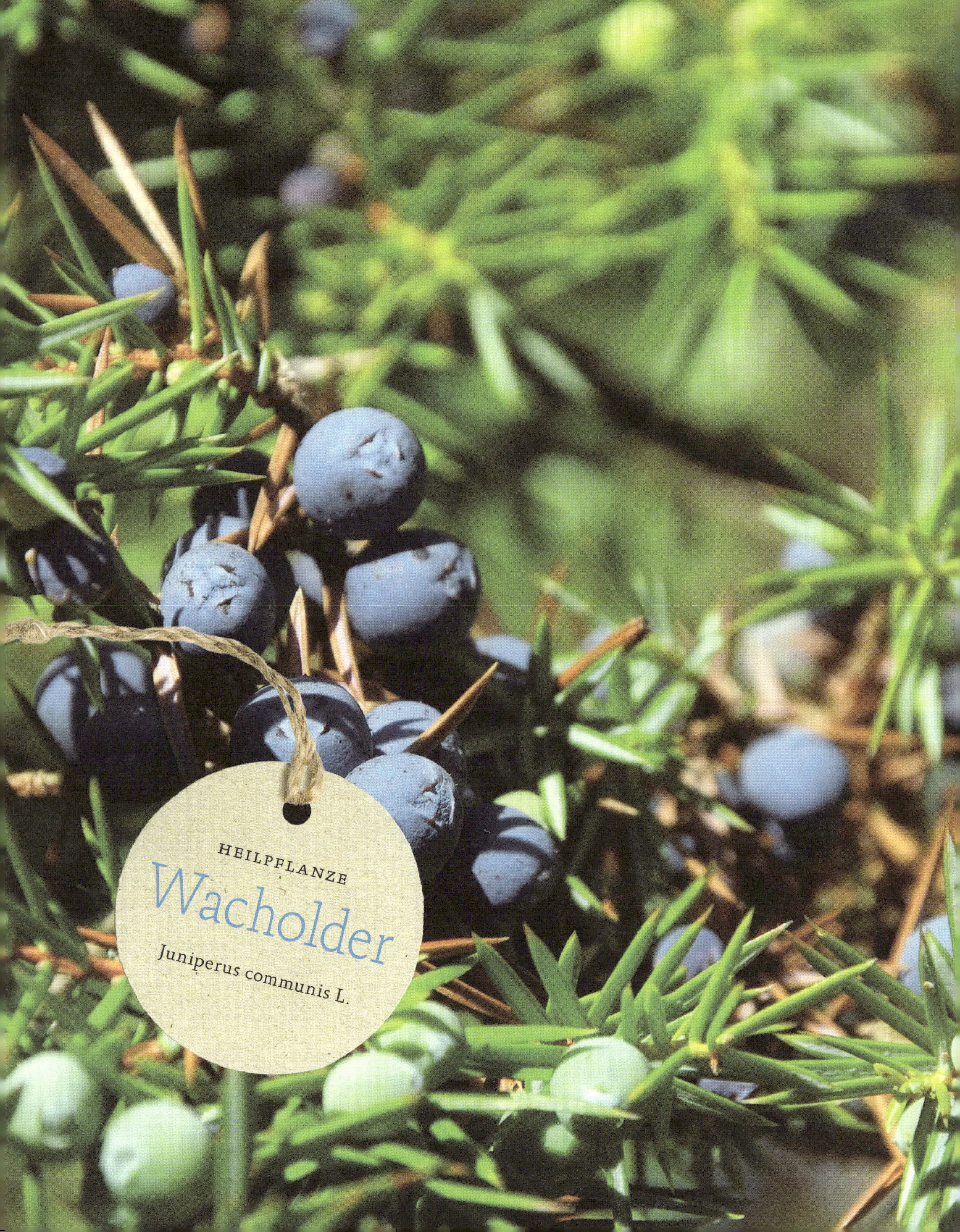
HEILPFLANZE
Wacholder
Juniperus communis L.

In der winterlichen Landschaft fällt ein Bäumchen besonderer Art auf, es weiß sich mit spitzen Nadeln und der undurchdringlichen Krone gut zu wehren: der Wacholderbaum (Juniperus communis L.) aus der Familie der Zypressengewächse (Cupressaceae).

Als echte Pionierpflanze sieht man ihn oft auf unbenutzten Weiden und verlassenen Feldern. Zwischen den einzelnen Pflanzen besteht immer ein bestimmter Abstand, nie stehen sie dicht aneinandergedrängt, als wollten sie keine allzu große Nähe. Es gibt auch keine eigentlichen Wacholderwälder, denn Juniperus-Arten kolonisieren lieber Wiesen und Hänge, an denen noch keine anderen Bäume wachsen, und bereiten den Boden auf weitere Sträucher und Bäume vor. Auch wächst der Wacholder nicht so stark in die Höhe wie andere Nadelbäume, wirkt nicht majestätisch wie Fichten oder Zedern, sondern wird höchstens vier bis fünf Meter groß und gelangt zu einem Durchmesser von circa zwei Metern.

Während Menschen sich vor seinen Nadeln in Acht nehmen, kommen Wildtiere ihm gerne näher. Der Wacholder ist ein wichtiger Wirtsbaum, besonders in kargen Gegenden mit wenig Vegetation. Rehe und Dammhirsche knabbern an den grünen frischen Trieben, Wildschweine verspeisen die reifen, öligen Früchte (Zapfen) und graben sogar die aromatischen Baumwurzeln aus.

Der Wacholder wächst in den verschiedensten Klimazonen Europas und bildet jeweils besondere Strauch- oder Baumarten. Der **gemeine Wacholder (J. Communis)** ist weit verbreitet und steht in vielen Staaten unter Naturschutz. Sein Holz war bis vor kurzer Zeit wegen seiner Härte sehr begehrt, und der Wacholderbestand nahm schnell ab, da die Bäume sehr langsam wachsen.

In wärmeren Ländern wächst der strauchartige, **rote Wacholder (J. Oxycedrus)**. Er bildet blutrote, kugelige Früchte, die etwas größer und weniger aromatisch sind als die des gemeinen Wacholders. Früher wurde das Harz destilliert und als Balsam bei rheumatischen Erkrankungen verwendet.

Einige Wacholderarten sind sogar giftig, darunter der **Sadebaum (Juniperus sabina)** mit seinen großen blauen Zapfen, der auch nördlich der Alpen wächst. Die ganze Pflanze ist toxisch!

Auch der **phönizische Wacholder (J. Foenicea)**, der nur im Mittelmeerraum gedeiht, darf nicht innerlich verwendet werden. Sein Holz ist besonders wertvoll und bildet sich äußerst langsam. In Süditalien stehen tausendjährige Exemplare. Aus den Zweigen gewinnt man heute noch ein Harz, das zum Restaurieren antiker Möbel und Kunstgegenstände verwendet wird.

Der gemeine Wacholder fürchtet weder Sturm noch Trockenheit. An manchen Orten bemerkt man schief gewachsene Bäumchen, genau in die Richtung geneigt, aus der der Wind immer bläst. Die Rinde glänzt silbergrau in der Sonne, sie blättert mit der Zeit ab. In einer Kapelle in Urbino konnte man bis vor kurzem ein Kruzifix aus dem 14. Jahrhundert bewundern, das aus dem Holz hiesiger Wacholderbäume gemacht war; leider wurde es entwendet.

T *Die Blätter, flache Nadeln mit einem weißen Mittelstreifen, sind sehr resistent und immergrün. In der Sommerhitze strömen sie den typischen aromatischen Wacholderduft aus. Sammelt man im Juni die frischen Triebe und legt sie in Olivenöl, erhält man ein vorzügliches Massageöl gegen schwere, geschwollene Beine und müde Füße.*

Die Früchte, blauschimmernde Beerenzapfen, allgemein auch als „Beeren“ bekannt, reifen alle zwei Jahre im Herbst, aber man kann sie das ganze Jahr lang ernten. Im Winter passt ihr würziger Geschmack gut zu typischen Gerichten der Jahreszeit: zu gebratenem Fleisch oder Fisch und Kartoffeln, deftigen Gemüsesuppen mit Gerste und Dinkel, Heringfilets, gedünstetem Kürbis. Wacholderbeeren helfen, schwere, eiweißreiche Speisen besser zu verdauen.

In der kalten Jahreszeit fressen auch Rehe, Füchse, Dachse und verschiedene Vogelarten die Wacholderfrüchte. Die Samen werden dann durch den Kot ausgesät. Durch die enthaltene Säure wird die harte Hülle aufgeschlossen, so können die Samen im darauffolgenden Jahr keimen. Das ist auch der Grund, warum es nicht so einfach ist, Wacholderbäume aus Samen zu ziehen. Früher legte man sie sogar in Schwefelsäure, um sie aufzuschließen, heute setzt man sie verschiedenen Temperaturen aus und schürft die Oberfläche auf. Man kann aber auch aus Stecklingen gesunde Wacholderbäume ziehen.

In der Mythologie der Antike wird der Wacholder oft im Zusammenhang mit Schwellenerlebnissen und dem Tod erwähnt.

Im Mittelalter und in der Renaissance setzten berühmte Maler die bläulichgrüne Krone mit den dunklen kugeligen Früchten in ihre Bilder, als Hintergrund höfischer Szenen. Dem Baum haftete immer noch etwas Geheimnisvolles an, man glaubte, er würde Haus und Leute gegen Unglück und Krankheiten schützen. Also hängte man Wacholderzweige an die Haustür gegen die Pest, räucherte mit den Zapfen und den Nadeln das Krankenzimmer. In den Alpen werden die Ställe mit glimmenden Wacholderbüscheln „desinfiziert“, bevor die Tiere am Sommerende von der Alm zurückkehren.

Die Heilpflanze

Dem hohen Gehalt an ätherischen Ölen verdankt der Wacholder seine keimtötende Wirkung. In der Phytotherapie verwendet man hauptsächlich die blauen Beerenzapfen des gemeinen Wacholders. Außer den ätherischen Ölen enthalten sie Bitterstoffe, Tannin, Harz, Antocyane und Zucker, sie werden bei Husten, Fieber und Kopfschmerzen eingesetzt (als Tee und im Hand- oder Fußbad), wenn eine Grippeerkrankung vorliegt, aber auch als magenstärkendes, verdauungsförderndes und harntreibendes Mittel.

T *Auch bei Blasenentzündung hilft ein milder Wacholdertee (10 Zapfen mörsern, kurz aufkochen lassen und mehrmals am Tag heiß trinken).*

Wacholderbeeren haben eine stark diuretische Wirkung und können bei Wasseransammlung eingesetzt werden (Ödem), vorausgesetzt jedoch, dass keine Nierenerkrankung vorliegt!

In der Schönheitspflege schließt eine Massage mit Wacholderöl die Behandlung von Orangenhaut und schlaffem Gewebe ab, und eine Teekur über mindestens zweimal drei Wochen hilft, den Organismus zu entschlacken und zu entwässern. Auch hier soll die nierenreizende Wirkung der Wacholderfrüchte nicht außer Acht gelassen werden.

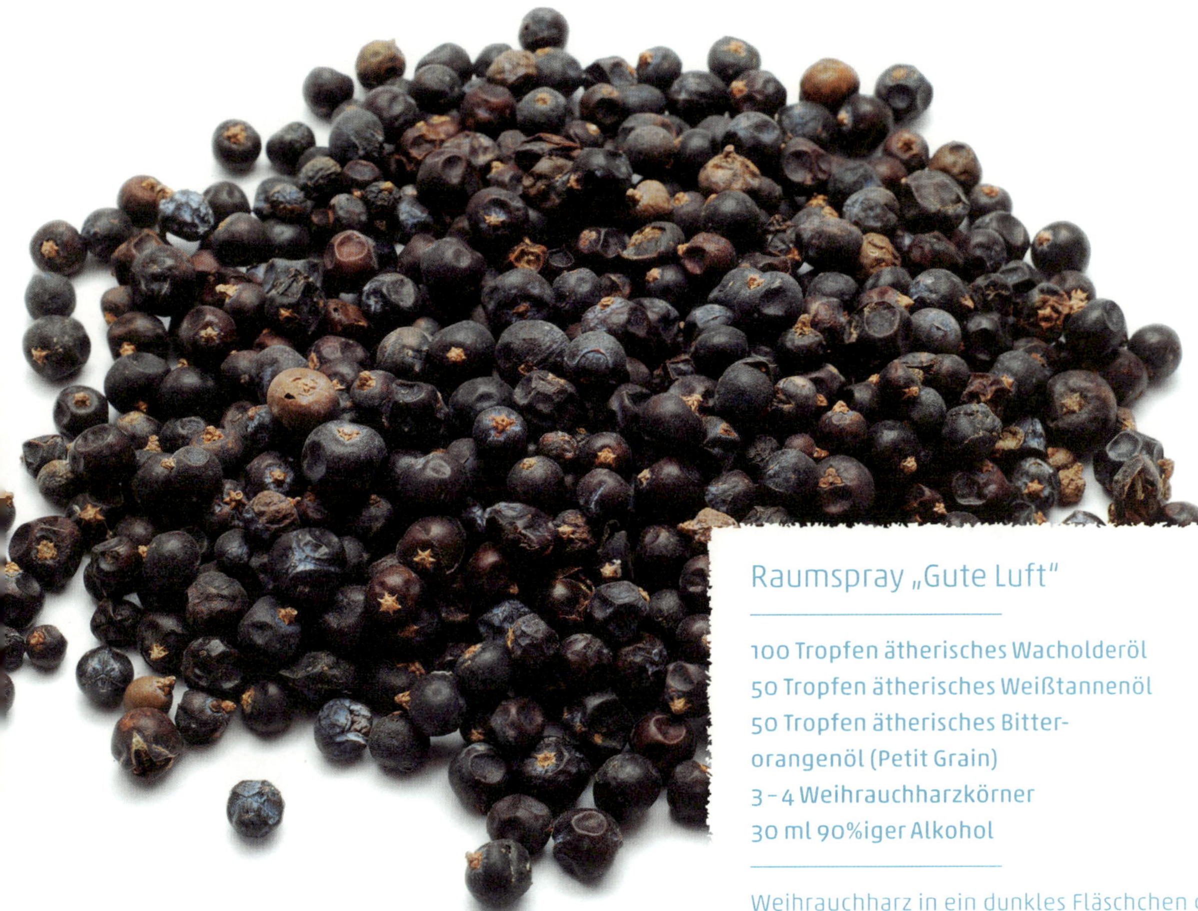

Raumspray „Gute Luft"

100 Tropfen ätherisches Wacholderöl
50 Tropfen ätherisches Weißtannenöl
50 Tropfen ätherisches Bitterorangenöl (Petit Grain)
3 – 4 Weihrauchharzkörner
30 ml 90%iger Alkohol

Weihrauchharz in ein dunkles Fläschchen geben, Alkohol dazu schütten, ätherische Öle hinein träufeln. In ein lauwarmes Wasserbad stellen (38 Grad), gut schütteln. Mindestens eine Woche durchziehen lassen, dann kann man die Essenz verwenden: als Raumspray, in der Duftlampe, im Luftbefeuchter. In kochendes Wasser getröpfelt hilft die Mischung als Inhalation bei Schnupfen, Hals- und Kopfschmerzen. Gerade im Winter kann diese aromatische und keimtötende Mischung dazu beitragen, die Luft in geschlossenen Räumen sauber zu halten. Sie klärt den Geist, fördert die Konzentration und erleichtert das Lernen.

Aus Wacholder und Schlehenblüten *kann man einen starken Infus brauen und in die Badewanne schütten: ein lauwarmes Vollbad (nicht über 38 Grad) zweimal in der Woche wirkt aufbauend und stärkend, z.B. nach einer langen Grippe, bei Blutarmut, in stressigen Zeiten.*

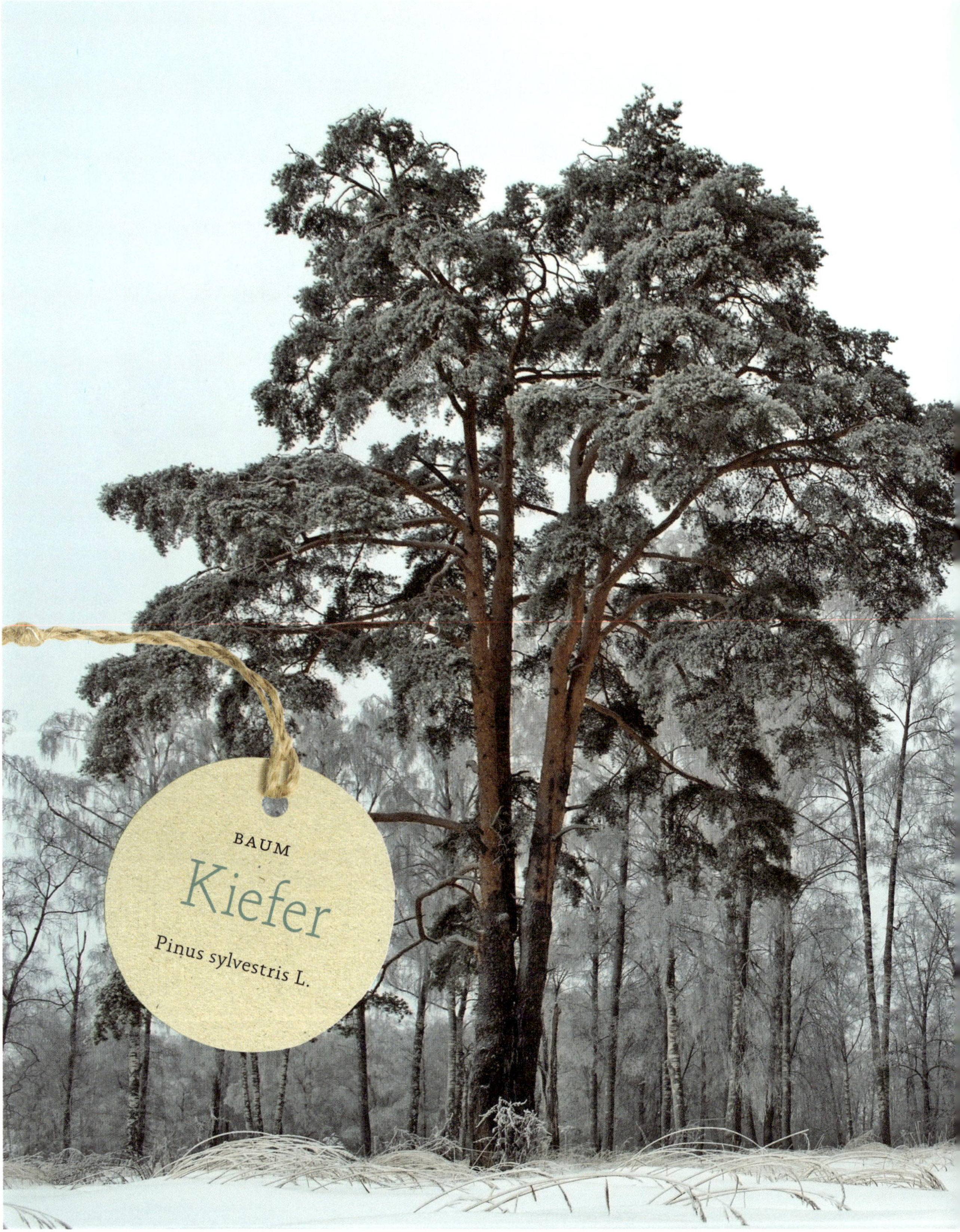
BAUM
Kiefer
Pinus sylvestris L.

Nach der letzten großen Eiszeit war der europäische Kontinent von riesigen Wäldern bedeckt. Unter gleißendem Licht, in der kalten, klaren Luft, wuchsen als erste Baumarten vor allem Birken und Kiefern, auf saurem, mineralreichen Boden. Starke Kristallisations-, aber auch Lichtkräfte waren am Wirken, und die Pflanzen blieben klein, nicht krautig und üppig wie heute.

Die damaligen Landschaften Mittel- und Nordeuropas ähnelten der heutigen Tundra. Als Koniferen bevölkerten die Kieferngewächse (Pinaceae) steiniges und sandiges Gelände, Küsten und Gebirge.

Die Kiefer (Pinus sylvestris L.) liebt als Standort windige, lichtdurchflutete Landstriche. Man erkennt sie schon von weitem, am zuerst braun-rötlichen, dann orangefarbenen Stamm und der lichtdurchlässigen, unregelmäßigen Krone. Manchmal sieht sie richtig unordentlich, zerzaust aus. Sie streckt ihre Äste weit in den Raum aus und bildet „Stockwerke". An den Zweigen sind die Blätter spiralförmig angeordnet, und im Vergleich zu der verwandten Lärche oder der Tanne wirkt die Kiefer voller Bewegung. Weitere bekannte Arten sind die Schwarzkiefer (Pinus nigra L.), die mediterrane Schirmkiefer (Pinus domestica L.), die Meerkiefer (Pinus pinaster L.), die amerikanische Weymouthkiefer (Pinus strobus) und Bergarten wie die Latschenkiefer (Pinus mugo Turra) und die Zirbelkiefer (Pinus cembra L.)

Wie viele Nadelbäume, hat auch die Kiefer einen starken Bezug zum Wärmeelement. Das Holz ist voller Harz, Nadeln und Zapfen sind reich an ätherischen Ölen. Wenn man die äußere Rinde entfernt und den Stamm einschneidet, gewinnt man den Rohstoff, aus dem Terpentin hergestellt wird. Durch die Destillation des Harzes erhält man das Kolophonium, „griechisches Pech", das Geigen- und Lautenbauer für die Herstellung wert-

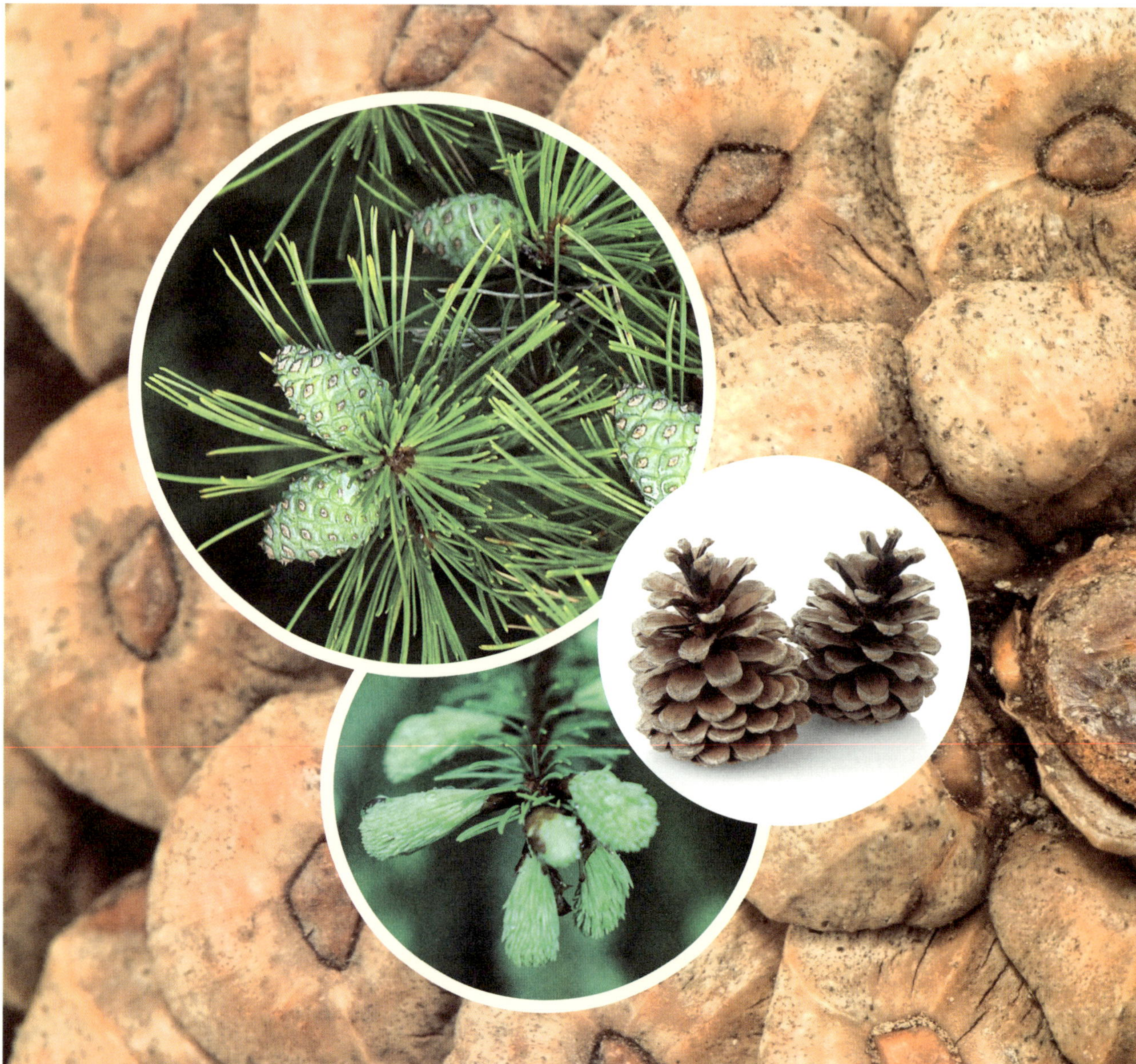

voller Musikinstrumente benötigen. Das Harz von verschiedenen weiteren Kiefernarten wird für Farben, Lacke, Teer und sogar für Linoleum verwendet.

Kiefernharz und ätherisches Kiefernöl sind seit Jahrtausenden Grundsubstanzen der verschiedensten Heilmittel. Als sogenannte balsamische Essenzen wirken sie desinfizierend und antibiotisch bei Erkrankungen der Atemwege.

In den letzten Jahren haben wissenschaftliche Studien die heilsame Wirkung der Bioflavonoide der Kiefernrinde auf Blutgefäße, Fließfähigkeit des Blutes und bei Netzhauterkrankungen belegt. „Pine bark“ heißt die Droge in Amerika, Extrakte werden bei Immunschwäche und Degenerationskrankheiten empfohlen, auch bei altersbedingtem Gelenksverschleiß.

Voll- oder Teilbäder mit einem konzentrierten Nadelabsud *helfen Nervenschmerzen zu lindern, z.B. wenn der Ischiasnerv sich entzündet oder bei Trigeminusneuralgie. Man lässt 5 Handvoll frische oder getrocknete Kiefernnadeln in 5 l Wasser 10 Minuten lang kochen (Deckel drauf lassen!), seiht ab und gibt den Sud ins Badewasser. Nach dem Bad eine Viertelstunde ruhen.*

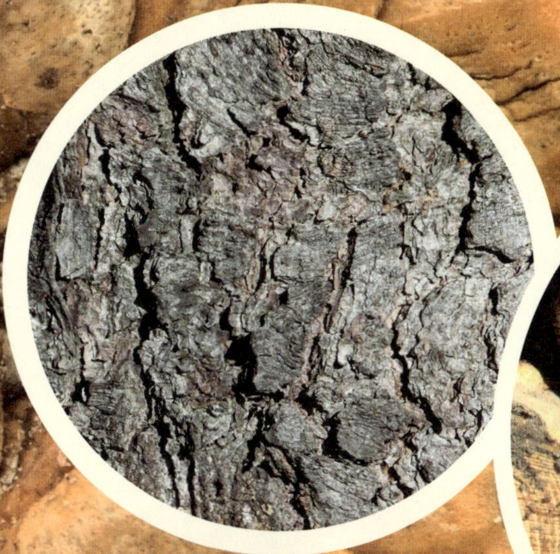

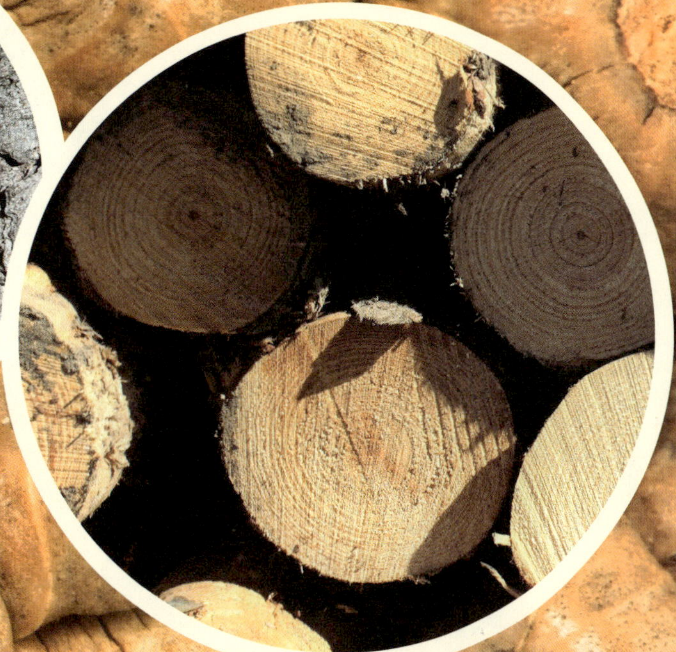

Reines ätherisches Kiefernöl *tröpfelt man ins Gesichtsdampfbad für Inhalationen, in Johannisöl für Brustwickel und in die Badewanne, mit Fichtennadelöl und Honig oder Sahne vermengt, bei Husten, Erkältungen, Stirnhöhlenentzündung. Die Kiefer hat als Nadelbaum auch einen Bezug zum Nerven-Sinnessystem. Man sammelt die Blätter im Frühling, wenn sich die neuen Triebe bilden, in Licht/Luft-Tagen, bei Vollmond.*

Balsamischer Wintertee

Je einen Esslöffel getrocknete Kiefernnadeln und Lindenblüten, 1 Teelöffel geriebene Orangenschale, 1 Teelöffel Holunderblüten und 1 Scheibe frischen Ingwer mit 500 ml kochendem Wasser überbrühen, 8 Minuten ziehen lassen, filtern und mit Berghonig süßen.

Diese Mischung ist auch für Kinder geeignet, sie schmeckt sehr gut und wirkt schweißtreibend und entspannend. Die ätherischen Öle der Kiefer und des Ingwers und die aufweichende Wirkung der Linde, des Holunders und der Orangenschale sind besonders dann geeignet, wenn man fröstelt, Muskeln und Glieder schmerzen und eine Grippe im Anmarsch ist. Der Tee eignet sich allgemein zur Stärkung der Atmungsorgane, und man kann ihn als Haustee den ganzen Winter lang trinken.

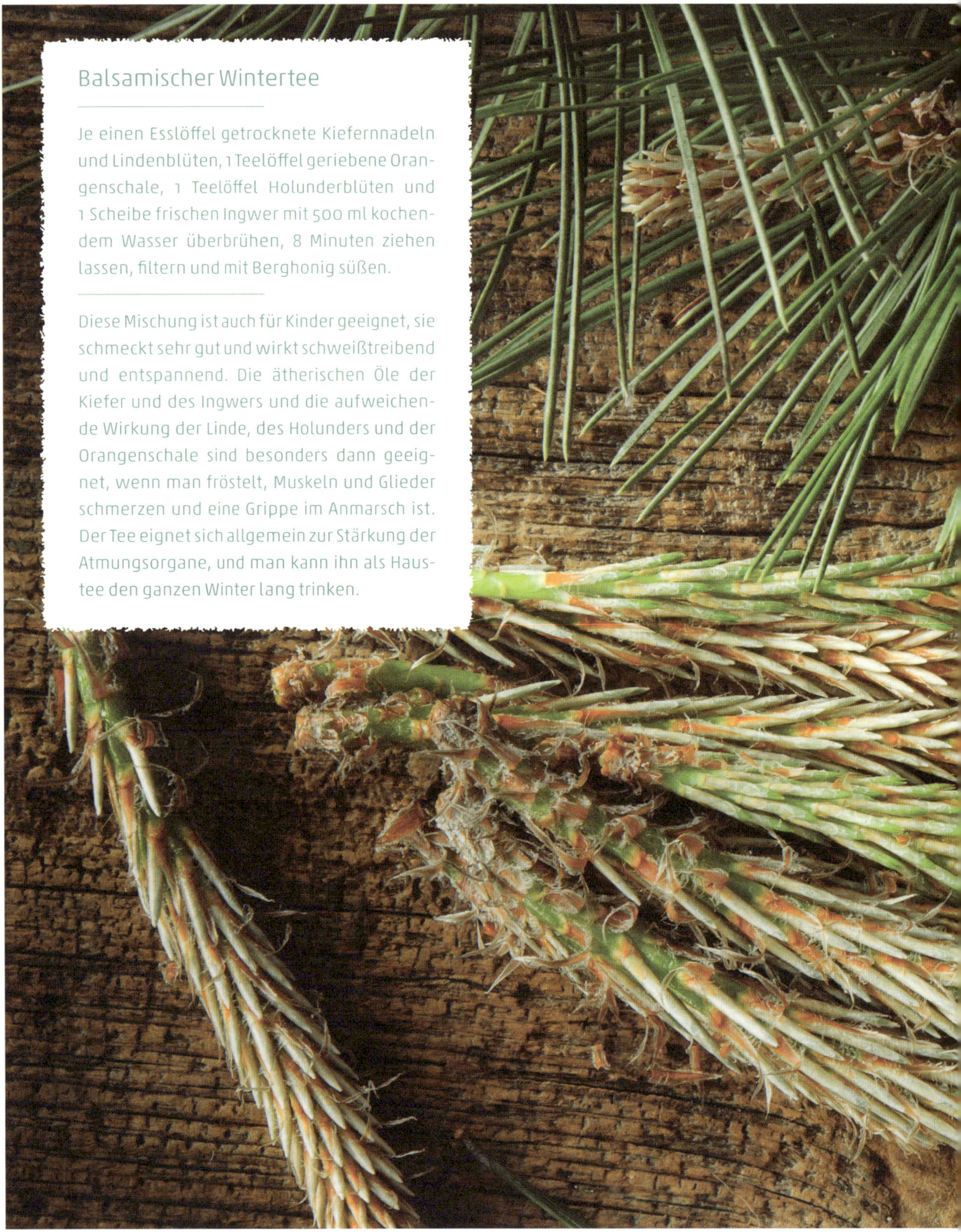

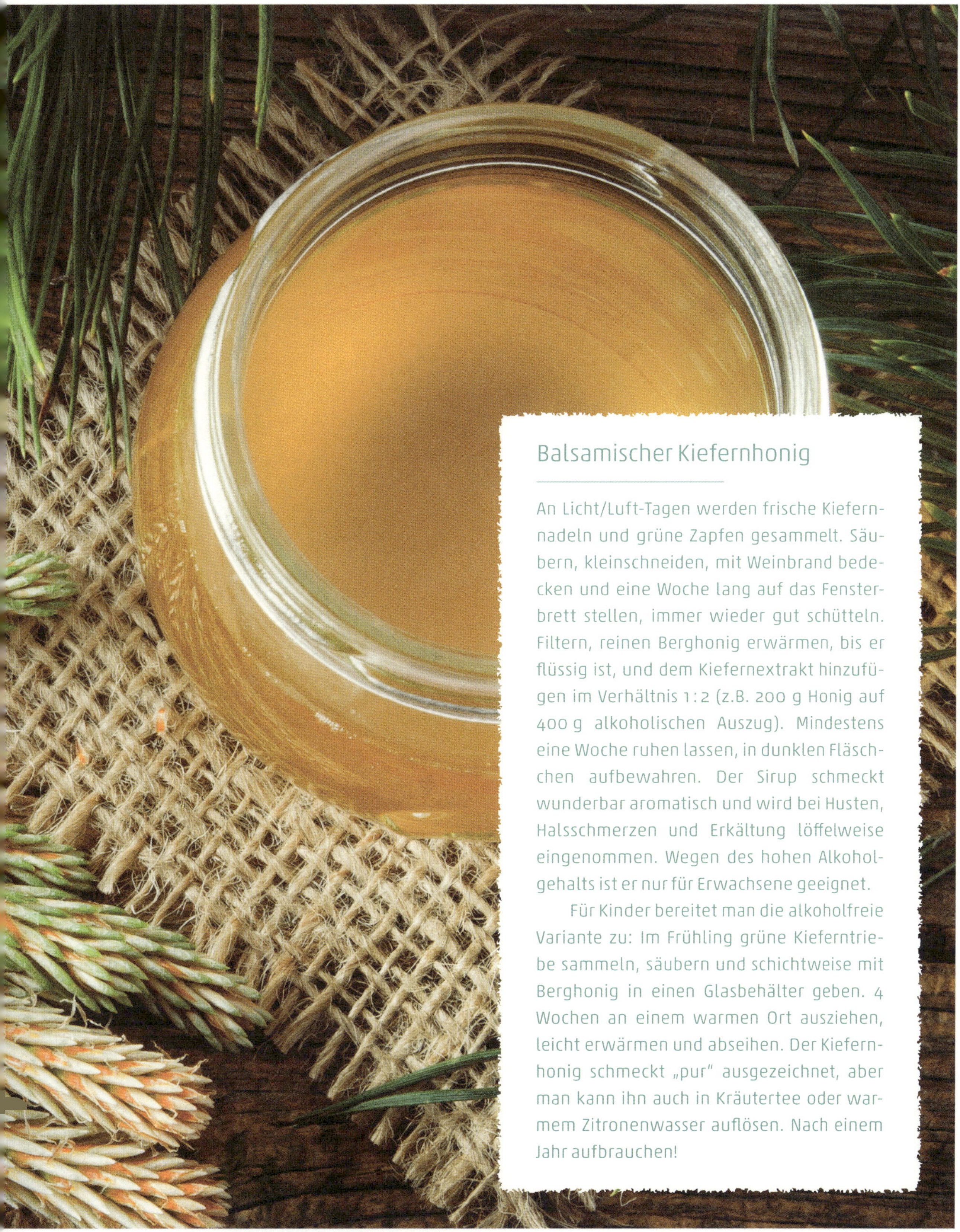

Balsamischer Kiefernhonig

An Licht/Luft-Tagen werden frische Kiefernnadeln und grüne Zapfen gesammelt. Säubern, kleinschneiden, mit Weinbrand bedecken und eine Woche lang auf das Fensterbrett stellen, immer wieder gut schütteln. Filtern, reinen Berghonig erwärmen, bis er flüssig ist, und dem Kiefernextrakt hinzufügen im Verhältnis 1:2 (z.B. 200 g Honig auf 400 g alkoholischen Auszug). Mindestens eine Woche ruhen lassen, in dunklen Fläschchen aufbewahren. Der Sirup schmeckt wunderbar aromatisch und wird bei Husten, Halsschmerzen und Erkältung löffelweise eingenommen. Wegen des hohen Alkoholgehalts ist er nur für Erwachsene geeignet.

Für Kinder bereitet man die alkoholfreie Variante zu: Im Frühling grüne Kieferntriebe sammeln, säubern und schichtweise mit Berghonig in einen Glasbehälter geben. 4 Wochen an einem warmen Ort ausziehen, leicht erwärmen und abseihen. Der Kiefernhonig schmeckt „pur" ausgezeichnet, aber man kann ihn auch in Kräutertee oder warmem Zitronenwasser auflösen. Nach einem Jahr aufbrauchen!

Eine mannshohe Pflanze steht am Waldrand, bei der Betrachtung ist es bereits November und der oberirdische Teil sieht welk und braun aus. Die Blätter hängen herab, die Blüten sind kaum mehr zu erkennen. Die Kräfte der Engelwurz ziehen sich jetzt in die große Wurzel zurück, und es ist die beste Zeit, um sie auszugraben und Auszüge herzustellen.

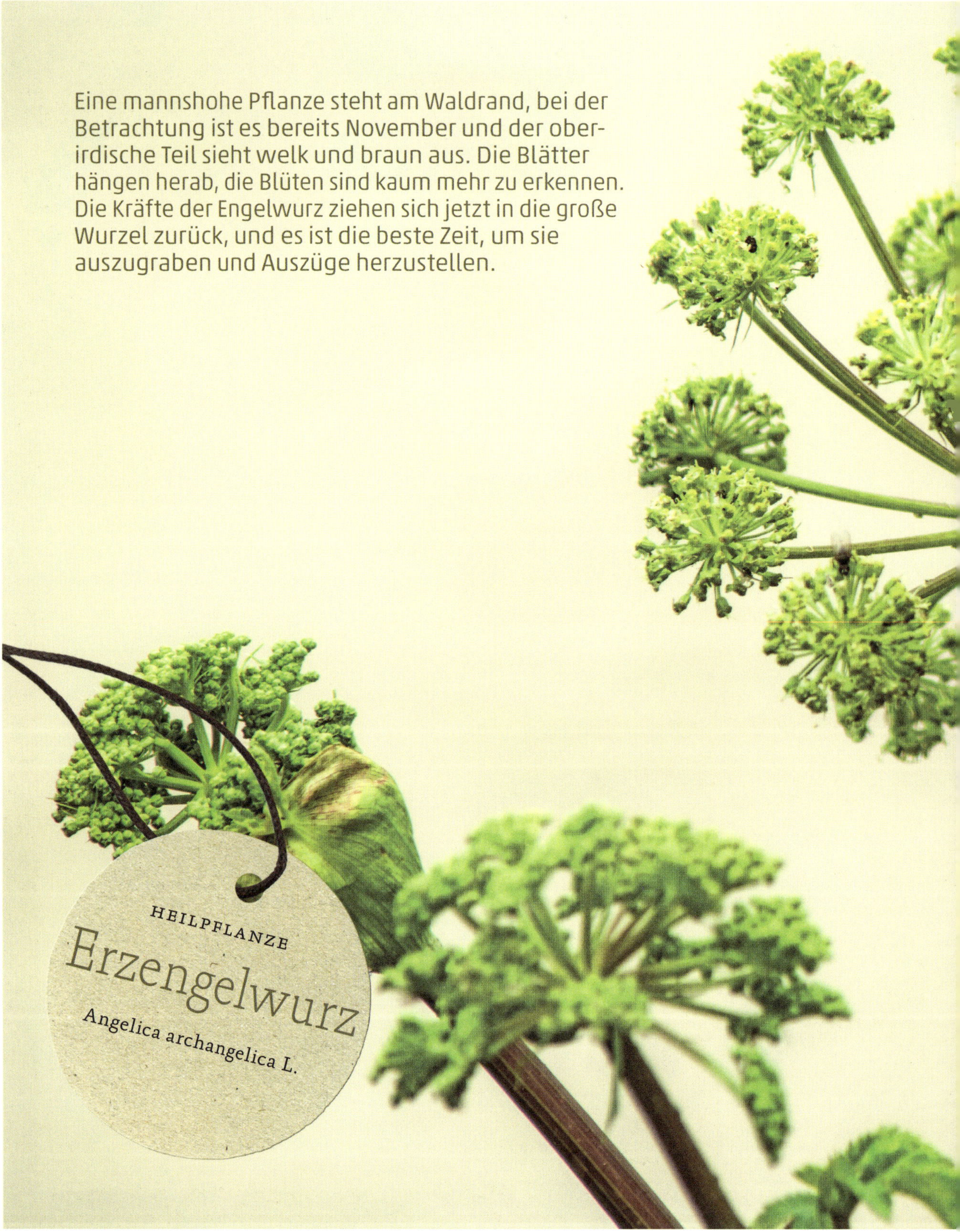

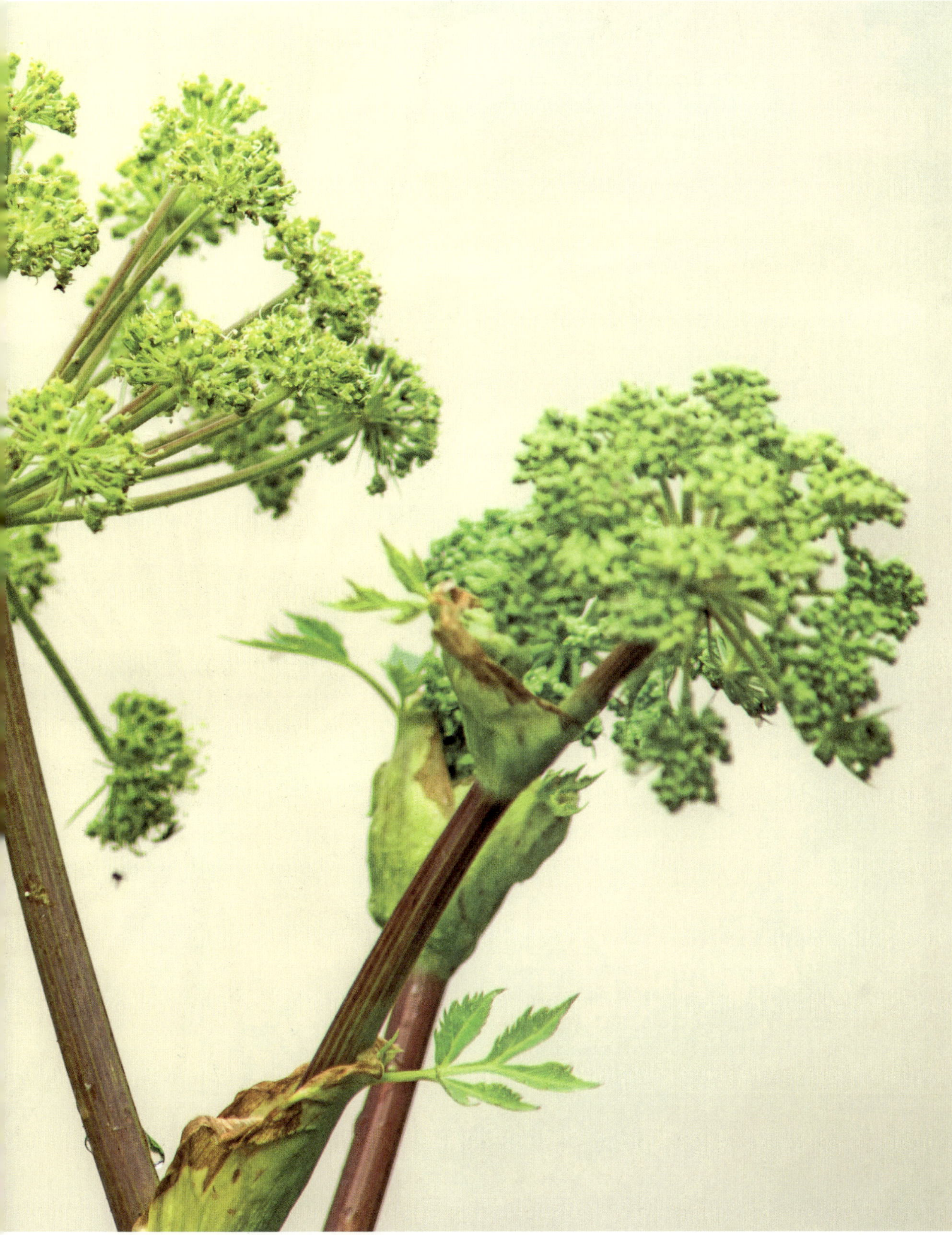

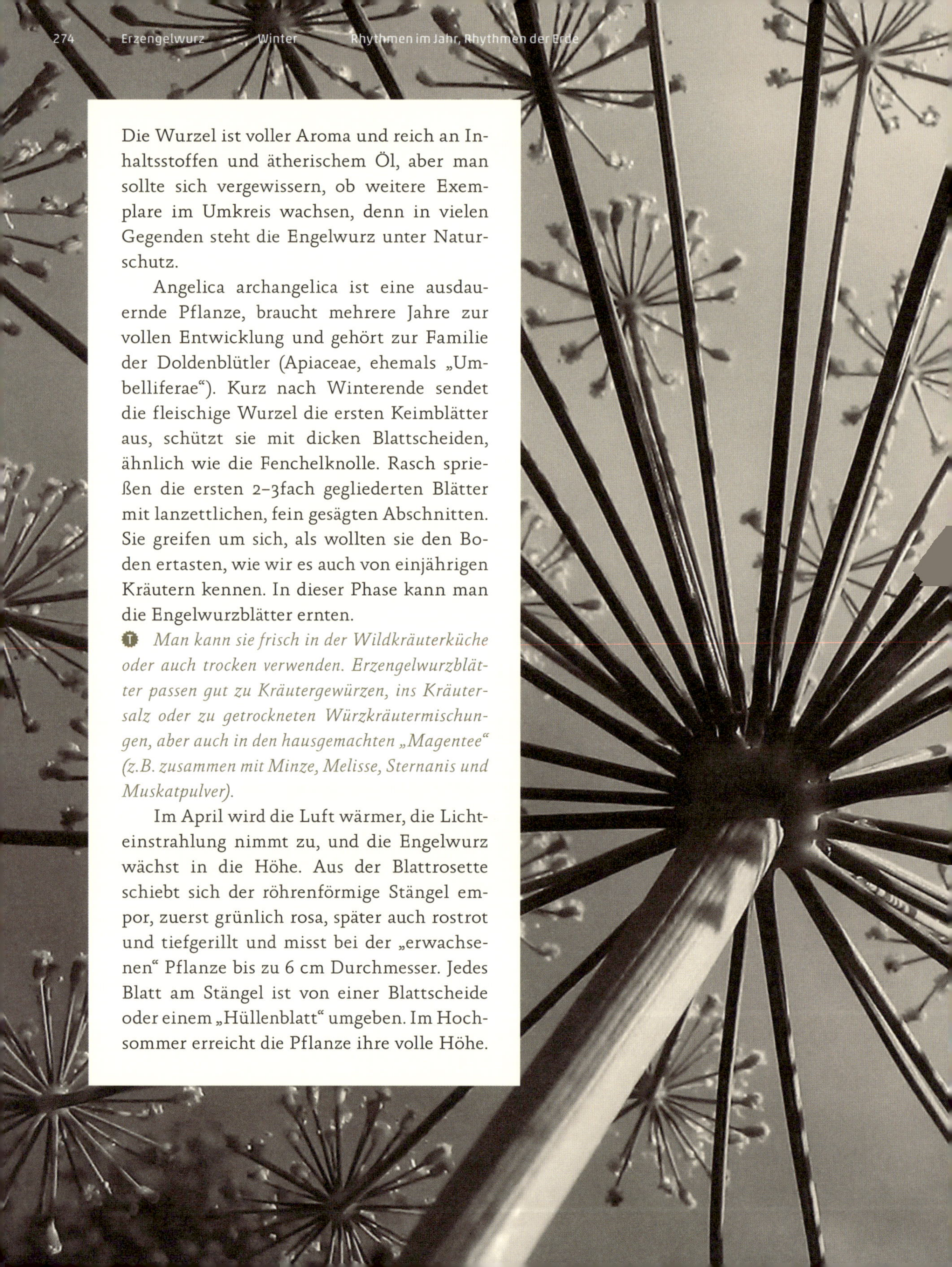

Die Wurzel ist voller Aroma und reich an Inhaltsstoffen und ätherischem Öl, aber man sollte sich vergewissern, ob weitere Exemplare im Umkreis wachsen, denn in vielen Gegenden steht die Engelwurz unter Naturschutz.

Angelica archangelica ist eine ausdauernde Pflanze, braucht mehrere Jahre zur vollen Entwicklung und gehört zur Familie der Doldenblütler (Apiaceae, ehemals „Umbelliferae"). Kurz nach Winterende sendet die fleischige Wurzel die ersten Keimblätter aus, schützt sie mit dicken Blattscheiden, ähnlich wie die Fenchelknolle. Rasch sprießen die ersten 2–3fach gegliederten Blätter mit lanzettlichen, fein gesägten Abschnitten. Sie greifen um sich, als wollten sie den Boden ertasten, wie wir es auch von einjährigen Kräutern kennen. In dieser Phase kann man die Engelwurzblätter ernten.

T *Man kann sie frisch in der Wildkräuterküche oder auch trocken verwenden. Erzengelwurzblätter passen gut zu Kräutergewürzen, ins Kräutersalz oder zu getrockneten Würzkräutermischungen, aber auch in den hausgemachten „Magentee" (z.B. zusammen mit Minze, Melisse, Sternanis und Muskatpulver).*

Im April wird die Luft wärmer, die Lichteinstrahlung nimmt zu, und die Engelwurz wächst in die Höhe. Aus der Blattrosette schiebt sich der röhrenförmige Stängel empor, zuerst grünlich rosa, später auch rostrot und tiefgerillt und misst bei der „erwachsenen" Pflanze bis zu 6 cm Durchmesser. Jedes Blatt am Stängel ist von einer Blattscheide oder einem „Hüllenblatt" umgeben. Im Hochsommer erreicht die Pflanze ihre volle Höhe.

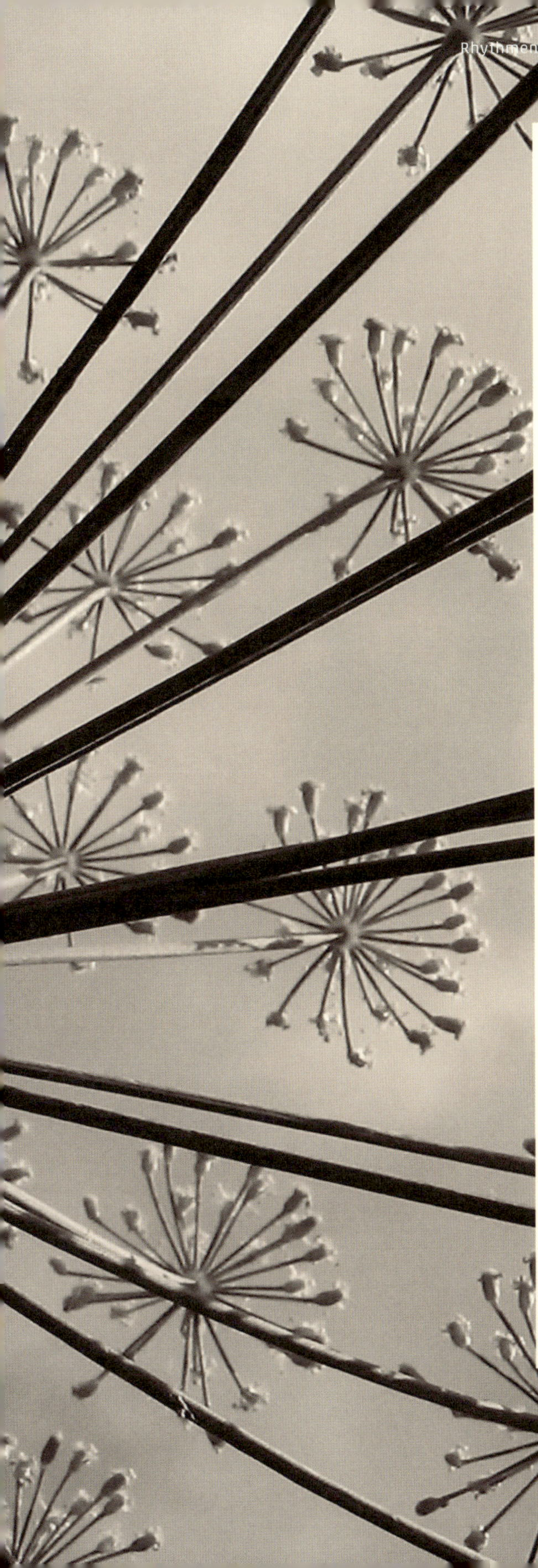

Es lohnt sich, das Licht- und Schattenspiel der Blätter zu bewundern: Auf dem Waldboden entstehen im Umkreis einer ausgewachsenen Pflanze netzförmige, gesprenkelte Muster, wie man es unter großen Bäumen sieht! Im Wald, unter allen Kräutern, sieht die Engelwurz aus wie ein rechter Baum!

Welchen Eindruck hinterlässt die Engelwurz, nachdem man Wurzel, Stängel und Blätter eingehend betrachtet hat und nun die ganze Pflanze vor uns steht? Sie wirkt „stämmig“, aufrecht und voller Lebenskraft. Würde man nicht etwa eine fleischige, farbige Blüte erwarten, mit großen Blütenblättern und starkem Duft oder gar Gift? Bei der Erzengelwurz erscheint eine halbkugelige bis kugelige Dolde, aus der die aromatischen Früchtchen hervorgehen. Schneeweiß ist die Blüte und reich an süßem Nektar, der Bienen und Insekten in den kühlen Halbschatten lockt. Die großzügige Dolde krönt die erdverbundene kraftstrotzende Pflanze und sieht aus wie ein kleiner Sternenhimmel im Halbdunkel des Waldes.

In der Blüte ist die Engelwurz also bescheiden. Beim Blühen bringt sie auch noch einmal eine *ordnende,* geometrische Qualität zum Ausdruck. Man könnte sagen: so wie sie wächst, mit dem aufrechten Stängel, die Blätter in den Raum gestreckt, und der schneeweißen Dolde, halten sich die terrestrischen (Erde und Wasser) und die kosmischen Elemente (Feuer und Luft) die Waage. Erde und Luftigkeit äußern sich im Duft. Die milchsafttragende Wurzel riecht rauchig-erdig bis aromatisch (der Ginsengwurzel ähnlich!), die Blätter duften krautig und erfrischend und die Blüte ist honigsüß.

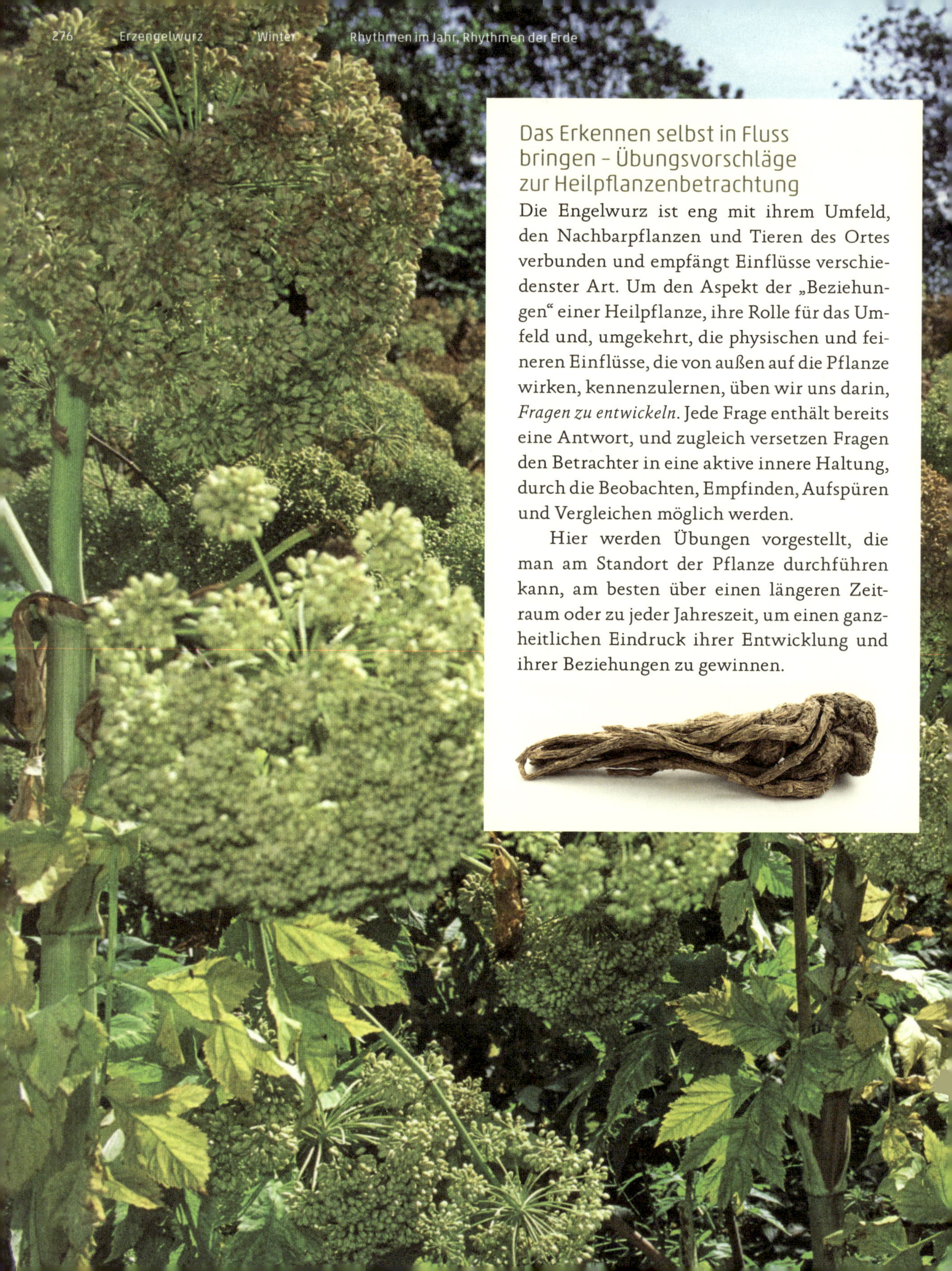

Das Erkennen selbst in Fluss bringen – Übungsvorschläge zur Heilpflanzenbetrachtung

Die Engelwurz ist eng mit ihrem Umfeld, den Nachbarpflanzen und Tieren des Ortes verbunden und empfängt Einflüsse verschiedenster Art. Um den Aspekt der „Beziehungen" einer Heilpflanze, ihre Rolle für das Umfeld und, umgekehrt, die physischen und feineren Einflüsse, die von außen auf die Pflanze wirken, kennenzulernen, üben wir uns darin, *Fragen zu entwickeln*. Jede Frage enthält bereits eine Antwort, und zugleich versetzen Fragen den Betrachter in eine aktive innere Haltung, durch die Beobachten, Empfinden, Aufspüren und Vergleichen möglich werden.

Hier werden Übungen vorgestellt, die man am Standort der Pflanze durchführen kann, am besten über einen längeren Zeitraum oder zu jeder Jahreszeit, um einen ganzheitlichen Eindruck ihrer Entwicklung und ihrer Beziehungen zu gewinnen.

Wie erscheint die Pflanze im gegenwärtigen Moment? Was fällt auf, was ist an Aussehen, Geruch, Haltung „besonders"?
Beschreiben Sie die Pflanze, allein oder in der Gruppe, laut oder leise, auch schriftlich. Sie können auch Gesten verwenden, sie schauspielerisch darstellen. Halten Sie die Eindrücke in einem Heft fest, in das alle weiteren Beobachtungen eingetragen werden.

Was erkennen Sie an ihrer Entwicklung in der Jahreszeit? In welchem Stadium befindet sich die Engelwurz jetzt? Und ihre Nachbarn?
Beschreiben Sie sie von Anfang an: Grundrosette, Stängel, Blätter, Dolden, Samen, auch die Wurzel, wenn man sie ausgraben kann.

Welche „Beziehungen" kennzeichnen diese Pflanze? Wachsen noch weitere Exemplare in der Nähe oder ist sie allein?
Meistens beobachtet man am Waldrand mehrere junge Pflanzen, die noch Stängel und Blüten bilden müssen, also im Blattstadium sind.

Wie fällt die Sonne auf den Standort?
Welchen Bezug zum Licht hat die Engelwurz, wo sie jetzt gerade wächst? Und ihre Nachbarn? Ist sie eine „lichte" Pflanze oder eher nicht? In welchen Teilen wirkt sie lichtbezogen, in welchen nicht?

Wie sieht der Boden am Standort aus, wie riecht er, ist er kalt oder warm, trocken oder feucht?
Gibt es besondere Gesteinsformationen in der Umgebung, wie ist das Gestein generell?

Welchen Bezug hat die Engelwurz zum Element Wasser allgemein?
Sieht die Pflanze gesund aus, als habe sie genügend Wasser erhalten? Wie ist die Luftfeuchtigkeit, fließt ein Bächlein in der Nähe, ein Fluss? Wo fließen Flüssigkeiten, Säfte in der Pflanze, wie sehen sie aus?

Welche „Aussicht" bietet sich mir an dem Standort?
Was „sieht" das betrachtete Exemplar? Stellen Sie sich neben die Engelwurz und schauen Sie sich um, so können Sie spielerisch beobachten, wie sich diese Engelwurz zur Umwelt verhält.

Sammeln Sie die Blätter, eventuell auch Blüten oder Samen und bereiten Sie einen Tee damit zu.
Kosten Sie ihn, kosten Sie die rohen Blätter.
Haben Sie vielleicht einmal einen Angelikalikör probiert, den sogenannten „Chartreuse"? Finden Sie das Rezept und versuchen Sie, den Likör anzusetzen. Auch „Melissengeist" enthält viel Engelwurz!

Machen Sie Fotos und zeichnen und malen Sie die Engelwurz, auch aus dem Gedächtnis.

Kehren Sie im Laufe des Jahres öfters an den Standort zurück: Welche Veränderungen stellen Sie fest? Ändert sich in den verschiedenen Jahreszeiten auch Ihre Art, die Natur zu betrachten?

Beantworten Sie die Fragen so entspannt wie möglich, ohne die Antworten zu erzwingen. Entwickeln Sie vor allem Ihre eigenen Fragen, Sie werden staunen, wie reichhaltig und ganzheitlich die Kenntnis dieser Pflanze sein wird.

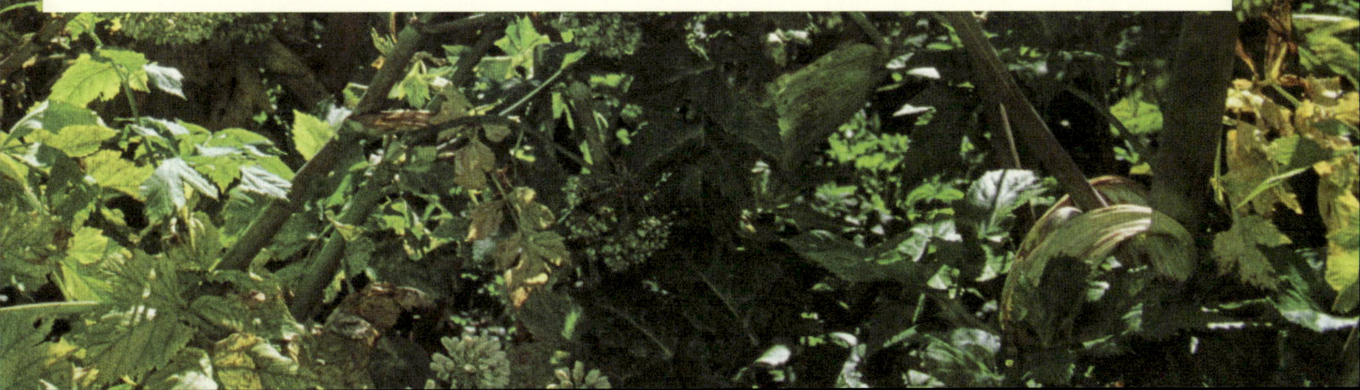

Heilende und helfende Aspekte der Engelwurz

Die eigentliche Heilpflanze ist die *Erzengelwurz* (Angelica archangelica L.) aus dem hohen Norden, aber auch Blätter, Stängel, Samen und vor allem die Wurzel der Angelica sylvestris, der Waldengelwurz, haben ähnliche Wirkungen.

Alle Engelwurzarten enthalten viel ätherisches Öl, Harze und Wachs, Cumarine (die enthaltenen Furocumarine erhöhen bei längerem inneren Gebrauch die Lichtempfindlichkeit und können beim Sammeln Flecken auf den Händen hinterlassen), Gerbstoffe, organische Säuren und Kohlenhydrate. Früher wurden Blätter und Stängel der Erzengelwurz auch in der Küche verwendet, Blätter für Salate, Stängel, Dolden und Früchte wurden kandiert. Auf diese Weise wurde der Magen vorgewärmt, so wie die heilige Hildegard es empfahl. Trocken und warm, nahrhaft und stärkend sei die Engelwurz. Wurzelextrakte wurden in der Pestzeit verabreicht, Engelwurzketten wurden den Kindern um den Hals gelegt.

Die entspannende Wirkung auf seelischer und körperlicher Ebene, ihre keimtötenden und abwehrstärkenden Eigenschaften machen aus allen Engelwurzarten großartige Helferpflanzen in *Grippezeiten*:

- T *Bei einem Mageninfekt sofort Engelwurztee mit Tinktur trinken (für den Absud 1 Tl Wurzel 10 Minuten köcheln, pro Tasse 5 Tropfen Urtinktur aus Angelica archangelica dazugeben) und sich einen echten Melissengeist besorgen, der viel Erzengelwurz enthält. Hilft bei Magenschwäche, Gastritis, Reizdarm und Blähungen.*
- T *Bei Halsschmerzen, Husten und Schnupfen sind Inhalationen mit ätherischem Öl oder Essenz angezeigt, und bei Drüsenschwellungen und Zerschlagenheitsgefühl während der Grippe wirkt ein Fußbad Wunder, dem man starken Wasserhanftee (Eupatorium cannabium oder perfoliatum) und Angelica-Tinktur hinzufügt.*

In ihrer einfachen Schönheit und geradlinigen Haltung ist die Angelica doch sehr „weiblich" betont. In der Geschichte findet man sie als uralte Frauenheilpflanze wieder. Innere Einnahme, Auflagen und Wickel beugen Regelschmerzen vor und stärken die Frau nach der Geburt. In der traditionellen chinesischen Heilkunde wirkt Angelica sinensis (Dang Gui) blutbildend und harmonisierend. In der Ovulationsphase erhöhen Engelwurzarten die Fruchtbarkeit. Engelwurz hilft auch bei Spannungskopfschmerzen und Hitzewallungen im Klimakterium.

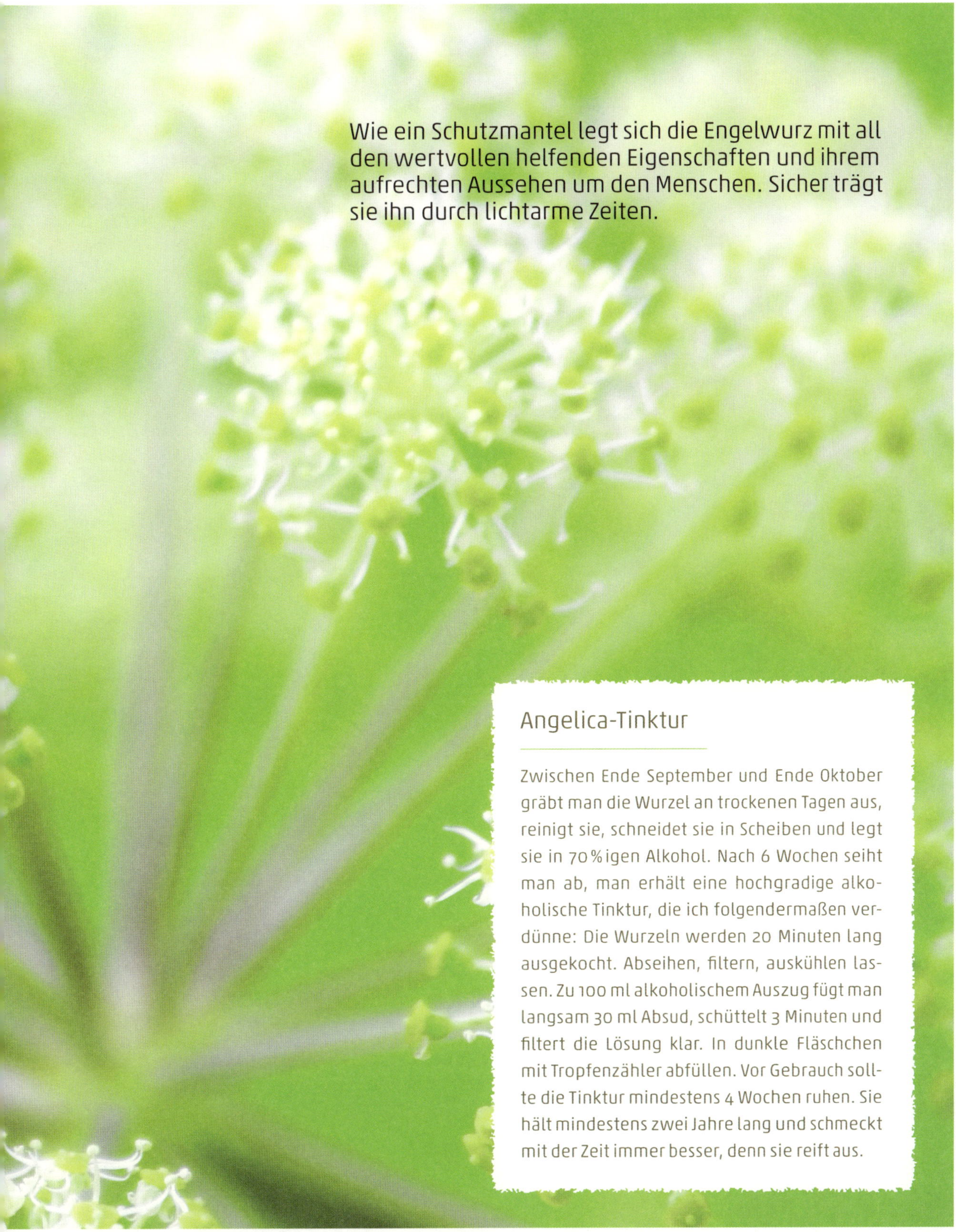

Wie ein Schutzmantel legt sich die Engelwurz mit all den wertvollen helfenden Eigenschaften und ihrem aufrechten Aussehen um den Menschen. Sicher trägt sie ihn durch lichtarme Zeiten.

Angelica-Tinktur

Zwischen Ende September und Ende Oktober gräbt man die Wurzel an trockenen Tagen aus, reinigt sie, schneidet sie in Scheiben und legt sie in 70%igen Alkohol. Nach 6 Wochen seiht man ab, man erhält eine hochgradige alkoholische Tinktur, die ich folgendermaßen verdünne: Die Wurzeln werden 20 Minuten lang ausgekocht. Abseihen, filtern, auskühlen lassen. Zu 100 ml alkoholischem Auszug fügt man langsam 30 ml Absud, schüttelt 3 Minuten und filtert die Lösung klar. In dunkle Fläschchen mit Tropfenzähler abfüllen. Vor Gebrauch sollte die Tinktur mindestens 4 Wochen ruhen. Sie hält mindestens zwei Jahre lang und schmeckt mit der Zeit immer besser, denn sie reift aus.

Haben nun Dunkelheit und Starre endgültig über das Licht gesiegt? In der Adventszeit mag man sich das auf einem Spaziergang wohl fragen. Die wenige Sonne scheint „zwielichtig", die Pflanzen haben sich unter die Erde zurückgezogen. Man kann die Gestalt ohne das Sommerkleid deutlich erkennen: dunkel zeichnen sich Bäume und Sträucher vor dem Winterhimmel ab. Die Samen ruhen unter der Schneedecke und bereiten sich auf eine neue Wachstumsperiode vor. Wasser belebt den Erdboden. Die Erde gefriert, und Kristallkräfte geben ihr eine feinere Struktur. Für die Bauern ist die Winterruhe unter der Erde notwendig, und eine alte Regel lautet: „Es wächst viel Brot in der Winternacht."

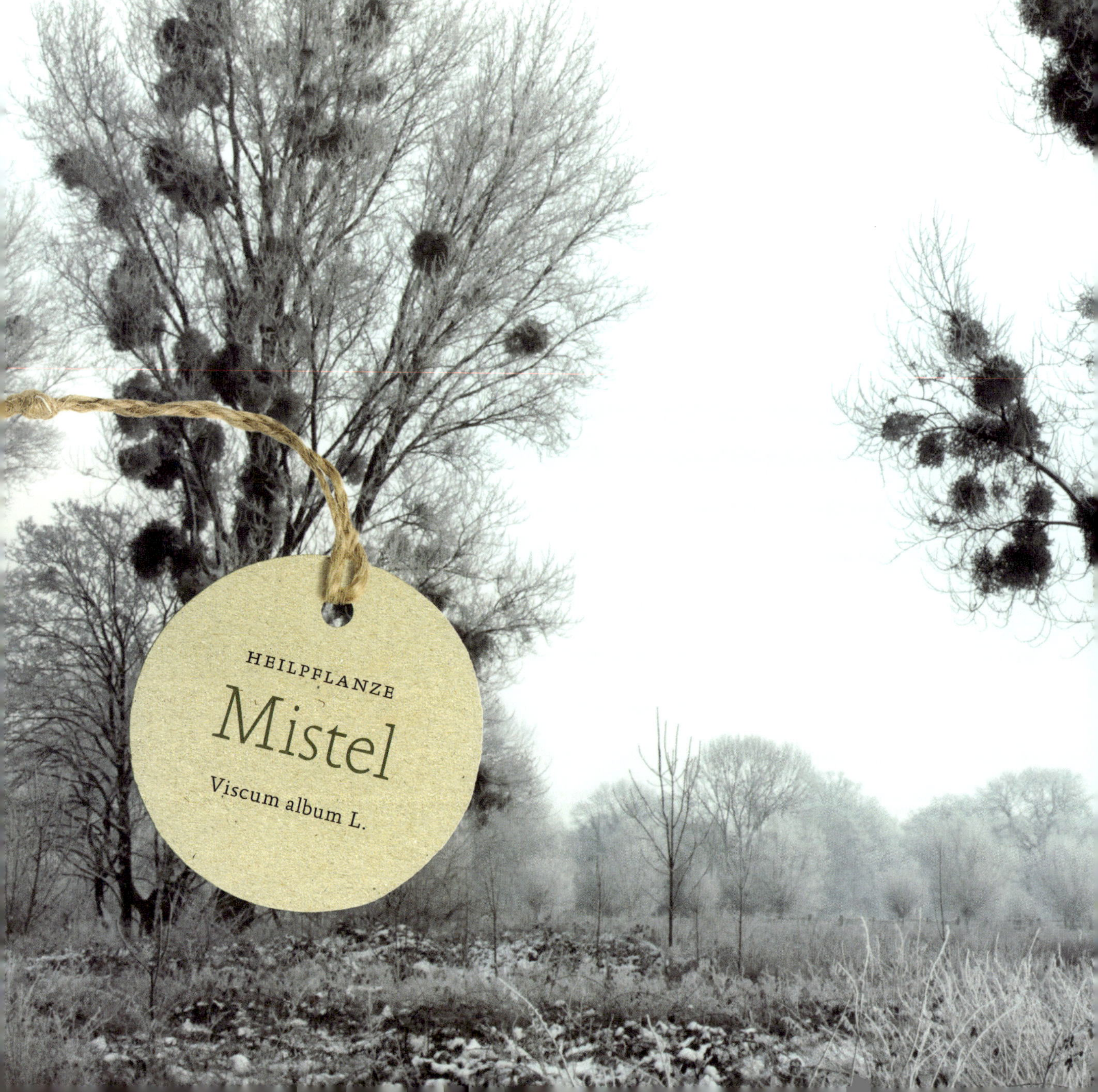

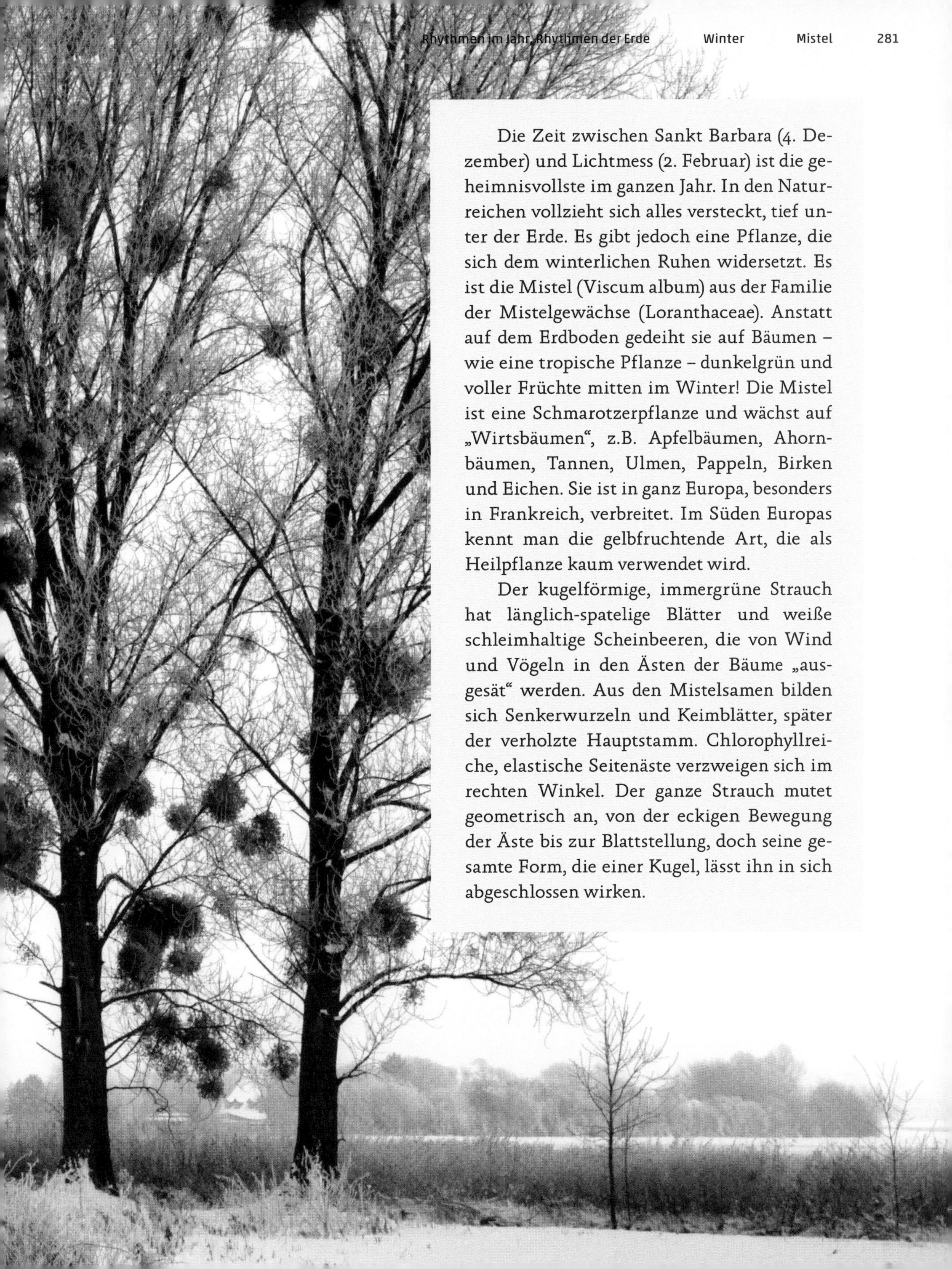

Die Zeit zwischen Sankt Barbara (4. Dezember) und Lichtmess (2. Februar) ist die geheimnisvollste im ganzen Jahr. In den Naturreichen vollzieht sich alles versteckt, tief unter der Erde. Es gibt jedoch eine Pflanze, die sich dem winterlichen Ruhen widersetzt. Es ist die Mistel (Viscum album) aus der Familie der Mistelgewächse (Loranthaceae). Anstatt auf dem Erdboden gedeiht sie auf Bäumen – wie eine tropische Pflanze – dunkelgrün und voller Früchte mitten im Winter! Die Mistel ist eine Schmarotzerpflanze und wächst auf „Wirtsbäumen", z.B. Apfelbäumen, Ahornbäumen, Tannen, Ulmen, Pappeln, Birken und Eichen. Sie ist in ganz Europa, besonders in Frankreich, verbreitet. Im Süden Europas kennt man die gelbfruchtende Art, die als Heilpflanze kaum verwendet wird.

Der kugelförmige, immergrüne Strauch hat länglich-spatelige Blätter und weiße schleimhaltige Scheinbeeren, die von Wind und Vögeln in den Ästen der Bäume „ausgesät" werden. Aus den Mistelsamen bilden sich Senkerwurzeln und Keimblätter, später der verholzte Hauptstamm. Chlorophyllreiche, elastische Seitenäste verzweigen sich im rechten Winkel. Der ganze Strauch mutet geometrisch an, von der eckigen Bewegung der Äste bis zur Blattstellung, doch seine gesamte Form, die einer Kugel, lässt ihn in sich abgeschlossen wirken.

Die Mistel blüht erst im zweiten Lebensjahr, gegen Februar, März. Ihr Wachstum hat einen besonderen Rhythmus, der entgegengesetzt zu den Jahreszeiten verläuft: die Pflanze blüht, wenn es noch kalt ist, steht im Sommer fast still und grünt und fruchtet in der kalten Jahreszeit.

Die Mistel ist seit Menschen Gedenken für ihre Heil- und Zauberkräfte bekannt. Im germanischen Mythos des Lichtgottes Baldur wird sie sogar zum todbringenden Pfeil. Baldur, der unsterbliche Sohn von Odin und Freya, träumt, dass er getötet wird, und seine Mutter versammelt Tiere, Pflanzen und Elementarwesen und nimmt ihnen das Versprechen ab, dass Baldur nichts Böses widerfährt. Die einzige Pflanze, die am Schwur nicht teilnimmt, ist die Mistel, da sie noch sehr jung ist. In seinem Groll und Neid pflückt Loki, Baldurs blinder Bruder, einen Mistelzweig und bewahrt ihn bis zur großen Feier, die zu Ehren Baldurs abgehalten wird, auf. Loki schießt den Mistelzweig wie einen Pfeil auf den Bruder ab und verwundet ihn. Als unsterblicher Gott kann dieser zwar nicht sterben, doch muss er dem Reich der Götter bis zum Ende aller Zeiten fernbleiben. Dann soll er zurückkehren und eine neue Welt des Friedens und der Liebe auferstehen lassen.

Warum sprach man wohl gerade von einem Mistelzweig? Die Pflanze hat einen stark symbolhaften Charakter, auch in der christlichen Mythologie, in der sie sogar den Gottessohn darstellt. Die Druiden sammeln Mistelkraut mit ihren goldenen Sicheln im Sternzeichen des Schützen und während der „Raunächte", in jenem Zeitraum „zwischen den Jahren", und bereiten Heilmittel gegen verschiedene Krankheiten zu.

Sogar in der modernen Jugendliteratur kommt die Mistel vor: Wer kennt nicht den Zaubertrank aus den Büchern „Asterix und Obelix", den Miraculix, der Druide, zubereitet, um die Gallier unverwundbar zu machen?

Die Mistel soll schädliche Wasser- oder Erdstrahlen neutralisieren, sie zeigt störungsfreie Orte an. In der römisch-keltischen Zeit benutzten die Menschen Mistelzweige, um Wasseradern zu suchen, und Mistelsträuße hingen im Haus und im Stall, um böse Geister fernzuhalten. Nach einer englischen und amerikanischen Weihnachtstradition soll man sich küssen, wenn man sich unter einem Mistelzweig trifft!

Die römischen Geschichtsschreiber und Naturforscher Plinius und Virgil berichten von Mistelkuren gegen peinigende Gicht, Pest und Epilepsie, Krankheiten, gegen die es zu jener Zeit kaum ein Heilmittel gab.

Auch heute wird sie in vielen Ländern als Heilpflanze verwendet. Die Droge – die getrockneten jungen Zweige mit Blättern, Blüten und Früchten – enthält sogenannte Viskotoxine, Lektine, Flavonoide, wasserlösliche Polysaccharide und Amine. Misteltee und Mistelauszüge werden bei Bluthochdruck, Arteriosklerose, Erschöpfungszuständen und Erkrankungen des Bewegungsapparates empfohlen. Heilpflanzenkenner wie Pfarrer Kneipp und Maurice Mességué raten zu heilsamen Hand- und Fußbädern, um auf den Blutkreislauf einzuwirken und rheumatische Schmerzen zu lindern.

Die innerliche Anwendung von Misteltee und nicht verdünnten Präparaten sollte sich auf eine Dauer von drei Wochen beschränken (man kann die Kur nach einer Pause wiederholen) und muss auf jedem Fall mit dem Arzt besprochen werden. Die Pflanze (Kraut) ist leicht giftig, die Früchte sind für den Menschen toxisch!

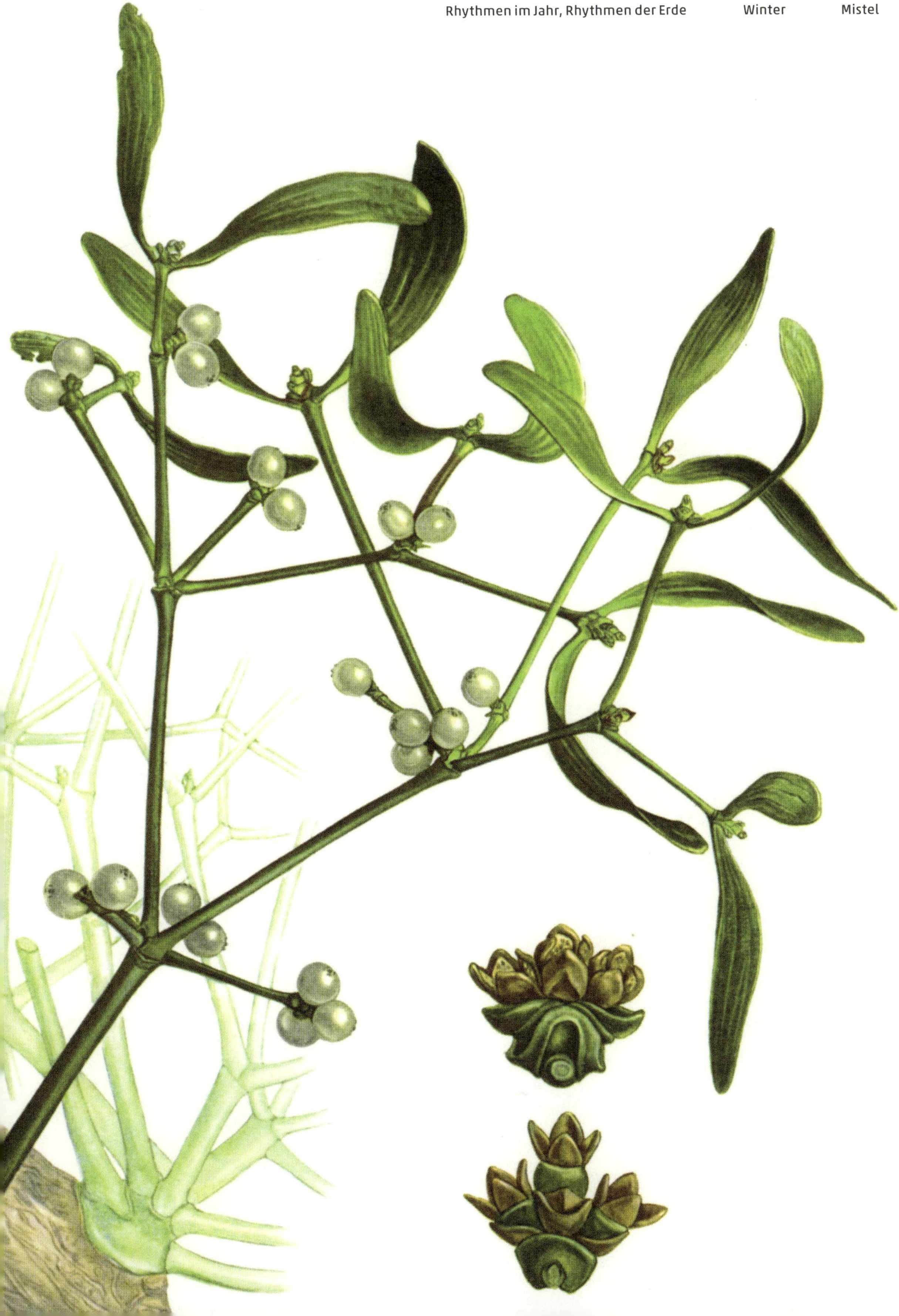

Rudolf Steiner entwickelte in Zusammenarbeit mit Ita Wegman verdünnte und dynamisierte Mistelpräparate, die bei Karzinomen eingesetzt werden. Für den Pflanzenliebhaber ist es bemerkenswert, dass Rudolf Steiner die Mistel in einen Zusammenhang mit dem jeweiligen Wirtsbaum stellte und daraus ihre spezifische Heilwirkung entnahm. Im dritten Band der Reihe über Heilpflanzen erläutert Wilhelm Pelikan die Mistel auch aus dieser Sicht.

Nicht nur in anthroposophischen Instituten aller Welt geht die Forschung über die Mistel weiter. Der schwebende Strauch hat heute in einer Zeit, in welcher der Mensch sich vom Rhythmus der Jahreszeiten zu entfernen scheint, eine wichtige Aufgabe in der Anregung der Selbstheilungskräfte.

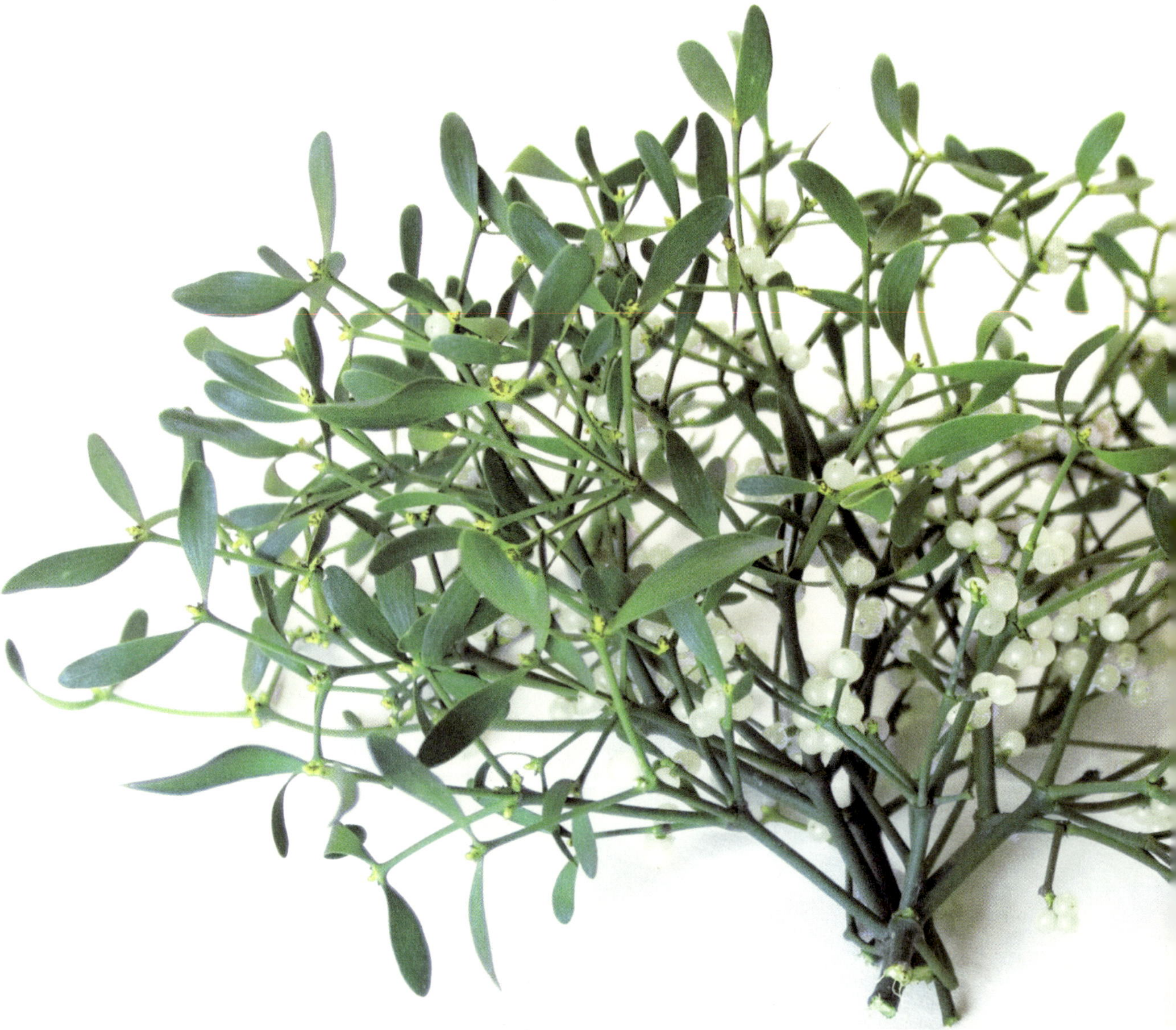

Misteltee
Zubereitung zur inneren und äußeren Anwendung

Zwei Esslöffel getrocknete, ein Jahr lang gelagerte Mistelblätter werden in einem halben Liter Wasser kalt angesetzt, über Nacht stehen gelassen und am Morgen leicht erwärmt. Eine Tasse nüchtern trinken, den Rest in die Thermosflasche füllen und am Abend vor dem Schlafengehen einnehmen.

Für das Fußbad den ganzen Tee in die Fußbadewanne gießen, dreimal in der Woche die Füße darin baden.

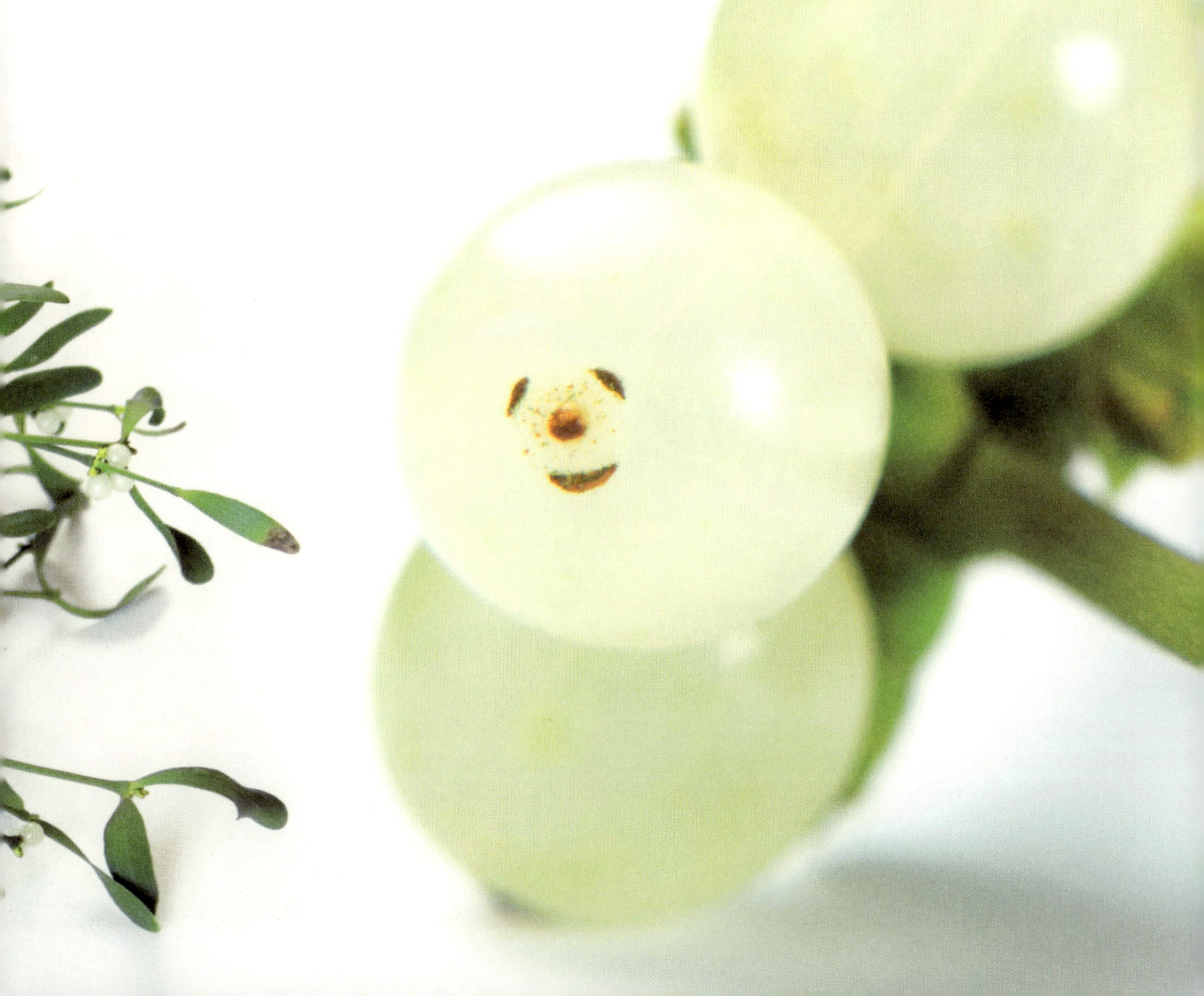

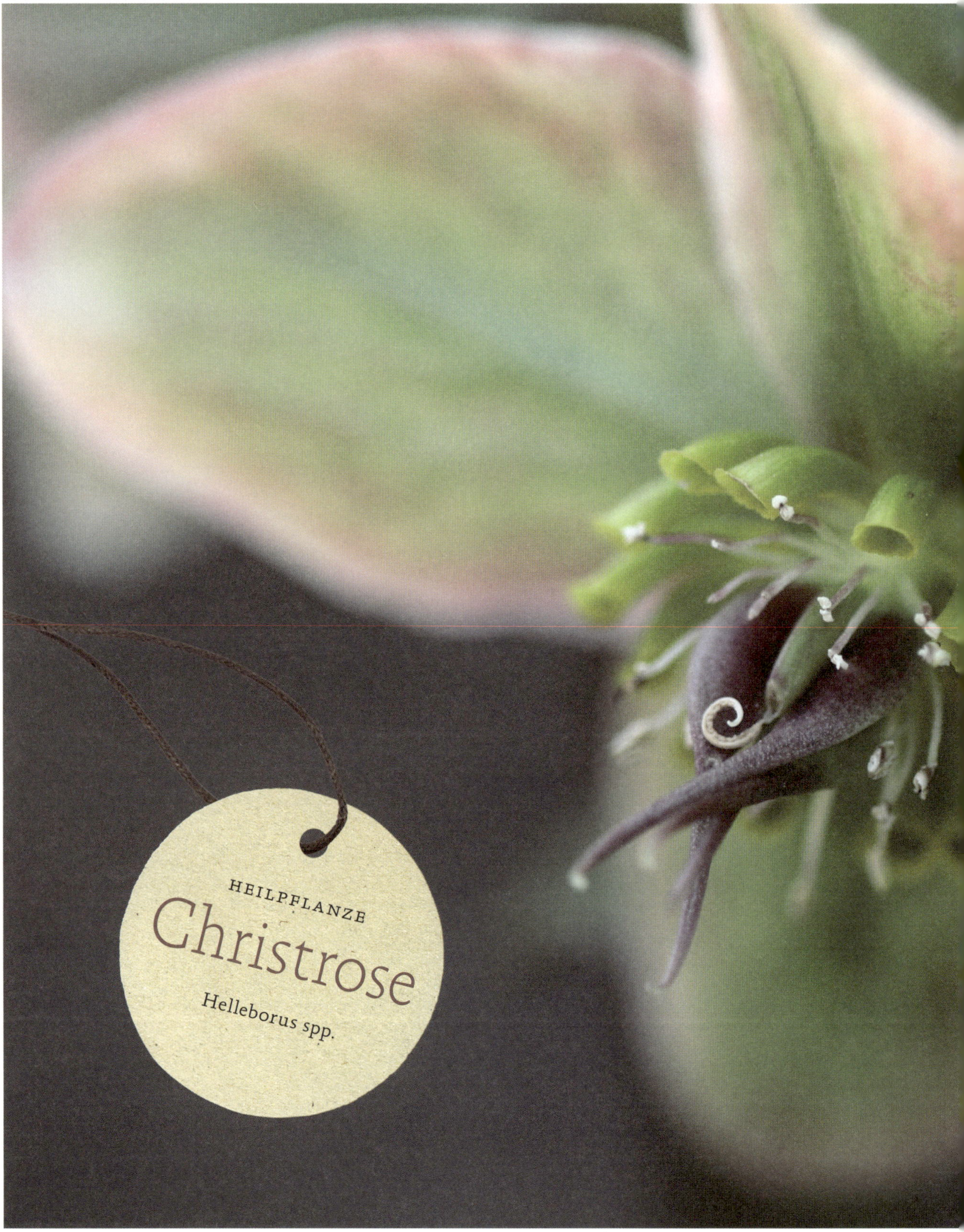
HEILPFLANZE
Christrose
Helleborus spp.

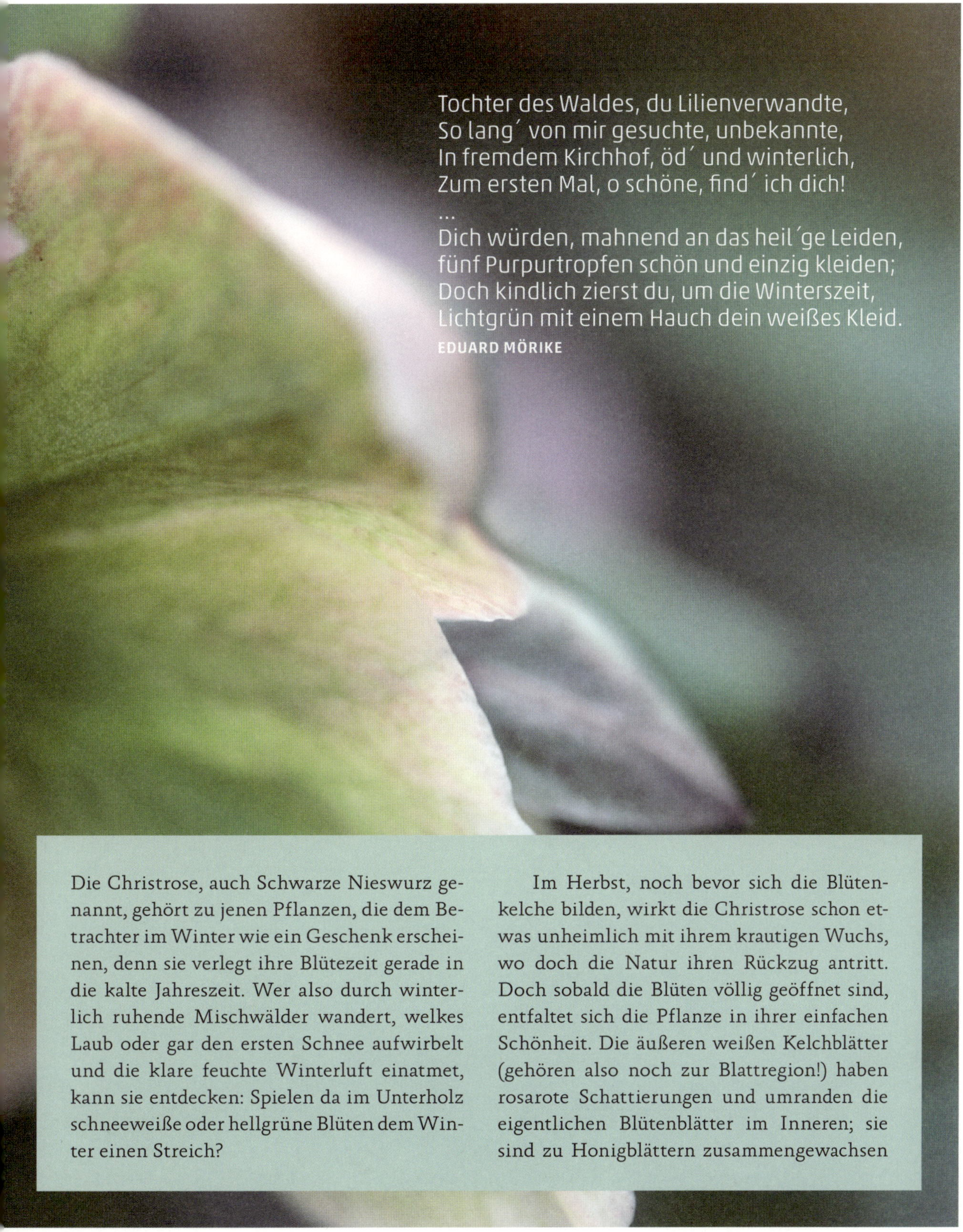

Tochter des Waldes, du Lilienverwandte,
So lang´ von mir gesuchte, unbekannte,
In fremdem Kirchhof, öd´ und winterlich,
Zum ersten Mal, o schöne, find´ ich dich!
…
Dich würden, mahnend an das heil´ge Leiden,
fünf Purpurtropfen schön und einzig kleiden;
Doch kindlich zierst du, um die Winterszeit,
Lichtgrün mit einem Hauch dein weißes Kleid.

EDUARD MÖRIKE

Die Christrose, auch Schwarze Nieswurz genannt, gehört zu jenen Pflanzen, die dem Betrachter im Winter wie ein Geschenk erscheinen, denn sie verlegt ihre Blütezeit gerade in die kalte Jahreszeit. Wer also durch winterlich ruhende Mischwälder wandert, welkes Laub oder gar den ersten Schnee aufwirbelt und die klare feuchte Winterluft einatmet, kann sie entdecken: Spielen da im Unterholz schneeweiße oder hellgrüne Blüten dem Winter einen Streich?

Im Herbst, noch bevor sich die Blütenkelche bilden, wirkt die Christrose schon etwas unheimlich mit ihrem krautigen Wuchs, wo doch die Natur ihren Rückzug antritt. Doch sobald die Blüten völlig geöffnet sind, entfaltet sich die Pflanze in ihrer einfachen Schönheit. Die äußeren weißen Kelchblätter (gehören also noch zur Blattregion!) haben rosarote Schattierungen und umranden die eigentlichen Blütenblätter im Inneren; sie sind zu Honigblättern zusammengewachsen

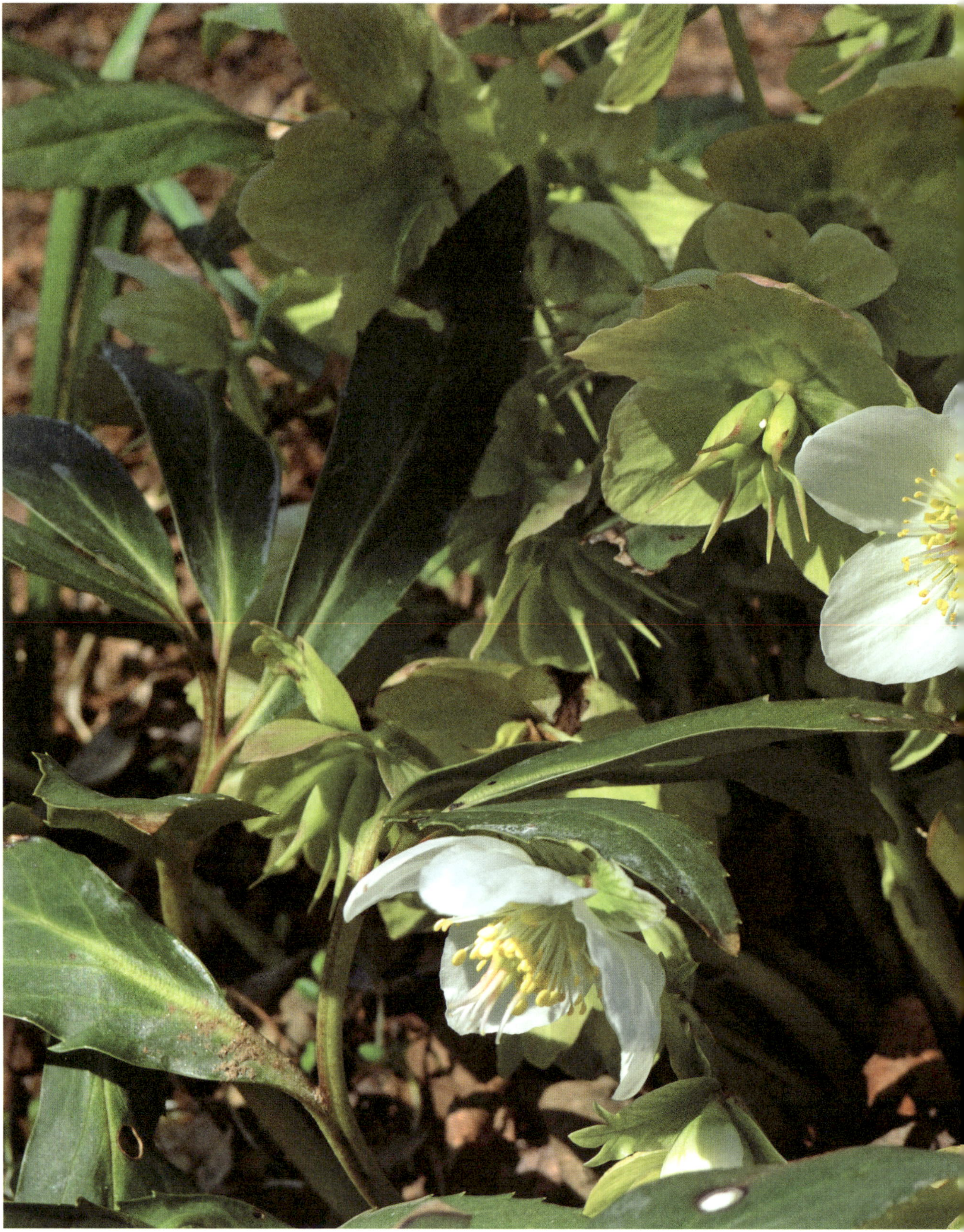

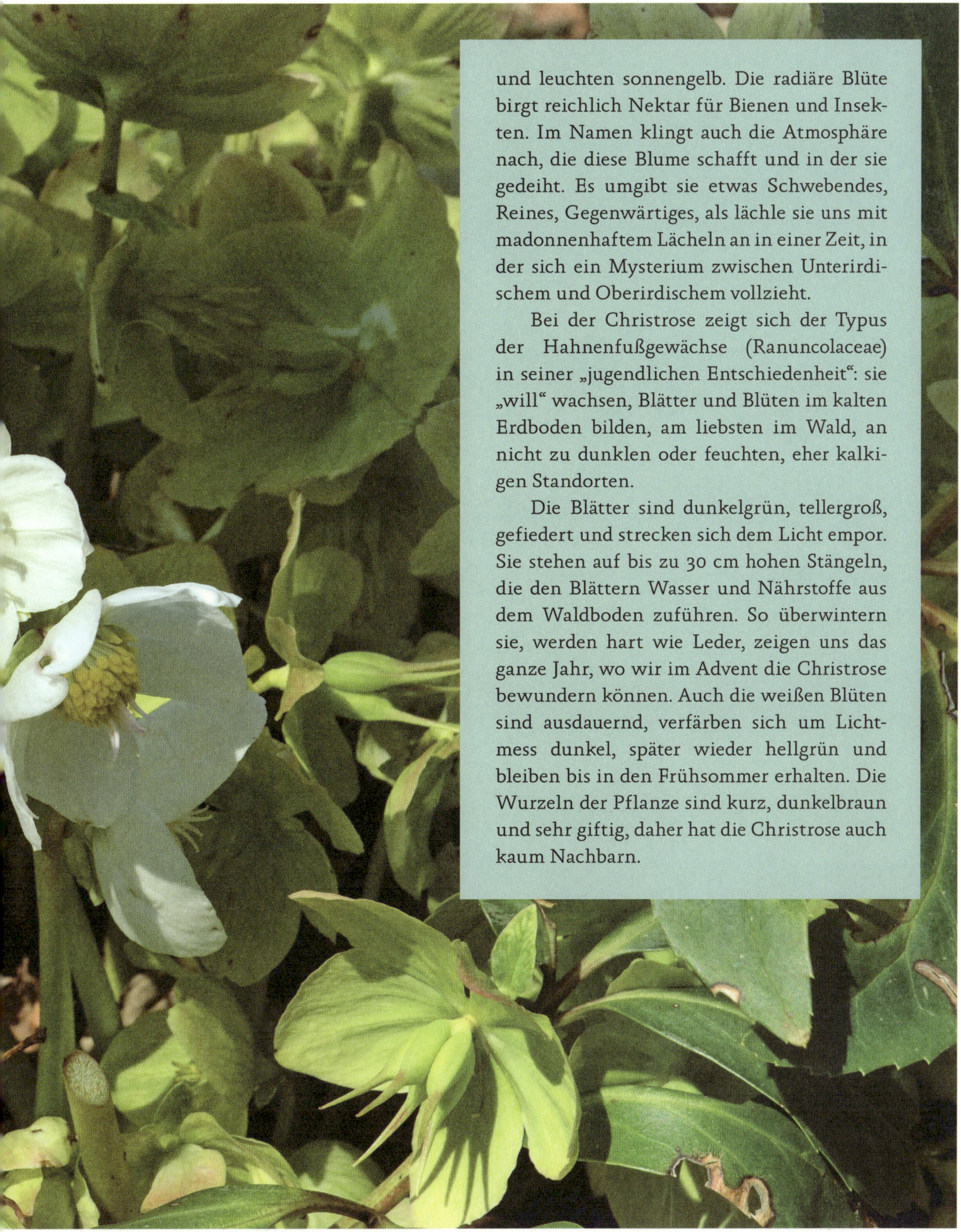

und leuchten sonnengelb. Die radiäre Blüte birgt reichlich Nektar für Bienen und Insekten. Im Namen klingt auch die Atmosphäre nach, die diese Blume schafft und in der sie gedeiht. Es umgibt sie etwas Schwebendes, Reines, Gegenwärtiges, als lächle sie uns mit madonnenhaftem Lächeln an in einer Zeit, in der sich ein Mysterium zwischen Unterirdischem und Oberirdischem vollzieht.

Bei der Christrose zeigt sich der Typus der Hahnenfußgewächse (Ranuncolaceae) in seiner „jugendlichen Entschiedenheit“: sie „will“ wachsen, Blätter und Blüten im kalten Erdboden bilden, am liebsten im Wald, an nicht zu dunklen oder feuchten, eher kalkigen Standorten.

Die Blätter sind dunkelgrün, tellergroß, gefiedert und strecken sich dem Licht empor. Sie stehen auf bis zu 30 cm hohen Stängeln, die den Blättern Wasser und Nährstoffe aus dem Waldboden zuführen. So überwintern sie, werden hart wie Leder, zeigen uns das ganze Jahr, wo wir im Advent die Christrose bewundern können. Auch die weißen Blüten sind ausdauernd, verfärben sich um Lichtmess dunkel, später wieder hellgrün und bleiben bis in den Frühsommer erhalten. Die Wurzeln der Pflanze sind kurz, dunkelbraun und sehr giftig, daher hat die Christrose auch kaum Nachbarn.

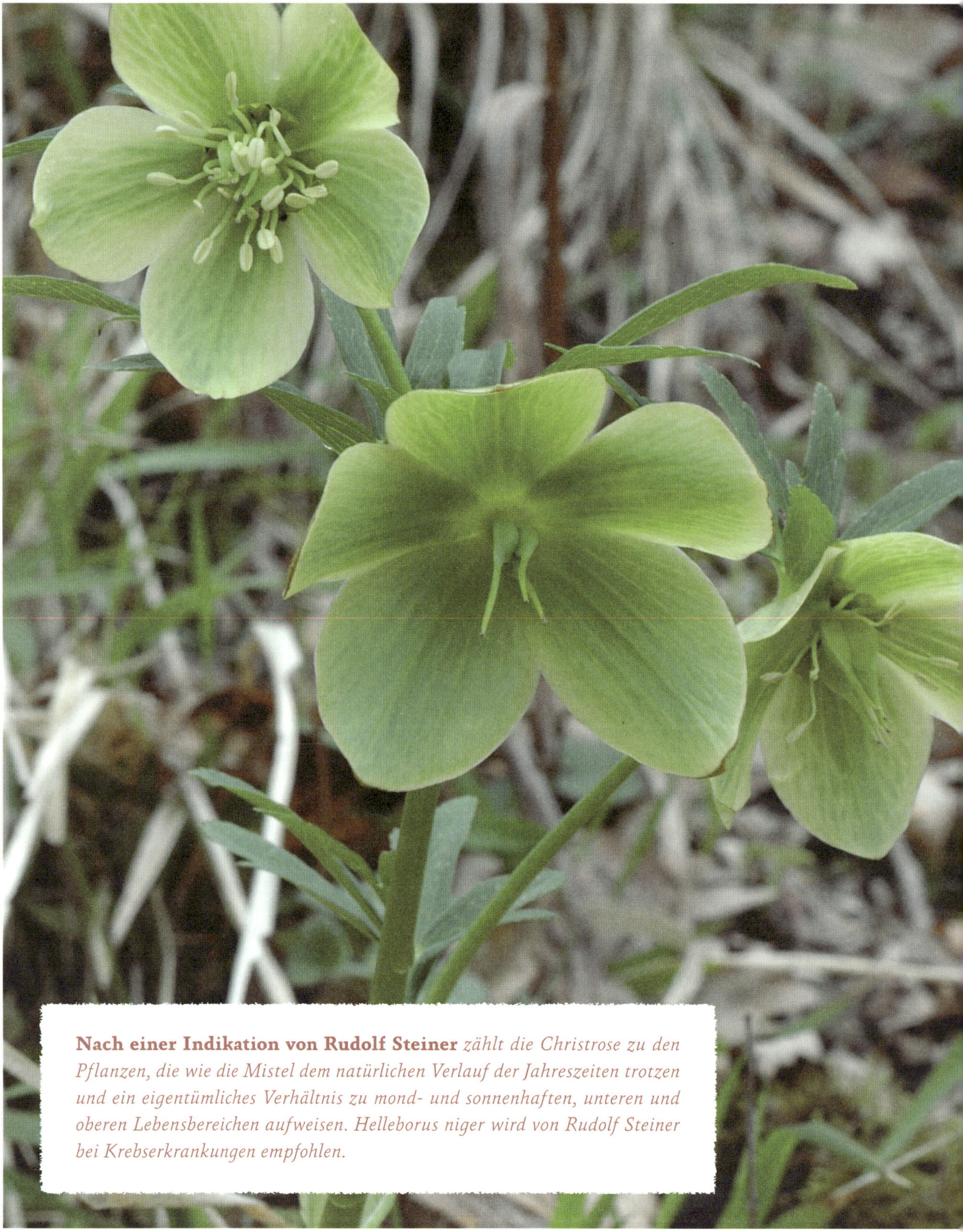

Nach einer Indikation von Rudolf Steiner *zählt die Christrose zu den Pflanzen, die wie die Mistel dem natürlichen Verlauf der Jahreszeiten trotzen und ein eigentümliches Verhältnis zu mond- und sonnenhaften, unteren und oberen Lebensbereichen aufweisen. Helleborus niger wird von Rudolf Steiner bei Krebserkrankungen empfohlen.*

Eine uralte Schamanenpflanze

Während uns die volkstümlichen Namen der Christrose (Schneerose, Schelmrose) eher an das Wachstum und den Standort erinnern, ist die Herkunft von „Helleborus niger" nicht eindeutig. Im Altsemitischen bedeutet „helibar" „Heilmittel gegen den Wahnsinn". Helleborus könnte aber auch von „hellos", im Altgriechischen „Hirsch", entstammen, denn angeblich schmecken diesen Waldtieren die krautigen Blätter.

Die Christrose ist auf jeden Fall eine uralte Heil- und Zauberpflanze Europas und wurde auch bei schamanischen Ritualen verwendet. Nach Plinius (23–79 n. Chr.) ist ihr Gebrauch als Heilpflanze bereits im 14. Jh. vor Christi Geburt dokumentiert. Sie wurde als Wurmmittel und als menstruationsfördernde Droge und insbesondere in der Tierheilkunde bei Fieber und inneren Abszessen verabreicht. Noch heute sollen Schafhirten im süditalienischen Apennin ihren Ziegen und Schafen Stücke der Christrosenwurzel in die Ohren stecken, um Krankheiten auszutreiben und die Ansteckungsgefahr zu verringern.

Paracelsus bereitete aus den getrockneten Blättern ein beliebtes Lebenselixier, und heute können wir die digitalisähnliche Wirkung auf das Herz insbesondere älterer Menschen auch wissenschaftlich nachweisen.

Die Christrose wird zwar als Schwarze Nieswurz bezeichnet, aber es gibt auch eine *Weiße Nieswurz*. Dabei handelt es sich um den weißen Germer, Veratrum album, eine Gebirgspflanze der Liliengewächse. Die Wurzeln beider Pflanzen wurden früher getrocknet, fein zerrieben und mit anderen Pflanzenpulvern als Schnupf- und Niestabak verwendet. Kein unbedenkliches Unterfangen, wenn wir bedenken, wie giftig sowohl die Christrose als auch der Germer sind!

Helleborus niger enthält Saponine und herzwirksame Glykoside, auch Aconitsäuren, Mineralsalze und giftige Alkaloide. Deshalb eignet er sich nicht zum Hausgebrauch und wird heute fast ausschließlich homöopathisch zubereitet. Als Heilmittel der Hahnenfußgewächse greift die Christrose in den Flüssigkeitsorganismus ein und wird in der klassischen Homöopathie bei Hirn- und Nierenentzündungen, erhöhtem Blutdruck und Urämie verschrieben.

Auch die traditionelle Wirkung auf gewisse schwere Psychosen bleibt weiterhin anerkannt, wenn sich „das Seelisch-Geistige aus dem Körperlichen zurückziehen will" (H. Schramm) und es dabei auf der körperlichen Ebene zu Kollapszuständen, Krämpfen und Schwäche kommt.

So schließt sich mit der Christrose ein volles Pflanzenjahr. Und gleichzeitig kündigt die „lächelnde" Blume, mitten in den Raunächten, schon das neugeborene Licht an, die wiederkehrende Sonne.

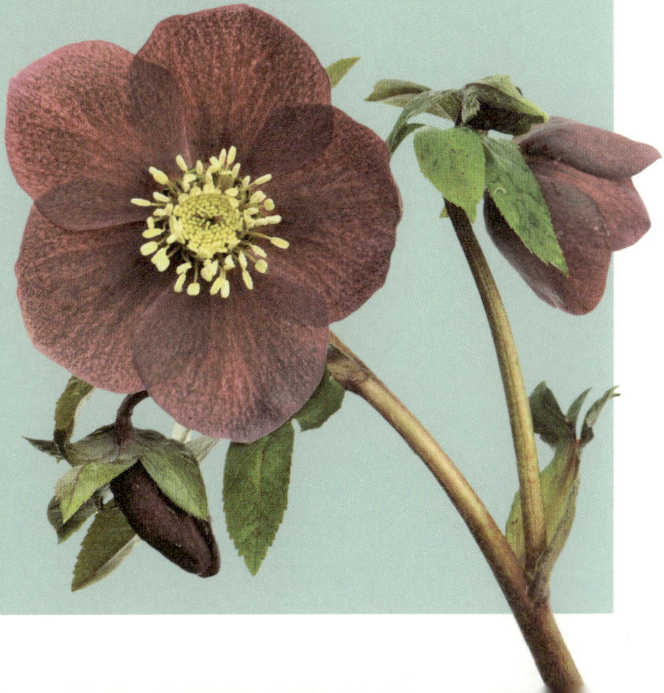

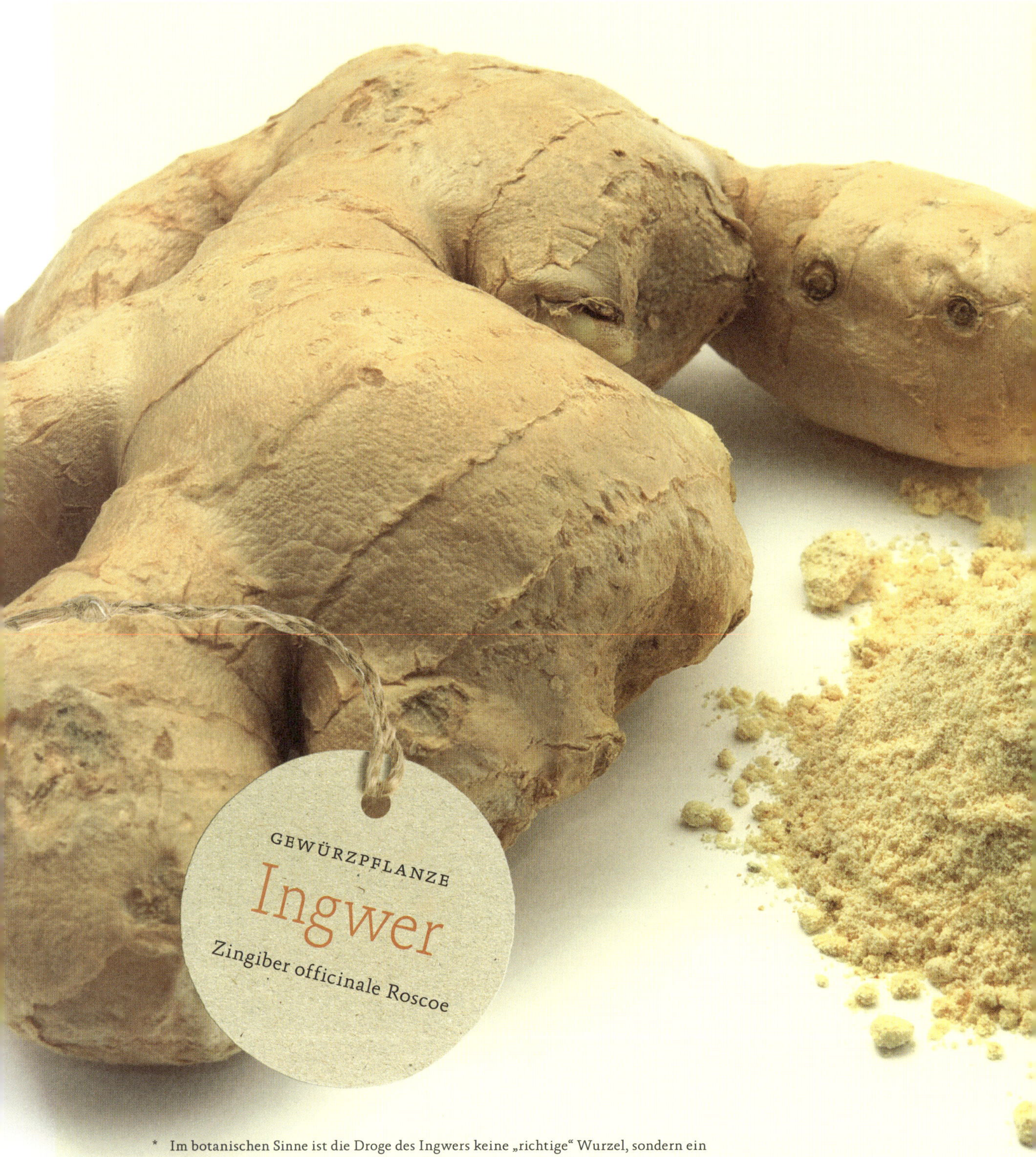

* Im botanischen Sinne ist die Droge des Ingwers keine „richtige" Wurzel, sondern ein halb überirdischer, halb unterirdischer rhizomatischer Ansatz des Stängels, aus dem erst die eigentlichen kleinen Wurzeln gebildet werden. Man kann also sagen, dass die sogenannte Ingwerwurzel zwar Qualitäten der Erdkräfte in sich trägt, die vom Mineralischen her kommen, jedoch auch stark von Wasserkräften (und zum Teil Luftkräften) geprägt ist. Wasser, Licht und Luft umweben ja die Pflanze im Stängel- und Blattbereich.

Die Ingwerwurzel, eine der bekanntesten orientalischen Gewürzpflanzen, kam durch den Seidenhandel von Indien nach Persien bis nach Europa. Der Ingwer (Zingiber officinale Roscoe, auch bekannt als Amomun zingiber L.) wird seit Jahrtausenden als Heilmittel und Gewürz verwendet.*

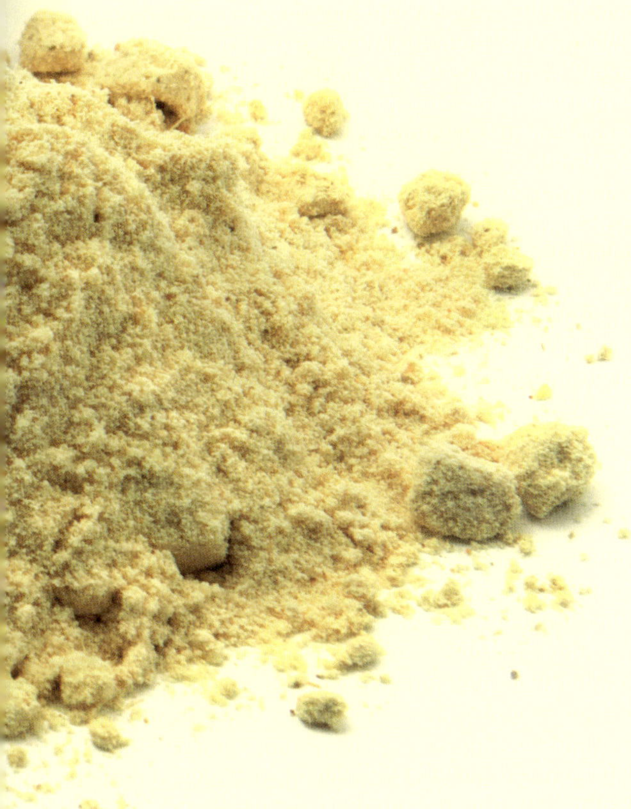

Bitterstoffpflanze und Gewürz

Er gehört zur Familie der Ingwergewächse (Zingiberaceae) und wird in China, Indien, Indonesien, Nigeria und Südamerika angebaut. Der lateinische Name *Zingiber* stammt aus dem Arabischen „Zind-schabil", Wurzel. Die Pflanze sprießt aus einem dicken, knolligen, waagrecht liegenden Rhizom und bildet eine krautige Staude. Sie wird 60–100 cm hoch, und mit ihren kerzengeraden Stängeln und den grasgrünen Blättern erinnert sie an Schilfgras. Auch die Blütenstände wachsen direkt aus dem Rhizom heraus: zwittrige dunkelrote Blüten öffnen sich zwischen den Hochblättern und verleihen der Pflanze etwas Orchideenhaftes.

Die Ingwer- und Curcuma-Züchtungen für den Garten gedeihen in unseren Breiten nur als Topf- und Kübelpflanzen oder im Gewächshaus: sie bilden farbenfrohe, tropisch anmutende Blütenstände. Zur selben Familie der Zingeraceae gehören auch die bekannte Gelbwurzel (Curcuma longa), der Galgant (Alpinia officinarum) und der Kardamom (Elettaria cardamomum).

Ingwer wird in der ajurvedischen und der traditionellen chinesischen Heilkunde und Ernährung reichlich verwendet, wobei er gleichzeitig auch zum Heilmittel wird. Außer dem offizinellen Ingwer, auch „Echter Ingwer" genannt, kennt man in Asien verschiedene weitere Ingwerarten, die zum Würzen verwendet werden. Roh über Speisen gerieben übt er eine außerordentlich starke antibakterielle Wirkung aus, ähnlich wie unsere Meerrettichwurzel. In Afrika legt man ein Stück frische Ingwerwurzel in den Wasserkrug, um Keime zu töten.

In der traditionellen chinesischen Medizin sowie im Ajurveda wird bei Erkrankungen bekanntlich auch die Ernährung umgestellt, und Ingwer ist in diesem Sinne ein wichtiges Heilmittel bei verschiedenen Störungen. In der alltäglichen Küche verleiht die Ingwerwurzel süßen und salzigen Gerichten eine besondere Note, ob frisch oder pulverisiert, eingelegt oder kandiert. Vom Geschmack her scharf, trocken und zitronenähnlich, passt sie auch in der europäischen Küche ausgezeichnet zu Gemüse- und Reisgerichten, zu Fleisch- oder Fischsaucen, Kuchen und Gebäck, vor allem zu weihnachtlichen Plätzchen und Süßigkeiten.

Die „goldene" Wurzel als Medizinalpflanze

In der traditionellen Pflanzenheilkunde gehört der Ingwer zu den bekanntesten Heilpflanzen gegen Erkrankungen der Atemwege (Erkältung, Grippe, Husten), des Verdauungstraktes und bei Übelkeit. Gerade in Grippezeiten werden Ingwerextrakte empfohlen, da sie auch von Kindern und schwangeren Frauen gut vertragen werden.

Ingwer ist ein ausgezeichnetes Hustenmittel und zwar nicht nur bei Erkältungskrankheiten, sondern auch bei Allergien. Ingwerextrakte wirken schleimlösend und auswurffördernd, sie lindern den Hustenreiz. Gleichzeitig wirken sie entzündungshemmend und stärken das Immunsystem.

Bei Reiseübelkeit kann Ingwer hilfreich sein, sogar bei Schwangerschaftserbrechen, doch ist die Dosierung nicht einfach: bestimmte Menschen reagieren auf geringe Mengen, andere brauchen eine höhere Dosis. Auch die Art des Extrakts kann ausschlaggebend sein (siehe Rezept).

Ingwer gehört zu den *aromatisch-scharfen Bitterdrogen* und regt den gesamten Wärmehaushalt in unserem Körper an, verbessert die Eisenaufnahme und die Durchblutung. Extrakte verflüssigen auch das Blut. Ingwer ist so scharf, dass manche Menschen ihn nicht gut vertragen. Hier können wir aus der jahrtausendealten Erfahrung der ajurvedischen Heilkunde schöpfen und den Ingwertee z.B. mit Milch trinken, um ihm die Schärfe zu nehmen; Ingwertee mit Milch schmeckt übrigens ausgezeichnet, besonders mit Honig gesüßt, und wer Kuhmilch nicht verträgt, kann auch einen Teelöffel süße Sahne oder etwas Hafermilch dazugeben. Grundsätzlich vertragen sich alle Ingwerpräparate gut mit Fett: Sahne, Milch, Getreidedrinks, die Öle enthalten – sie mildern das Aroma und verbessern die Aufnahme der Flavonoide (Farbpigmente) im Körper, die ja gerade heilend wirken.

Von der phänomenologisch-anthroposophischen Betrachtung her kann man sich dem Wesen der goldgelben, aromatischen Ingwerwurzel nicht nur vom Substanziellen her nähern und schauen, *was* sie enthält, sondern auch untersuchen, *wie* sie die Selbstheilungskräfte z.B. bei Erkältungskrankheiten und Allergien oder einer Stauung im Verdauungsbereich unterstützt.

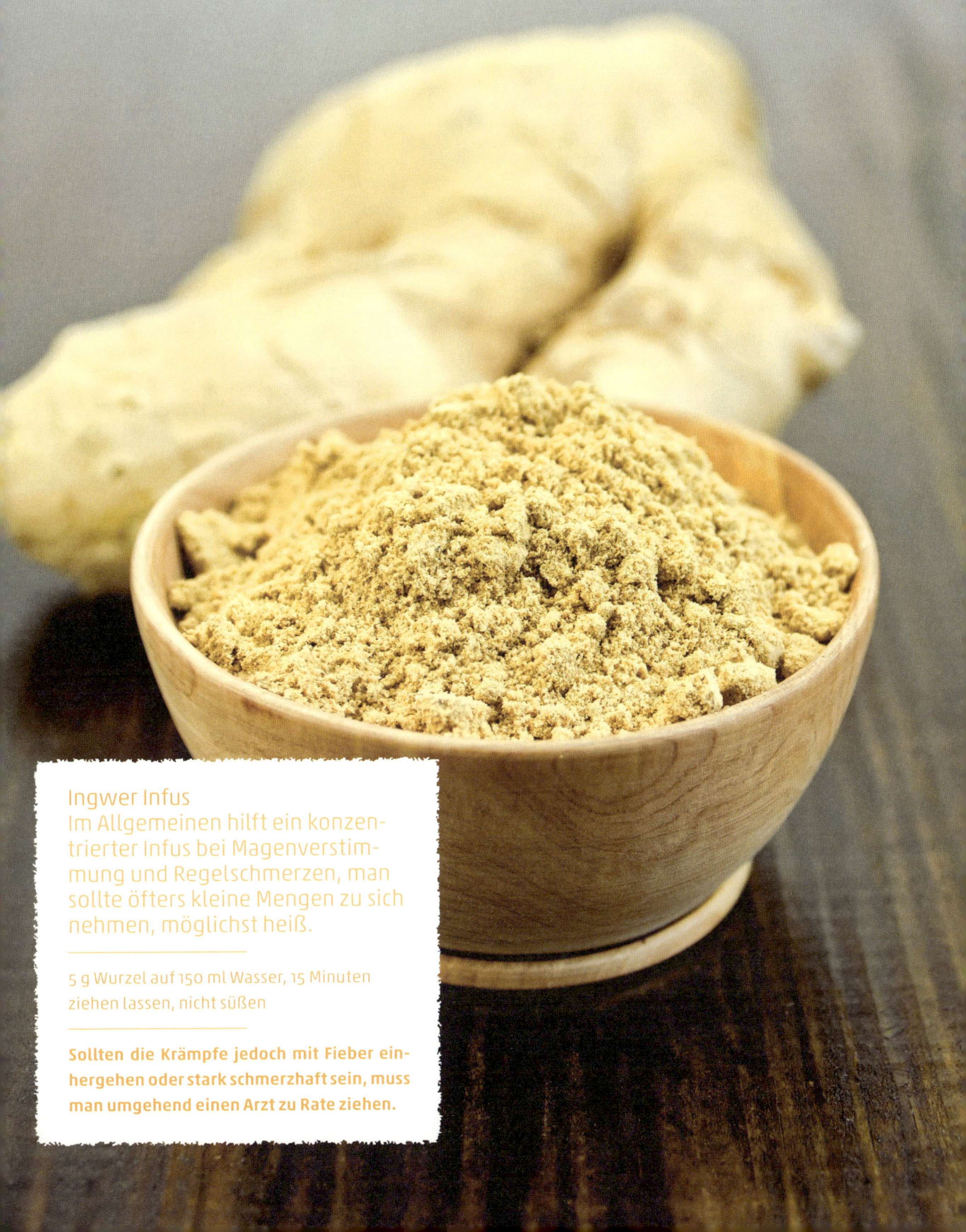

Ingwer Infus

Im Allgemeinen hilft ein konzentrierter Infus bei Magenverstimmung und Regelschmerzen, man sollte öfters kleine Mengen zu sich nehmen, möglichst heiß.

---

5 g Wurzel auf 150 ml Wasser, 15 Minuten ziehen lassen, nicht süßen

---

Sollten die Krämpfe jedoch mit Fieber einhergehen oder stark schmerzhaft sein, muss man umgehend einen Arzt zu Rate ziehen.

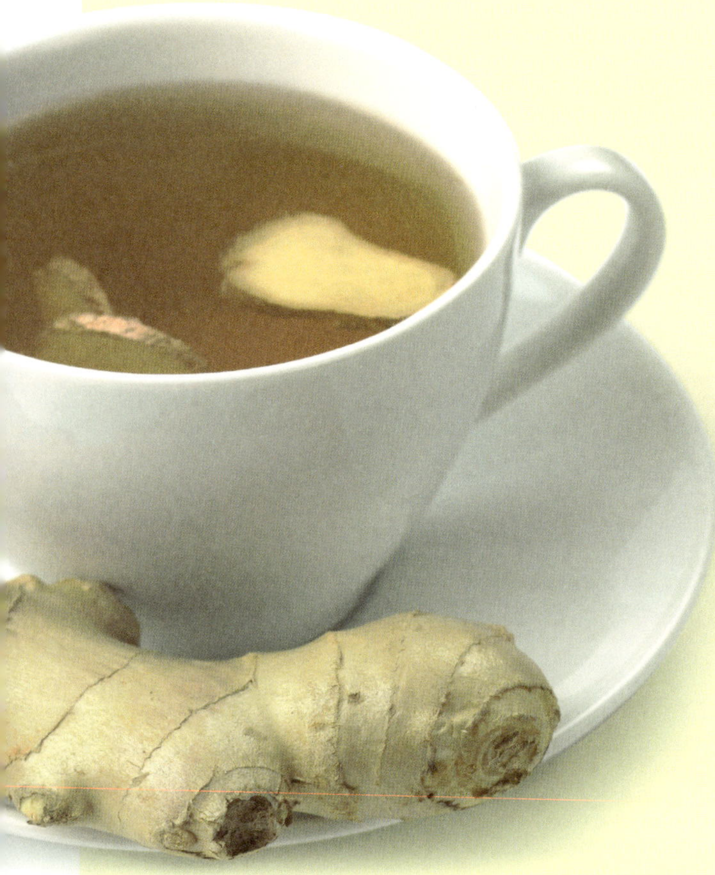

Ingwer-Haustee mit frischen Ingwerwurzeln

Für zwei Personen

Im Winter ist der Ingwertee ein hervorragender Haustee, er wirkt wärmend und vedauungsfördernd, blähungswidrig und krampflösend und – schmeckt einfach gut!

2 fingerdicke Stücke Ingwerwurzel (frisch, ungeschält)
2 Esslöffel getrocknete Himbeer- und Brombeerblätter (gemischt)
für jede Tasse 1 Teelöffel Schlehensirup und 1 Teelöffel Blütenhonig
400 ml kochendes Wasser

Von einer frischen Ingwerwurzel 2 fingerdicke Stücke abschneiden und zusammen mit den Himbeer- oder Brombeerblättern in eine feuerfeste Glaskanne geben, kochendes Wasser darübergießen und 10 Minuten ziehen lassen. Zwei große Teetassen vorwärmen, Schlehensirup und Honig hineingeben, den Haustee abseihen, dazugießen und gut umrühren. Dieser Haustee ist für die ganze Familie geeignet, er schmeckt am besten schön heiß.

*Die Heilpflanze Ingwer setzt Kräfte frei, die uns helfen, wieder genügend Wärme zu entwickeln. Wenn wir Ingwertee trinken oder ein konzentrierteres Präparat schlucken (z.B. einen Trockenextrakt oder den alkoholischen Frischauszug), wirken in uns diejenigen Formkräfte weiter, welche am Wachstum der ganzen Pflanze beteiligt sind.**

Es sind dies Kräfte, die mit dem Wärmeelement, dem Licht- und dem Luftelement, aber auch dem Erdelement, dem Mineralischen, in Verbindung stehen. Wo Wärme, Licht und Erde miteinander wirken, entstehen aromatisch-scharfe, öl- und wasserstoffhaltige Substanzen in der Pflanze, die für den Menschen überaus heilsam sind. Wie bei vielen aromatischen Pflanzen werden die ätherischen Öle und Harze im Ingwer also zu einer Art „Vehikel“ für die Wärmewirkung im menschlichen Organismus und sind zugleich Sinnbild des Wesens der Pflanze: Sie drücken aus, wie sie in ihrer tropischen Heimat die fruchtbare Erde, die fein verteilte Luftfeuchtigkeit und die starke Sonneneinstrahlung auf wunderbare Weise in ihrer duftenden Wurzel verarbeitet.

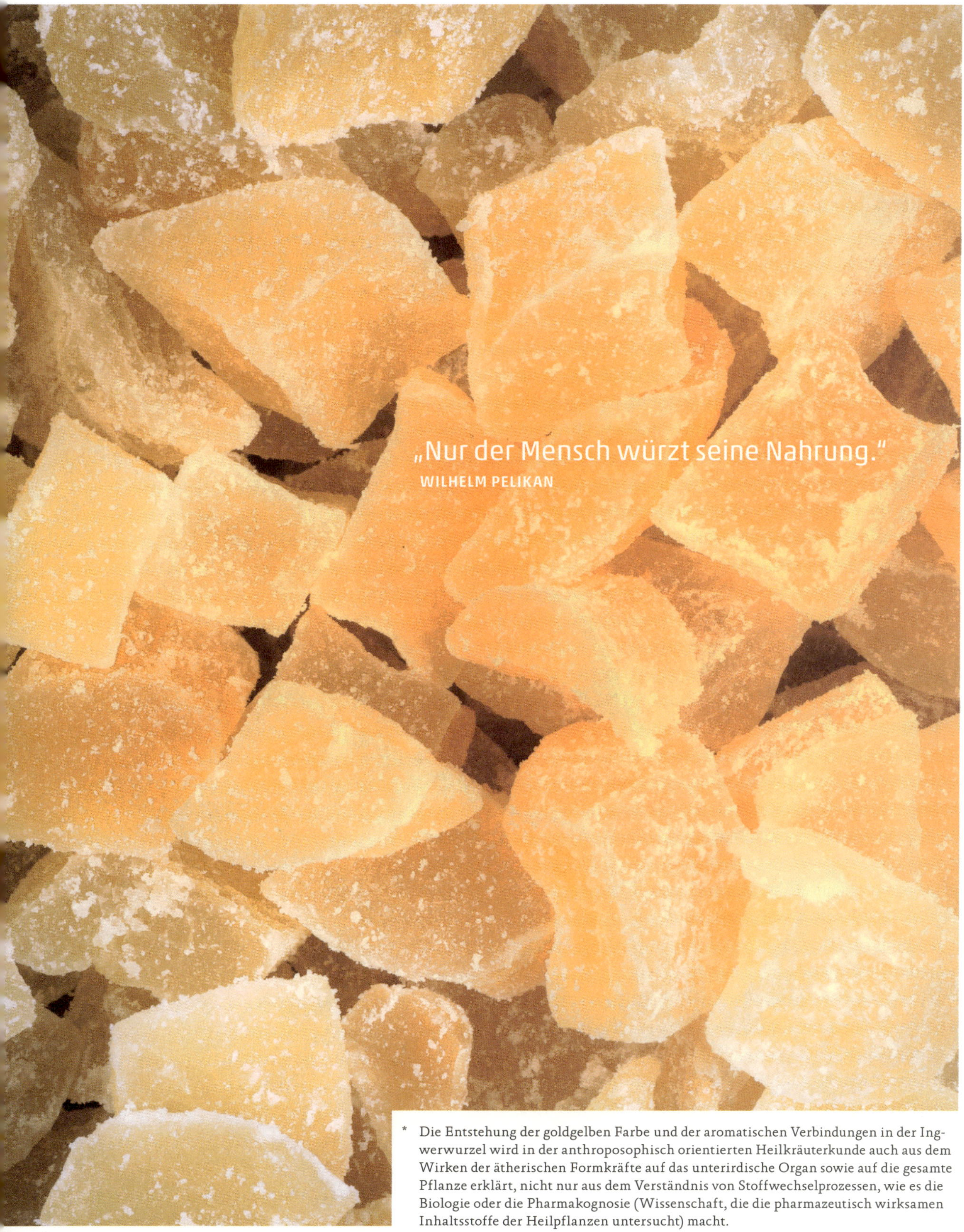

* Die Entstehung der goldgelben Farbe und der aromatischen Verbindungen in der Ingwerwurzel wird in der anthroposophisch orientierten Heilkräuterkunde auch aus dem Wirken der ätherischen Formkräfte auf das unterirdische Organ sowie auf die gesamte Pflanze erklärt, nicht nur aus dem Verständnis von Stoffwechselprozessen, wie es die Biologie oder die Pharmakognosie (Wissenschaft, die die pharmazeutisch wirksamen Inhaltsstoffe der Heilpflanzen untersucht) macht.

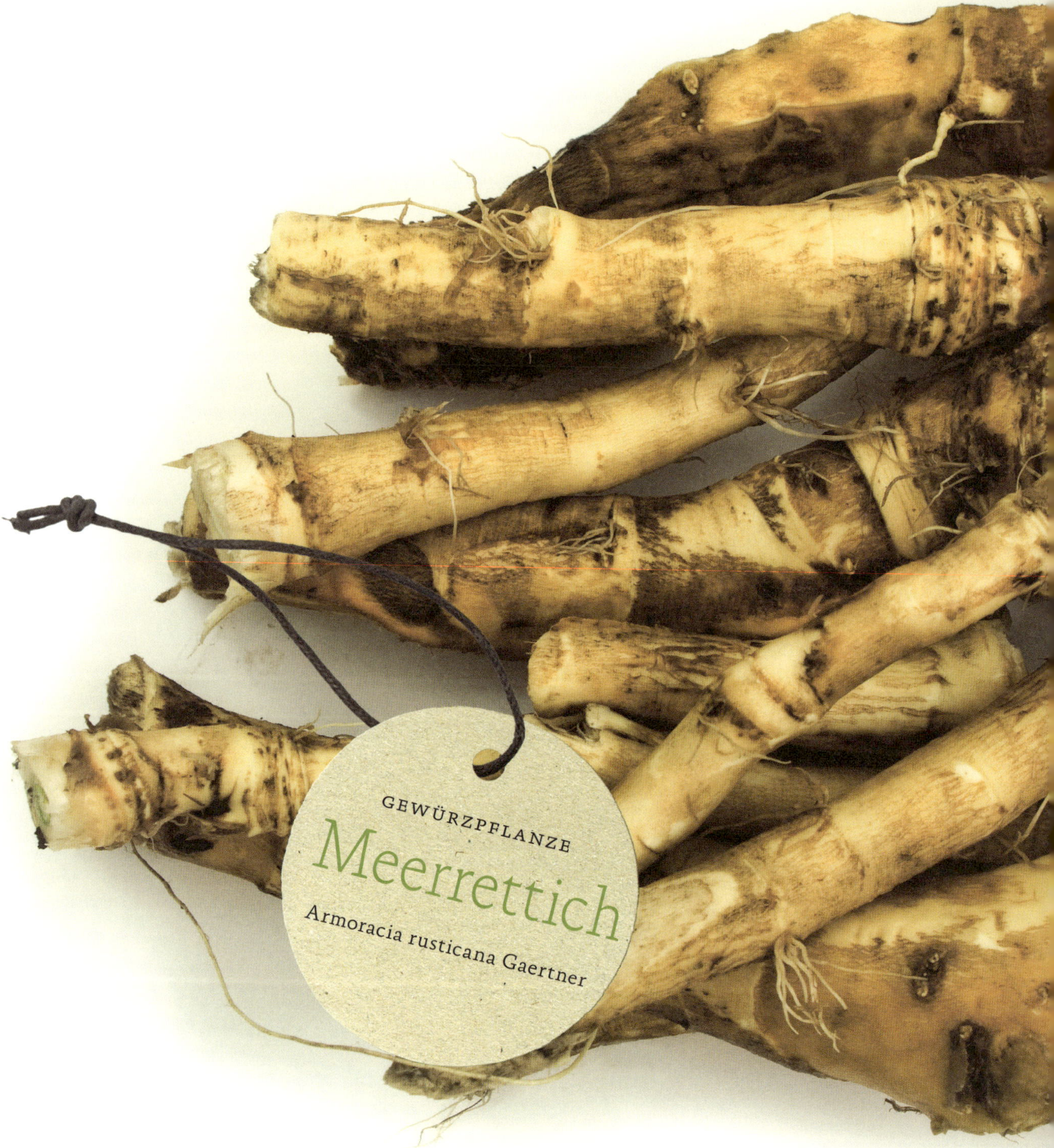
GEWÜRZPFLANZE
Meerrettich
Armoracia rusticana Gaertner

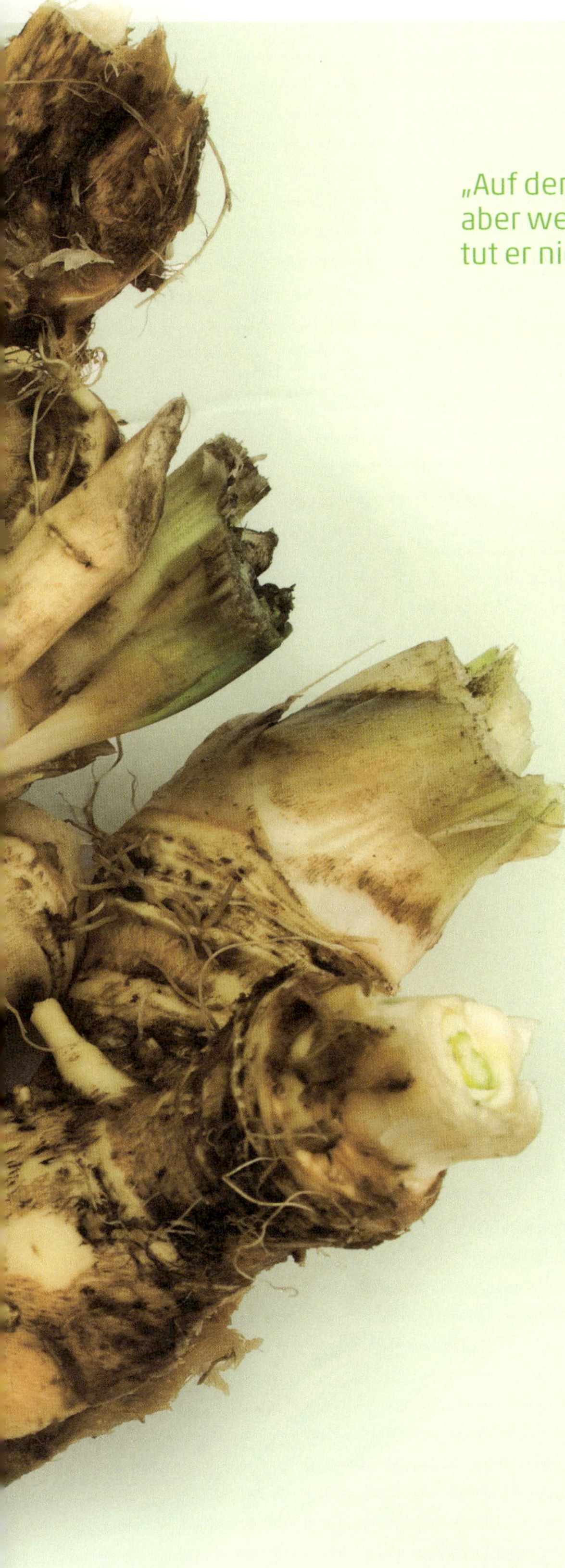

„Auf der Zunge brennen soll er,
aber wenn er gar dem Gaumen mundet,
tut er nicht wohl."

So beschreibt Michael Bernhard Valentini, Medizin- und Physikprofessor aus Gießen (17. Jh.), die scharfe Meerrettichwurzel (Armoracia rusticana). Die ausdauernde Staude aus der Familie der Kreuzblütler stammt aus dem Wolgagebiet (Russland) und kam durch die Völkerwanderung nach Mitteleuropa. Der „Kren" gedeiht aber auch in südeuropäischen Ländern. In der Basilicata, einer der südlichsten Regionen Italiens, bereitet man ihn während der Fastenzeit zu. Man gräbt die Wurzel am Aschermittwoch aus und würzt damit Eierspeisen und Fladen, sie sollen die Fruchtbarkeit steigern und böse Geister austreiben.

Der Meerrettich liebt nährstoffreiche Böden und ausreichend Feuchtigkeit. Aus der fleischigen Pfahlwurzel bildet die Pflanze ihre Blätter. Kein Stamm, keine Äste oder Zweige, nur breite „quellende" Blätter, dunkelgrün und spiralförmig greifen sie im Raum um sich. Der Meerrettich braucht viel Platz, sowohl über als auch unter der Erde. Im Frühsommer blühen die zierlichen Blütenrispen, weiß und fein gegliedert, und an den Stielen bilden sich im Spätsommer runde Schoten.

Im Meerrettich begegnen sich terrestrische Kräfte und Lichtkräfte. Dies ist für Kreuzblütler typisch. Die irdische Qualität kann man am üppigen Wuchs der Pflanze erkennen, insbesondere der Wurzel, während die Feinheit der Blüte und der hohe Schwefelgehalt mit dem Licht verbunden sind.

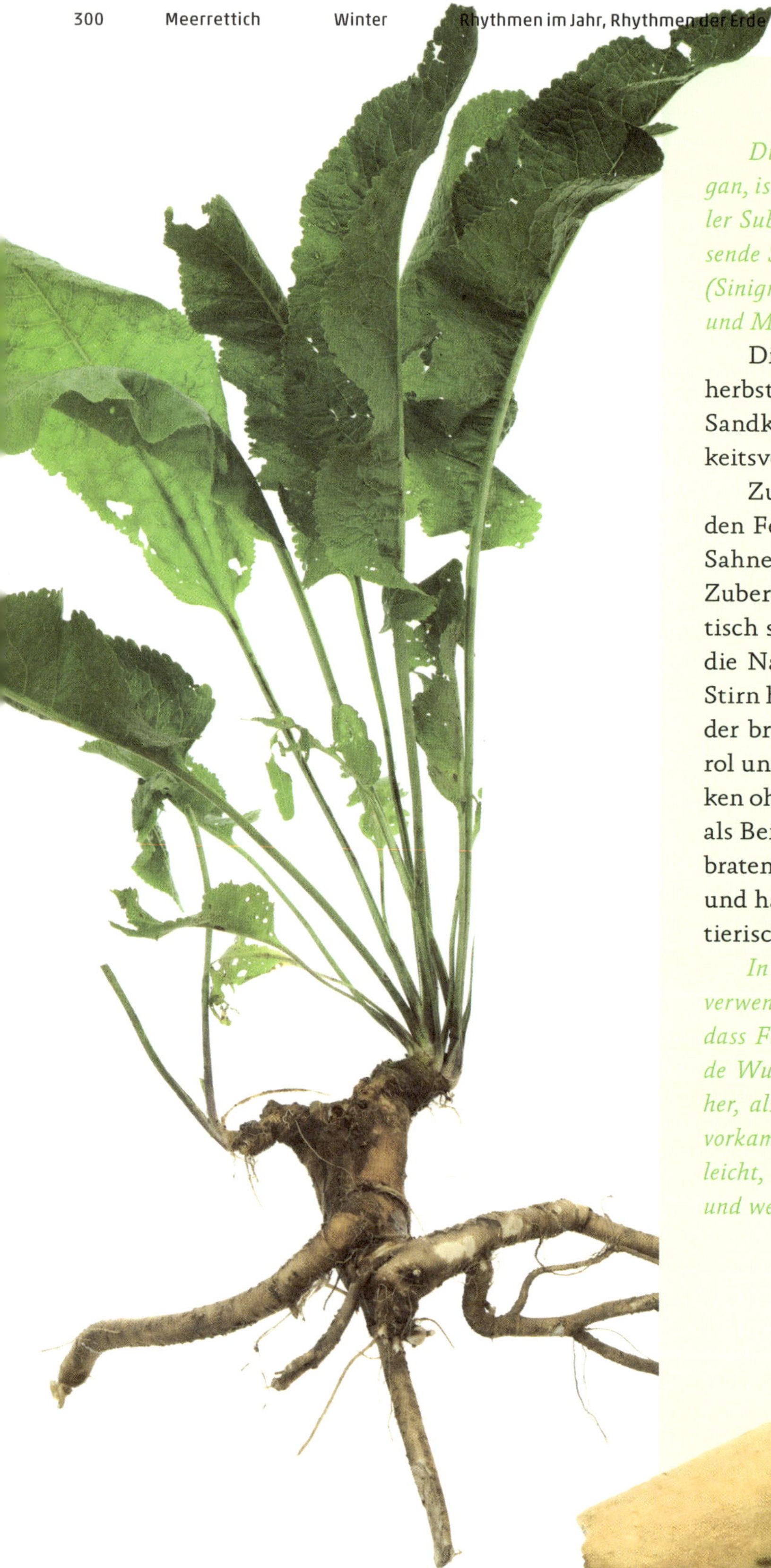

Die geschälte Wurzel, das unterirdische Organ, ist weiß wie frische Butter und voller wertvoller Substanzen: sie enthält anfeuernde, krampflösende Senföle und Senfölglykoside, ätherische Öle (Sinigrin), Vitamine (insbesondere Vitamin C) und Mineralien (Schwefel, Kalium, Kiesel).

Die Meerrettichwurzel wird im Spätherbst und im Frühjahr ausgegraben und in Sandkisten aufbewahrt, um sie vor Feuchtigkeitsverlust und Lichteinfall zu schützen.

Zu Ostern kommt sie fein gerieben auf den Festtagstisch, als „Kren“ mit Äpfeln und Sahne vermischt. Die Schärfe hängt von der Zubereitung ab, Kren kann mild und aromatisch schmecken oder auch „höllisch“ scharf: die Nase juckt, die Augen tränen, bis in die Stirn hinauf und hinunter in den Nacken jagt der brennende Reiz. Und dennoch: in Südtirol und Österreich gibt es keinen Osterschinken ohne frischen Kren. Er schmeckt köstlich als Beilage zu Selchkarree (geräucherter Rollbraten, ein typisches Gericht aus Österreich) und hart gekochten Eiern, hilft er doch auch tierisches Eiweiß zu verdauen.

In früheren Zeiten wurde die Wurzel auch verwendet, weil frischer Meerrettich verhindert, dass Fleisch verdirbt. Somit beugt die keimtötende Wurzel Lebensmittelvergiftungen vor, die früher, als es noch keinen Kühlschrank gab, häufig vorkamen. Gerade eiweißreiche Speisen verderben leicht, wenn sie nicht kühl aufbewahrt werden, und werden giftig.

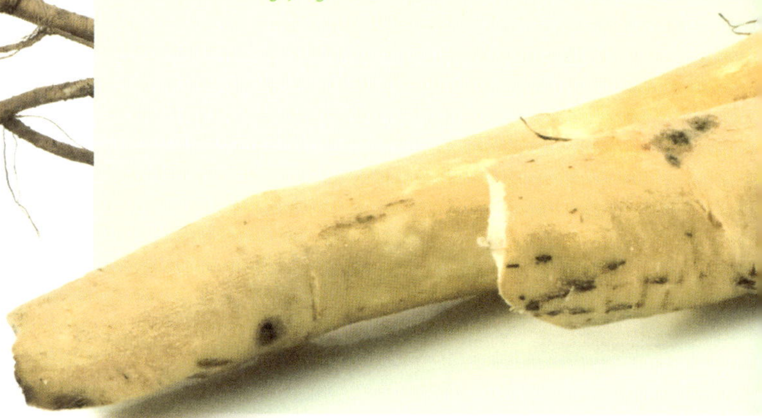

In vielen traditionellen Gerichten aus aller Welt verwendet man aromatische, pikante Gewürzpflanzen, die immer auch „antibiotisch" wirken, z.B. die Gelbwurzel (Curcuma longa) in Indien, Chilischoten im Mittelmeerraum und in Südamerika (Capsicum annuum), Ingwer (Zingiber officinalis) in Asien.

Eine ausleitende Heilpflanze

Im zwölften Jahrhundert empfahl Hildegard von Bingen fein geriebenen Kren und Honig zur Entsäuerung des Organismus. In der traditionellen europäischen Phytotherapie gilt die Meerrettichwurzel auch heute als zuverlässiges Heilmittel, das man, ähnlich wie Ingwer, kurmäßig verzehren sollte. Der „ätherstarke Meerrettich" (W. Pelikan) gehört zu den ausleitenden, „blutreinigenden" Heilpflanzen. Im Frühjahr hilft er, die „Winterträgheit" zu verjagen.

Die frische Meerrettichwurzel regt die Verdauung und den Stoffwechsel an, wirkt gallentreibend und magenstärkend. Gleichzeitig wirkt sie krampflösend und auswurffördernd bei Husten, Erkältung und auch bei allergiebedingten Beschwerden. Wer im Februar damit beginnt, täglich zwei Löffel frischen Kren zu essen, wird sich wundern, wie wohltätig diese „Kur" wirkt: Man bekommt eine schöne, rosige Gesichtsfarbe, verdaut besser, hat einen tieferen Schlaf und fühlt sich insgesamt gestärkt.

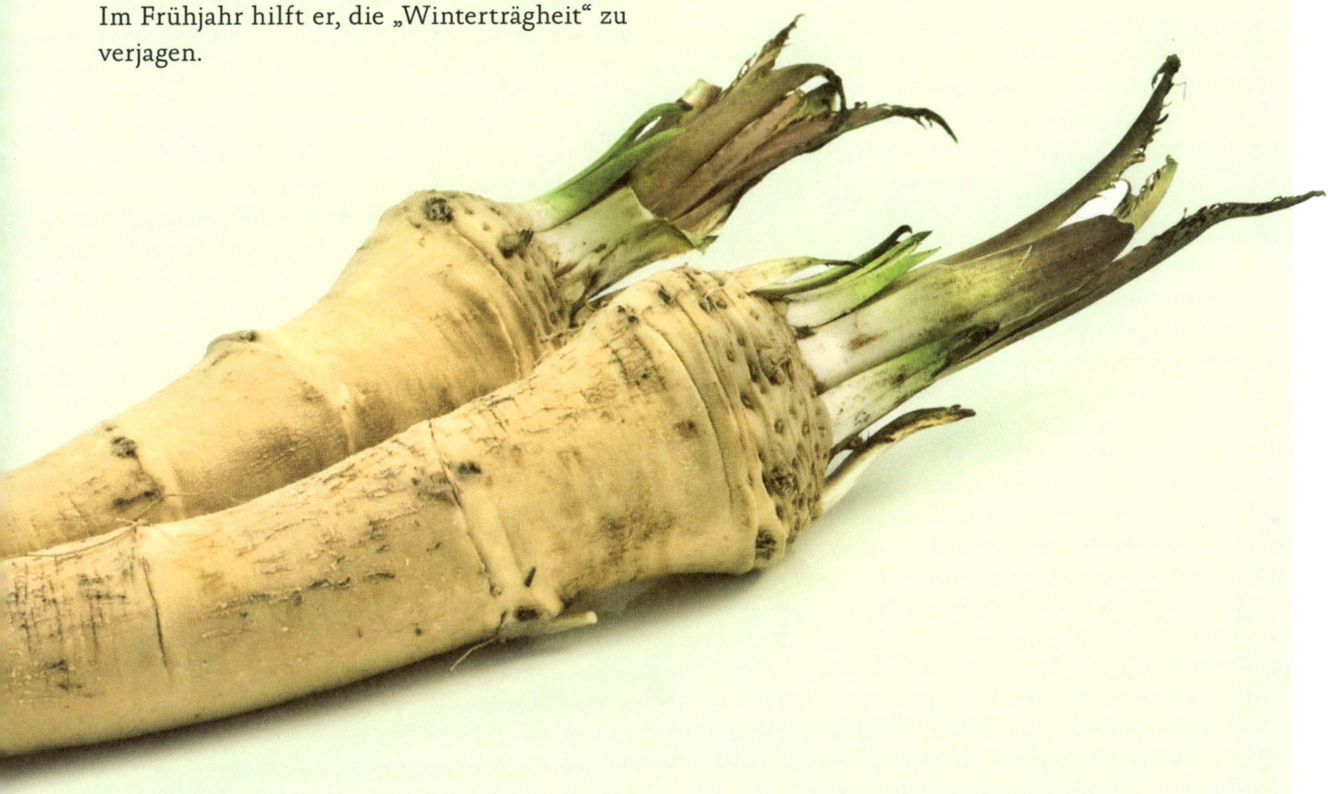

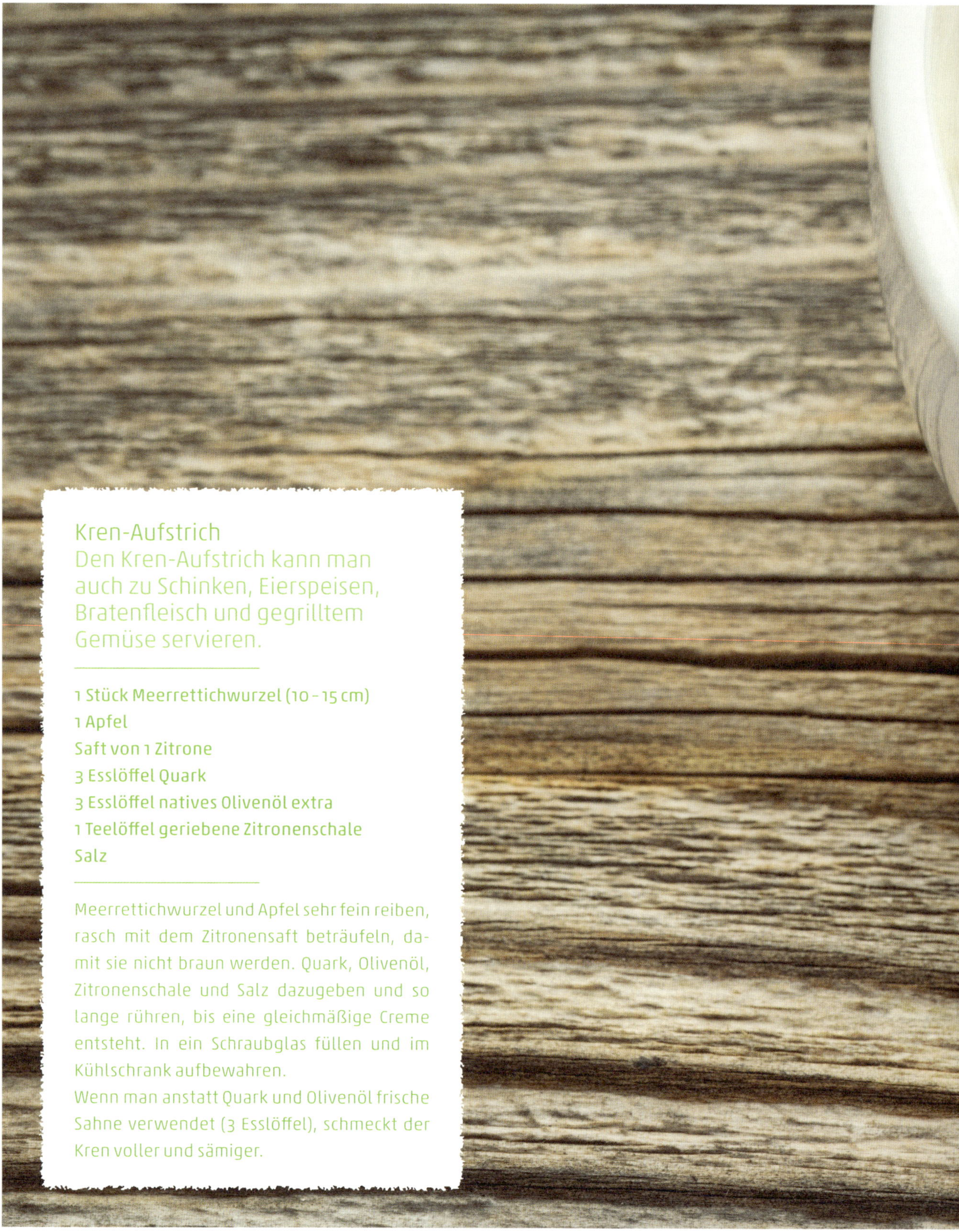

Kren-Aufstrich

Den Kren-Aufstrich kann man auch zu Schinken, Eierspeisen, Bratenfleisch und gegrilltem Gemüse servieren.

---

1 Stück Meerrettichwurzel (10 – 15 cm)
1 Apfel
Saft von 1 Zitrone
3 Esslöffel Quark
3 Esslöffel natives Olivenöl extra
1 Teelöffel geriebene Zitronenschale
Salz

Meerrettichwurzel und Apfel sehr fein reiben, rasch mit dem Zitronensaft beträufeln, damit sie nicht braun werden. Quark, Olivenöl, Zitronenschale und Salz dazugeben und so lange rühren, bis eine gleichmäßige Creme entsteht. In ein Schraubglas füllen und im Kühlschrank aufbewahren.
Wenn man anstatt Quark und Olivenöl frische Sahne verwendet (3 Esslöffel), schmeckt der Kren voller und sämiger.

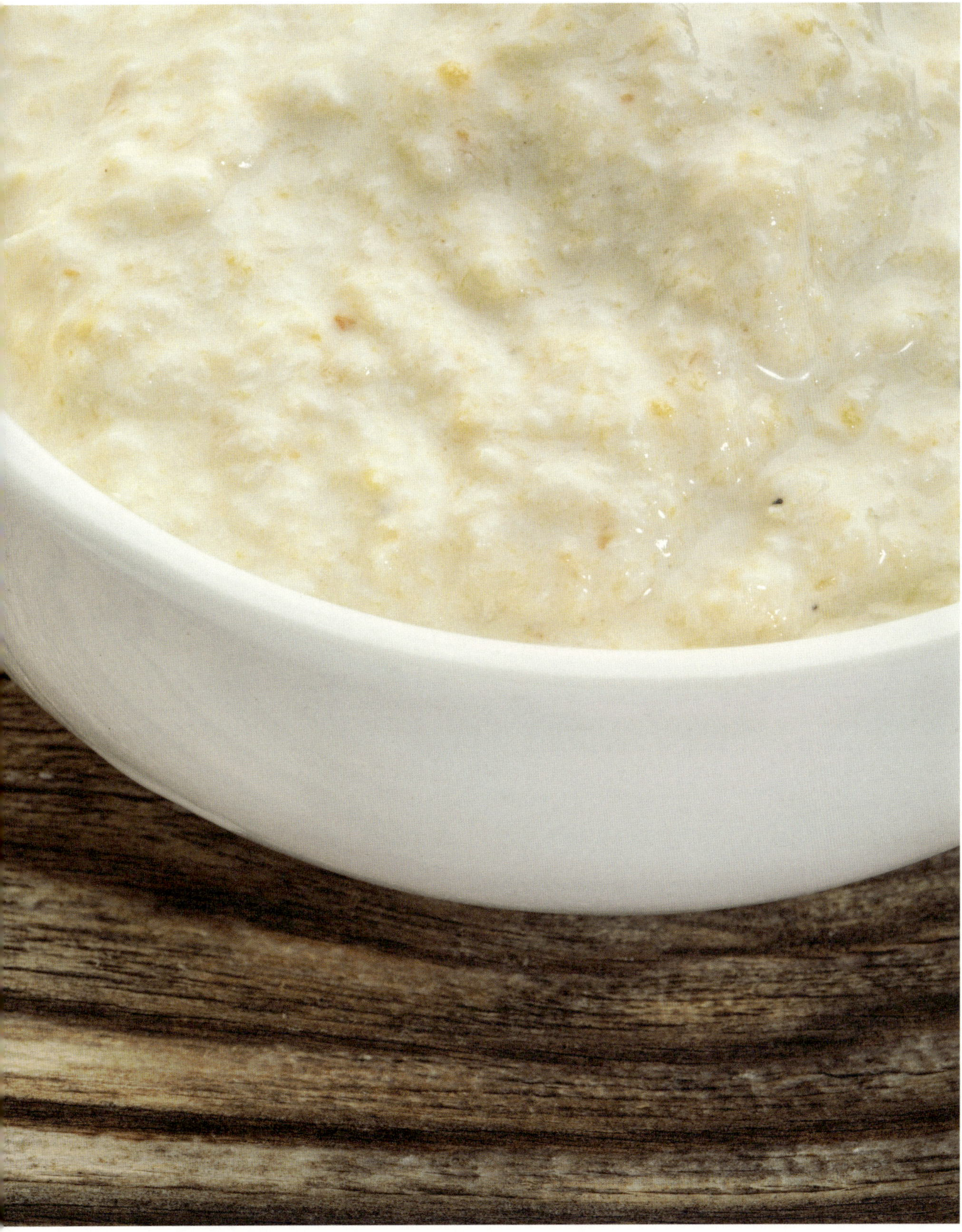

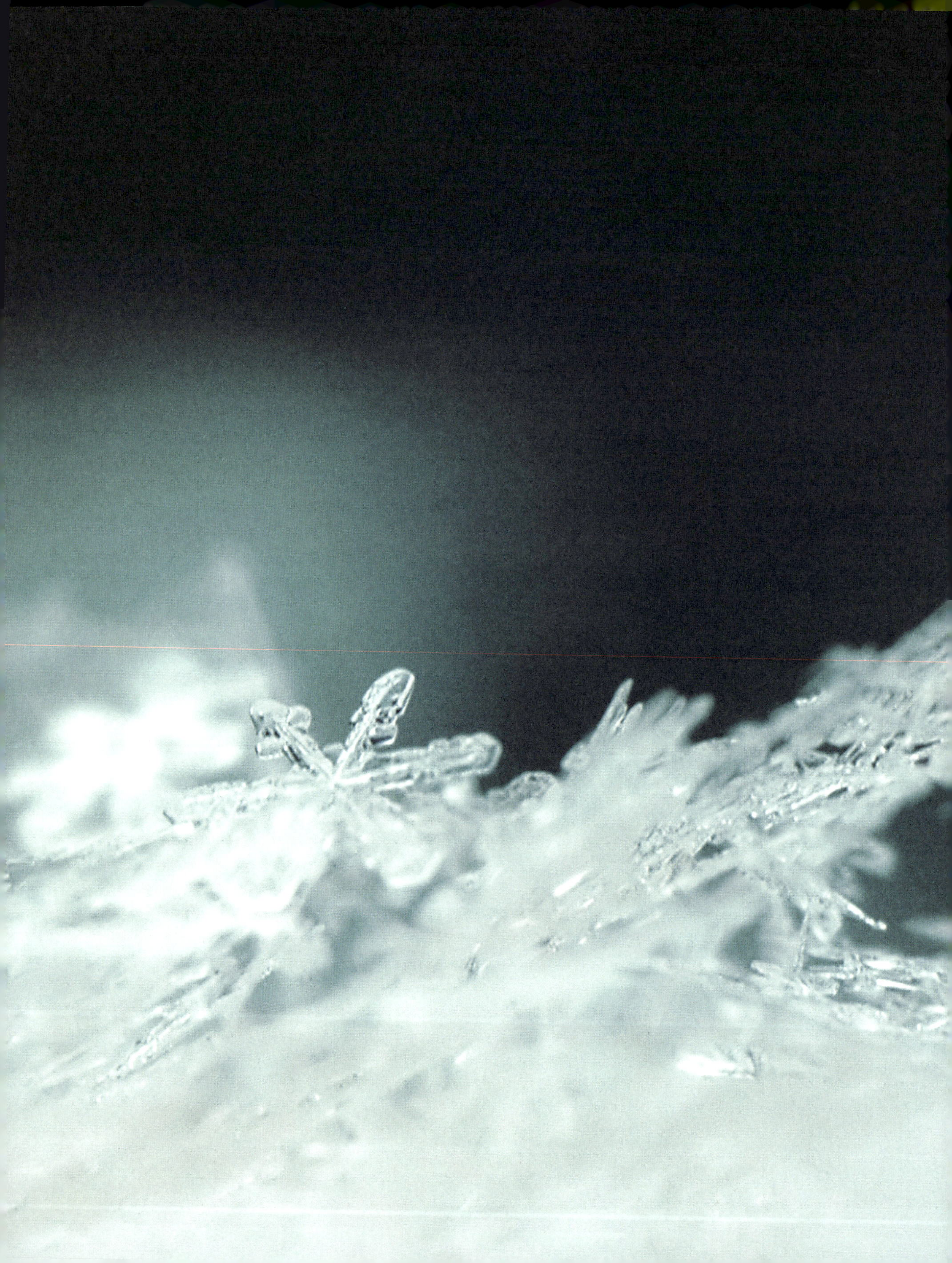

Hülle aufbauen im Winter

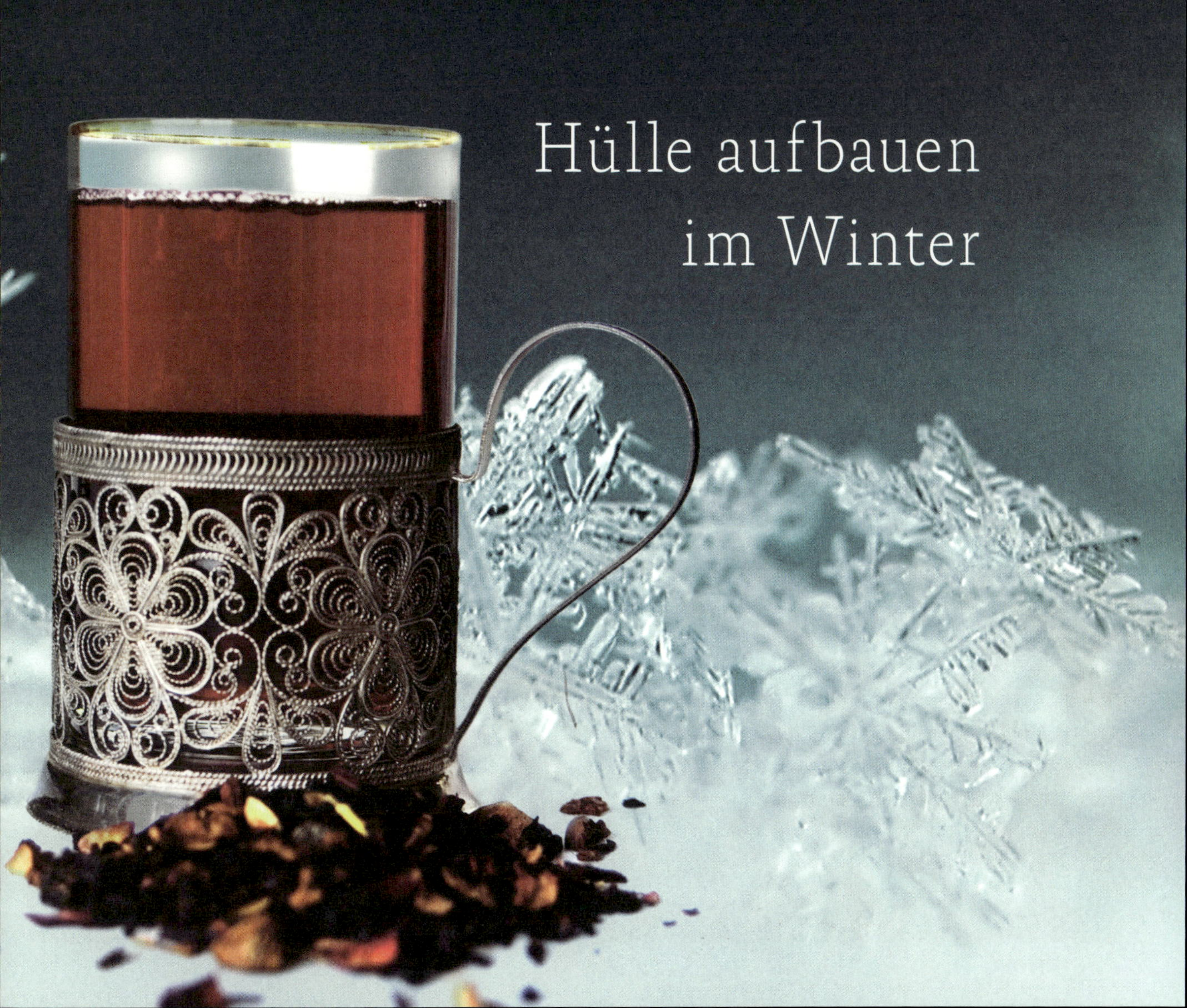

Der Mangel an Sonnenlicht und Wärme sowie die verhärtenden Kräfte der kalten Jahreszeit sind nicht immer leicht auszuhalten, vor allem wenn man viel Zeit in geschlossenen Räumen bei künstlicher Beleuchtung und in trockener Luft verbringt.

Sich mit dem Jahreslauf verbinden und innehalten

Gegen Ende des Winters verspürt man immer öfter das Bedürfnis, richtig durchzuatmen, sich zu bewegen und sich draußen aufhalten zu können. Kälte und Nässe, Wind und Schnee führen zu Verspannungen, schleppenden Erkältungen und Rückenschmerzen.

Der Schnupfen, der Husten – sie wollen einfach nicht weichen, und die Symptome „wandern" im Körper, ohne dass man ein geeignetes Heilmittel fände. Am liebsten würde man sich manchmal verkriechen und bis zum Frühling Winterschlaf halten, aber die heutige Art zu leben und zu arbeiten erlaubt es kaum innezuhalten. Winter wie Sommer, unser Leben scheint immer gleich intensiv zu sein, und wir erhalten auch während der dunkleren Monate, wenn die Natur schlummert, viele künstliche Sinneseindrücke und sind somit dauernd „wach".

Die richtige Balance zwischen Aktivität und Erholung, Rückzug und Initiative zu finden ist ein wahres Kunststück. Manchmal genügt es aber auch, sich am Abend mehr Ruhe zu gönnen, sich massieren zu lassen oder ein Dampfbad nehmen, ein schönes Buch zu lesen anstatt fernzusehen oder mit Freunden etwas Gutes zu kochen. In den Marken, in Mittelitalien, gab es bis vor kurzem einen uralten Brauch, die „Vegghia" (von „vegliare", Wache halten). Die Leute trafen sich am Abend bei einem Nachbarn vor dem Kaminfeuer und erzählten sich Geschichten – wahre und erfundene, lustige und traurige! Die Frauen brachten das Spinnrad mit, die Männer warfen Kastanien in die Glut. Scherze, Lieder und Legenden erhellten die langen Winternächte und wärmten die Herzen der Menschen, bis es draußen wieder milder wurde und ... die Arbeitstage wieder länger.

In der dunklen Jahreszeit ist es wichtig, Wärme und Aufmerksamkeit aus unserer Umwelt zu spüren, aber genauso wichtig ist es auch, dass man sich Gelegenheit gibt, sich zurückzuziehen. Die langen Abende eignen sich dazu, Rückschau über die vergangenen Monate zu halten, man kann abwägen, welcher tiefere Sinn sich hinter Aktivitäten oder Begegnungen verbirgt.

Beim Bewundern einer kalten, klaren Sternennacht oder einer verschneiten Landschaft kehrt Ruhe im Herzen ein, und man findet innerlich wieder Anschluss zur Atmung des Jahreslaufs. Der Winter ist die Jahreszeit, in der unser Geist und unsere Seele von innen her gestärkt werden, während Wärme und Licht im Sommer den physischen Körper nähren und wir über die Sinne die Welt um uns erfahren.

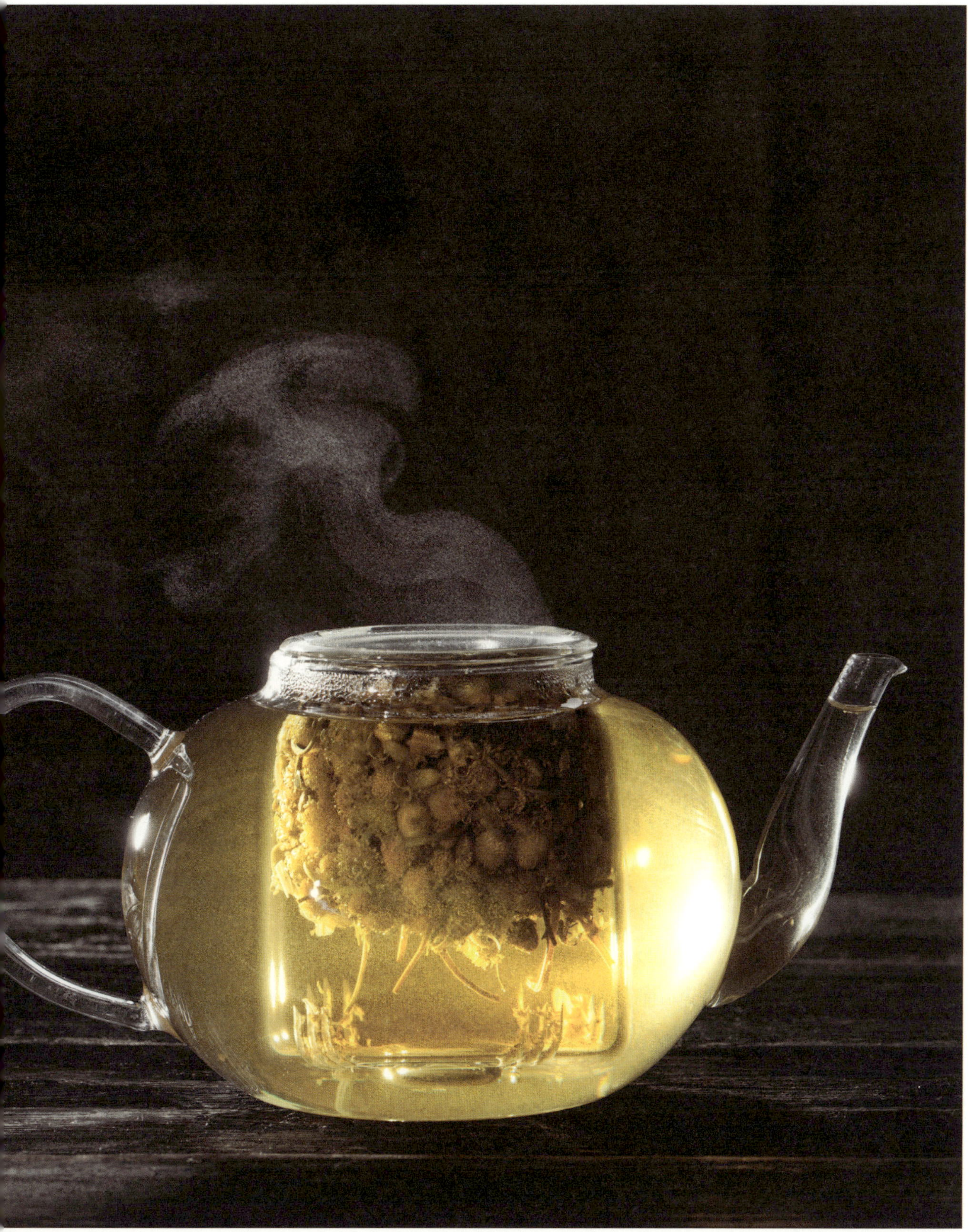

Die Hülle stärken: die Kunst der äußeren Anwendungen

Wenn es draußen stürmt und schneit, eine Grippeepidemie im Umlauf ist und wir dennoch im Alltag stark gefordert sind, müssen wir als Allererstes auf eines achten: dass wir genügend „Hülle" haben, d.h., dass unser Wärmeorganismus und unsere Abwehrkräfte gut funktionieren.

Der Körper soll ausreichend Wärme entwickeln und sie speichern, ohne sie anzustauen (z.B. „einen heißen Kopf zu bekommen"), und wir sollten innerlich trotz der winterlichen Kälte und Starre beweglich bleiben. Das Immunsystem soll imstande sein, Keime abzuwehren, soweit dies möglich ist.

Hülle baut man außerdem auch durch gesunden Schlaf und vollwertige Ernährung auf, und schließlich helfen ein frohes Gemüt und Selbstvertrauen.

Unsere Hülle kann durch verschiedene natürliche Methoden gestärkt werden. Auf den folgenden Seiten wird die traditionelle Kunst, Umschläge, Wickel und Pflaster aufzulegen und Arm-, Fuß- und Vollbäder zu nehmen, beschrieben. Jeder kann diese äußeren Anwendungen ausführen, in der Pflege eines Kranken, zu Hause und sogar im beruflichen Alltag oder auf Reisen. Man braucht nur etwas Zeit, Heilkräuter und Natursubstanzen bester Qualität. Wer die Gelegenheit hat, die Kunst der äußeren Anwendungen bei einer Fachfrau oder einem Fachmann zu erlernen, wird sehen, wie vielseitig sie sind und dass sie eine innere Therapie begleiten und unterstützen können.

Sind äußere Anwendungen auch für Kinder geeignet?

Alle Anwendungen sind für Kinder und Erwachsene in den verschiedenen Lebensabschnitten geeignet. Bei Kleinkindern ist es grundsätzlich wichtig, keine reizenden Substanzen zu verwenden, z.B. starke ätherische Öle wie Thymian oder Eukalyptus. Man sollte auch die Einwirkungszeit verkürzen und nach der Behandlung auf Bettruhe achten. Besonders wirksam sind bei Kindern Umschläge, Wickel und die verschiedenen Bäder mit Heilkräuterextrakten.

Gerade bei Kindern, aber natürlich auch bei Erwachsenen und älteren Menschen, tragen regelmäßig durchgeführte äußere Anwendungen dazu bei, dass sie weniger Medikamente benötigen. Dies gilt auch für pflanzliche und homöopathische Mittel. Im Kindesalter ist es besonders wichtig, dass der Organismus lernt, Selbstheilungskräfte zu mobilisieren. Das bedeutet, bei leichten Erkrankungen nicht sofort zu einem Heilmittel zu greifen, sondern die Hülle des Kindes (und des Erwachsenen!) zu stärken und aufzubauen. Über Wickel und Umschläge werden auch Heilsubstanzen aufgenommen, nur in anderen Mengen bzw. auf andere Art.

Während der Anwendung ist immer darauf zu achten, dass sich das Kind wohlfühlt und dass genügend Wärme im Raum ist (bei Bädern). Man sollte ihm auch erklären, wozu ein Wickel oder ein Kräuterkissen gut sind! Und nicht vergessen: Ein Kräuterpflaster wirkt oft besser, wenn während der Einwirkungszeit ein Märchen vorgelesen wird!

T Es soll hier jedoch ausdrücklich erwähnt werden, dass keine der folgenden Techniken einen Arztbesuch ersetzen. Vor allem wenn akute Schmerzen und hohes Fieber einsetzen, muss man sofort einen Arzt zu Rate ziehen!

Folgende Substanzen werden in der Pflege von Kindern und Kleinkindern verwendet:

Grüne Heilerde als vermittelnde Substanz
Reine Ölauszüge, z.B. aus Ringelblume, Kamille, Arnika und Schafgarbe
Milde Kräutertees (Melisse, Kamille, Malve) und Kräuterkissen
Zwiebel, Quark, Kartoffeln, Kohl, Leinsamen und Zitrone

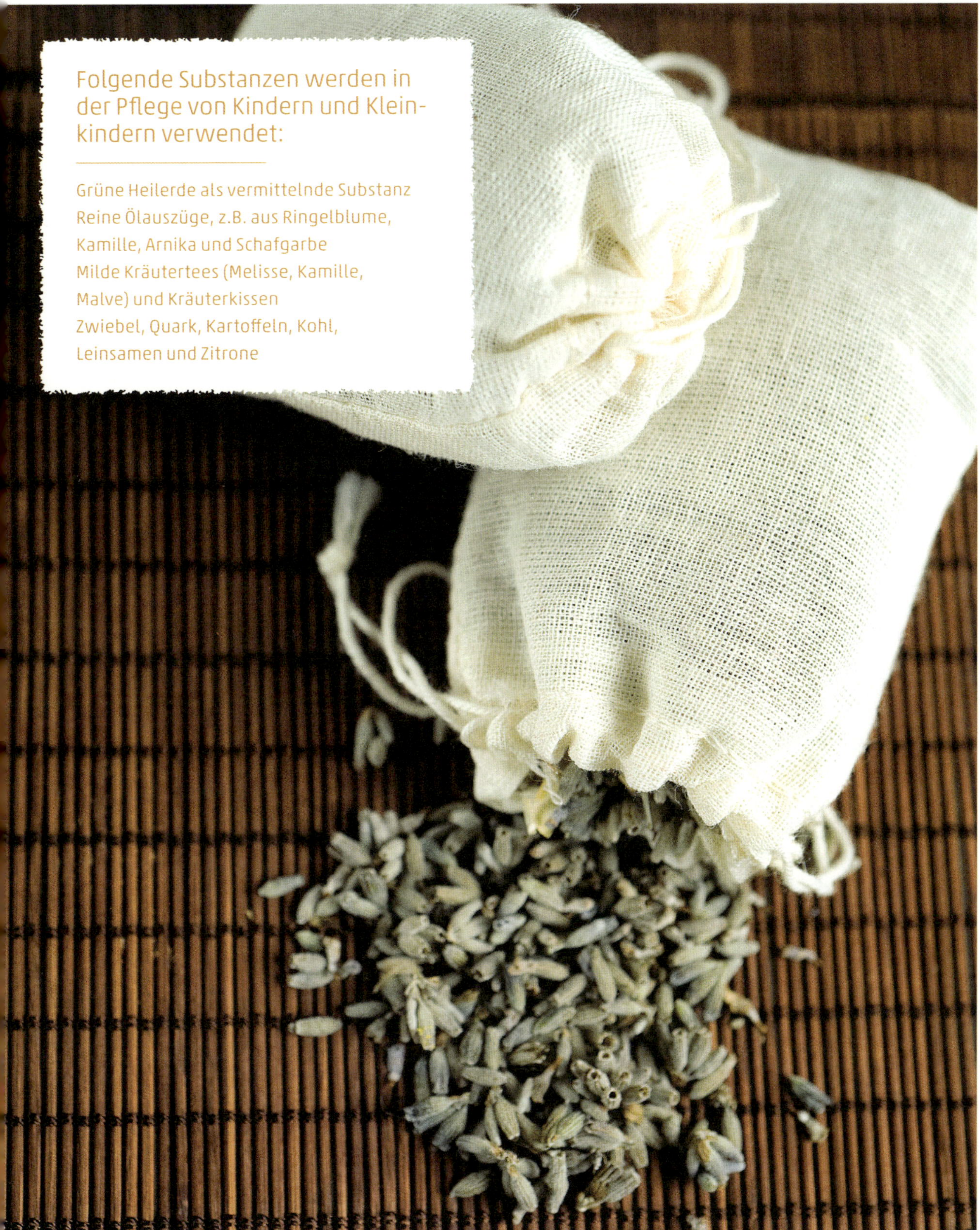

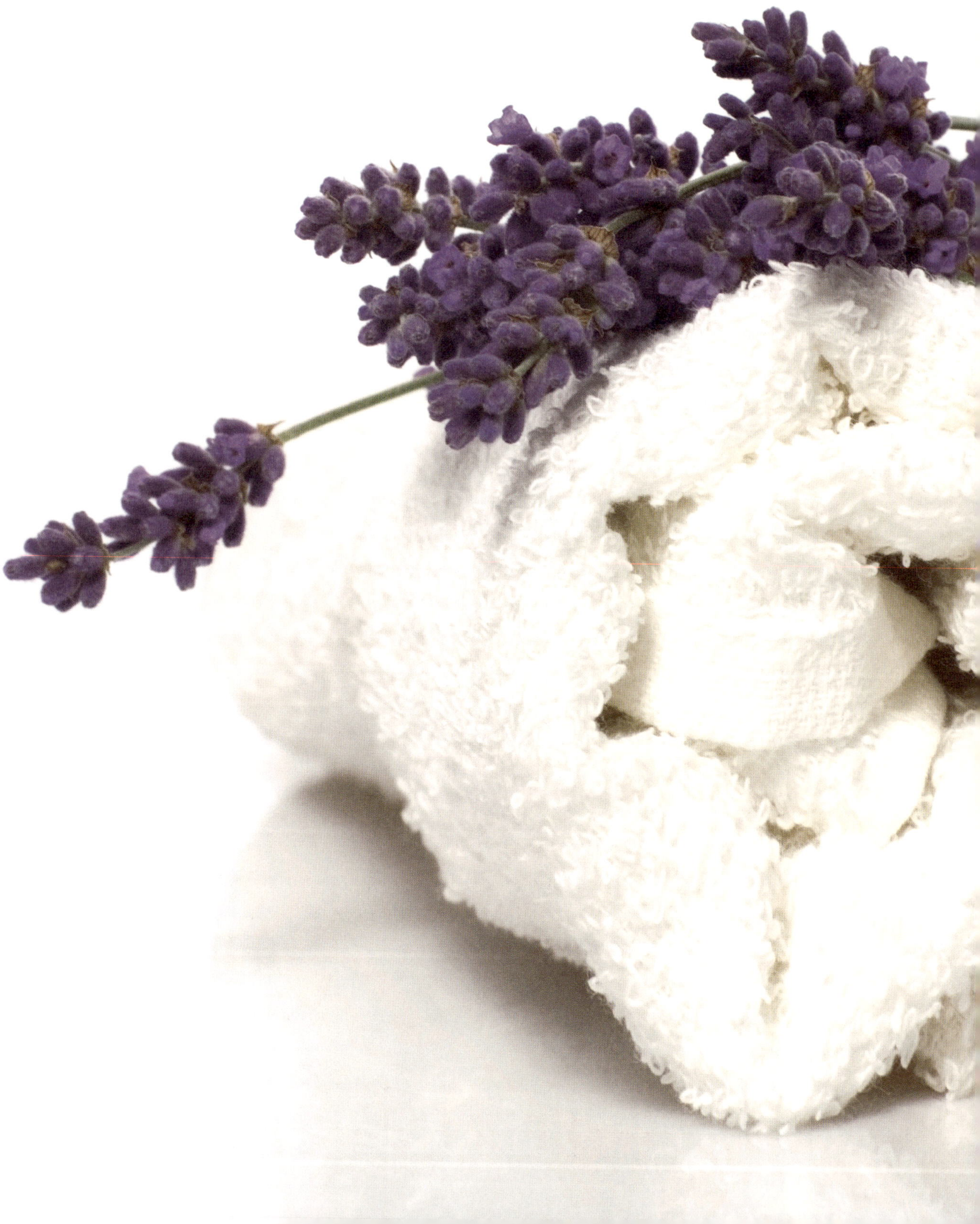

Eine uralte, einfache und liebevolle Geste: Bei Schmerzen oder Wunden einen Umschlag, einen duftenden Wickel, ein kühlendes Pflaster auflegen.

Umschläge, Wickel und Kräuterpflaster

Die Kunst, Wickel, Umschläge und Pflaster aufzulegen, gehört zu den ältesten Anwendungen der Heilkunst. Viele Rezepte, die wir heute noch verwenden, stammen aus dem Erfahrungsschatz von Heilern und Heilerinnen aus aller Welt. Es ist überaus interessant zu lesen, welche Substanzen in den verschiedenen Erdteilen verwendet wurden bzw. werden, vom Robbenfett der Eskimos zum Schweineschmalz der Nordeuropäer, vom Baumharz in den Alpen zum Duftöl der Ägypter, von den Kräuter- und Rindenumschlägen der Indianer bis zu den Erdpflastern der australischen Aborigenes.

Das Ziel bleibt ein und dasselbe: wohltuende, heilende Substanzen auf ein krankes Organ oder einen verletzten Körperteil einwirken zu lassen, um Schmerzen zu lindern, Wunden zu heilen, Entzündungen zu lindern. Die Besserung tritt sowohl durch die Art des jeweiligen Wickels, Umschlags oder Pflasters ein, also durch die verschiedenen Substanzen und wie sie aufeinander abgestimmt sind (z.B. Heilerde mit Johannisöl, Kamillentee mit ätherischem Lavendelöl usw.), als auch durch die einstrahlende Wirkung, die mit der Wärme bzw. der Kälte verbunden ist.

Um die richtige Anwendung und die passenden Kräuter und Substanzen zu wählen, z.B. für eine schmerzende Stelle oder ein krankes Organ, braucht es außer Wissen auch Erfahrung und Fingerspitzengefühl, daher spreche ich von der „Kunst" der äußeren Anwendungen. Oft ist es nötig, sich zu trauen, verschiedene Methoden auszuprobieren, bis man den richtigen Umschlag, den geeigneten Wickel, das beste Pflaster findet.

Der Unterschied zwischen Wickel, Umschlag und Pflaster besteht vor allem in der Größe und der Art der Befestigung.[16]

Bei Wickeln wird der aktive Teil, der mit Flüssigkeit oder Kräutersubstanz gefüllt bzw. getränkt ist, um die betroffene Stelle gebunden, Umschläge und Pflaster sind kleiner und können auf verschiedene Art befestigt werden.

Umschläge

Für Umschläge eignen sich Flüssigkeiten wie Kräutertees, Tinkturen oder Öle, feste Substanzen wie Heilerde oder Quark, frische Heilpflanzen, Nutzpflanzen wie Kartoffeln oder Kohl und Früchte.

Feuchte und nasse Umschläge bereitet man mit Flüssigkeiten zu, mit Tees, Kräutertinkturen, Essigwasser oder Hydrolaten. Man wendet sie zur Wundbehandlung an, bei Verbrennungen und Entzündungen, z.B. Nerven- oder Gelenksentzündungen. Überanstrengte Muskeln und Sehnen werden beispielsweise mit Zinnkraut oder Beinwellumschlägen behandelt, wobei man dem Absud der Heilpflanzen auch Arnikatinktur hinzufügen kann. Ein konzentrierter Johanniskrauttee hilft als Umschlag bei chronischen Ischiasleiden.

So geht man vor:

Man wählt die geeignete Heilpflanze bzw. eine Mischung aus und bereitet einen konzentrierten Infus oder Dekokt (Absud), je nach Pflanze. Nach der vorgegebenen Zeit abseihen, abkühlen lassen.

Alkoholische Tinkturen im Tee auflösen, ätherische Öle mit etwas Honig oder Öl emulgieren.

Ein festes Tuch in der Flüssigkeit tränken und auf den betroffenen Körperteil legen, kalt oder warm, je nach Bedarf. Mit einem Handtuch und einer Plastikfolie zudecken und befestigen.

Nicht länger als 30 Minuten einwirken lassen, eventuell mehrmals am Tag wiederholen.

Eine Hautrötung nach der Anwendung deutet auf die Einwirkung der Substanzen hin und ist normal. Sollten sich Bläschen bilden und Juckreiz auftreten, ist man möglicherweise auf einen Wirkstoff allergisch, oder ein ätherisches Öl löst Reizungen aus. Es ist ratsam, Heilpflanzen, ätherische Öle und Extrakte zu wechseln, *nachdem* der Ausschlag verschwunden ist.

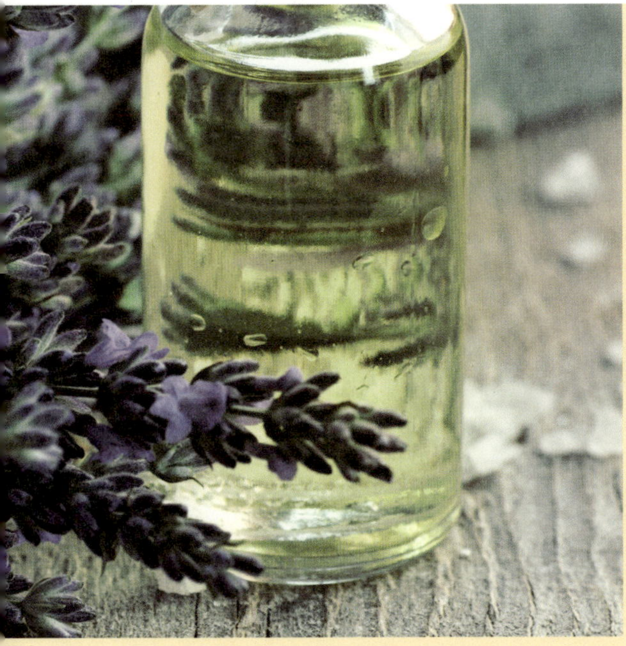

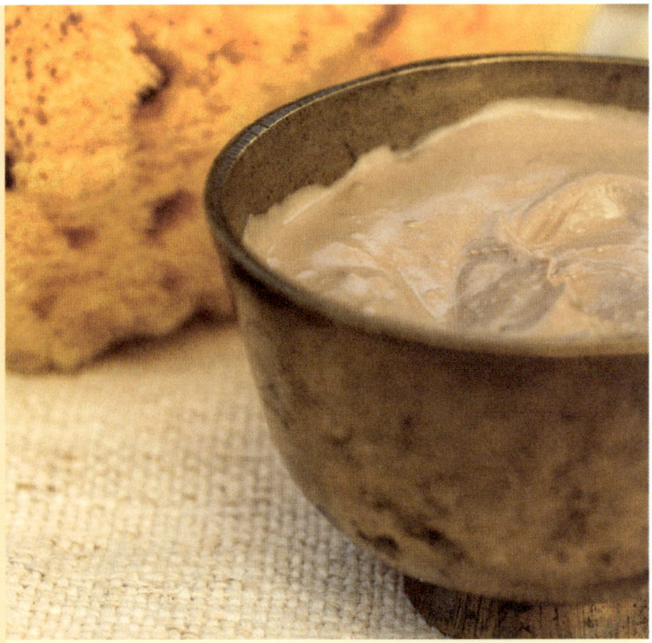

Bei **öligen Umschlägen** trägt man einen Ölauszug auf, z.B. Johannis- oder Ringelblumenöl, Kamillen- oder Lorbeeröl, und bedeckt die Stelle mit einem Tuch, hält sie mit Wolle und einer Wärmflasche warm.

Man verwendet ölige Umschläge, um eine Hautpartie weicher zu machen, eine Reizung zu lindern, und zu kosmetischen Zwecken. Öle bauen übrigens Hülle auf und helfen besonders bei innerer Kälte und seelischer Not.

- Mit Ölauszügen aus *Schafgarbe, Ringelblume und Kamille* behandelt man Narbengewebe, das schlecht verheilt.
- *Johannisöl* als Brustumschlag kann trockenen Husten lindern.
- *Veilchenöl* nimmt man bei Brustschmerzen im prämenstruellen Syndrom.
- *Immortellenöl, Rizinusöl* oder *reines Olivenöl* sind im Sommer die beste Haarpackung.
- *Rosenöl* als Brustwickel beruhigt und entspannt.

Bei **Breiumschlägen** werden Heilerde oder Quark, zerquetschte Kartoffeln oder Leinsamenmehl mit Honig, Öl, ätherischen Ölen und frischen oder trockenen Heilkräutern verrührt und aufgetragen. Meistens kommt die Substanz nicht direkt mit der schmerzenden oder wunden Stelle in Kontakt, sondern wird auf Baumwoll- oder Leinentücher gestrichen.

Der **Heilerdeumschlag** ist einer der vielseitigsten Packungen: man kann die Heilerde kalt anrühren und auflegen, z.B. bei Halsschmerzen, einer Venenentzündung oder auf Prellungen, Quetschungen und Verstauchungen.

Um Verkrampfungen zu lösen, bei Bauchkoliken und Nackenverspannungen vermischt man die Heilerde mit etwas heißem Wasser oder Kräutertee und hält den Umschlag mit einer Wärmflasche temperiert.

Die *grüne* Heilerde ist eine der besten Trägersubstanzen für Heilpflanzenextrakte, ätherische Öle, Kräutertees und Absude, Ölauszüge, Hydrolate und Frischpflanzensäfte. Sie vermittelt zwischen kalt und warm, Spannung und

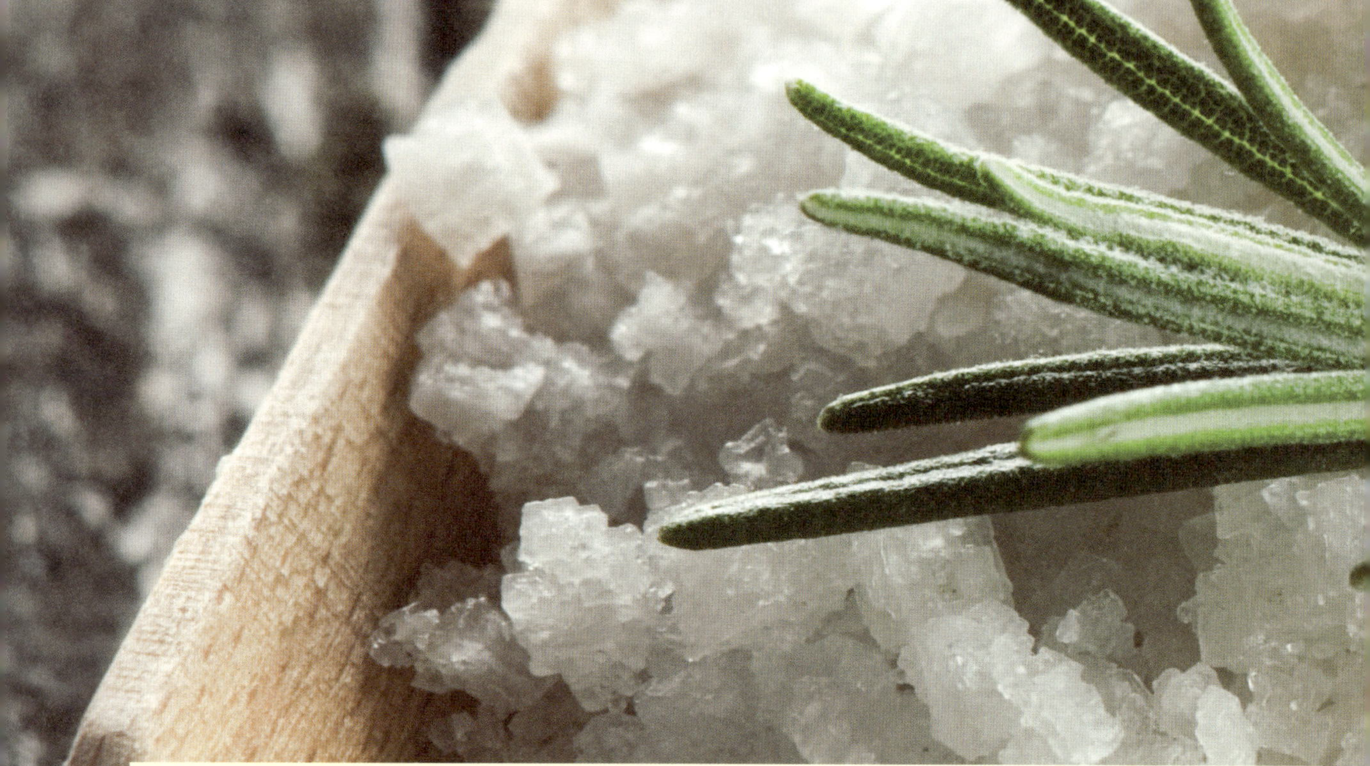

Auflösung, Mineralisierung und Verflüssigung. Durch die gelartige Konsistenz leitet sie die Wirkung aktiver Stoffe und Kräfte an den menschlichen Organismus weiter.

Damit diese Eigenschaften voll zur Geltung kommen können, ist es wichtig, bei der Zubereitung folgende Punkte zu beachten:

Zum Anrühren wählt man ein Gefäß aus Keramik, Glas, Porzellan oder Stahl. Am besten eignet sich eine tiefe Holzschüssel, die man nur für diesen Zweck verwendet.

Die Heilerde wird mit einem Holzlöffel oder einem Glasstab angerührt, auf keinen Fall sollte man Aluminiumbesteck nehmen.

Den dickflüssigen Brei auf ein Tuch aus Naturfasern (Baumwolle, Leinen, Hanf) streichen, großflächig genug, um die betroffene Stelle ganz zu bedecken. Man breitet ein weiteres Tuch über die Paste und legt den Umschlag auf.

Mit einem Handtuch, einem Woll- oder Seidentuch und einem Stück Plastikfolie abdichten und einer Binde oder einem Schal befestigen, mit einer Wärmflasche warmhalten oder einem Eisbeutel kühlen.

In einigen Fällen trägt man die Heilerdepaste direkt auf die betroffene Stelle: bei Furunkeln, schlecht verheilten Narben, Verstauchungen und Prellungen, geschwollenen Stellen (Insektenstiche).

Die Einwirkungszeit beträgt mindestens eine halbe Stunde, kann aber auch auf mehrere Stunden oder die ganze Nacht ausgedehnt werden. Zum Beispiel empfindet man die kühlende Wirkung bei einer akuten Halsentzündung als wohltuend und man lässt den Umschlag gerne länger wirken. Sobald die Reizung abklingt, nimmt man ihn ganz von selbst früher ab, weil man die Kälte unangenehm findet.

Meersalzumschläge haben eine besondere Wirkung: die erwärmten Kristalle geben die gespeicherte Wärme langsam ab; sie dringt tief in den Körper ein und löst Verspannun-

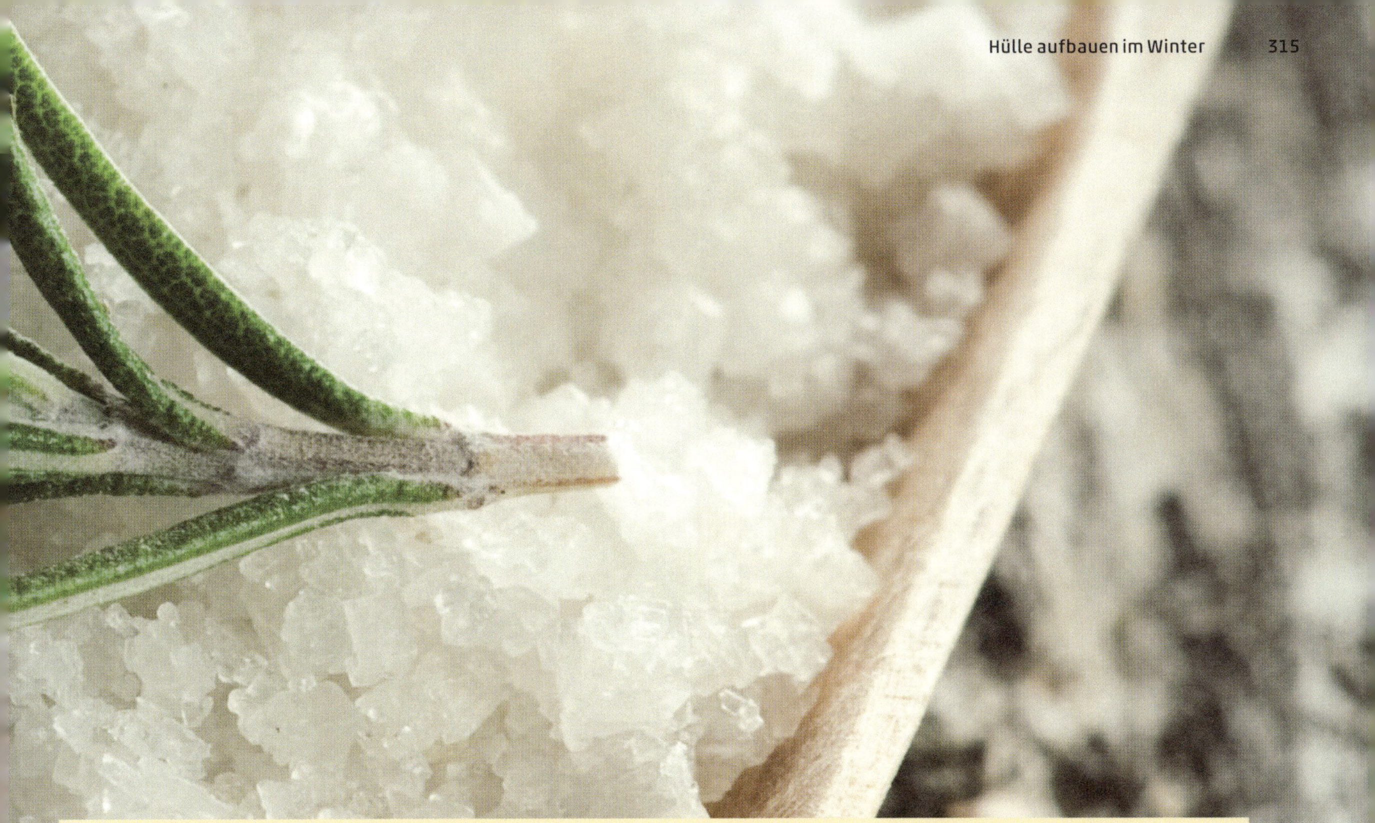

gen und Verkrampfungen, die z.B. von feuchter Kälte herrühren. Auch chronische Nervenschmerzen können mit Salzpackungen gelindert werden.

Grobes Meersalz wird in einer trockenen Pfanne aus Stahl oder Gusseisen schonend erwärmt, indem man oft umrührt. Sobald es sich lauwarm anfühlt, nimmt man den Topf vom Herd und schüttet es in ein Leinen- oder Baumwollsäckchen. Salz erwärmt sich sehr rasch, und man kann sich mit einem Umschlag richtig verbrennen, da die Wärme langsam eindringt, also heißt es aufpassen: gerade *lauwarm* soll das Salz sein, wenn man es in das Säckchen füllt!

Dem Salz kann man ätherische Öle hinzufügen, z.B. Rosmarin, Weihrauch, Lavendel, Orange, Fichte oder Zirbelkiefer. Besonders fein duften auch trockene Kräuter wie Honigklee, Kamille, Lavendel, Rosenblätter, Salbei, Gewürznelken, denn durch die trockene Wärme gelangen die heilenden und beruhigenden Kräfte tief in die schmerzenden Stellen hinein.

Um einem Muskelkater vorzubeugen, füllt man Wacholderbeeren und Rosmarinblätter in das Salzsäckchen und legt es nach dem Sport auf.

Bei Regelschmerzen 6 Tage *vor* dem Einsetzen der Blutung Melissenblätter und ätherisches Muskatellersalbeiöl mit dem lauwarmen Salz vermischen und auf den Bauch legen. Täglich wiederholen, mindestens 20 Minuten einwirken lassen.

Nackenverspannungen lösen sich schnell, wenn man die schmerzende Partie nach dem Salzumschlag mit hochwertigem Arnikaöl einreibt.

Salz gehört zu jenen Substanzen, die man nicht nur zum Kochen verwendet, sondern auch zu Heilzwecken, z.B. als trockener, wärmender Umschlag. Dasselbe gilt auch für Kartoffeln, Kohl, Zwiebeln und Zitronen, also Gemüse und Obst, das man fast immer vorrätig hat.

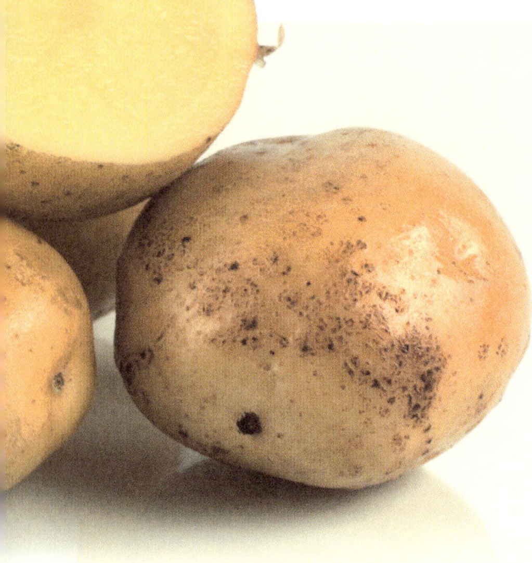

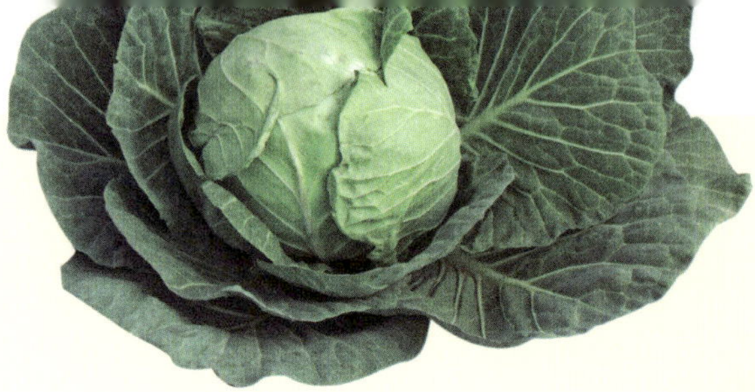

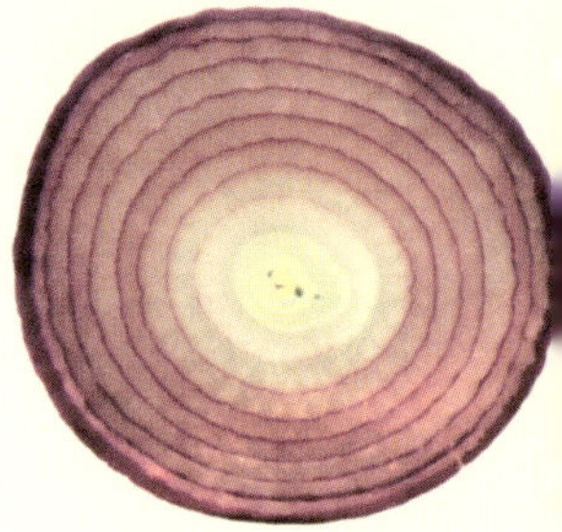

Folgende Umschläge haben in der Naturheilkunde Tradition:

Kartoffeln: Gekochte Kartoffeln zu Brei stampfen und auf ein Baumwolltuch streichen, mit einem weiteren Tuch bedecken und warm auflegen. Hilft bei Bauchkoliken, Magengrimmen, Gelenkschmerzen (Arthrose).

Zwiebeln: Glasierte Zwiebeln enthalten große Mengen an Resvetratrol, einem entzündungshemmenden Wirkstoff aus der Gruppe der Polyphenole. Bei Ohrenschmerzen eine kleine Zwiebel fein hacken und mit etwas Olivenöl glasig dünsten, auf ein Papiertuch geben und lauwarm auf das schmerzende Ohr binden, mit Wolle warmhalten – bei kleinen Kindern ein wahres Wundermittel! Als Erste-Hilfe-Mittel eignen sich Zwiebeln roh: bei Wespen- oder Bienenstichen oder wenn ein Kind in die Brennnesseln gefallen ist, schneidet man eine große Zwiebel auseinander und bindet eine Hälfte auf der betroffenen Stelle fest. Wirkt abschwellend, keimtötend, schmerzstillend.

Zitrone: Bei starken Halsschmerzen, Angina, Mandelentzündung schneidet man zwei Zitronen in dünne Scheiben, legt sie auf einer Baumwollbinde aus, deckt sie zu und bindet den Umschlag um den Hals. 20 Minuten einwirken lassen, den Hals mit lauwarmem Wasser abwaschen und mit Ringelblumenöl einreiben. Mindestens dreimal am Tag wiederholen, bis die Entzündung zurückgeht.

Kohl: Weißkohl und Wirsing stammen ursprünglich aus Osteuropa. Mit ihren großen, saftigen Blättern behandelt man Entzündungen aller Art, Geschwulste, Gelenksbeschwerden, Zahnleiden. Umschläge mit Kohlblättern sind sehr zu empfehlen, denn ihre desinfizierende, abschwellende Wirkung bleibt in manchen Fällen unübertroffen. Bei einer Bronchitis, wenn der Husten nicht abklingen will und Schmerzen in der Brust auftreten, nimmt man 3 frische Kohlblätter, drückt sie mit einer Flasche oder einem Nudelholz leicht an, bis etwas Saft austritt, legt sie zwischen zwei Papier- oder Baumwolltücher und befestigt sie mit einem angewärmten Wolltuch und einem Handtuch auf der Brust. Man kann diesen Umschlag auch die ganze Nacht

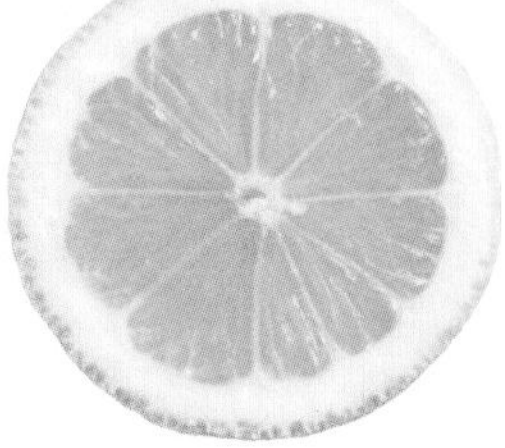

einwirken lassen. Anschließend wäscht man sich gut ab und massiert Brust und Schultern mit Johannisöl.

Kohl- oder Wirsingumschläge kann man morgens und abends anwenden, bis die Entzündung zurückgeht und sich der Schleim gelöst hat. Kohlumschläge sind gerade für Kinder geeignet, die bei jeder Erkältung viel Schleim bilden.

Bei rheumatischen Beschwerden und Arthrose bindet man die Kohlblätter direkt auf die Gelenke und lässt mindestens eine Stunde einwirken. Danach trägt man Arnikaöl oder Beinwellsalbe auf. Am besten verwendet man frische Kohlköpfe aus dem Garten, denn sie enthalten am meisten Vitamin C und verschiedene schwefelige Substanzen, unter anderem Senfölglykoside. Es ist erwiesen, dass der Phytokomplex von Kohlköpfen aus biologisch-dynamischem oder biologischem Anbau weitaus wirksamer ist als von Pflanzen aus konventionellem Anbau, wo sie meistens überdüngt werden und weniger Sekundärstoffe bilden. Wenn also beim Brustwickel mit Kohlblättern Hautrötungen auftreten, braucht man sich nicht zu sorgen, sie deuten auf die Wirkung der durchblutungsfördernden, wärmenden Inhaltsstoffe hin.

Nach einem Umschlag kann man außer Johannisöl auch hustenlösende Salben einmassieren, die bei Körperwärme ihre Wirkung entfalten.

Es sei jedoch Vorsicht beim Einkauf geboten: viele Präparate enthalten anstatt echten Bienenwachses Paraffin, künstliche Duft- und Wirkstoffe. Für Kinder sind balsamische Öle wie Minze, Eukalyptus oder sogar Thymian in der akuten Phase einer Erkältungskrankheit ungeeignet. Sie reizen die Atmungsorgane und können zu Spasmen in der Luftröhre führen oder Allergien auslösen! Dies gilt insbesondere für Eukalyptusöl, das man ja auch zur Raumdesinfizierung einsetzt und in den Luftbefeuchter gibt.

Um eine Erkältung im Anfangsstadium mit Naturheilmitteln zu lindern, wählt man als Erstes beruhigende, „kühlende" Pflanzen. Für äußere Anwendungen nimmt man Kamille, Immortelle, Holunder, Orangenblüten oder Majoran und legt Kohlblätter und Heilerdewickel auf. Am Beginn einer Infektionskrankheit entwickelt der Organismus eine gewisse innere Hitze – Fieber –, um Abwehrkräfte zu mobilisieren und Keime zu töten. Diese Phase dauert zwischen 12 und 24 Stunden, und am besten lässt man den Körper alleine arbeiten, indem man sich Ruhe gönnt, im Bett bleibt und nicht in diesen inneren Wärmeprozess eingreift. Homöopathisches Phosphoreisen, Echinaceaextrakt, Propolis und milde Kräutertees unterstützen den Vorgang und stärken das Immunsystem. Erst wenn das Fieber abklingt, setzt man wieder wärmende Heilpflanzen ein wie Thymian, Bohnenkraut, Myrte, Rosmarin und Salbei, z.B. als Arm- oder Fußbad. Nun können ihre balsamischen Düfte und antiseptischen Inhaltsstoffe die Erkrankung bekämpfen, Husten lösen, die Nase frei halten und verhindern, dass die Lungen betroffen werden.

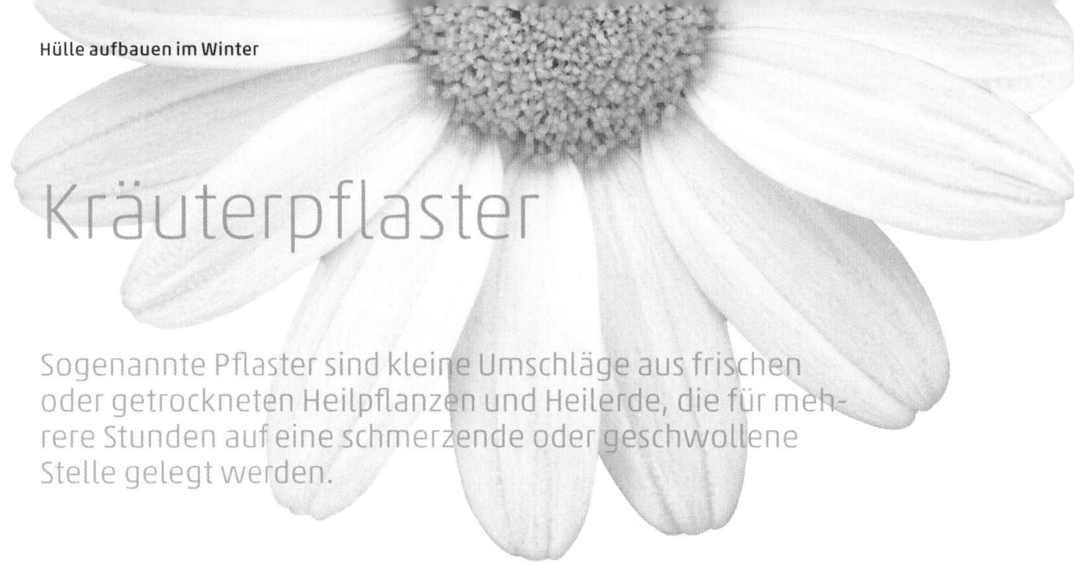

Kräuterpflaster

Sogenannte Pflaster sind kleine Umschläge aus frischen oder getrockneten Heilpflanzen und Heilerde, die für mehrere Stunden auf eine schmerzende oder geschwollene Stelle gelegt werden.

Sie eignen sich hervorragend, um Furunkel, Insektenstiche oder Bisse, Quetschungen und Verletzungen zu behandeln, aber nur, wenn die Haut intakt ist (also nicht bei offenen Wunden oder Geschwüren). Kräuterpflaster bleiben so lange auf der wunden Stelle, wie man es als angenehm empfindet. Nachher reinigt man die Stelle mit lauwarmem Wasser und trägt eine geeignete Heilsalbe auf.

Um ein Abszess abklingen zu lassen, mischt man grüne Heilerde mit Johannisöl, Echinaceatinktur und einem konzentrierten *kalten* Infus aus Gänseblümchen (Bellis perennis) und Breitwegerich (Plantago ovata). Zum Schluss rührt man etwas Honig ein, bis eine streichfähige Paste entsteht, die auf eine sterile Gaze verteilt wird. Die Gaze zu einem Quadrat falten, das der Größe des Abszesses entspricht, auflegen und befestigen, mindestens 2 Stunden einwirken lassen und mit Ringelblumensalbe nachbehandeln.

Zieht man sich einen Holzsplitter ein, tränkt man Gaze in verdünnte Ringelblumenurtinktur und Propolis (je 1 Teelöffel in 30 ml Wasser) und lässt das Pflaster mindestens eine halbe Stunde einwirken. Danach mit Johannisöl nachbehandeln und locker verbinden. Nach wenigen Tagen tritt der Splitter von selbst aus.

Auf Wanderungen und Bergtouren können sich schmerzhafte Blasen an den Füßen bilden. Am besten sammelt man Malvenblätter oder Blätter von Spitzwegerich oder Breitwegerich, zerquetscht sie zwischen zwei Papiertaschentüchern und legt sie auf die schmerzende Stelle, befestigt mit einer Binde oder einem Streifen Stoff. Auch wilde Ringelblumen, Gänseblümchen, Veilchenblüten oder junge Brombeerblätter eignen sich sowie viele weitere Wildpflanzen und Blüten.

Bei Abschürfungen und kleinen Wunden desinfiziert man die Stelle, tröpfelt etwas ätherisches Teebaumöl oder Lavendelöl darauf und verbindet sie. Sobald die Blutung gestillt ist und die Wunde sich leicht schließt, kann man zum Abheilen Kräuterpflaster aus frischen Ringelblumen (nur die äußeren Zungenblüten verwenden) oder eine Paste aus Ringelblumentee und Heilerde auflegen und mit Johannisöl nachbehandeln. Auf diese Weise bleiben keine hässlichen Narben!

Schwammbäder

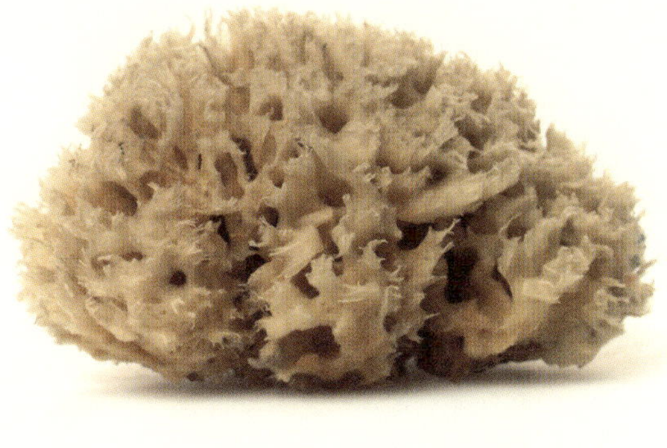

Mit „Schwammbad" bezeichnet man eine nasse Abreibung mit einem Naturschwamm, den man in duftende, aktive Lösungen taucht, z.B. Heilpflanzentee, in Wasser aufgelöste ätherische Öle und Hydrolate, Obstessig, Urtinkturen und verdünnte Ölauszüge.

Die Wirkung eines Schwammbades unterscheidet sich grundsätzlich von einem Vollbad oder einer Dusche. Die Flüssigkeit wird mit dem Schwamm leicht einmassiert, sie dringt durch behutsame, klopfende Bewegungen in die Haut ein, ohne den Wärmemantel anzugreifen, der die Haut umgibt, wie es z.B. beim Duschen geschehen kann.

Schwammbäder haben eine uralte Tradition, Naturschwämme kamen angeblich mit den Phöniziern nach Europa, die mit Korallen, Schwämmen sowie duftenden Essenzen und Harzen aus dem Orient handelten. Man verwendete die getränkten Schwämme in den römischen Thermen, im arabischen Dampfbad bis hin zur Sauna im hohen Norden. Abreibungen mit einem festen Baumwolltuch oder einem Schwamm, die in Heilkräutertees getränkt werden, beschreibt auch der bekannte Herborist Maurice Mességué, der im zwanzigsten Jahrhundert mit seinen Kräuterbädern und Präparaten, durch Ernährungsumstellung und eine gesunde Lebensführung vielen Menschen half.

Durch ein Schwammbad sollen also einerseits heilsame, balsamische Substanzen über die Haut aufgenommen und zugleich Entgiftungsprozesse angeregt werden.

Durch die klopfende Massage dringen die warmen Lösungen tief ein, Poren öffnen sich und abgestorbene Hautpartikel lösen sich. Schwammbäder eignen sich auch in Situationen, in denen man nicht duschen oder baden darf, z.B. bei fieberhaften Entzündungskrankheiten, schweren Erkältungen oder nach Operationen. In Zeiten der Entgiftung, z.B. während einer Fastenkur, unterstützen Schwammbäder die Ausscheidung.

Um den Wärmeorganismus allgemein zu stärken, Erkältungen vorzubeugen und die Entgiftung anzuregen, führt man mindestens zweimal wöchentlich ein Schwammbad mit folgender Lösung durch: 2 Liter Rosmarintee (5 Esslöffel Droge auf 1 Liter), 20 Tropfen Arnikaurtinktur, 10 Tropfen ätherisches Bergamotteöl, 3 Tropfen ätherisches Nelkenöl. Die Öle zuerst mit der Tinktur und etwas Honig emulgieren, dann in den Rosmarintee geben und einen Naturschwamm eintauchen. Den ganzen Körper sanft abklopfen, besonders Brust, Bauch und Fußsohlen. Danach *nicht* abtrocknen oder eincremen.

Bei einer fieberhaften Erkrankung (nicht bei über 37,5 Grad Fieber) kann man morgens und abends Schwammbäder durch-

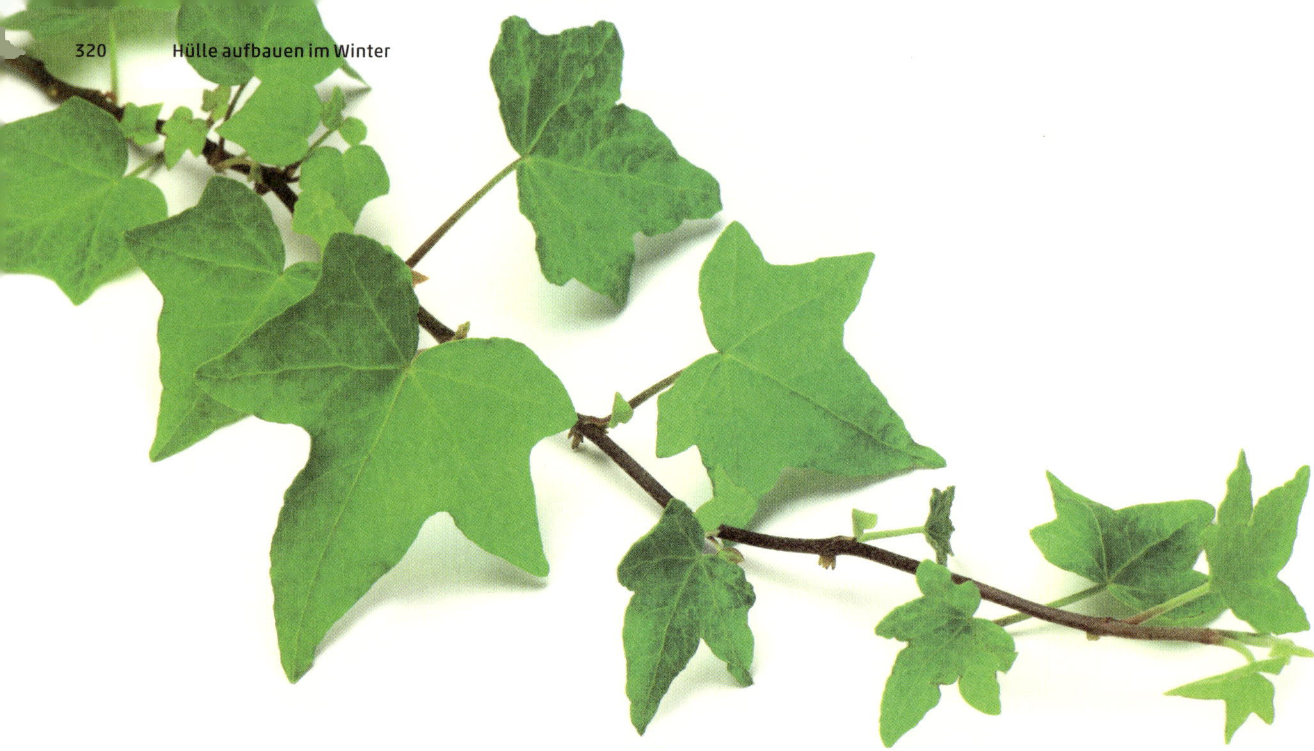

führen. Man kocht einen starken Lorbeerblättertee, lässt etwas abkühlen und fügt in etwas Olivenöl aufgelöstes Fichtennadelöl hinzu. Als Alternative kann man auch warmes Wasser mit einem halben Glas Obstessig und Orangenhydrolat verwenden (oder ätherisches Orangenöl). Anschließend trocken abreiben, frische Unterwäsche aus Naturfasern anziehen und eine halbe Stunde gut zugedeckt ruhen. Wichtig: Badezimmer vorheizen, damit man das Schwammbad in einem gut temperierten Ambiente durchführt. Auf keinen Fall soll man bei Fieber frösteln!

Um einen juckenden Nesselausschlag zu lindern, bei Kinderkrankheiten oder Sonnenallergie brüht man frische Malvenblätter mit einem Löffel Leinsamen auf und lässt mindestens eine halbe Stunde ziehen. Abseihen und 3 Tropfen Melissen- oder Kamillenöl dazutröpfeln und den Schwamm in der Lösung tränken. Nach dem Schwammbad natürliches Körperpuder oder feinste weiße Heilerde (Kaolin) auftragen.

Bei Sonnenbrand, nach einem langen Tag am Strand oder einer Bergwanderung ist ein Schwammbad besser als die Dusche. Duftendes, linderndes Wasser mit Kräuterauszügen wirkt beruhigender für die Haut, reguliert den Temperaturhaushalt, reinigt und heilt zugleich. Wenn die Haut lokal oder am ganzen Körper stark gerötet ist, löst man 3 Esslöffel Natron in 2 Litern lauwarmem Wasser auf, fügt 1 Tropfen ätherisches Minzenöl hinzu und tränkt darin den Naturschwamm. Nach dem Bad nicht abtrocknen, Immortellenöl oder Johannisöl auftragen.

Bei Krampfadern, Orangenhaut und müden, schmerzenden Beinen kocht man einen starken Tee aus frischen Efeublättern, lässt abkühlen, fügt etwas Hamamelistinktur und ätherisches Orangenöl hinzu und taucht den Schwamm in diese Lösung. Wenn man Cellulite täglich mit diesem Schwammbad behandelt und nachher mit Birkenöl oder Wacholderöl einreibt, wird die Haut nach kurzer Zeit sichtbar straffer und rosiger, auch Dehnstreifen gehen zurück.

Bäder

„Mit jedem Bad wird der Körper neu geboren."
DEMOKRIT

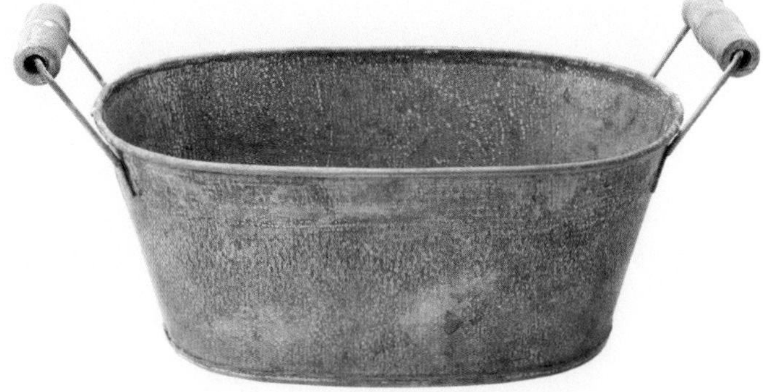

Ob Arm-, Fuß- oder Vollbad, beim Baden tauchen wir Hände, Arme, Füße, Beine oder den ganzen Körper in warmes Wasser, in dem Heilpflanzenextrakte, Honig, Ölauszüge, Hydrolate, Heilerde und vieles mehr aufgelöst werden. Teilbäder üben eine Wirkung auf den gesamten Organismus aus, auch wenn nur Arme oder Beine im Wasser bleiben. In einem Vollbad werden die wasserlöslichen Inhaltsstoffe der Heilpflanzen, aber auch die feinstofflichen Kräfte, die jede Substanz begleiten, vom ganzen Körper durch die Haut aufgenommen.

Teil- und Vollbäder können also therapeutisch eingesetzt werden, und es handelt sich hier um eine echte „Kunst" des Heilens und Pflegens: Wenn es gelingt, z.B. ein Kräuterbad auf das Alter, die Lebenslage und die Beschwerden eines Patienten abzustimmen, kann man überraschende Erfolge erzielen, die medikamentöse Behandlung deutlich verringern und, langfristig gesehen, Gesundungskräfte anregen, die den Genesenden auch weiterhin tragen und unterstützen. Wasser, Düfte, Kräuter und Wärme – eine Bäderkur trägt vor allem zum emotionalen Wohlbefinden, zur Entspannung und Erholung bei, gerade in der kalten Jahreszeit.

Hand- und Armbad

Man muss nicht bereits krank sein, um sich ein Armbad oder ein Handbad einzulassen. Von allen Badetechniken sind diese am wenigsten gebräuchlich, obwohl sie einfach anzuwenden sind und bei bestimmten Unpässlichkeiten, wie Blutniederdruck, Kopfschmerzen, Nervosität oder Prüfungsangst, schnell wirken. Ein Handbad lässt man sich ein, wenn man den ganzen Tag am PC sitzt, Sehnen und Gelenke der Hände und der Arme schmerzen, auch bei Nackenverspannung und Kopfweh. Die Handfläche nimmt besonders schnell ätherische Öle und andere Wirkstoffe aus dem Badewasser auf. Nach dem Handbad empfiehlt es sich, Finger, Handballen, Handrücken, Handgelenk energisch zu massieren, entweder mit einem pflegenden Öl oder flüssiger Calendulacreme.

Tonisierendes Armbad

5 Liter kochendes Wasser in eine Schüssel gießen, je 5 Tropfen ätherisches Bitterorangenöl und Speiklavendelöl und 1 Tropfen Geranienöl mit etwas Honig verrühren und im warmen Wasser auflösen. Ein Leinensäckchen mit je 1 Esslöffel Weißdorn, Melisse und Lavendelblüten füllen und in die Schüssel hängen. Gut umrühren und die Arme eintauchen, dabei bequem sitzen; auch die Oberarme sollten so weit es geht im Wasser sein. Am ersten Tag nur 5 Minuten baden, dann kann man die Einwirkungszeit bis zu 15 Minuten verlängern. Die Wassertemperatur darf 40 Grad nicht überschreiten und soll konstant bleiben (eventuell warmes Wasser nachschütten). Nach dem Armbad Hände und Arme trockenreiben und nicht eincremen, 10 Minuten sitzenbleiben und ausruhen. Armbäder bringen den Organismus in Schwung. Sollte man bei den ersten Anwendungen Herzklopfen spüren, sollte man sich keine Sorgen machen **(außer man leidet an organischen Herz- oder Kreislaufbeschwerden, dann sind Armbäder nur unter ärztlicher Aufsicht erlaubt!)**. Nach und nach wird man die wohltuende Wirkung der im Wasser aufgelösten Kräuter und Düfte immer mehr genießen und merken, wie man ausgeglichener wird und besser schläft.

Das Armbad wirkt nicht nur auf Hände und Arme, sondern besonders auf den Brustbereich und das Zwerchfell. Man taucht die Arme in duftendes Wasser mit Kräuterzusätzen, wenn man sehr nervös ist, Herzklopfen hat und Spannungsgefühle in der Brust, bei Angst und Atemstörungen. Armbäderkuren sind bei Magersucht und Essstörungen zu empfehlen, da sie auf das rhythmische System, also indirekt auch auf die Verdauungsorgane wirken.

Bei seelischer Anspannung ist man zwar einerseits erregt und nervös, verliert aber auch viel Energie und fühlt sich dem Alltag oft nicht gewachsen. Dieses Rezept hilft, wieder zum eigenen Rhythmus zu finden, es entspannt und stärkt das Nervensystem. Bei starker Unruhe, z.B. vor einem Examen oder einer langen Reise, sollte es an drei Abenden hintereinander durchgeführt werden. Auch bei anhaltender Reizbarkeit und Müdigkeit kann man es jeden Abend anwenden, in Verbindung mit einer individuell abgestimmten Heilpflanzenmischung, einem „Nerventee".

Fußbad

Heilpraktiker und Herboristen, z.B. Maurice Mességué und Pfarrer Sebastian Kneipp, wendeten die verschiedenen äußeren Anwendungen, insbesondere Bäder, mit großem Erfolg an. Im Zuge der großen europäischen Tradition der Thermalbäder, die im 19. und 20. Jahrhundert in vielen Städten eingerichtet wurden, wurde die *Hydrotherapie* zu einem wichtigen Instrument der damaligen Allgemeinmedizin. Das natürliche Element Wasser und die enthaltenen Mineralien und Metalle wurden auch mit Heilpflanzenextrakten versetzt und innerlich und äußerlich angewendet. In der Hydrotherapie gilt auch heute noch folgende Grundregel: Um eine Krankheit heilen zu können, muss man auf den *gesamten* Organismus einwirken, von innen und von außen. Dadurch kann der Patient die notwendigen Gesundungskräfte entwickeln, um sein Leiden zu überwinden und zu seinem Gleichgewicht zurückzufinden.

Bäder eignen sich also hervorragend, um dem Organismus Qualitäten und Substanzen

Das Fußbad hat in der Wassertherapie eine besondere Stellung. Ähnlich wie beim Armbad werden in einem Fußbad Wirkstoffe durch die Haut aufgenommen, der Lymphfluss wird angeregt, der Blutdruck kann reguliert werden.

zahlreicher Heilpflanzen und Kräuter zu vermitteln. Fußbäder wirken schnell und stark: Wer aus Versehen, ohne es zu merken, zu viel Senfmehl ins Badewasser geschüttet hat, weiß, dass die Wirkung nicht lange auf sich warten lässt. Die Augen tränen, die Nase läuft und Füße und Beine werden krebsrot und brennen fürchterlich – kein angenehmes Erlebnis!

Das Beispiel des Senfbades zeigt bereits, wie Fußbäder allgemein wirken: Sie entziehen überschüssige Wärme aus den oberen Körperregionen (z.B. wenn man einen „heißen Kopf" hat und kalte Füße) und „bringen einen wieder auf die Beine". Bei Migräne, Spannungskopfschmerzen, aber auch bei allen Erkältungskrankheiten (ohne hohes Fieber) können Fußbäder kurmäßig helfen. Man badet täglich 8 Minuten lang, im akuten Fall auch zweimal täglich. Gleichzeitig wirken Fußbäder regulierend auf alle Stoffwechselorgane, insbesondere auf Blase, Nieren, Prostata, Eierstöcke und Dickdarm. Fußbäder unterstützen die medikamentöse Therapie bei Blasenentzündung, Prostata- oder Eierstockentzündung, Regelschmerzen, Hämorrhoiden und Verstopfung, schmerzhafter Cellulitis und Harninkontinenz. Bei Krampfadern soll die Wassertemperatur nicht mehr als 37 Grad betragen. Bei geschwollenen Füßen und Beinen, Wasseransammlungen und Schmerzen, die von einer unzureichenden Blutzirkulation in den unteren Gliedmaßen, in Füßen und Beinen verursacht wird, helfen regelmäßige Fußbäder mit Rosskastanienextrakt, Malvensud und einem Tropfen ätherisches Zypressen- und Minzenöl.

Nicht zu vergessen sind die leidigen Pilzinfektionen der Fußnägel, die sich nicht leicht kurieren lassen, vor allem, wenn man oft Turnschuhe oder Arbeitsschuhe aus synthetischem Material tragen muss. Hier wirken tägliche Fußbäder mit lauwarmem Wasser oder Olivenblättertee und einem Löffel Natron oder Heilerde und ätherischen Ölen wie Teebaumöl, Thymian, Immortelle und Bohnenkraut oft Wunder, besonders wenn man Füße und Zehen danach mit einem Ölauszug aus Lorbeer, Immortelle und Ringelblume einreibt.

Vollbad

Mit dem ganzen Körper in ein duftendes, warmes Vollbad zu tauchen ist gerade im Winter ein echter Genuss. In Honig, Öl oder Sahne emulgierte ätherische Öle, Heilerde, Haferkleie, verschiedene Heilpflanzenextrakte und Kräutersäckchen werden dem Badewasser hinzugefügt, ihre Wirkstoffe und die feineren Qualitäten gelangen, wie bei den Teilbädern, durch die Haut in den Blutkreislauf. Indem sie auf Haut und Muskeln, innere Organe und Flüssigkeitshaushalt wirken, kommen Vollbäder dem gesamten Organismus zugute. Sie werden also sowohl in der Schönheitspflege als auch zu therapeutischen Zwecken verwendet und bringen Körper, Seele und Geist in Einklang.

Allgemeine Regeln für die Durchführung:

Bei einem Vollbad verbinden sich die heilenden und pflegenden Kräfte der Kräuter und Extrakte mit der Wärme des Badewassers und dem gleichmäßigen Druck auf den ganzen Körper. Daher sollte man der **Auswahl der Zutaten**, von Heilpflanzen und Auszügen, sorgfältige Beachtung schenken. Es empfiehlt sich, einen professionellen Berater oder Therapeuten zu Rate zu ziehen, wenn man z.B. Vollbäder kurmäßig anwenden und dadurch eine Therapie unterstützen will. Man soll ruhig auch auf das eigene Gefühl achten, wenn man die Zusätze für sich selbst wählt. Wenn man den Duft bestimmter Öle im Badewasser nicht mag oder eine Pflanze als fremd empfindet, sollte man nach Alternativen suchen. Zum Beispiel hat es wenig Sinn, Rosmarin als Basismittel einer Bademischung zu verwenden, nur weil das Kraut als Nerventonikum bekannt ist. Vielleicht schmeckt einem diese „Marspflanze“, die zu Aktivität und Einsatz auffordert, gerade nicht, sondern man braucht eher die entkrampfende, zur Ruhe bringende Wirkung anderer Pflanzen wie Melisse, Rose oder Süßorange. Wer Badezusätze gerne selbst mischt, folge auch dem eigenen Instinkt: unser Geruchsinn hilft uns, zur geeigneten Pflanze und deren ätherischem Öl zu finden.

Die **Temperatur** eines Vollbades beträgt in der Regel zwischen 36 und 39 Grad und kann 40 bis 43 Grad erreichen, wenn man die Körpertemperatur erhöhen möchte, zum Beispiel nach einer Unterkühlung. Sehr warmes Wasser hat eine sofortige Wirkung auf Herz und Kreislauf, wie auch extrem kaltes Wasser. Daher sei bei niedrigem Blutdruck, Herz- und Kreislauferkrankungen empfohlen, in lauwarmes Wasser einzutauchen und die Temperatur nach zwei, drei Minuten leicht zu steigern.

T *Vollbäder unterstützen alle weiteren therapeutischen Maßnahmen, also auch die Einnahme von Heilmitteln, ob natürlicher oder synthetischer Herkunft, und in akuten und schweren Krankheiten ist es ratsam, den Arzt zu fragen, ob eine Badekur angebracht ist.*

In manchen Fällen helfen Vollbäder, den Körper zu entgiften, z.B. während einer Chemotherapie oder bei Suchtkrankheiten. In der Rekonvaleszenz sind Vollbäder sehr zu empfehlen, besonders bei Kindern (Eichenrindentee!).

Dank der Verbindung zwischen dem warmen, einhüllenden Badewasser, den Düften von Kräutern und Ölen und der Heilkraft spezifischer Substanzen wie Pflanzenextrakte oder Heilerde haben Vollbäder eine unmittelbare Wirkung auf unsere Seelenwelt. Nach Aufregungen und Ärger, bei Unruhe und Nervosität kann man acht Tage lang jeden Abend ein heilsames Vollbad nehmen. 10 Minuten reichen, das warme Wasser entspannt, lässt Emotionen wieder fließen und hilft, weniger Druck zu spüren.

Vollbäder mit Heilpflanzenextrakten, die nicht nur zu Schönheitszwecken, sondern auch aus therapeutischen Gründen genommen werden, sollten nie länger als 15 Minuten dauern. Außer wenn man Kleie oder Heilerde hinzufügt, duscht man sich am Schluss nicht ab, sondern trocknet sich nur leicht mit einem Frotteehandtuch ab und cremt sich nicht ein. Die Wirkung der Extrakte, z.B. eines Kamillen- oder Eichenrindentees oder einer Mischung aus ätherischen Ölen und Hydrolaten, dauert lange nach, und man sollte sich unmittelbar nach dem Vollbad eine halbe Stunde Pause gönnen, sich hinsetzen, lesen oder seinen Gedanken nachhängen. Das gehört in diesem Falle mit zur Therapie! Dies ist auch der beste Moment für eine selbstgerührte Schönheitsmaske oder einen Kräuterwickel:

Alle äußeren Anwendungen ziehen nach einem Bad noch leichter ein und werden vom Organismus dankbar aufgenommen.

Rezepte für heilsame und pflegende Vollbäder und ihre Anwendung:

Bei Hautleiden (Ekzem, Ausschlag, Neurodermitis)
Mindestens dreimal wöchentlich 15 Minuten folgendes Vollbad nehmen:
5 Tropfen ätherisches Kamillen- oder Schafgarbenöl mit 2 Esslöffeln Nachtkerzenöl oder Hanföl bester Qualität vermischen und ins Badewasser geben, zusätzlich einen starken Sud aus Eichenrinde, grünem Hafer und Zinnkraut kochen und hinzufügen. Gut mischen, eventuell ein Haferkleiesäckchen in die Wanne hängen.

Bei rheumatischen Schmerzen, Gelenkschmerzen
Zweimal in der Woche ein Vollbad nehmen mit folgender Mischung:
Dekokt (Absud) aus Weidenrinde und Zinnkraut zubereiten, Blüten von Goldrute, Gänseblümchen und Echinacea 10 Minuten darin ziehen lassen, abseihen, in die Wanne gießen. Ätherisches Wacholderöl (nicht mehr als 3 Tropfen, hautreizend) mit Honig vermischen und dem Badewasser hinzufügen. Danach Gelenke mit Lorbeeröl einreiben.

Bei prämenstruellem Syndrom, Bauchschmerzen und Verstopfung vor der Regel
Folgende Vollbäder abwechseln (alle zwei Tage, 10 Tage vor der Menstruation):
Einen starken Tee mit Blüten von Ringelblume, Schafgarbe, Labkraut und Honigklee und Blättern der Engelwurz brühen (mindestens 40 Gramm Kräuter auf 4 Liter), ins warme Badewasser gießen.
2 Handvoll grobes Meersalz und 1 Handvoll getrockneten Majoran in ein Baumwollsäckchen füllen, 3 Tropfen ätherisches Muskatellersalbeiöl dazugeben, gut mischen und in die Badewanne hängen.

In stressigen Zeiten, bei Abgespanntheit und Schlafstörungen helfen diese beiden Badezusätze
In einer Tasse 5 Esslöffel Olivenöl mit 1 Esslöffel Honig und 20 Tropfen ätherischem Bergamotteöl vermischen, unter das fließende warme Wasser halten, damit sich die Emulsion gut in der Badewanne verteilt. Eine Handvoll Rosenblätter und frische oder getrocknete Orangenschalen direkt ins Badewasser geben, mindestens 10 Minuten in der Wanne bleiben bei 39 Grad.
Getrocknete Melissenblätter, Linden-, Lavendel- und Orangenblüten mit grobem Meersalz und 2 Tropfen ätherischem Sandelholzöl vermischen und in ein Baumwollsäckchen füllen, in das warme Badewasser hängen.

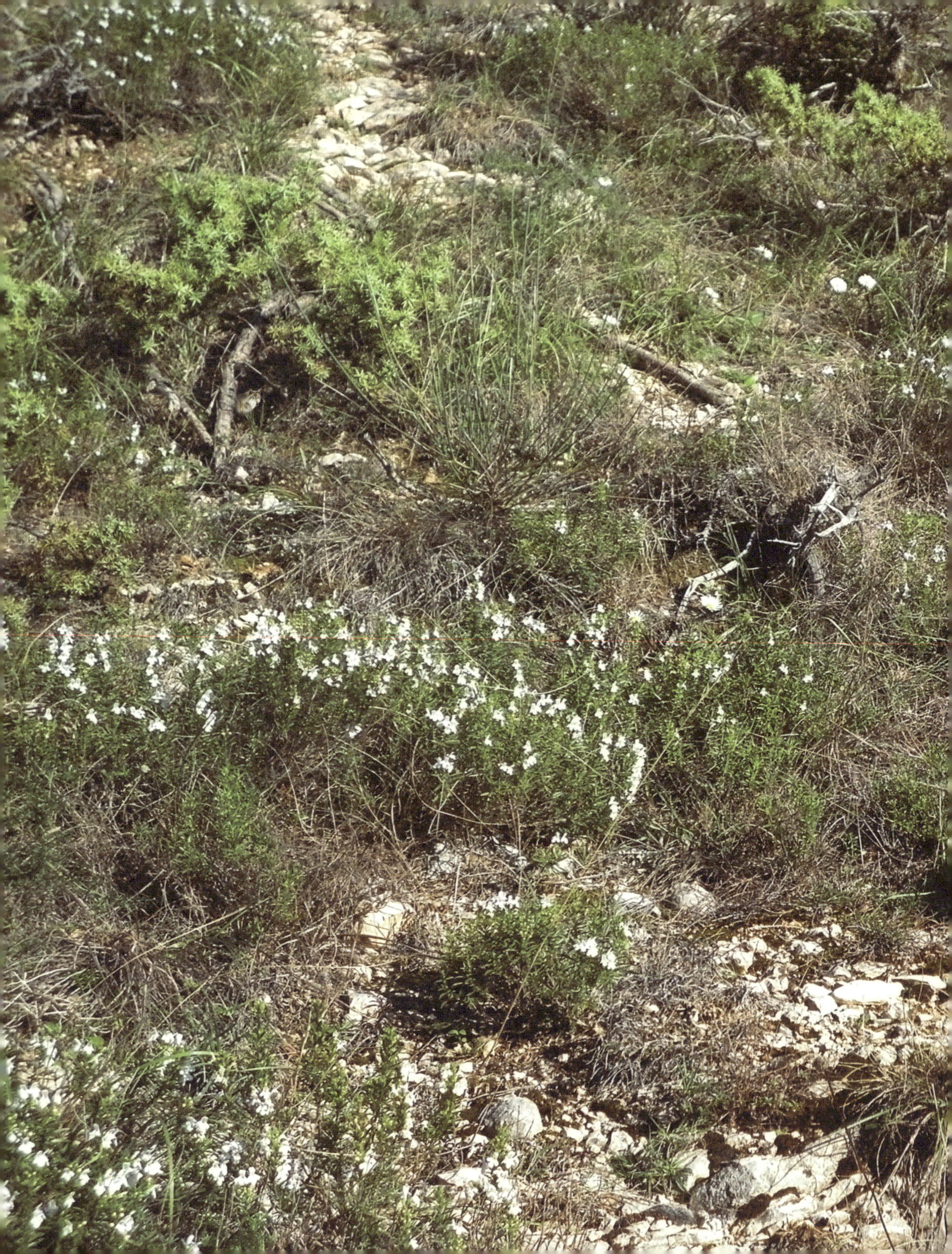

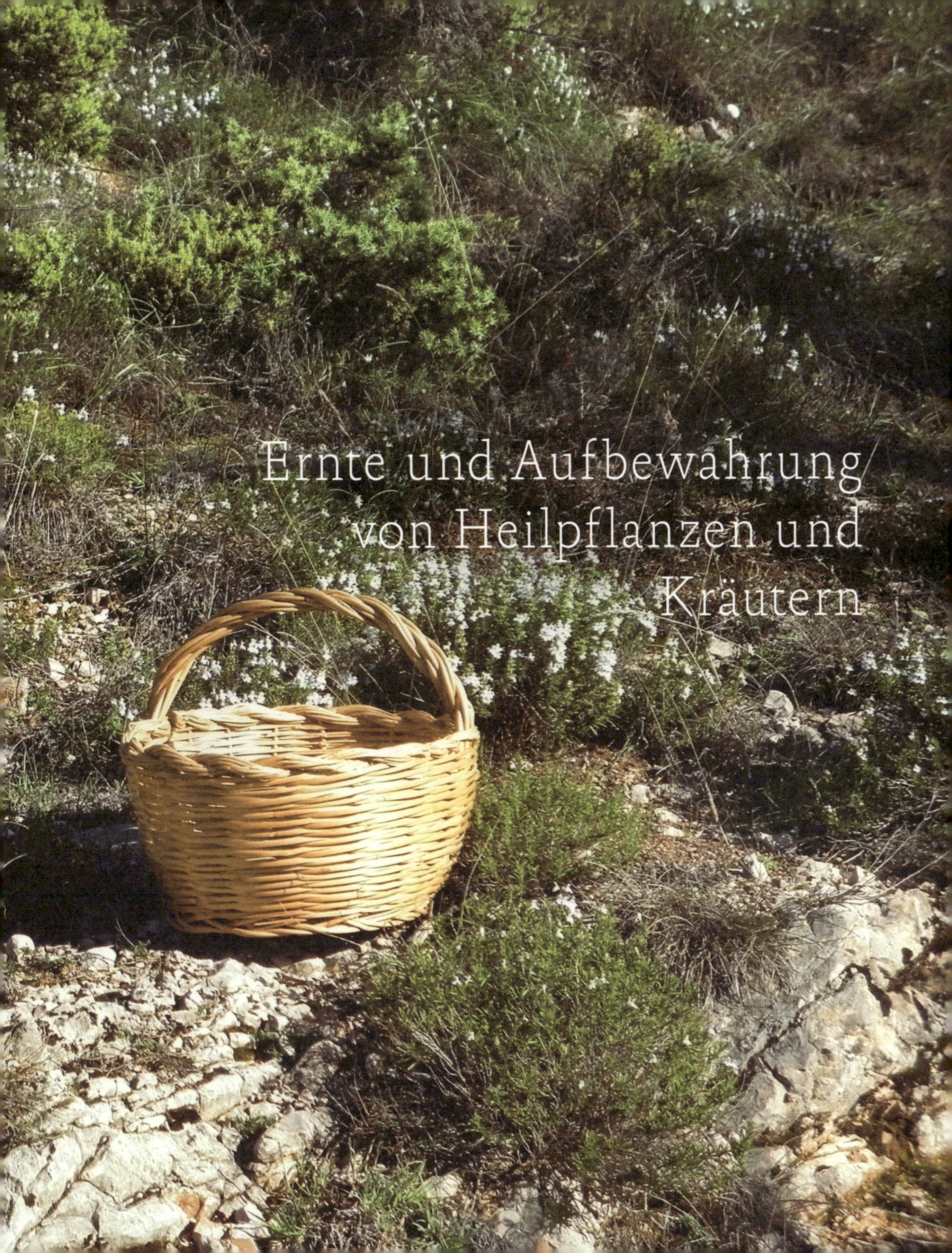

Ernte und Aufbewahrung von Heilpflanzen und Kräutern

Heute ist die Figur des Herboristen, der im Auftrag von Apotheken oder Ärzten Heilpflanzen sammelt, beinahe verschwunden. Die Wildsammlung ist in Europa nur noch auf wenige Arten begrenzt, viele Heilpflanzen und Gewürzkräuter werden angebaut. Der Kräuteranbau nimmt stetig zu, besonders in Gegenden, wo es schwierig ist, industrielle Landwirtschaft zu betreiben.

Aus den Höfen in den Alpen, im Apennin und in den Pyrenäen, aus dem Balkan und den polnischen und ungarischen Ebenen stammen hochwertige, kontrolliert biologische und biologisch-dynamische Drogen und ihre Derivate, ätherische Öle und Ölauszüge. Auf Herbizide, Pestizide und mineralische Dünger wird im Kräuteranbau immer mehr verzichtet, leider gibt es aber auch weitflächige, intensiv genutzte Kräuterfelder, z.B. beim Minzenanbau im Piemont. Hydrokultur und der Anbau von genetisch modifizierten Pflanzen stellen die „Innovation" der modernen Agrarwissenschaftler dar. Da tut gut zu wissen, dass biologisch-dynamische Heilpflanzen und biologische Kräuter nachweislich die beste Qualität (Phytokomplex und Aroma) liefern.

In fernen Ländern ist die Wildsammlung noch stark verbreitet, die mühsame Sammelarbeit, die viele Handarbeit, das Trocknen, Schneiden, Verpacken werden zwar schlecht bezahlt, stellen aber oft eine wichtige Einnahmequelle für die Bewohner armer Länder dar. Drogen aus Übersee sind meistens billig, sie kosten viel weniger als die einheimischen, aber sie bringen Risiken mit sich. Bei einer exzessiven Wildsammlung kann das ökologische Gleichgewicht ernsthaft gestört werden, denken wir nur an den Raubbau der Teufelskralle (Harpagophytum procumbens) in Namibia oder an die unkontrollierte Entnahme der Rinde der Aniba odorosa, aus der man das wunderbar duftende Rosenholzöl gewinnt.

Vor einigen Jahren haben sich verschiedene internationale Organisationen zu einer Arbeitsplattform zusammengeschlossen und internationale Standards für eine nachhaltige Wildsammlung entwickelt, durch die man Drogen aus Wildsammlung als „nachhaltig gesammelt" zertifizieren lassen kann. www.fairwild.org/certification-overview

Internationaler Standard für die nachhaltige Wildsammlung von Heil- und Aromapflanzen (ISSC-MAP)[17]

Weltweit werden schätzungsweise 50 000 – 70 000 Pflanzenarten in der traditionellen und modernen Medizin genutzt. Diese Arten tragen einen erheblichen Teil zur Gesundheitsversorgung der Menschheit bei, bieten eine wichtige Einkommensquelle für Sammler in ländlichen Gebieten und liefern, zusammen mit Arten, die hauptsächlich wegen ihrer aromatischen Eigenschaften genutzt werden, das Ausgangsmaterial für die Tee- und Kräuter-, Pharma-, Kosmetik- und Duftstoffindustrie. Der Großteil der heute genutzten Medizinal- und Aromapflanzen stammt aus Wildsammlung. Bedauerlicherweise sind laut aktuellen Einschätzungen bis zu 15 000 Heilpflanzen-Arten in ihren Beständen bedroht, in vielen Fällen als direkte Konsequenz nicht nachhaltiger Sammelpraktiken. (...)

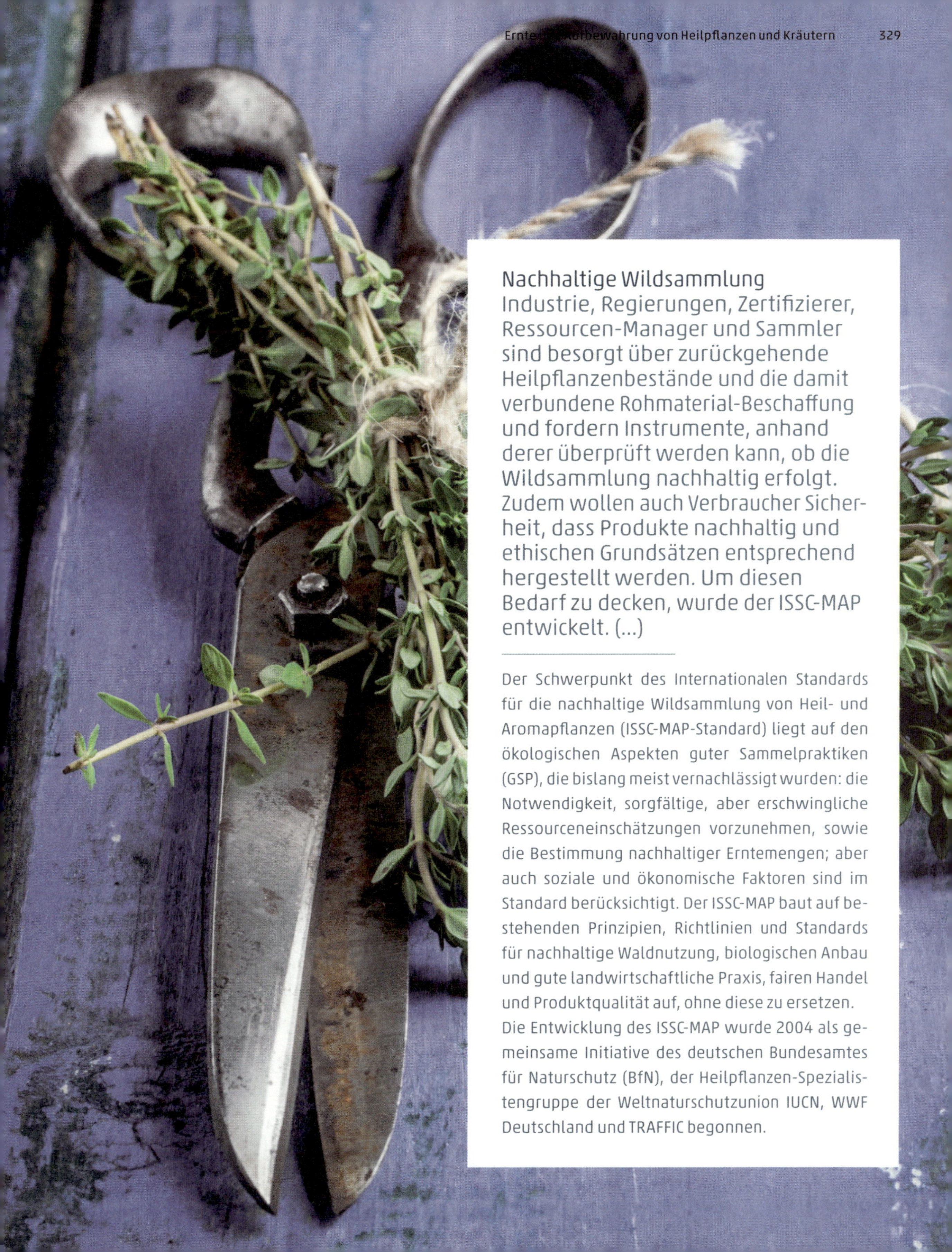

Nachhaltige Wildsammlung

Industrie, Regierungen, Zertifizierer, Ressourcen-Manager und Sammler sind besorgt über zurückgehende Heilpflanzenbestände und die damit verbundene Rohmaterial-Beschaffung und fordern Instrumente, anhand derer überprüft werden kann, ob die Wildsammlung nachhaltig erfolgt. Zudem wollen auch Verbraucher Sicherheit, dass Produkte nachhaltig und ethischen Grundsätzen entsprechend hergestellt werden. Um diesen Bedarf zu decken, wurde der ISSC-MAP entwickelt. (...)

Der Schwerpunkt des Internationalen Standards für die nachhaltige Wildsammlung von Heil- und Aromapflanzen (ISSC-MAP-Standard) liegt auf den ökologischen Aspekten guter Sammelpraktiken (GSP), die bislang meist vernachlässigt wurden: die Notwendigkeit, sorgfältige, aber erschwingliche Ressourceneinschätzungen vorzunehmen, sowie die Bestimmung nachhaltiger Erntemengen; aber auch soziale und ökonomische Faktoren sind im Standard berücksichtigt. Der ISSC-MAP baut auf bestehenden Prinzipien, Richtlinien und Standards für nachhaltige Waldnutzung, biologischen Anbau und gute landwirtschaftliche Praxis, fairen Handel und Produktqualität auf, ohne diese zu ersetzen.
Die Entwicklung des ISSC-MAP wurde 2004 als gemeinsame Initiative des deutschen Bundesamtes für Naturschutz (BfN), der Heilpflanzen-Spezialistengruppe der Weltnaturschutzunion IUCN, WWF Deutschland und TRAFFIC begonnen.

Die Ernte von Heilkräutern, Duft- und Gewürzpflanzen

Für jeden Kräuterliebhaber ist die Erntezeit der Höhepunkt des Heilpflanzenjahres. Die wichtigsten Voraussetzungen für eine erfolgreiche Ernte und gute Qualität der Drogen sind die Berücksichtigung des „balsamischen Zeitpunkts", des Mondstands und des Standortes. Auch die Art selbst und ihre Verbreitung spielen als Faktoren eine maßgebende Rolle, wenn man nach den Maßstäben nachhaltiger Sammelmethoden ernten möchte. Die Qualität der Droge hängt auch davon ab, wie die Jahreszeiten (Spätwinter, Vorfrühling, Frühling) sich entwickeln. Man sollte nie vergessen, dass es bei wild wachsenden Pflanzen in Bezug auf das Aroma, den Phytokomplex, aber auch auf die Menge des Sammelguts im Vergleich zu angebauten Heilkräutern große Unterschiede geben kann. Ich habe oft beobachtet, dass die spontane Flora viel stärker auf ihre Umgebung, den Jahreslauf, das Klima reagiert. Denken wir nur, wie die Echte Kamille ihren Standort wechselt, so auch die Brennnessel, die Malve, die Schafgarbe, der Gamander oder der Löwenzahn, wenn sie sich dort nicht mehr „wohlfühlen". Manchmal „wandern" sie nur wenige Meter weiter, aber es kann vorkommen, dass sie aus einer Gegend ganz verschwinden oder aber an einem Ort völlig neu erscheinen, wenn es die Bedingungen erlauben. Daher muss man sich schon auf den Weg machen und alle Standorte absuchen, wenn man die beste Drogenqualität erhalten will.

Empfehlenswert ist es, sich jedes Jahr eine Sammelliste anzulegen. Darin hält man fest, welche Arten man erntet, den Standort, die Bedingungen usw., aber auch die Atmosphäre, die man erlebt, bis hin zur Beschreibung der getrockneten Droge und der geernteten Menge. Auch Skizzen und Fotos gehören dazu. Eine besonders schöne Erinnerung an das Heilpflanzenjahr ist ein selbst angefertigtes Herbarium: dazu presst man alle Arten, die man sammelt bzw. die einem auffallen, vermerkt den Namen und den Standort und legt eine Mappe an.

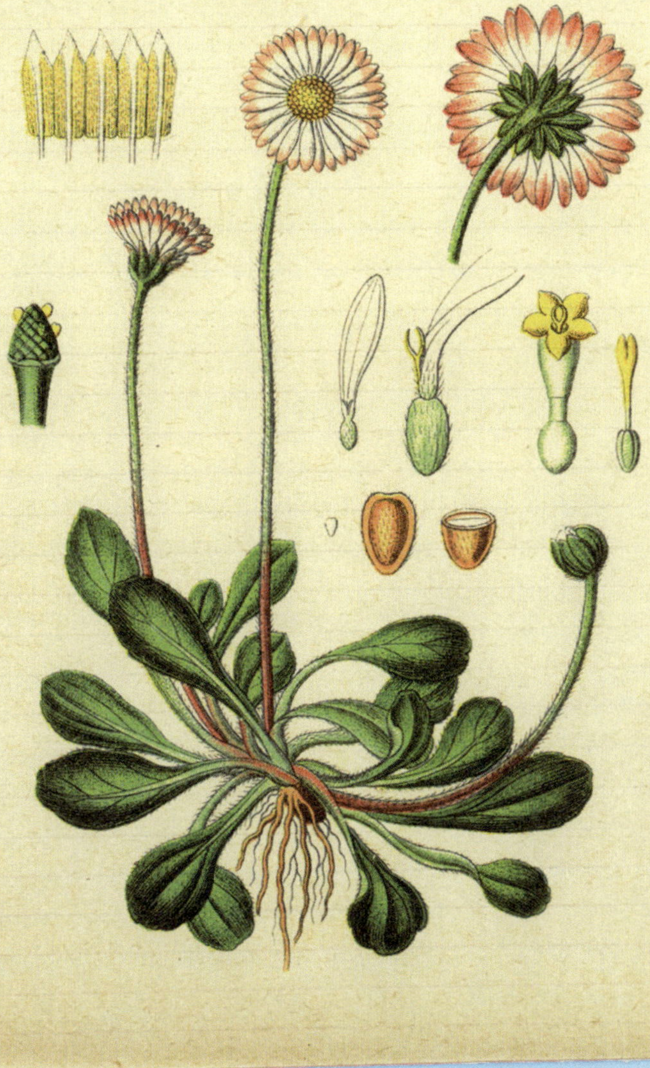

Pflanzenorgane und Erntezeit

Pflanzenorgan	Erntezeit
Wurzeln, Knollen, Rhizome, Zwiebeln	Herbst (vor dem Laubfall) Frühling (vor dem Sprießen)
Zweige (Holz)	Winter (vor dem Erscheinen der Triebspitzen)
Rinde (Bast)	Herbst und Frühling
Knospen, Triebe	Frühling
Blätter	Frühling, Sommer
Blüten	Frühling, Sommer
Früchte	Sommer, Herbst
Samen	Sommer, Herbst

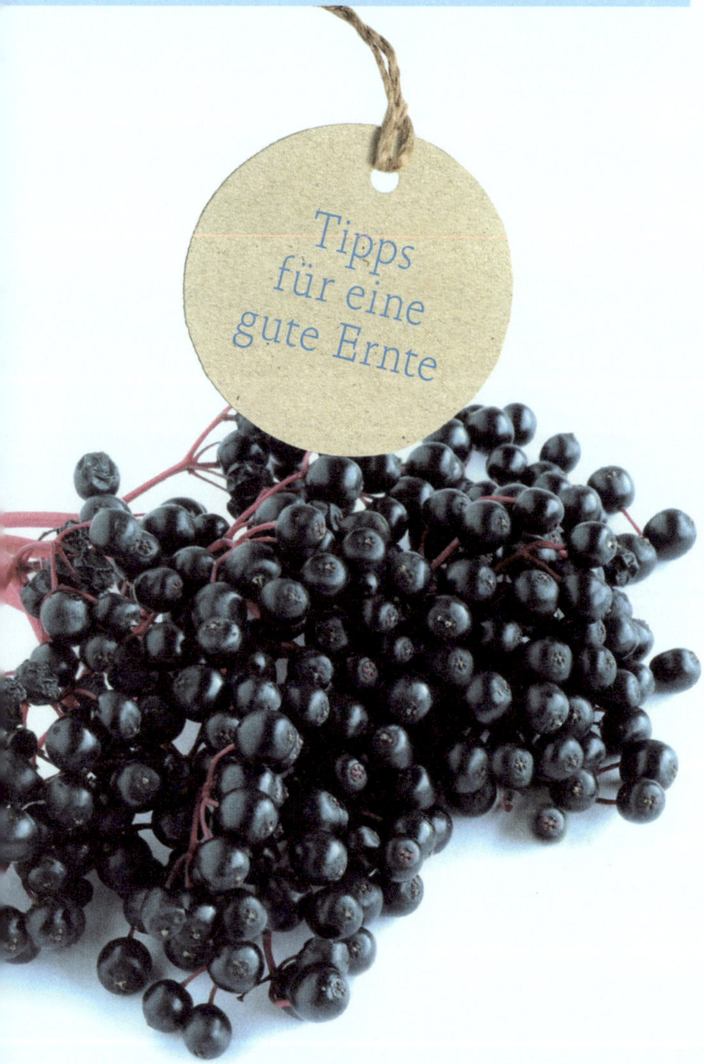

Den balsamischen Zeitpunkt beachten

Der sogenannte „balsamische Zeitpunkt“ ist der Zeitraum, in dem eine Heilpflanze jene Organe voll entwickelt hat, aus der die *Droge* besteht. Er hängt stark vom Wetter ab, der Temperatur, der Jahreszeit, dem Standort, der Pflanzenart (angebaut oder wild wachsend), der Pflege im Anbau und der Umgebung (vor allem bei wild wachsenden Arten).

- Pflanzen, die reich an ätherischen Ölen sind, sammelt man am besten am *Morgen,* nachdem der Tau verflogen ist, an sonnigen, aber nicht zu windigen Tagen.
- Am *Vormittag* erntet man auch alle Färberpflanzen und Heilpflanzen, die reich an Flavonoiden sind.
- Am *Nachmittag* holt man Samen, Stängel und Wurzeln.
- Nach einem *Regentag* verzichtet man lieber auf das Sammeln, auch wenn ein Gewitter im Anmarsch ist, denn die Pflanzen senden dann vermehrt ätherische Öle aus bzw. schließen die Spaltöffnungen.

Der balsamische Zeitpunkt hängt stark von der geographischen Lage ab: In der Ebene sammelt man früher, im Gebirge später. In mediterranen Regionen erlebt man sogar zwei balsamische Perioden, im Frühling und im Herbst, wenn die Pflanzenwelt nach dem Hochsommer, nach den ersten längeren Regenfällen, wieder dankbar keimt und sprießt.

Genaue Kenntnis der Heilpflanzen und ihrer Standorte

Botanische und herboristische Grundkenntnisse der Pflanzen, die gesammelt werden sollen, sind bei der Ernte grundsätzlich wichtig. Man muss unterscheiden können, welche Drogen heilkräftig sind (und welche ungenießbar oder gar giftig!), welche Pflanzenteile als Gewürz oder als Duftkraut verwendet werden und wann bestimmte Früchte oder Blätter erntereif sind.

Vom Praktischen her sollte man berücksichtigen, was man zum Sammeln braucht (z.B. Handschuhe bei stacheligen Genossen, Hacke beim Wurzelausgraben, Pinzette für Samen). Ein Ratschlag für Familien und weniger trainierte Sammler: Halten Sie sich vor Augen, dass man oft länger unterwegs ist, als man beim Anmarsch annimmt, und dass der Rückweg mit dem Sammelgut auf dem Rücken beschwerlich sein kann.

Unbedingt prüfen: Wachsen auch genügend Exemplare in der Gegend?

Schauen Sie sich um: Wenn nur zwei, drei Schafgarben an einem Ort stehen, nur ein kleines Veilchenbeet oder wenig Zinnkraut, lassen Sie die Pflanzen stehen, sonst kann es geschehen, dass Sie nächstes Jahr gar keine mehr finden. Wildsammlung geht mit einer eingehenden Betrachtung der Umgebung einher, vielleicht finden Sie ein paar Schritte weiter eine größere Auswahl der Art, die Sie suchen.

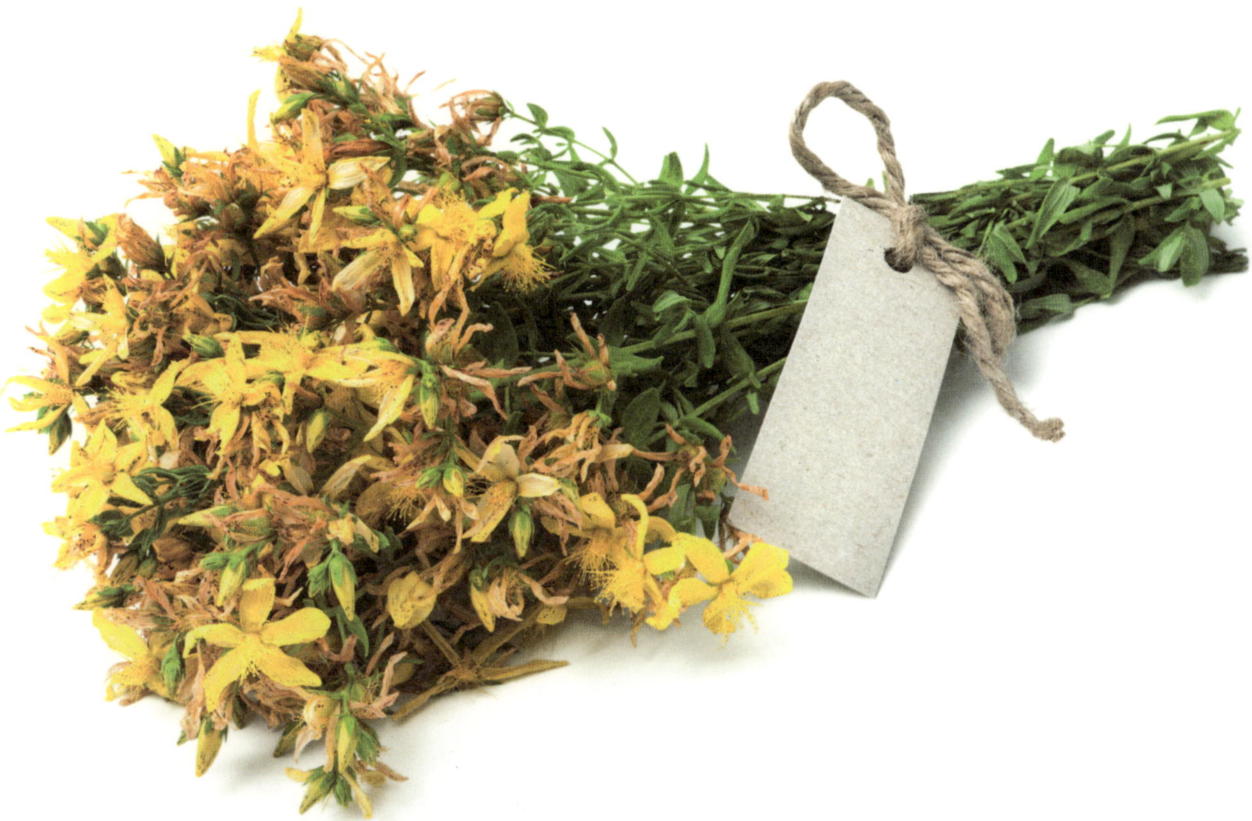

Den besten (und gesündesten) Standort aussuchen

Die Standorte für die Ernte von Heilpflanzen müssen frei von Umweltgiften sein, sonst trinkt man sie im Tee, in der Tinktur, im Sirup mit! Man sammelt fern von befahrenen Straßen und Autobahnen, Parkplätzen und Baustellen. Wer an naturbelassenen Orten ernten kann, außerhalb von Siedlungen und Städten, sollte darauf achten, ob und wie diese gepflegt werden. Sind Kulturflächen in der Nähe? Handelt es sich um konventionellen oder biologisch-dynamischen Anbau auf den Feldern? Aufpassen sollte man unbedingt auch auf die Qualität des Wassers, wenn man an Seen, Bächen oder Kanälen sammelt. Manchmal sind Abflüsse in der Nähe, das Wasser kann biologisch durch Düngemittel verunreinigt sein. Sammeln Sie keine Heilpflanzen in der Nähe von Strom- und Telefonmasten (Handy).

Die Gesundheit eines Standortes lässt sich jedoch nicht nur von der physischen Beschaffenheit ablesen, sondern auch von der Artenvielfalt, die man vorfindet, dem Getummel von Insekten, Bienen und Schmetterlingen, der Sonneneinstrahlung und der gesamten Atmosphäre, die man innerlich erlebt. Es hilft, wenn man den Ort vor der Ernte mehrmals erkundet, sich auch einfach hinsetzt und ihn auf sich wirken lässt. Das ist vor allem beim Sammeln von Heilpflanzen für die Hausapotheke wichtig:

T *Leisten Sie sich den Luxus und suchen Sie sich den besten Ort aus, an dem der Löwenzahn oder die Hagebutte besonders gut wachsen, den Platz, an dem auch Sie sich wohlfühlen.*

Mondkalender beachten

Der balsamische Zeitpunkt ist ausschlaggebend für eine gute Ernte, es gibt aber auch kosmische Rhythmen, die sich ebenfalls auf die Qualität und die Menge der Pflanzen auswirken, z.B. die verschiedenen Mondrhythmen, die mit der Stellung des Mondes in Bezug auf die Sonne, die Erde und den Tierkreis verbunden sind. Der sogenannte synodische Mondmonat braucht 29½ Tage von Neumond zu Neumond und bezieht sich auf die Sonne. Der siderale Mondmonat betrifft die Stellung des Mondes zu den Fixsternen. Beide Mondperioden werden berücksichtigt bei der Anpflanzung und Aussaat von Heilpflanzen und Kräutern, aber auch beim Ausziehen von Substanzen, beim Destillieren, Mazerieren, vor allem in der anthroposophischen Pharmazie und in der Spagyrik. Diese Mondperioden und anfallende Arbeiten sind z.B. im „Aussaatkalender" von Maria Thun vermerkt.

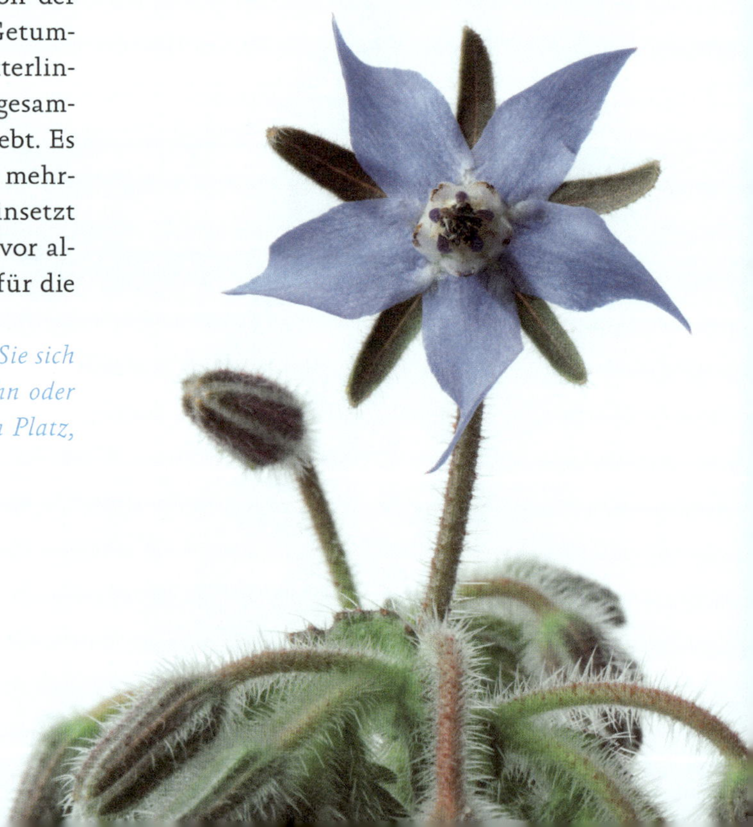

Ausrüstung und Kleidung bei der Wildsammlung

Um Heilpflanzen zu sammeln, verwendet man am besten Behälter aus naturbelassenen Materialien, z.B. Körbe, Stoff- oder Ledertaschen oder Jutesäcke. Wichtig ist, genügend Sammelbehälter mitzunehmen. Körbe legt man mit einem Stofftuch oder Papier aus, sie sind für Blüten, Blätter und Stängel geeignet, kleinere Körbe für Früchte und Samen. Wenn man bei der Wildsammlung bergauf steigt, empfehlen sich Stoffrucksäcke oder Leinentaschen, die man sich beim Abstieg auf den Rücken binden kann. Wurzeln legt man besser in Plastiktaschen oder Eimer, weil man sie meistens erst zu Hause richtig säubern kann.

Die Pflanzen werden mit scharf geschliffenen Scheren oder Messern geerntet, die Blüten zupft man vorsichtig ab und füllt sie in die Behälter, ohne sie zu pressen. Um Wurzeln auszugraben, nimmt man sich am besten eine kleine Hacke und eine Schaufel mit. Resistente Handschuhe nicht vergessen!

Wenn man sich auf Wiesen und Felder begibt, auf Steinhalden oder im Gebirge, sollte man lange Hosen, dicke Strümpfe und Bergstiefel tragen. Am besten erkundigt man sich, ob es in der Gegend, in der man sammeln möchte, Giftschlangen gibt. In Mittelitalien sind sie häufig, und obwohl z.B Vipern scheue Tiere sind, möchte man ihnen lieber nicht begegnen. Gummihandschuhe sind bei der Ernte von milchsafthaltigen Kräutern wichtig, da sie Hautreizungen verursachen können, Lederhandschuhe sind bei stacheligen Sträuchern und Disteln unerlässlich. In Feuchtgebieten darf man den Insektenschutz nicht vergessen und sollte eventuell auch auf Zecken achten. Sonnenhut und Halstuch sind beim Heilkräutersammeln unbedingt notwendig: Im Eifer der Ernte merkt man oft nicht, wie stark die Sonne auf Kopf und Nacken brennt. Man sollte auch genug Wasser dabei haben und etwas zum Knabbern zwischendurch.

Fotoapparat und Vergrößerungsglas helfen, Details besser zu beobachten und festzuhalten, mit dem Fernglas konnte ich die schönsten Rehrudel entdecken, als sie gerade durch blühende Heuwiesen stolzierten.

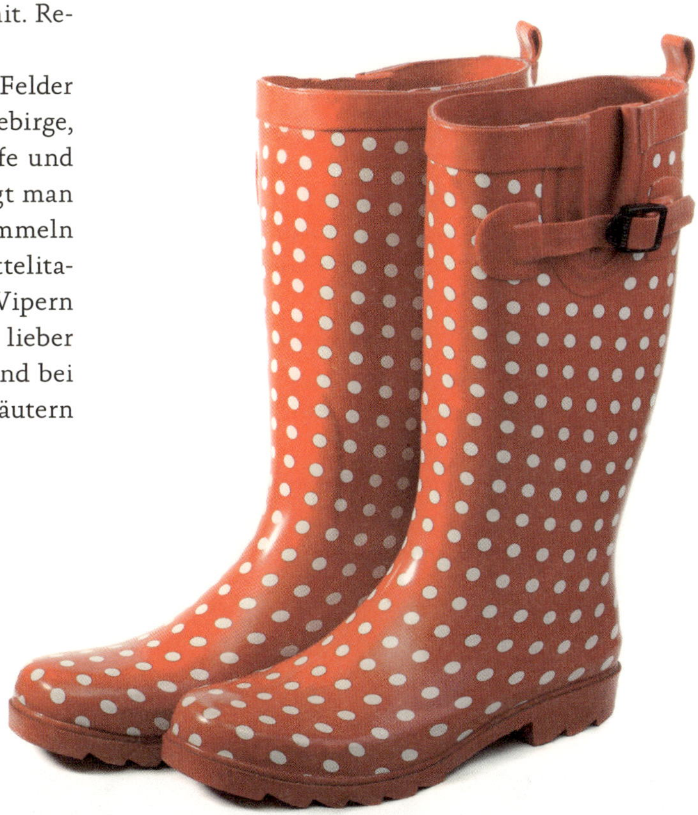

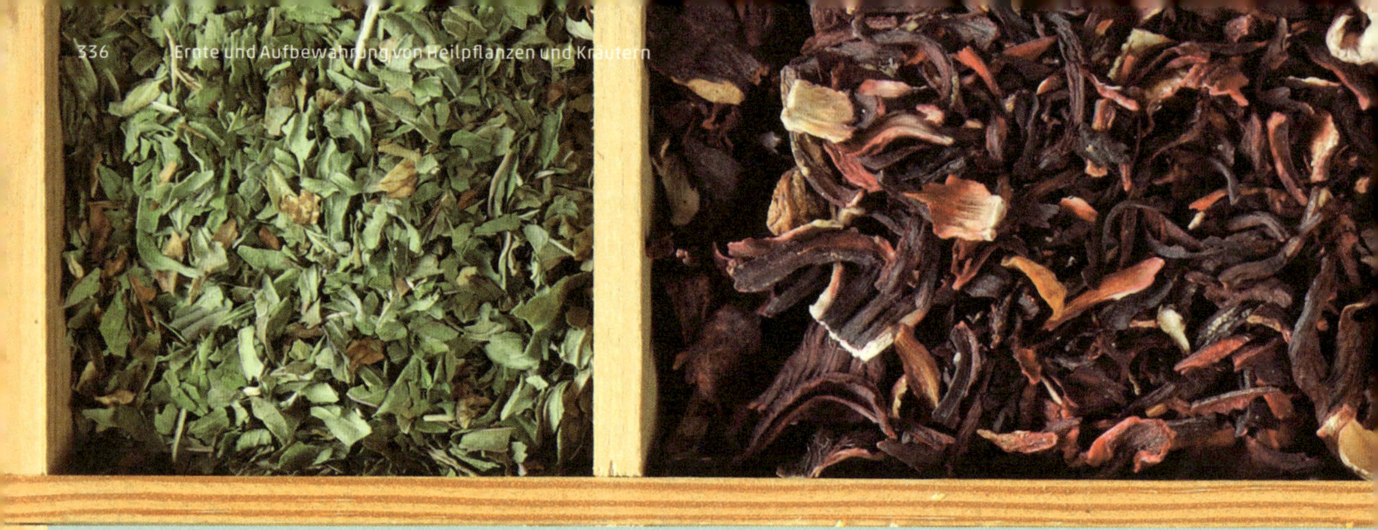

Säubern, Trocknen, Aufbewahren

Zum Zeitpunkt der Ernte befinden sich viele Pflanzen in der vollen Vegetationsphase, sie leben im regen Austausch mit anderen Pflanzen, der Tierwelt und dem Mineralreich. Daher ist es nicht verwunderlich, wenn das Erntegut nicht immer sauber und insektenfrei erscheint: die Unterseite der Blätter kann mit Erde, Schlamm und Staub bedeckt sein (so wie die ganze Pflanze, wenn man sie genau betrachtet), und kleine Schnecken, Ameisen, Blattwanzen und Spinnen sind keine Seltenheit. Im Wurzelapparat verbergen sich gerne Regenwürmer oder Asseln, die oberirdischen Teile können von Pilzen befallen sein. Auch sollte man aufpassen, dass die Pflanzen keine Wespennester enthalten, gerade im Hochsommer kann das gut möglich sein – keine angenehme Erfahrung für den Sammler! Mit etwas Erfahrung lernt man schnell, welche Standorte „saubere" Pflanzen bieten. Wenn man gut hinschaut und nicht gerade nach einem Regentag sammelt, sollten sie frei von Erde und Schlamm sein, auch die unteren Blätter. Auf keinen Fall sollte man Kräuter mit auffälligen Pilzkrankheiten oder Fäulnisflecken sammeln.

Sobald man zu Hause ist bzw. im Arbeitsraum, breitet man die Ernte auf großen Leintüchern oder Papierbögen aus, möglichst im Freien, im Schatten, an einem windgeschützten Ort, und wartet, bis die kleinen Gäste von selbst das Weite suchen. Mit etwas Geduld liest man Schnecken, Steinchen und welke Teile aus. Bei bestimmten Arten empfiehlt es sich, die Kräuter zu bündeln und kopfüber zum Trocknen aufzuhängen, damit Käfer und Ameisen abfallen. Wichtig ist, dass sie im Schatten hängen und nachts keine Feuchtigkeit abbekommen. Die Drogen sollen natürlich so schnell wie möglich getrocknet und verarbeitet werden. Ätherische Öle verfliegen bekanntlich rasch, und in den saftigeren Pflanzenteilen, in den weichen Blättern und Blütenblättern, setzt schnell Fäulnis bzw. Oxydation ein, sie verfärben sich dann.

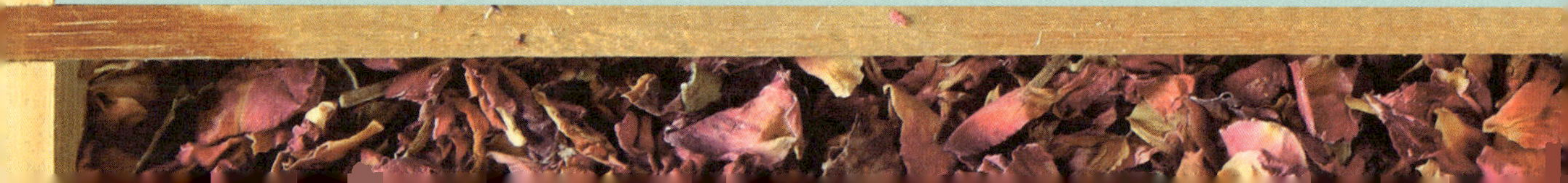

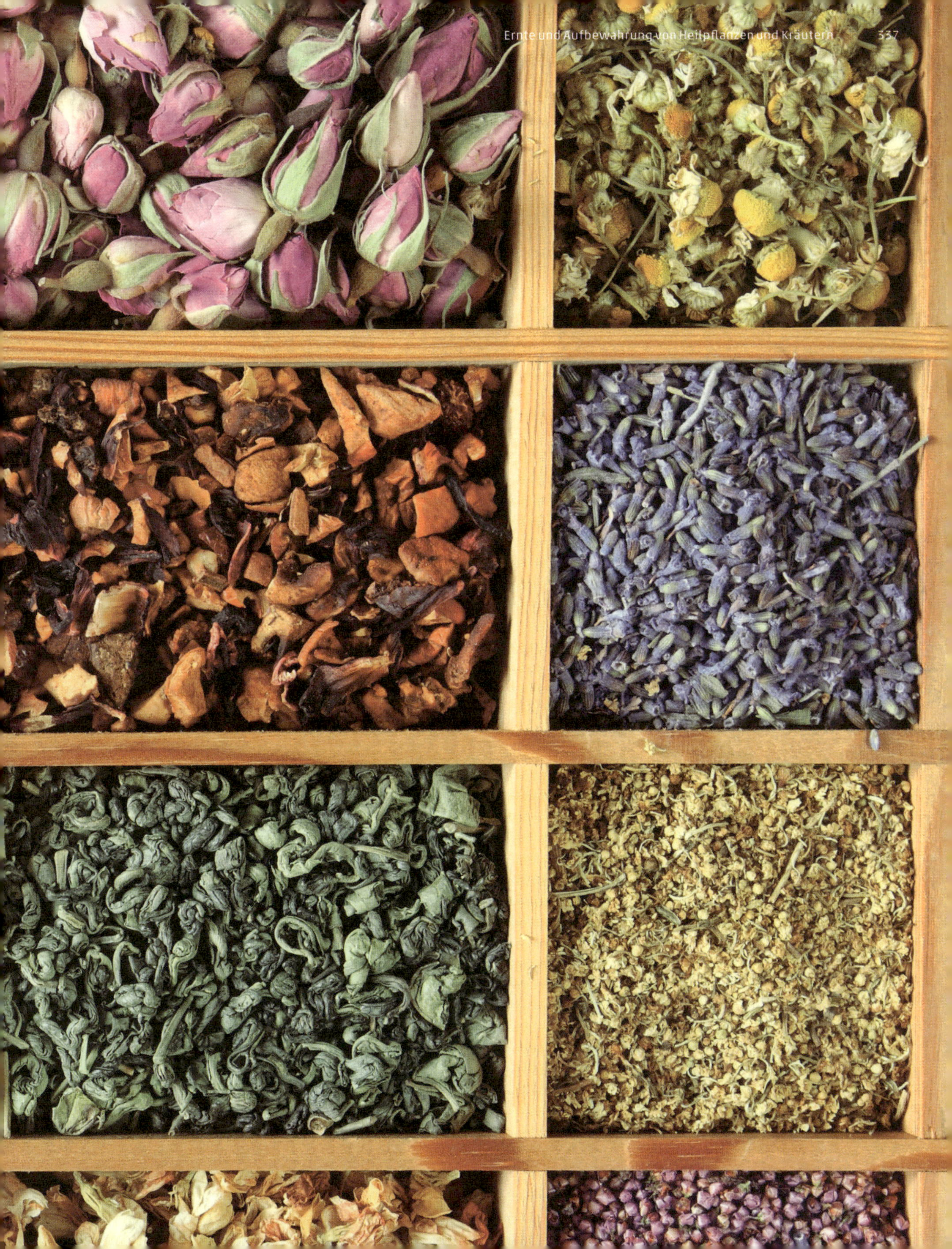

Heute gibt es verschiedene moderne Trocknungsmethoden:

In kleinen Kräuterbetrieben trocknet man die Pflanzen noch an der Luft auf Ständern oder legt sie in Trockenräumen aus und leitet lauwarme Luft hinein, die durch Ventilatoren in Bewegung bleibt.

Eine wirkungsvolle, wenn auch teurere Methode ist das Entfeuchten: die Luft im Trockenraum wird durch eigene Apparate stark entfeuchtet, die Kräuter werden dabei hervorragend getrocknet und behalten ihr Aussehen und vor allem ihre Farbe – was gerade bei Teedrogen schön aussieht.

Wer keinen eigenen Trockenraum zur Verfügung hat bzw. kleinere Mengen trocknen möchte, kann sich mit einem Dörrapparat behelfen. Man kann damit besonders wasserhaltige Kräuter und Heilpflanzen, z.B. Holunderblüten im Frühling, gut trocknen, auch Farbe und Duft bleiben erhalten. Wichtig ist, die Kräuter lange genug zu trocknen (lieber länger, bei niedriger Stufe) und die Siebe nach der Trocknung gut zu säubern.

Wer einen warmen, trockenen Dachboden zu Hause hat, kann sich einfache Holzgestelle bauen bzw. Leintücher direkt an die Dachbalken hängen und das Sammelgut darauf auslegen und trocknen.

Sind die Kräuter trocken, kann man sie je nach Art mindestens ein Jahr lang aufbewahren.

Um sicherzugehen, dass sie keinen Schimmel bilden, empfehle ich folgende Methode:

Man schichtet die Heil- und Gewürzpflanzen lose in weiße oder braune Papiertüten. Man verwendet immer neue Tüten und nimmt sie doppelt. Dort bleiben die Kräuter bis zum Herbst, am besten an einem dunklen und sehr trockenen Ort. Dann kann man sie in große Glasbehälter umfüllen. Auf Etiketten wird der lateinische und deutsche Namen der Pflanzen vermerkt, der Sammelort, Datum und Mondstand.

Mit dieser Methode habe ich kaum Schimmel oder Fäulnis, auch keinen Insektenbefall erlebt. Es kann jedoch vorkommen, dass die Pflanzen sich zwar trocken anfühlen, aber trotzdem noch eine Restfeuchtigkeit enthalten. Als Folge bildet sich spätestens im Glasbehälter Schimmel, und man muss den ganzen Inhalt wegwerfen.

Schimmelpilze in Heilkräutern können, wie bei Lebensmitteln, gefährlich für die Gesundheit sein!

Sollten sich also z.B. Blätter (Malve, Brombeere, Spitzwegerich) weich anfühlen und grau aussehen, hat bereits eine Verwesung eingesetzt, und Sie sollten sie auf keinem Fall mehr verwenden. Besonders riskant ist die Trocknung von zarten Blütenblättern (Rose, Malve, Mohn, Iris usw.), Knospen und krautigen Blättern. Auch Wurzeln schimmeln leicht, wenn man sie nicht lange genug trocknet!

Aus großen Behältern füllt man kleinere Mengen für den Hausgebrauch ab, wählt immer Glas- oder Porzellangefäße. Heilpflanzen für Tees und Gewürzmischungen halten sich mindestens ein Jahr, auch zwei Jahre lang. Mit der Zeit verlieren sie aber an Duft, Aroma und Farbe und natürlich an Heilwirkungen, deshalb sollte man sie jährlich ersetzen. Mit den älteren Kräutern bereite ich Stoffsäckchen für Fuß-, Hand oder Vollbäder zu, oder ich verwende sie, je nach Droge, als Trockenumschlag bei steifem Nacken oder Gelenkschmerzen.

Aus getrockneten Kräutern kann man wunderbare Duftmischungen zusammenstellen. Man schüttet sie in eine schöne Schüssel, gibt ein paar Tropfen ätherisches Petit-Grain-Öl oder Helichrysumhydrolat dazu und stellt sie ins Wohn- oder Arbeitszimmer. Auch diese Mischungen ersetzt man Jahr für Jahr mit frisch getrockneten Kräutern. Die ätherischen Öle kann man von Zeit zu Zeit erneut darüber träufeln.

Der Lagerraum, die Regale, auf denen Heilkräutersäcke und Gläser aufbewahrt werden, sollten immer sehr sauber sein. Man lüftet den Raum regelmäßig durch, entfernt den Staub und prüft, ob sich die Kräuter gut halten.

T *Zum Putzen stelle ich einen „Raumspray“ aus 500 ml stillem Wasser, 100 ml Lavendelhydrolat und 30 Tropfen ätherischen Ölen (Thymian, Eukalyptus, Bohnenkraut, Lorbeer, Weihrauch, Gewürznelke) her und versprühe ihn auf den Regalen beim Staubwischen, auf die Fensterbank und in alle Raumecken: So kommt kein Insekt in die Nähe meiner Kräuter!*

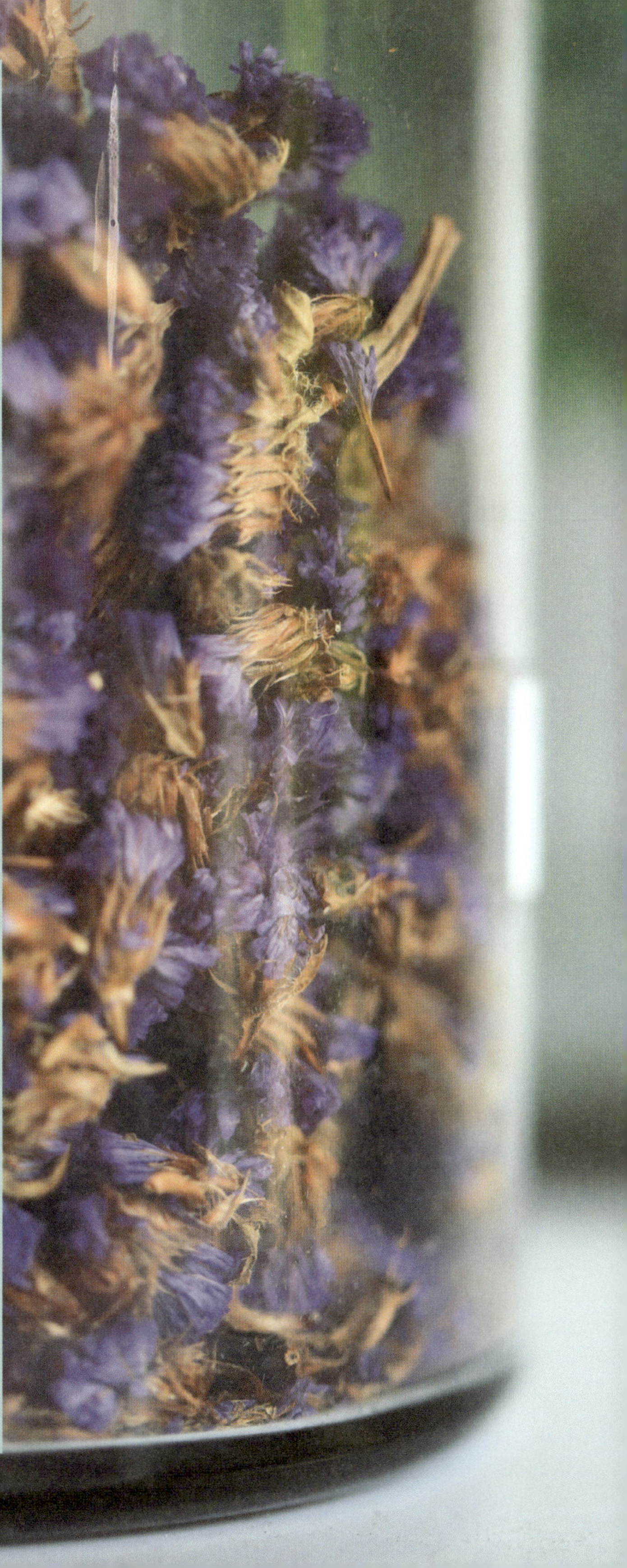

Heilpflanzen – Giftpflanzen

„Sola dosis facet venenum", nur die Dosis mache das Gift aus, meinte Paracelsus. **Viele Heilpflanzen sind äußerst giftig und dürfen auf keinen Fall für den Eigengebrauch gesammelt werden.** Sie gehören in die Hände erfahrener Herboristen, Ärzte und Apotheker. In der nachfolgenden Liste werden bekannte Arten angeführt, die in Deutschland als Giftpflanzen gelten.

Offizielle Liste giftiger Pflanzenarten*

„Diese Liste enthält ausschließlich Pflanzen, die auch bei Aufnahme geringer Mengen an Pflanzenmaterial mittelschwere (**) bis schwere (***) Vergiftungen verursachen können. Es wird davor gewarnt, diese Pflanzen an Plätzen anzupflanzen oder aufwachsen zu lassen, die Kindern als Aufenthalts- und Spielort dienen. Neben den Pflanzen in dieser Aufstellung gibt es sehr viele andere, die Inhaltsstoffe enthalten, die – in großen Mengen aufgenommen – zu Magen-Darmbeschwerden oder bei direktem Kontakt zu Haut- oder Augenreizungen führen können."

Deutscher Name	Botanischer Name	vorwiegend giftige Pflanzenteile	Wachstum	Toxizität
Aronstab, gefleckter (Trommelschlägel, Zehwurz)	Arum maculatum	Wurzelstock, Beeren, Blätter	K	**
Bilsenkraut	Hyoscyamus niger	Blätter, Samen	K	***
Dieffenbachia - Arten	Dieffenbachia spec.	alle Pflanzenteile	Z	**
Efeu	Hedera helix	Beeren, Blätter	S	**
Eibe	Taxus baccata	Nadeln, zerbissener Samen	S, B	***
Eisenhut, blauer u.a. (Sturmhut, echter)	Aconitum napellus	alle Pflanzenteile	K	***
Engelstrompete	Datura suaveolens	alle Pflanzenteile bes. während der Blüte	S, K	***
Engelstrompeten - Arten	Brugmansia spec.	alle Pflanzenteile bes. während der Blüte	S, K	***
Färberginster (Gilbblümli)	Genista tinctoria	Samen	S	**
Faulbaum	Frangula alnus	unreife Früchte, frische Rinde, Blätter	S	**
Feuerbohne	Phaseolus coccineus	unreife rohe Früchte, Blätter	K	**
Fingerhut, roter u.a.	Digitalis purpurea u.a.	Blätter, Blüten, Samen	K	**

Fingerhut, wolliger	Digitalis lanata	Blätter, Blüten, Samen	K	**
Germer, weißer	Veratrum album	alle Pflanzenteile	K	**
Gift-Hahnenfuß	Ranunculus sceleratus	alle Pflanzenteile	K	**
Gift-Lattich	Lactuca virosa	Milchsaft	K	**
Goldregen	Laburnum anagyroides	Blüten, grüne Früchte, Samen	B, S	**
Gränke	Andromeda polifolia	Blüten und Blätter	S	**
Herbstzeitlose (Giftkrokus, Wiesensafran)	Colchicum autumnale	Samen, Knolle	K	***
Herkuleskraut	Heracleum mantegazzianum	alle Pflanzenteile	K	**
Kaiserkrone	Fritillaria imperialis	Zwiebel	K	**
Kartoffel (-Beeren)	Solanum tuberosum	unreife Beeren, Keime, grüne Knollen	K	**
Kermesbeere	Phytolacca americana	alle Pflanzenteile	K	**
Kirschlorbeer	Prunus laurocerasus	Blätter, Samen	S	**
Korallenkirsche	Solanum pseudocapsicum	unreife Beeren	Z	**
Lebensbaum (Friedhofsbaum, Lebenszaun)	Thuja spec.	Zweigspitzen, Zapfen	S	**
Maiglöckchen (Maiblume, Marienlilie)	Convallaria majalis	Blüten, Blätter, Beeren	K	**
Meerzwiebel	Urginea maritima	Zwiebel	Z	**
Nachtschatten - Arten	Solanum spec.	unreife Beere, u.a. Pflanzenteile vor der Blüte	K, S	**
Nachtschatten,bittersüßer (Alpenranke, Glanzbeere)	Solanum dulcamara	unreife Beere, u.a. Pflanzenteile vor der Blüte	K, S	**
Nachtschatten,schwarzer (Hundskraut, Sautod)	Solanum nigrum	unreife Beere, u.a. Pflanzenteile vor der Blüte	K, S	**
Oleander (Rosenlorbeer)	Nerium oleander	Blätter, Blüten, Rinde	Z	**
Pfaffenhütchen (Spindelstrauch, Pfaffenkäpplein)	Euonymus europaeus	Samen, Blätter, Rinde	S, B	**
Rizinus , Wunderbaum, Palma Christi (Christuspalme)	Ricinus spec.	Samen	K, Z	***
Sadebaum (Stinkwacholder, unechter Wacholder)	Juniperus sabina	alle Pflanzenteile	S	**
Schierling, gefleckter (Becherkraut, Mäusedolde)	Conium maculatum	alle Pflanzenteile	K	***
Schlafmohn	Papaver somniferum	unreife Kapseln, Milchsaft	K	**
Seidelbast-Arten	Daphne spec.	Rinde, Samen, Blüten, Blätter	S	***
Stechapfel	Datura stramonium	Blätter, Samen	K	***
Stechpalme	Ilex aquifolium	Blätter, Früchte	S, B	**
Tabak-Arten	Nicotiana spec.	gesamte Pflanze, außer reife Samen	K, S, Z	***

Tollkirsche (Irrbeere, Taumelstrauch)	Atropa bella-donna	Früchte, Blätter, Wurzeln	K	***
Wandelröschen	Lantana camara	Beeren, Kraut	S, Z	**
Wasserschierling, (Sumpfgift, Wüterich)	Cicuta virosa	gesamte Pflanze, bes. der Saft des Wurzelstockes	K	***
Wiesen-Bärenklau (Bauernrhabarber)	Heracleum sphondylium	Blätter und Pflanzensaft	K	**
Wolfsmilch - Arten	Euphorbia spec.	Milchsaft	K	**
Zaunrübe, rote	Bryonia dioica	Wurzel, Beeren, Samen	K	**
Zaunrübe, weiße	Bryonia alba	Wurzel, Beeren, Samen	K	**
Zeitlose, kultivierte Arten	Colchicum spec.	Samen, Knolle	K	***

* „Offizielle Liste giftiger Pflanzenarten" – Bundesministerium für Umwelt, Naturschutz und Reaktorsicherheit, Bundesanzeiger, 17.4.2000, Quelle: http://helike.giz-nord.de zuletzt abgerufen am 17.3.2014.

** Die Aufnahme geringer Mengen kann zu mittelschweren Vergiftungen führen.

*** Die Aufnahme geringer Mengen kann zu schweren bis tödlichen Vergiftungen führen.

B = Baum, K = Kraut, S = Strauch, Z = Zimmer-/Kübelpflanze.

In Klammern: gängige Synonyme der Pflanzennamen (Ergänzung durch das GIZ-Nord).

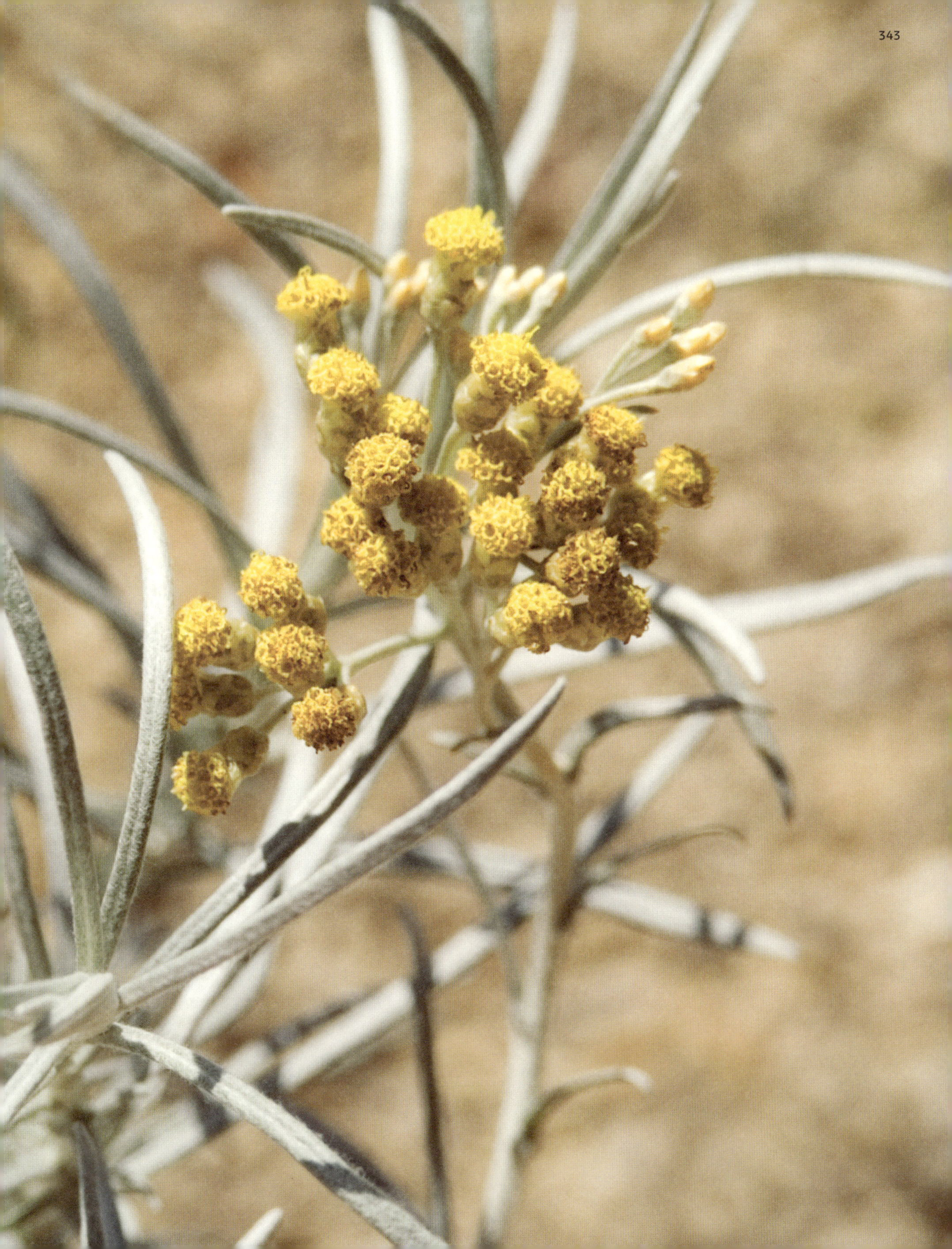

Danksagung

Die Liebe zu den Heilpflanzen und eine gewisse Experimentierfreudigkeit mit Tiegeln und Tinkturen verdanke ich meinen Großeltern aus Südtirol und Böhmen, den Sinn für schöne Landschaften und die Philosophie meinen römischen „Nonni". Ich danke Jochen Bockemühl und Stefano Pederiva, meinen Lehrern, dafür, dass sie auf meine Fragen immer lichtvolle, anregende Antworten haben, die ich als rote Fäden in meiner Arbeit weiterspinnen darf. Der Europäischen Akademie für Landschaftskultur PETRARCA verdanke ich, dass ich als Herboristin über Landschaft sprechen darf, den Kollegen des italienischen Vereins für biodynamische Landwirtschaft (Associazione Agricoltura Biodinamica in Italia) bin ich durch die rege Arbeit an Kursen und Veröffentlichungen verbunden.

Für die deutsche Version von „Ars Herbaria" möchte ich mich herzlich bei Dr. Petra Kühne und dem Arbeitskreis für Ernährungsforschung bedanken, seit acht Jahren darf ich nun im „Ernährungsrundbrief" Heilpflanzen porträtieren. Auch Anna S. Fischer vom Verlag am Goetheanum hat mit ihren guten Einfällen und ihrem echten Interesse an der Heilkräuterwelt auf kompetente Weise zur Gestaltung des Buches beigetragen, herzlichen Dank.

Größte Dankbarkeit erfüllt mich, wenn ich nur an die duftenden Elicrisi, Immortellen, denke, die ich Jahr für Jahr zusammen mit vielen anderen Heil- und Duftpflanzen sammeln darf – ein Dankeschön an die lebendige Welt der Heilpflanzen und an ihre Landschaften!

Karin Mecozzi

Register
Pflanzen, Kräuter, Sträucher, Bäume

Register
Rezepte, Tipps, Übungen

Literaturhinweise

Bockemühl, Jochen: Leitfaden zur Heilpflanzenerkenntnis, Band I, II, III, Dornach 1996–2001

Bockemühl, Jochen (Hg.): Erwachen an der Landschaft, Dornach 1992

Böhme, Gernot, Böhme Hartmut: Feuer Wasser Erde Luft. Eine Kulturgeschichte der Elemente, München 1996

Bortoft, Henri: The Wholeness of Nature, Goethe´s way of science, Edinburgh 1996

Bühring, Ursel: Praxis-Lehrbuch der modernen Heilpflanzenkunde, Grundlagen – Anwendung – Therapie, Stuttgart 2005

Capasso, Francesco, De Pasquale, R., Grandolini, G., Mascolo, N.: Farmacognosia, Farmaci naturali, loro preparazioni ed impiego terapeutico, Mailand 2000

Cloos, Walther: Das Jahr der Erde, Von der Alchymie der Jahreszeiten, Stuttgart 1997

Cloos, Walther: L'anno della terra nell'alchimia delle stagioni, Alassio (SV) 1986

Ekl, Peter: Blütentherapie und Naturerfahrung, Bielefeld 1997

Fleischhauer, Steffen Guido: Kleine Enzyklopädie der essbaren Wildpflanzen, Aarau und München 2010

Göbel, Thomas: Natur und Kunst, Goetheanistische Arbeitsmotive, Stuttgart 1998

Grohmann, Gerbert: Die Pflanze I, II, Stuttgart 1991

Hoerner, Wilhelm: Zeit und Rhythmus, Die Ordungsgesetze der Erde und des Menschen, Stuttgart 1978

Kühne, Petra: Anthroposophische Ernährung, Lebensmittel und ihre Qualität, Bad Vilbel 2008

Pelikan, Wilhelm: Heilpflanzenkunde Band I, II, III, Dornach 1999

Schönefelder, Ingrid, Schönefelder, Peter: Der neue Kosmos-Heilpflanzenführer, Stuttgart 2001

Schramm, Henning M.: Heilmittel-Fibel zur anthroposophischen Medizin, Schaffhausen 1997

Selg, Peter: Rudolf Steiner und Felix Kogutzki. Der Beitrag des Kräutersammlers zur Anthroposophie, Dornach 2009

Steiner, Rudolf: Der Jahreskreislauf als Atmungsvorgang der Erde und die vier großen Festeszeiten, Dornach 2009

Steiner, Rudolf: Geisteswissenschaftliche Grundlagen zum Gedeihen der Landwirtschaft (GA 327), Dornach 2011

Tisserand, Robert: Aroma-Therapie, Heilung durch Duftstoffe, Freiburg im Breisgau 1980

Zoeteman, Kees: Gaiasofie, Anders kijken naar evolutie, ruimtelijke ordening en milieubeheer, Deventer (NL)

Fußnoten

1 Jochen Bockemühl, Leitfaden zur Heilpflanzenerkenntnis, Band I, II, III, Dornach 1996–2001
2 Gerbert Grohmann, Die Pflanze, ein Weg zum Verständnis ihres Wesens, 2 Bände, Stuttgart 1981
3 Abdruck mit freundlicher Genehmigung von Das Goetheanum, Wochenschrift für Anthroposophie, 24.9.2011, Nr. 38, S. 10 f.
4 Renate Zimmer, Handbuch der Sinneswahrnehmung, Grundlagen einer ganzheitlichen Bildung und Erziehung, Freiburg 2012
5 http://de.wikipedia.org/wiki/Jahreszeit Jahreszeitentabelle der USNO, zuletzt abgerufen am 6.11.2014
6 Rudolf Steiner, Geisteswissenschaftliche Grundlagen zum Gedeihen der Landwirtschaft, Landwirtschaftlicher Kursus, Koberwitz 1924, Basel 2010
7 Näheres über die Zubereitung der Kompostpräparate findet man in: Wistinghausen et al.: Anleitung zur Herstellung und Anwendung der Biologisch-Dynamischen Präparate, Herausgegeben vom Forschungsring Verlag Lebendige Erde (www.lebendigeerde.de zuletzt abgerufen am 6.11.2014).
8 Interessantes zur Welt der Gerüche und der Pflanzen in Rudolf Steiner, Erdenleben und Sternenwirken, 9. Vortrag, GA 354, Dornach 2000
9 Robert Tisserand, Aromatherapie, Heilung durch Duftstoffe, Freiburg im Breisgau 1991
10 Die biodynamischen Kompost- und Spritzpräparate werden in vielen Ländern der Welt von den Ortsgruppen der Vereinigung biodynamischer Anbauer hergestellt. Informationen über Herstellung und Forschung findet man bei www.sektion-landwirtschaft.org, www.demeter.de und http://www.forschungsring.de
11 Mechthild Scheffer, Bach-Blütentherapie, Theorie und Praxis, München 2004
12 Im Leitfaden zur Heilpflanzenkunde, Band II von Jochen Bockemühl (Verlag am Goetheanum, Dornach 2000) wird die Entwicklung des Schachtelhalms sehr schön beschrieben; auch enthält das Kapitel exakte Zeichnungen der einzelnen Pflanzenorgane.
13 Weitere interessante Informationen zu Comfrey und biologischem Gärtnern sind auf der Webseite der Abtei Fulda www.abtei-fulda.de (zuletzt abgerufen am 6.11.2014) zu finden.
14 Hildegard von Bingen, Physica, Heilkraft der Natur, Stein am Rhein 2009
15 Herrmann-Josef Weidinger, Kräuter für die Seele, St. Pölten 1993
16 In dem Buch von Maya Thüler, Wohltuende Wickel. Wickel und Kompressen in der Kranken- und Gesundheitspflege (Worb [CH] 2013) findet man genaue Anweisungen zur Zubereitung und Anwendung von Umschlägen, Wickeln und Pflastern sowie Informationen zu Substanzen und Heilpflanzen. Siehe zu diesem Thema auch Monika Fingado, Therapeutische Wickel und Kompressen (Verlag am Goetheanum, Dornach, 5. Auflage 2012).
17 Der Text wurde dem deutschen Flyer über das Projekt ISSC-MAP entnommen: www.floraweb.de/map (zuletzt abgerufen am 6.11.2014).

Bildnachweise

S. 3 © rakijung/Getty Images/iStockphoto.com • **S. 5** © SteveStone/Getty Images/iStockphoto.com • **S. 6** © nevodka/Getty Images/iStockphoto.com • **S. 7** © rakijung/Getty Images/iStockphoto.com • **S. 8, 9** © Foto: Katharina Fischer/Photocase.de • **S. 11** © PicturePartners/Getty Images/iStockphoto.com • **S. 12, 13** © nailiaschwarz/Getty Images/iStockphoto.com • **S. 13 (re.)** © AndresGarciaM/Getty Images/iStockphoto.com • **S. 14, 15** © buliga/Getty Images/iStockphoto.com • **S. 16, 17** © nikolay100/Getty Images/iStockphoto.com • **S. 18** © Anna S. Fischer, Dornach • **S. 20** © marilyna/Getty Images/iStockphoto.com • **S. 22, 23** © PRUDENCIOALVAREZ/Getty Images/iStockphoto.com • **S. 24, 25** © Martin Peine, Leipzig • **S. 26, 27** © shirophoto/Getty Images/iStockphoto.com • **S. 28** © EugeneTomeev/Getty Images/iStockphoto.com • **S. 29** © lepas2004/Getty Images/iStockphoto.com (oben); © horiyan/Getty Images/iStockphoto.com (unten) • **S. 32, 33** © marilyna/Getty Images/iStockphoto.com; © JHJR/Getty Images/iStockphoto.com (Samen) • **S. 35** © NatashaBreen/Getty Images/iStockphoto.com • **S. 36, 37** © tupikov/Getty Images/iStockphoto.com • **S. 38, 39** © IvonneW/Getty Images/iStockphoto.com • **S. 40** © ChamilleWhite/Getty Images/iStockphoto.com • **S. 42–45** © mtreasure/Getty Images/iStockphoto.com • **S. 47** © satori13/Getty Images/iStockphoto.com • **S. 48, 49** © akarelias/Getty Images/iStockphoto.com • **S. 52, 53** © lola1960/Getty Images/iStockphoto.com • **S. 54** © PicturePartners/Getty Images/iStockphoto.com • **S. 56, 57** © Knilch/Getty Images/iStockphoto.com • **S. 58, 59** (von links nach rechts) © firemanYU/Getty Images/iStockphoto.com; © AntonBalazh/Getty Images/iStockphoto.com; © helovi/Getty Images/iStockphoto.com; © vicnt/Getty Images/iStockphoto.com; © Anna S. Fischer, Dornach; © DingaLT/Getty Images/iStockphoto.com; © rafalulicki/Getty Images/iStockphoto.com • **S. 60** © micahmcdowell/Getty Images/iStockphoto.com • **S. 61** © Wolfgang Held, Dornach (oben); © levkr/Getty Images/iStockphoto.com (unten) • **S. 63** © alexandrumagurean/Getty Images/iStockphoto.com (oben); © sarradet/Getty Images/iStockphoto.com (oben) • **S. 64** © PicturePartners/Getty Images/iStockphoto.com • **S. 65** © withgod/Getty Images/iStockphoto.com (oben); © Teka77/Getty Images/iStockphoto.com (oben) • **S. 66, 67** © nailiaschwarz/Getty Images/iStockphoto.com; © magicinfoto/Getty Images/iStockphoto.com; © Cramers Gallery of Nature Sagl; © DNHanlon/Getty Images/iStockphoto.com • **S. 68, 69** © indykb/Getty Images/iStockphoto.com • **S. 70, 71** © vadimrysev/Getty Images/iStockphoto.com • **S. 72** © Olega/Getty Images/iStockphoto.com • **S. 73** © tamara_kulikova/Getty Images/iStockphoto.com • **S. 75** © monica-photo/Getty Images/iStockphoto.com • **S. 76** © GoodOlga/Getty Images/iStockphoto.com • **S. 77** © Gala_Kan/Getty Images/iStockphoto.com • **S. 78, 79** © SandraKavas/Getty Images/iStockphoto.com • **S. 80, 81** Grafik: © Wolfram Schildt, Berlin • **S. 80** © Tina_Rencelj/Getty Images/iStockphoto.com • **S. 81** (von links nach rechts) © xeipe/Getty Images/iStockphoto.com; © rbiedermann/Getty Images/iStockphoto.com; © ruhrpix/Getty Images/iStockphoto.com • **S. 82** © PicturePartners/Getty Images/iStockphoto.com • **S. 83** © alisbalb/Getty Images/iStockphoto.com • **S. 84** © Cramers Gallery of Nature Sagl; © ulkan/Getty Images/iStockphoto.com; © rakijung/Getty Images/iStockphoto.com (Anhänger) • **S. 85** © ANZAV/Getty Images/iStockphoto.com (oben); © dionisvero/Getty Images/iStockphoto.com (oben) • **S. 86** © WimL/Getty Images/iStockphoto.com • **S. 87** © monica-photo/Getty Images/iStockphoto.com • **S. 88, 89** © Cramers Gallery of Nature Sagl; © ulkan/Getty Images/iStockphoto.com; © rakijung/Getty Images/iStockphoto.com (Anhänger) • **S. 90** © alle12/Getty Images/iStockphoto.com • **S. 91** © kleiness/Getty Images/iStockphoto.com • **S. 92** © Cramers Gallery of Nature Sagl; © ulkan/Getty Images/iStockphoto.com; © rakijung/Getty Images/iStockphoto.com (Anhänger) • **S. 94** © felinda/Getty Images/iStockphoto.com • **S. 95** © robynmac/Getty Images/iStockphoto.com • **S. 96** © Watcha/Getty Images/iStockphoto.com • **S. 97** © hichako/Getty Images/iStockphoto.com • **S. 99** © Doctor_bass/Getty Images/iStockphoto.com • **S. 100** © GreenSeason/Getty Images/iStockphoto.com; © ulkan/Getty Images/iStockphoto.com; © rakijung/Getty Images/iStockphoto.com (Anhänger) • **S. 102** © Karin Mecozzi • **S. 103** © joannawnuk /Getty Images/iStockphoto.com • **S. 104** Zeichnung © biolib.de • **S. 104, 105** © datawise /Getty Images/iStockphoto.com • **S. 106, 107** © Jeja/Getty Images/iStockphoto.com; © ulkan/Getty Images/iStockphoto.com; © rakijung/Getty Images/iStockphoto.com (Anhänger) • **S. 107** © AndrisTkachenko/Getty Images/iStockphoto.com (unten) • **S. 108, 109** © Cramers Gallery of Nature Sagl • **S. 111** © meteo021/Getty Images/iStockphoto.com • **S. 112** © Acik/Getty Images/iStockphoto.com; © ulkan/Getty Images/iStockphoto.com; © rakijung/Getty Images/iStockphoto.com (Anhänger) • **S. 113** © biolib.de • **S. 114** © matka_Wariatka/Getty Images/iStockphoto.com • **S. 115** © Edith64/Getty Images/iStockphoto.com • **S. 116, 117** © alzay/Getty Images/iStockphoto.com • **S. 118, 119** © fogen/Getty Images/iStockphoto.com • **S. 120, 121** © SchmitzOlaf/Getty Images/iStockphoto.com • **S. 122, 123** © microgen/Getty Images/iStockphoto.com • **S. 124, 125** © MarkMirror/Getty Images/iStockphoto.com • **S. 126, 127** © allou/Getty Images/iStockphoto.com • **S. 128** © DeltaOFF/Getty Images/iStockphoto.com • **S. 130** © robynmac/Getty Images/iStockphoto.com • • **S. 132** © scisettialfio/Getty Images/iStockphoto.com • **S. 133** © imca/Getty Images/iStockphoto.com • **S. 134** © coramueller/Getty Images/iStockphoto.com • **S. 137** © Beboy_ltd/Getty Images/iStockphoto.com • **S. 138** © absolutely_frenchy/Getty Images/iStockphoto.com • **S. 139** © egal/Getty Images/iStockphoto.com (oben); © OlgaMiltsova/Getty Images/iStockphoto.com (unten) • **S. 140, 141** © Karin Mecozzi • **S. 142, 143** © YuriyS/Getty Images/iStockphoto.com; © rakijung/Getty Images/iStockphoto.com • **S. 144** © Cramers Gallery of Nature Sagl • **S. 145** © dolnikow/Getty Images/iStockphoto.com • **S. 146, 147** © Elenathewise/Getty Images/iStockphoto.com • **S. 148, 149** © Mantonature/Getty Images/iStockphoto.com; © ulkan/Getty Images/iStockphoto.com; © rakijung/Getty Images/iStockphoto.com (Anhänger) • **S. 150, 151** © gitusik/Getty Images/iStockphoto.com • **S. 152, 153** © FelixRenaud/Getty Images/iStockphoto.com • **S. 154** © Anna S. Fischer, Dornach; © rakijung/Getty Images/iStockphoto.com (Anhänger) • **S. 156, 157** © Karin Mecozzi • **S. 158, 159** © tiler84/Getty Images/iStockphoto.com • **S. 160** © nexusseven/Getty Images/iStockphoto.com (links); © maceofoto/Getty Images/iStockphoto.com (rechts); © nevodka/Getty Images/iStockphoto.com • **S. 161** © railla/Getty Images/iStockphoto.com • **S. 162, 163** © kukuxa/Getty Images/iStockphoto.com; © ulkan/Getty Images/iStockphoto.com; © rakijung/Getty Images/iStockphoto.com • **S. 164, 165** © DeniceBreaux/Getty Images/iStockphoto.com • **S. 167** © Cramers Gallery of Nature Sagl • **S. 168, 169** © VeraDo/Getty Images/iStockphoto.com • **S. 170** © rbiedermann/Getty Images/iStockphoto.com; © ulkan/Getty Images/iStockphoto.com; © rakijung/Getty Images/iStockphoto.com • **S. 172, 173** © membio/Getty Images/iStockphoto.com • **S. 174, 175** © TomekD76/Getty Images/iStockphoto.com • **S. 176, 177** © y-studio/Getty Images/iStockphoto.com; © ulkan/Getty Images/iStockphoto.com; © rakijung/Getty Images/iStockphoto.com (Anhänger) • **S. 179** © LianeM/Getty Images/iStockphoto.com • **S. 180** © PicturePartners/Getty Images/iStockphoto.com • **S. 181** © CreativeNature_nl/Getty Images/iStockphoto.com • **S. 182** © OlenaMykhaylova/Getty Images/iStockphoto.com; © ulkan/Getty Images/iStockphoto.com; © rakijung/Getty Images/iStockphoto.com • **S. 184, 185** © bykac/Getty Images/iStockphoto.com • **S. 186** © Leiriu/Getty Images/iStockphoto.com • **S. 187** © LauriPatterson/Getty Images/iStockphoto.com • • **S. 188, 189** © rotofrank/Getty Images/iStockphoto.com • **S. 190, 191** © Ig0rZh/Getty Images/iStockphoto.com • **S. 192** © stargatechris/Getty Images/iStockphoto.com (Rosmarin); © gzorgz/Getty Images/iStockphoto.com (Trauben); © Picsfive/Getty Images/iStockphoto.com (Nüsse) • **S. 193** © shahrohani/Getty Images/iStockphoto.com • **S. 195** © RyuPhoto/Getty Images/iStockphoto.com • **S. 196, 197** © ajt/Getty Images/iStockphoto.com • **S. 198, 199** © akdemirhk/Getty Images/iStockphoto.com • **S. 200, 201** © sundarananda/Getty Images/iStockphoto.com • **S. 202, 203** © Cebas/Getty Images/iStockphoto.com • **S. 204, 205** ©GiGra/Getty Images/iStockphoto.com; © rakijung/Getty Images/iStockphoto.com (Anhänger) • • **S. 206** © Cramers Gallery of Nature Sagl • **S. 207** © Volosina/Getty Images/iStockphoto.com • **S. 208, 209** © Volosina/Getty Images/iStockphoto.com; © ulkan/Getty Images/iStockphoto.com; © rakijung/Getty Images/iStockphoto.com (Anhänger) • **S. 210** © scisettialfio/Getty Images/iStockphoto.com (links); © AndreyGorulko/Getty Images/iStockphoto.com (rechts) • **S. 211** © Anna S. Fischer, Dornach • **S. 212** © Cramers Gallery of Nature Sagl • **S. 213** © monica-photo/Getty Images/iStockphoto.com • **S. 214** © AndreyGorulko/Getty Images/iStockphoto.com • **S. 215** © AndreyGorulko/Getty Images/iStockphoto.com; © ValentynVolkov/Getty Images/iStockphoto.com (Anisstern) • **S. 216** © Cramers Gallery of Nature Sagl; © ulkan/Getty Images/iStockphoto.com; © rakijung/Getty Images/iStockphoto.com (Anhänger) • **S. 218, 219** © monica-photo/Getty Images/iStockphoto.com • **S. 220** © PaulMaguire/Getty Images/iStockphoto.com • **S. 221** © Spritz77/Getty Images/iStockphoto.com • **S. 222, 223** © putmanphoto/Getty Images/iStockphoto.com; © ulkan/Getty Images/iStockphoto.com; © rakijung/Getty Images/iStockphoto.com (Anhänger) • **S. 224** © molka/Getty Images/iStockphoto.com • **S. 225** © fotofermer/Getty Images/iStockphoto.com • **S. 226, 227** © XX (hier ist ein falsches Bild in der Lightbox1)/Getty Images/iStockphoto.com (Hintergrund) • **S. 226** © lauradyoung/Getty Images/iStockphoto.com (links); © ChrisCafferkey/Getty Images/iStockphoto.com (rechts) • **S. 227** © ermess/Getty Images/iStockphoto.com (links); © igorr1/Getty Images/iStockphoto.com (rechts) • **S. 228, 229** © PinkBadger/Getty Images/iStockphoto.com • **S. 230** © Cramers Gallery of Nature Sagl; © ulkan/Getty Images/iStockphoto.com; © rakijung/Getty Images/iStockphoto.com (Anhänger) • **S. 232, 233** © pennabianca/Getty Images/iStockphoto.com • **S. 233** © Anna S. Fischer, Dornach (oben links) • **S. 234, 235** © Anna S. Fischer, Dornach • **S. 236, 237** © dulezidar /Getty Images/iStockphoto.com • **S. 238** © Vaivirga/Getty Images/iStockphoto.com; © rakijung/Getty Images/iStockphoto.com • **S. 240** © mm88/Getty Images/iStockphoto.com • **S. 241** © tompet80/Getty Images/iStockphoto.com • **S. 242, 243** © zeleno/Getty Images/iStockphoto.com • **S. 244** © MariaBrzostowska/Getty Images/iStockphoto.com; © ulkan/Getty Images/iStockphoto.com; © rakijung/Getty Images/iStockphoto.com (Anhänger) • **S. 246, 247** © np-e07/Getty Images/iStockphoto.com • **S. 249** © spline_x/Getty Images/iStockphoto.com • **S. 250** © marilyna/Getty Images/iStockphoto.com; © ulkan/Getty Images/iStockphoto.com; © rakijung/Getty Images/iStockphoto.com (Anhänger) • **S. 151** © marilyna/Getty Images/iStockphoto.com • **S. 252, 253** © Whiteway/Getty Images/iStockphoto.com • **S. 255** © vau902/Getty Images/iStockphoto.com • **S. 256, 257** © ifanchiu/Getty Images/iStockphoto.com • **S. 258, 259** © DZM/Getty Images/iStockphoto.com • **S. 260** © PicturePartners/Getty Images/iStockphoto.com • **S. 261** (von oben nach unten) © Ale-ks/Getty Images/iStockphoto.com; © helovi/Getty Images/iStockphoto.com; © ivo_13/Getty Images/iStockphoto.com • **S. 262** © LianeM/Getty Images/iStockphoto.com; © ulkan/Getty Images/iStockphoto.com; © rakijung/Getty Images/iStockphoto.com (Anhänger) • **S. 265** © empire331/Getty Images/iStockphoto.com • **S. 265, 267** © vicsa/Getty Images/iStockphoto.com; © ulkan/Getty Images/iStockphoto.com; © rakijung/Getty Images/iStockphoto.com • **S. 268, 269** © TeodoraDjordjevic/Getty Images/iStockphoto.com (Hintergrund) • **S. 268** (von links nach rechts) © tupikov/Getty Images/iStockphoto.com; © lock-stock/Getty Images/iStockphoto.com; © AndreaAstes/Getty Images/iStockphoto.com • **S. 269** © Astrid860/Getty Images/iStockphoto.com (links); © CHellyar/Getty Images/iStockphoto.com (rechts) • **S. 270, 271** © piotr_malczyk/Getty Images/iStockphoto.com • **S. 272, 273** © HansJoachim/Getty Images/iStockphoto.com; © rakijung/Getty Images/iStockphoto.com (Anhänger) • **S. 274, 275** © Gilmanshin/Getty Images/iStockphoto.com • **S. 276, 277** © dmaroscar/Getty Images/iStockphoto.com • **S. 276** © CaoChunhai/Getty Images/iStockphoto.com (Wurzel) • **S. 278, 279** © adisa/Getty Images/iStockphoto.com • **S. 280, 281** © ideeone/Getty Images/iStockphoto.com; © ulkan/Getty Images/iStockphoto.com; © rakijung/Getty Images/iStockphoto.com (Anhänger) • **S. 283** © Cramers Gallery of Nature Sagl • **S. 284** © Anna S. Fischer, Dornach • **S. 285** © franny-anne/Getty Images/iStockphoto.com • **S. 286, 287** © jeancliclac/Getty Images/iStockphoto.com; © rakijung/Getty Images/iStockphoto.com (Anhänger) • **S. 288, 289** © EvaKaufman/Getty Images/iStockphoto.com • **S. 290** © Karin Mecozzi • **S. 291** © kongxinzhu/Getty Images/iStockphoto.com • **S. 292, 293** © Toltek/Getty Images/iStockphoto.com; © ulkan/Getty Images/iStockphoto.com; © rakijung/Getty Images/iStockphoto.com (Anhänger) • **S. 295** © rezkrr/Getty Images/iStockphoto.com • **S. 296** © IngridHS/Getty Images/iStockphoto.com • **S. 297** © WiktorD/Getty Images/iStockphoto.com • **S. 298, 299** © Antonio_3791/Getty Images/iStockphoto.com; © rakijung/Getty Images/iStockphoto.com (Anhänger) • **S. 300, 301** © dabjola/Getty Images/iStockphoto.com (links); © Smitt/Getty Images/iStockphoto.com • **S. 302, 303** © marekuliasz/Getty Images/iStockphoto.com • **S. 304, 305** © YanC/Getty Images/iStockphoto.com • **S. 305** © Anna S. Fischer, Dornach (Teetasse) • **S. 306, 307** © FelixRenaud/Getty Images/iStockphoto.com • **S. 309** © berpin /Getty Images/iStockphoto.com • **S. 310** © joannawnuk/Getty Images/iStockphoto.com • **S. 313** © mythja/Getty Images/iStockphoto.com (links); © chrisgramly/Getty Images/iStockphoto.com (rechts) • **S. 314, 315** © dulezidar/Getty Images/iStockphoto.com • **S. 316, 317** (von links nach rechts) © Givaga/Getty Images/iStockphoto.com; © vaeenma/Getty Images/iStockphoto.com; © robynmac/Getty Images/iStockphoto.com; © ajt/Getty Images/iStockphoto.com • **S. 318** © futureimage/Getty Images/iStockphoto.com • **S. 319** © manji/Getty Images/iStockphoto.com • **S. 320** © Marika-/Getty Images/iStockphoto.com • **S. 321** © sergeyskleznev/Getty Images/iStockphoto.com • **S. 326, 327** © Karin Mecozzi; © xLabrador/Getty Images/iStockphoto.com (links) • **S. 329** © NatashaBreen/Getty Images/iStockphoto.com • **S. 330, 331** © Andrey_Kuzmin/Getty Images/iStockphoto.com; © biolib.de (Zeichnung) • **S. 332** © Danakia/Getty Images/iStockphoto.com; © ulkan/Getty Images/iStockphoto.com; © rakijung/Getty Images/iStockphoto.com (Anhänger) • **S. 333** © AlexRaths/Getty Images/iStockphoto.com • **S. 334** © PicturePartners/Getty Images/iStockphoto.com • **S. 335** © HelenaQueen/Getty Images/iStockphoto.com • **S. 336, 337** © egal/Getty Images/iStockphoto.com • **S. 338, 339** © rakchai/Getty Images/iStockphoto.com • **S. 342, 343** © Anna S. Fischer, Dornach